针刀 应用解剖与临床

Applied Anatomy and Clinical Practice of Acupotomology

下 卷

腕手、腰背、臀髋、膝、足踝部疾病

李石良 著

解剖技术指导　张卫光　刘胜勇
图像技术处理　于战歌
审　　　阅　陈庆山
参加撰稿人员（以姓氏笔画为序）

于战歌　王全贵　史榕荇　刘乃刚　杜文平
李　辉　张　义　张明章　陈丽茹　金泽民
周中焕　胡乃朋　韩　锋

中国中医药出版社
· 北 京 ·

图书在版编目（CIP）数据

针刀应用解剖与临床：全2册 / 李石良著 . —北京：
中国中医药出版社，2014.5（2021.2重印）
ISBN 978-7-5132-1622-7

Ⅰ . ① 针 … Ⅱ . ① 李 … Ⅲ . ① 针 刀 疗 法
Ⅳ . ① R245.31

中国版本图书馆 CIP 数据核字（2013）第 216408 号

中 国 中 医 药 出 版 社 出 版
北京经济技术开发区科创十三街31号院二区8号楼
邮政编码 100176
传真   010 64405721
廊坊市祥丰印刷有限公司印刷
各地新华书店经销
*
开本 880×1230   1/16 60印张   字数 1814 千字
2014 年 5 月第 1 版   2021 年 2 月第 5 次印刷
书号 ISBN 978-7-5132-1622-7
*
定价 598.00 元
网址 www.cptcm.com

作者简介

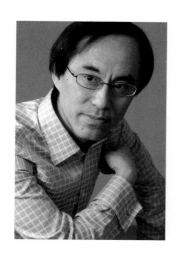

李石良，男，1963 年生，医学博士，教授，主任医师，硕士生导师。

现任中日友好医院针灸科主任，北京大学医学部教授，北京中医药大学教授，中央保健专家。兼任：

世界中医药学会联合会：针刀分会副会长；**中华中医药学会**：针刀医学分会副主任委员、疼痛学分会常委；**中国针灸学会**：总会理事、科学技术奖评审委员会委员、微创针刀专业委员会副秘书长、实验针灸分会常委；**中国康复医学会**：颈椎病专业委员会眩晕学组委员；**北京针灸学会**：常务理事、针灸技术专业委员会副主任委员；**北京中医药学会**：针刀医学专业委员会副主任委员；**北京医学会**：医疗事故技术鉴定专家库成员。《世界中西医结合杂志》《现代中西医结合杂志》《中医临床研究》等杂志编委。

从事针灸医教研工作 28 年，从事针刀医学研究与临床工作 10 余年，参加或主持课题多项（包括国家重点基础研究发展计划 973 课题）。在国内外率先完成系统的针刀应用解剖学研究，完成本书的出版，同时在部分领域开创性地进行了针刀应用性探索，提出了一些新观点、新技术。

主要临床专长为慢性软组织疾病与疼痛的针刀诊疗，临床开展针刀闭合性手术、蝶腭神经节刺激术及星状神经节阻滞术、骶管阻滞术等医疗技术。主要研究方向为颈源性疾病，在学术界有一定影响。2010 年提出颈源性头痛的补充诊断标准以及针刀适应证，受到同行重视，相关学术论文被国际权威检索机构 IM/MEDLINE 收录；2008 年提出耳鸣具有颈源性机制，2011 年提出颈源性耳鸣的诊断标准及针刀/针灸治疗方案，产生广泛影响；2012 年提出颞下颌关节功能紊乱病的针刀治疗方案并在临床取得成功；2013 年提出鼻炎治疗新技术——针刀结合翼腭神经节刺激术并进行临床推广。培养了 6 名针刀医学专业硕士研究生及众多的基层医务人员，参与了主要的针刀医学教材编写工作，担任新世纪全国高等中医药院校规划教材《针刀刀法手法学》副主编，是国内知名度较高的针刀医学专家。曾任日本滋贺医科大学客座研究员、瑞士 MONTREUX 中医中心中方专家组组长，多次赴美国、瑞士、韩国、巴西等国讲学。发表学术论文 40 余篇，主编（译）著作 4 部；接受多个国家的外国留学生来华学习针刀技术，推动了针刀疗法在国内外的推广。

内容简介

本书是针刀疗法问世近四十年来第一部针刀应用解剖学著作，作者从针刀临床实际出发，以常见病种为主线，既有相应的理论阐述，又针对针刀的施术部位进行了详尽的局部解剖，将针刀入路层次、毗邻组织结构、针刀松解目标组织等一一客观展示，使施术者对针下的解剖结构做到了然在胸。一方面有助于提高施术的准确性，避免医源性伤害的发生；另一方面，也加深了对于针刀治病机理的理解，避免对针刀治疗进行穿凿附会、猜测推导，甚至无端联想。同时，对于其他学科了解针刀治疗的科学性也大有裨益。

全书共分为八篇，涉及三十余种疾病的相关解剖、病因病理、临床表现及针刀治疗等内容。其中，既有对针刀临床常见病种的研究，也有对踇外翻、颞下颌关节功能紊乱病等疑难疾病针刀治疗的探索。书中还详细阐述了针对星状神经节阻滞术、蝶腭神经节刺激术等临床治疗技术的局部解剖、操作入路等内容的研究，读者可通过阅读有关章节迅速掌握操作要点。

本书内容翔实，直观实用，图文并茂，适合从事针刀临床、教学、科研工作的各级医师及研究生阅读，也可供骨科、疼痛科、康复科、针灸科等专业的医师参考。

钟世镇教授·序

　　"问渠哪得清如许，为有源头活水来。"溯本求源，朱汉章教授创立的针刀医学，是在中医理论指导下，吸收现代科学技术的新成果而创立的一门新学科。"操千曲而后晓声，观千剑而后识器"，小针刀就是将针灸针和手术刀两种长处融为一体的小型治疗器具，得到相应的理论支持后，发展为临床医学中一门新兴的分支学科，并且在我国也正式建立了"中华中医药学会针刀医学分会"。当前，学习实践"科学发展观"，走"建设创新型国家"之路，既要历史传承，又要开拓创新，更要处理好两者的辩证关系。要在批判中传承，在传承中发展，在发展中创新，在创新中超越。

　　2011年10月，我应邀参加了在北京召开的针刀医学创立35周年国际针刀医学学术交流大会。在听取了大家的学术报告后，既有"不到园林，怎知春色如许"的新鲜开拓感受；同时也有"欲取鸣琴弹，恨无知音赏"的无奈压抑感受。出于个人所从事的临床解剖学思维，感到与针刀诊疗有关的应用解剖学研究还有待扩展发扬，曾建议加强有关的研究，促进这个新兴学科的健康发展。但是，令我没有想到的是，"高山流水遇知音"，就在这次会议上，时任世界中医药学会联合会针刀专业委员会副会长和中华中医药学会针刀医学专业委员会副主任委员的李石良教授找到我，介绍他正脱产在北京大学医学部解剖学系专门进行针刀解剖学研究，并计划出版专著，约我在书稿付梓时，书写序文。"何当共剪西窗烛，却话巴山夜雨时。"一年来，我一直在思念、期待、关注着专著出版的进展，期望此项创新超越的伟业，能如期完成。

　　"暖日晴云知次第，东风不用再相催。"前天，我的一位门生，广东省中医药学会针刀专业委员会会长、南方医科大学李义凯教授欣喜地为我送来李石良教授主编的《针刀应用解剖与临床》书稿。"请君莫奏前朝曲，听唱新翻杨柳枝。"这样一部针刀医学界首次出现的、科学规范的专科应用解剖学著作令我由衷的高兴。作为我国临床解剖学园地里的一名老园丁，我为园地里新出现的鲜艳奇葩额手称庆。"不是一番寒彻骨，怎得梅花扑鼻香。"这部专著是编著者的心血结晶。它结合针刀临床实际，有的放矢，以常见病种为主线，将针刀入路层次、毗邻组织结构、针刀松解目标等一一客观展示。"物情无巨细，自适固其常。"这部图文并茂的专著，能助施术者胸有成竹，避免医源性伤害。专著还加强了对针刀治病机理的理解，避免对针刀治疗的穿凿附会、猜测推导甚至无端联想，对于其他学科的学者了解针刀治疗的科学性也大有裨益。这部著作的出版，对于夯实针刀医学的理论基础、促进学科的发展、推广针刀疗法，将起到极大的推动作用。为庆贺践约，欣为之序。

中国工程院资深院士
南方医科大学教授　　钟世镇

2013 年 12 月 13 日于广州

陈汉平教授·序

　　针刀医学是一门新兴的中医学科，其微创治疗方式及相关理论令人耳目一新，也显示了其独特的临床价值。由于在慢性软组织损伤等疾病的临床治疗中获得了确切的、可重复的效果，因此，几十年来，在针刀医学理论指导下的针刀疗法在国内乃至海外不断得到推广。不过，纵观全国的现状，似乎在针灸医师中的推广尚有待加强。鉴于针灸治疗和针刀治疗对于医师知识结构的要求存在一定的差别（后者对医师解剖学知识的要求更高），因此，创新性地推出与针刀临床密切相关的解剖学专著便成为一项现实而急迫的课题。

　　李石良博士是我早期的学生，在他跟随我攻读硕士及博士学位期间就表现出思维敏捷，对新理论、新技术接受能力较强等特点，给我留下了深刻的印象。毕业后，他就职于中日友好医院，在这样一个国内唯一的中西医并重的大型综合性医院继续受到中西医两种医学体系的影响。1997年，他还远赴日本从事有关神经科学的基础研究。这些经历催生了他在学术上追求创新的动力。

　　创新是一个学科保持活力的源泉。作为一名针灸工作者，我也一直以为用现代科学的理论和方法研究针灸是推动针灸学术发展的重要途径。几十年来，针灸学科的实验研究取得了丰硕的成果，有关针灸作用机理的研究也在一定程度上促进了针灸临床技术的进步。但总体来说，传统的针灸临床治疗技术仍难以满足临床需要，而针刀疗法的介入大大弥补了传统针灸疗法的不足。我欣慰地看到，国内多家中医药院校的针灸学科开展了针刀医学教育，我以为这对丰富针灸学的内涵、促进针灸学的学科发展、提高针灸的临床疗效都具有重要意义。李石良博士敏锐地意识到了针刀医学的价值，不但投入大量精力研究针刀临床技术，将针刀疗法引入针灸学科，极大地促进了针灸的临床工作和学科影响力；而且他还极注重针刀医学基础研究，两年时间完成针刀临床常见疾病的临床解剖学研究并编写成书，为读者献上这部《针刀应用解剖与临床》，直观地展示了针刀治病的解剖学原理及操作要求。我高兴地向广大针灸医师推荐此书，我认为该书的出版将会极大地促进针刀疗法在针灸医师中的推广，而且，对改善针灸医师的知识结构也具有重要价值，从而有力地推动针灸学科更健康地发展。相信针刀医学和针灸学有机结合将会进一步焕发针灸学科的生命力。李石良博士的创新性工作值得赞许，令人欣慰，爰为之序。

中国针灸学会名誉副理事长
上海市中医药研究院原副院长
上海市针灸经络研究所原所长
上海中医药大学教授

2013年11月25日于上海

董福慧教授·序

　　针刀技术作为国家中医药管理局向基层推广的适宜技术已经发布两年多了，以掌握针刀临床技能为培养目标的众多培训机构为大量基层医务人员提供了针刀疗法的基础培训。在针刀技术以其独特的优势和疗效说服了众多的同行与患者的同时，国内的中医药院校也陆续开始设立针刀医学专业（或专业方向），学历层次从专科、本科到研究生教育（包括硕士和博士）日益健全，针刀学科正呈现出蓬勃发展的良好势头。

　　一直以来，或由于认识不足，或因条件所限，针刀学科的解剖学研究一直较为欠缺，尽管部分临床医生也进行了一些相关的解剖学实践，但可惜大多浅尝辄止，未能进行深入全面地研究并做出详尽的记录。解剖学研究的欠缺在一定程度上限制了针刀技术的健康发展，也影响着相关学科对针刀疗法的认知。针刀疗法的培训离不开解剖学知识，针刀医学的发展也离不开解剖学的基础研究，这是毋庸置疑的事实。

　　令人欣慰的是，李石良教授以极其投入的精神，下决心脱产两年时间带领他的研究生踏踏实实地、系统地进行了与针刀临床相关的解剖学研究，总结了大量极为珍贵的资料。不仅如此，他还紧密结合临床实际，就针刀临床常见的三十余种疾病的靶组织解剖结构、针刀入路层次、松解目标等内容以图解的形式进行了详细阐述，形成了一部科学、实用的临床解剖学著作，为针刀临床医生准确地理解针刀治疗的原理、掌握针刀治疗技术提供了科学依据，也为其他学科的医师客观地认识针刀疗法提供了参考，他这种严谨的治学精神值得赞赏！书中还对一些疑难疾病，如颞下颌关节功能紊乱病、踇外翻等进行了术式设计，这些开创性的探索工作对于促进针刀医学的进一步发展是十分有益的。我期待着针刀领域涌现更多创新性的研究工作，这是推动我们这个年轻的学科不断发展的动力所在。

　　作为第一部针刀临床解剖学著作，书中还有一些不足，比如所涉及的病种还不够全面，研究内容也有待进一步充实，这都有待作者在今后的工作中继续完善，也希望更多的针刀医学研究者一起努力，共同推进针刀临床解剖学的发展。

　　这部《针刀应用解剖与临床》的问世，对针刀医生科学严谨地从事临床工作提供了极大的便利，尤其是对于帮助初学者打消因解剖知识不足而引起的畏难情绪可起到至关重要的作用，本书必将对针刀医学的学科基础建设、针刀医师的科学培训、针刀疗法的有序推广起到重要的推动作用。

中华中医药学会针刀医学分会主任委员
《中国骨伤》杂志主编
中国中医科学院教授

2013 年 12 月 5 日于北京

　　和很多人一样，我对针刀疗法的认识也经历了从不了解（甚至怀疑）到了解、应用，直至深入研究的过程。我应邀为朱汉章纪念文集《针刀创始人朱汉章》所写的文章"针刀医学，我从怀疑到投入"就真实地反映了我对针刀医学认识的整个过程。现在，我已经成为一名专心致力于针刀医学研究的医务工作者。针刀疗法是近代以来中国人对世界文明为数不多的贡献之一，它的临床疗效已经显示了其所蕴含的科学价值和旺盛的生命力，我为能够有机会从事这项活力无穷的事业而倍感骄傲和自豪！然而，直到今天，这项已经在全国乃至部分其他国家得到广泛运用的医疗技术还没有得到医学界甚至中医界本身的普遍认知，遗憾之余，深感其主要原因还是因为针刀界尚未提供给学术界足够的客观、严谨的科学依据（尤其是解剖学证据），以至于影响了更大范围的学术认知，当然也使得针刀医学缺少了进一步发展的推力。

　　我本是一名针灸工作者，是一个偶然的机会使我接触到了针刀疗法，深入了解后我深感这种疗法有其科学合理的理论基础，临床应用后，其客观的、可重复性的临床效果更显示了其对临床医生深深的吸引力。针刀疗法的微创属性决定了要想掌握它就必须有坚实的解剖学基础，否则就会陷入纸上谈兵、无端揣测的泥潭。基于这样的认识，自我接触针刀疗法的第一天起就憧憬着日后能有机会进行深入的针刀应用解剖学研究，一为充实自己在针刀解剖学知识上的不足，二为这个充满活力的学科贡献一点自己的绵薄之力。然而，从事解剖学研究既需要解剖实验室、尸体等客观条件，又需要大量的时间，对于一个临床工作者而言这几乎是无法逾越的障碍。没有想到的是，2010年下半年，中日友好医院的一项战略调整为我完成这个心愿创造了机会：为了将中日友好医院打造成国际知名、国内领先的综合性医院，医院出台了宏大的人才培养规划，规划中首先对科主任培养给予了经费等方面的全力支持。这时，又恰逢医院对门诊楼实施全方位的改造工程，需要暂停针灸科的门诊医疗工作达两年之久，这就使我获得了宝贵的时间。面对这样千载难逢的机遇，我自然兴奋不已。同时，我的北大医学部兼职教授的身份又使我在该校完成这样一项工作成为可能。北大医学部人体解剖与组织胚胎学系主任张卫光教授对我的计划给予了积极的鼓励和全力的配合，使我顺利地完成了全部解剖工作。在进行每一个部位的解剖前，我们都针对针刀临床的具体需求，详细地设计解剖方案，并使用专业摄影设备进行同步拍摄，力求做到生动地再现针刀治疗的全过程。最后，在上万张图片中精选出七百余张进行标注等技术加工用于书中的插图。在进行解剖学研究的同时，我们精心组织书稿的撰写工作，书稿的撰写紧密结合解剖学研究的成果。初稿形成后，由我逐章逐节进行修改和统稿，最后形成一百多万字的终稿。本书对针刀临床常见疾病的解剖学基础及针刀入路、松解目标，以及星状神经节阻滞术、蝶腭神经节刺激术等实用治疗技术所涉及的相关结构均进行了详尽的解剖学展示及文字说明，这对于从事针刀、疼痛等专业的临床医生理解针刀治疗机理、掌握针刀及疼痛治疗技术无疑是十分必要的。此外，我们还对一些疑难疾病如颞下颌关节功能紊乱病、踇外翻等进行了解剖学研究，提出了初步的术式设计。尽管这些研究还处于探索阶段，但在我们已经进行的小样本临床试验中已经显示了可重复性的临床效果，希望更多针刀临床工作者共同参与研究讨论，以使治疗方案更加优化，提高针刀解决疑难疾病的能力。

本书共有8篇38章，涉及针刀临床常见疾病38种，编写体例上力求一致，均分四节（解剖学基础、病因病理、临床表现、针刀治疗及其他）撰写，但第一篇（颈项部疾病）、第七篇（膝部疾病）和第八篇（足踝部疾病）稍有不同：由于这三篇论述的疾病所涉及的解剖学内容相对各自自成体系，因此均将解剖学内容按各部位论述，相应各章不再列"解剖学基础"一节，特此说明。

"书山有路勤为径，学海无涯苦作舟"，针刀医学的基础研究还十分薄弱，我们只有加倍努力地付出、勇往直前地探索，才能够早日促成这个年轻学科的成熟，以期为人类健康作出更大的贡献！回首本书从策划、实施到完稿的全过程，就像孕妇孕育胎儿一样，既有难熬的辛苦，更有收获的喜悦。在书稿付梓之际，我真诚地期待着针刀界前辈和同道们的批评和意见，由于时间和水平所限，可供参考的文献又十分欠缺，因此书中可能存在着很多不足乃至错误，希望得到大家的斧正，以便进一步完善。由于标本数量有限，书中的解剖学数据不具有统计学意义，仅供参考。

衷心感谢我所崇敬的三位前辈：我国临床解剖学的奠基人钟世镇院士，我国实验针灸事业的开创者、中国针灸学会名誉副理事长陈汉平教授和著名的中西医结合骨伤科专家、中华中医药学会针刀医学分会主任委员董福慧教授在百忙中为本书作序。他们从不同的角度给予我极大的鼓励，使我感到备受鼓舞！感谢中日友好医院领导和有关部门对本项目的实施给予的大力支持和关怀！感谢中日友好医院放射诊断科为本书拍摄相关MRI、CT、X线等影像学资料时所给予的方便！感谢北京大学医学部人体解剖与组织胚胎学系所给予的多方支持：张卫光教授和刘胜勇老师在本项目实施过程中给予了全面的解剖技术指导，我国解剖学界著名学者陈庆山教授对书稿（包括插图）进行了认真审阅，这使得本书的严谨性、规范性得到充分保障！感谢我的同窗好友李义凯教授为本书提供了部分珍贵的解剖学资料！感谢我的所有合作者，他们的辛勤工作为本书的顺利完稿起到了重要作用！感谢中国中医药出版社为本书出版提供的帮助！还要感谢的是我的夫人徐杨女士，她在我从事解剖学研究和写作的过程中默默地承担了所有的家庭事务并总是给予我温馨的鼓励和支持，使我能够心无旁骛地专注于这项工作！还有很多在其他方面帮助过我的朋友，在此也一并致以衷心的感谢！

本书的所有解剖学资料都来自于作者对无偿捐献遗体的解剖，遗体捐献者高尚的境界和无私的奉献为我们铺垫了前行之路，医学的点滴进步中都有他们的伟大贡献，在本书付梓之际，我怀着无比崇敬的心情，代表全体作者和读者对遗体捐献者致以最崇高的敬意！

李石良

2013年11月6日于中日友好医院

目录

—— 上 卷 ——

第四篇

腕手部疾病

第一章　屈指肌狭窄性腱鞘炎

屈指肌狭窄性腱鞘炎（stenosing tenovaginitis of flexor digitorum）又称弹响指（trigger finger），是指因屈指肌腱鞘慢性无菌性炎症导致腱鞘狭窄，进而影响手指屈伸功能的一种疾病，因多数患者患指屈伸时有弹响出现，故名"弹响指"。其好发部位在与掌骨头相对应的指屈肌腱纤维管的起始部。该病临床发病率较高，发病多与职业有关，从事手工操作者（如木工）多发。病程短、症状轻者可经理疗或腱鞘内类固醇药物注射治愈；弹响明显或手指失去屈伸功能者以非手术治疗治愈的机会不大，以往需要行外科手术松解狭窄的腱鞘。针刀技术出现以后，在该病的治疗上有明显的优势，该病的外科治疗可能会因针刀技术的成熟而逐步退出临床应用。

第一节　解剖学基础

一、掌骨（metacarpale）、指骨（phalanx）和掌指关节（metacarpophalangeal joint）（图 4-1-1）

掌骨为小管状骨，共有 10 块，可分为一体及两端。下端称为掌骨头，其表面为球形的关节面。关节面大部分位于蚓侧，小部分在背侧面，与第 1 指骨底相关节。小头两侧各有一小结节，结节的掌侧有一浅窝，均为掌指关节副韧带的附着部。

指骨为小管状骨，总共有 14 节，其中除拇指只有 2 节外，其他各指均为 3 节，即近节、中节及远节指骨。每节指骨可分为中间部的体及两端。指骨下端较宽广，称为指骨底，有卵圆形凹陷的关节与掌骨头相关节。

掌指关节由掌骨小头与第 1 节指骨底构成。

二、屈指肌及其肌腱（flexor digitorum and tendon）（图 4-1-2～图 4-1-5）

屈指肌包括指浅屈肌、拇长屈肌和指深屈肌，这三块肌肉的收缩会产生屈指动作，而频繁的屈指动作与屈指肌狭窄性腱鞘炎的产生密切相关。

（一）指浅屈肌（flexor digitorum superficialis）（图 4-1-2、图 4-1-3）

起止点：肌的起点有两个头：桡骨头起自桡骨上 1/2 的前面；肱骨头起自肱骨内上髁和尺骨冠突，肌束向下移行为 4 个腱条，接近屈肌支持带时，至中指、无名指的腱条位于其他两指腱条的浅面经腕管入掌，分别进入第 2～5 指的骨性纤维管和纤维鞘。在掌指关节水平，各腱呈扁平状，并逐渐变薄加宽，至近节指骨中部时，分裂为两半，形成菱形裂隙。以后分裂的腱板纤维经过扭转，合抱位于其深面的指深屈肌腱的侧方而至其背侧，彼此交叉到对侧，称为"腱交叉"，于近侧指骨间关节部位，又重新连结形成一个相当长的倒菱形裂沟，经过交叉的纤维最后止于中节指骨体掌面两侧。

作用：屈第 2～5 指的掌指关节和近侧指骨间关节，并协助屈肘、屈腕。

神经支配：该肌受正中神经支配，由前臂深层肌分化而来，其上部被浅层肌遮盖。

（二）指深屈肌（flexor digitorum profundus）（图 4-1-3）

起止点：其起点位于尺骨体上 3/5 的前面、前缘、内侧面和邻近的骨间膜，肌纤维下行移行于 4 个腱条，于指浅屈肌腱的深面经腕管入掌，经过腕管时与指浅屈肌腱包于同一个指总屈肌腱鞘内。各腱分别伴行于指浅屈肌 4 个腱条的深方进入指腱滑膜鞘，穿过指浅屈肌腱的两脚之间，止于第 2～5 指末节指骨底的掌侧面。

作用：屈第 2～5 指的远侧和近侧指骨间关节、掌指关节和腕关节。

神经支配：该肌的桡侧半由正中神经的分支支配，其尺侧半由尺神经的分支支配。

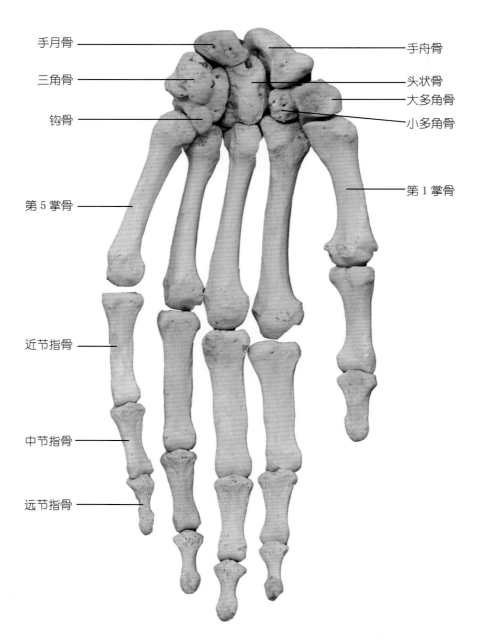

手月骨 —————— 手舟骨

三角骨 —————— 头状骨

钩骨 —————— 大多角骨

小多角骨

第 5 掌骨 —————— 第 1 掌骨

近节指骨

中节指骨

远节指骨

图 4-1-1　掌骨、指骨和掌指关节（掌侧观）

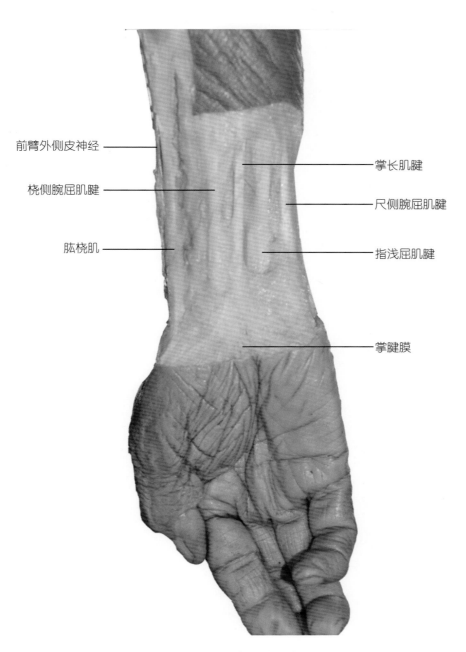

前臂外侧皮神经

桡侧腕屈肌腱

肱桡肌

掌长肌腱

尺侧腕屈肌腱

指浅屈肌腱

掌腱膜

图 4-1-2 指屈肌腱在前臂的位置与形态

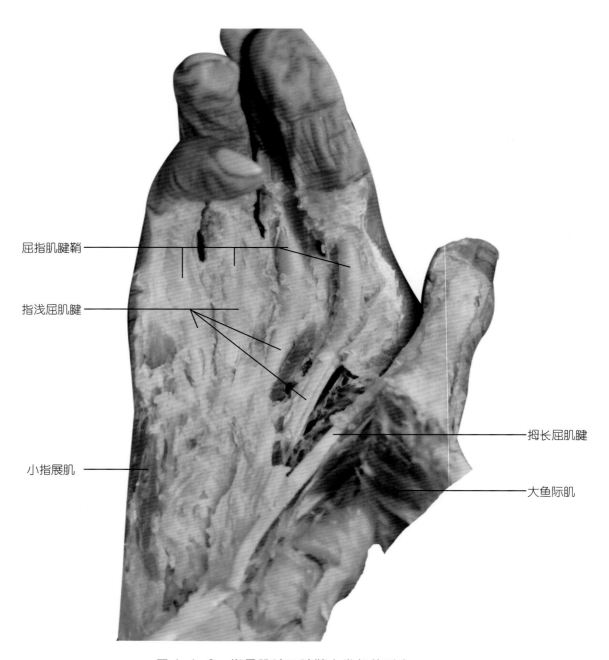

屈指肌腱鞘

指浅屈肌腱

小指展肌

拇长屈肌腱

大鱼际肌

图 4-1-3　指屈肌腱及腱鞘在掌部的形态

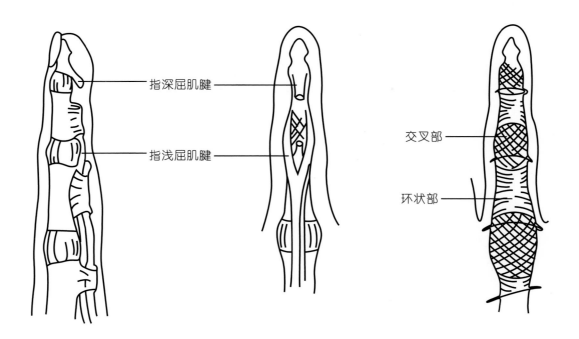

图 4-1-4　指浅、深屈肌腱

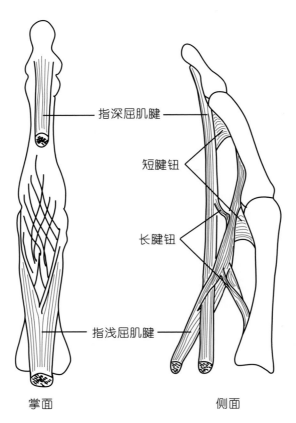

掌面　　　　　　　　侧面

图 4-1-5　指浅、深屈肌腱的止端

（三）**拇长屈肌**（flexor hallucis longus）（图 4-1-3）

起止点：其起点位于桡骨前面中部及附近的骨间膜，肌纤维移行于长腱，在指深屈肌腱的桡侧经腕管入掌，行经拇短屈肌和拇收肌之间，进入拇指的骨性纤维管（或鞘）而止于拇指末节指骨底的掌侧。在通过腕管内时包以拇长屈肌腱鞘，在拇指骨性纤维管内时，包以拇指腱滑膜鞘。这两个滑膜鞘一般情况下彼此相通。拇长屈肌可视为指深屈肌的一部分，在人类有时发现该肌的某些肌纤维与指深屈肌相愈着。

作用：屈拇指掌指间关节和指骨间关节。

神经支配：该肌由正中神经的骨间前神经支配。

三、屈指肌腱的血液供应

屈指肌腱的血液供应来自起自指骨掌面的动脉；而屈指肌腱的掌侧面大部分没有血管，其营养由腱鞘中的滑液供给。

在屈指肌腱进入各指的滑膜鞘后，在肌腱的背侧与指骨间有一腱系膜相连，这个腱系膜称为腱钮（图 4-1-6）。每个腱钮中包绕着一条起自指骨掌面的动脉（连同伴行的神经）到达肌腱，完成肌腱的血液供应，每条屈指肌腱的血液由两个腱钮（短腱钮与长腱钮）供应。

（一）**指深屈肌腱的键钮**

短腱钮：在靠近肌腱止点处与远节指骨相连。

长腱钮：连接指深屈肌腱与近节指骨，呈细带状。

（二）**指浅屈肌腱的腱钮**

短腱钮：在靠近肌腱止点处与中节指骨相连。

长腱钮：指浅屈肌腱在近节指骨中部，分裂为两半，其长腱钮发自相应部位的近节指骨掌面，连接分裂为两半的肌腱，所以是一个"双钮"。

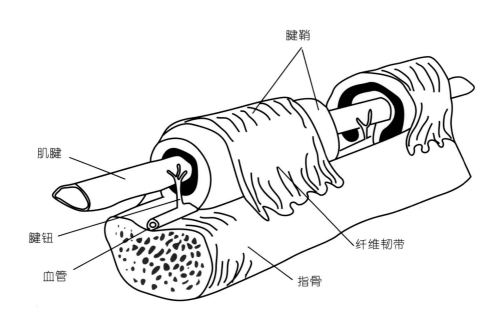

图 4—1—6　腱钮

四、屈指肌腱滑膜鞘（简称腱鞘）

（一）屈指肌腱鞘的结构、分布与作用

屈指肌腱滑膜鞘是分别包裹指浅、深屈肌腱和拇长屈肌腱的双层滑膜鞘，存在于肌腱通过腕管处。包裹拇长屈肌的叫拇长屈肌腱鞘，包裹指浅、深屈肌腱的叫屈肌总腱鞘，这两个腱鞘的分布范围并不相同：拇长屈肌腱鞘一直包裹该肌腱至其止点；屈肌总腱鞘则仅沿小指一直包裹至其止点；在第 2～4 指，屈肌总腱鞘仅达掌中部；而该 3 个手指在其掌指关节以下至肌腱止点则又形成相互独立的指腱鞘，这 3 个指腱鞘并不与屈肌总腱鞘相连。

屈指肌腱鞘系深筋膜的增厚部，包裹屈指肌腱的前面与两侧，附着于指骨两侧，与掌腱膜的指歧相连，远侧止于远节指骨底。近侧止于掌指关节近侧 2cm 处。手指屈肌腱鞘与指骨共同形成骨纤维管，一方面有约束指屈肌腱于原位的作用，同时因其内面衬以滑膜鞘，又有润滑、便利活动的作用。

1. 屈指肌腱鞘的结构（图 4-1-7）

屈指肌腱鞘由滑膜鞘与纤维鞘两部分构成。

（1）腱滑膜鞘（synovial sheath of tendon）　是包绕肌腱的双层套管状的滑膜鞘，分脏、壁两层。两端密闭，脏层包绕肌腱，壁层紧贴纤维鞘的内面。

（2）腱纤维鞘（fibrous sheath of tendon）　由指深筋膜增厚而成，附着于指骨及关节囊的两侧，形成由指骨与腱纤维鞘构成的骨纤维管道。腱鞘对肌腱的约束、支持和滑车作用主要由纤维鞘层实现，这种骨纤维管道结构还能增强屈指肌的拉力。骨纤维管的范围为自远节指骨底至掌骨头，在骨纤维管内，指屈肌腱为滑膜所包围。骨纤维管的伸缩性较小，仅能容纳深、浅肌腱。在拇指，仅有拇长屈肌腱通过此隧道，其他手指则有指屈深、浅肌腱通过。第 3、4、5 指的骨纤维管的近端位于远侧掌横纹，示指则位于掌中横纹下。

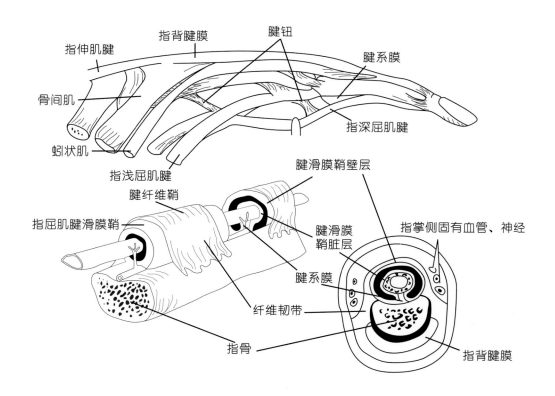

图 4-1-7　屈指肌腱鞘的结构

为了使手指正常地发挥屈伸功能，屈指肌腱鞘在其位于关节的部位（掌指关节或指指关节）出现进一步的增厚变化，因为这些部位常常是屈指用力时的着力点。腱鞘增厚的部位起着滑车作用，约束着肌腱的滑动方向，故称滑车（图4-1-8）。滑车有环形和十字形两种，掌指关节和近节指间关节处的滑车为环形滑车，近节指骨中央和中节指骨近、远侧端的滑车为十字形滑车。掌骨头处的滑车又称指鞘韧带，其边缘十分明显；在第2～5指，滑车的宽度为4～6mm，厚约1mm；而拇指滑车的宽度和厚度均较其余四指略有增加。

当屈指活动频繁，屈指肌腱对滑车的刺激超出生理限度，使滑车处（尤其是滑车的边缘）产生充血、水肿甚至增厚时，就会使包裹在内的屈指肌腱的活动空间变小，从而产生屈伸手指时的"弹响"现象。这种病变大多发生在掌指关节处的环形滑车（尤其是滑车位于掌指关节处的边缘），也是针刀治疗的目标点。

2. 各个手指腱鞘滑车的形态及长度

我们在标本上对每个手指的腱鞘及其滑车进行了实体观察及长度测量，汇总如下：

（1）拇指腱鞘滑车（图4-1-9）　形态不规则，可见有两个滑车，每个滑车长4mm，两个滑车间相距3mm，滑车总长度约为11mm 。滑车的近心端距大鱼际肌远心端边缘6mm，滑车呈环形包绕肌腱，十分坚韧，其厚度约0.2毫米。

（2）其他四指的腱鞘滑车（图4-1-10、图4-1-11、图4-1-12、图4-1-13）　食指腱鞘滑车长度为16mm，中指腱鞘滑车长度为25mm，示指腱鞘滑车长度为26mm，小指腱鞘滑车长度为15mm。

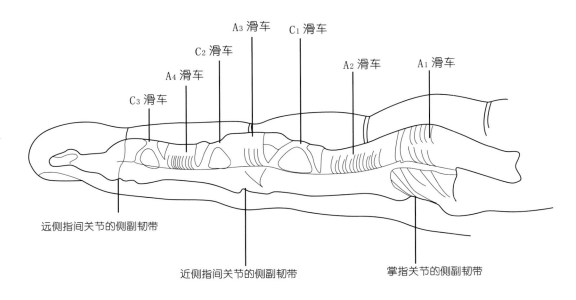

图 4-1-8　滑车

A_1滑车位于掌指关节部位，主要附着于掌指关节掌板，远端少部分纤维附着于近节指骨底及外侧髁

A_2滑车位于近节指骨，附着于近节指骨的近端3/5～2/3部位，近侧部分的纤维通常斜向近节指骨底外侧汇聚并附着

A_3滑车位于近侧指间关节部位，附着于近侧指间关节掌板

A_4滑车位于中节指骨，两侧附着于中节指骨上半段的远侧1/2

C_1滑车近端附着于近节指骨中部，斜越A_2远端，并在A_2的远侧交叉，交叉后的纤维主要附着于近指间关节掌板，部分纤维加入到指背腱膜外侧束

C_2滑车位于A_3和A_4滑车之间，近侧端附着于近侧指间关节掌板，远侧端附着于中节指骨底

C_3滑车的近端附着于中节指骨中部或底部，斜越A_4滑车外侧，在A_4滑车远端交叉，向远侧附着于远指间关节掌板和（或）中节指骨底

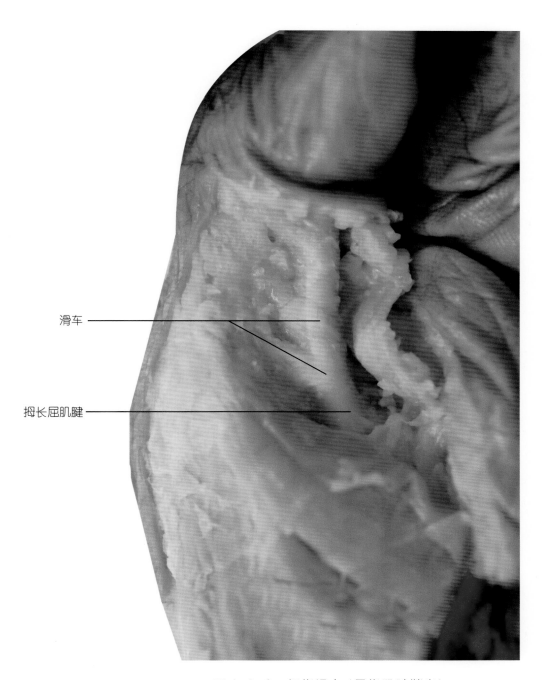

滑车

拇长屈肌腱

图 4-1-9　拇指滑车（屈指肌腱鞘炎）

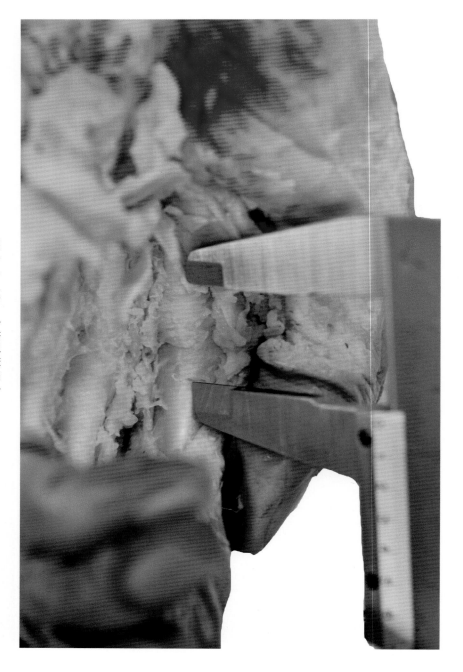

图 4-1-10　食指腱鞘滑车

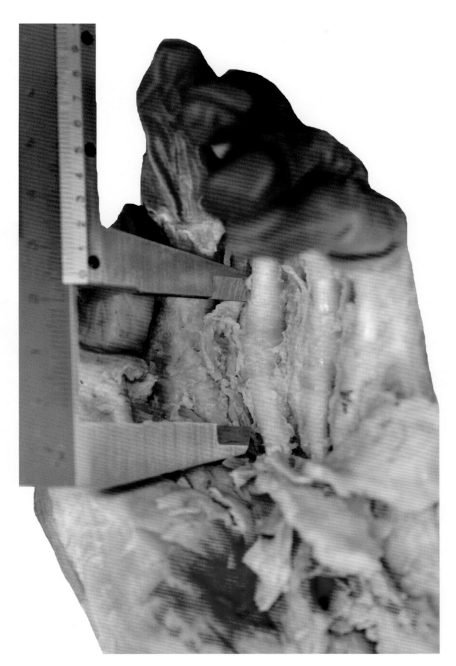

图 4—1—11 中指腱鞘滑车

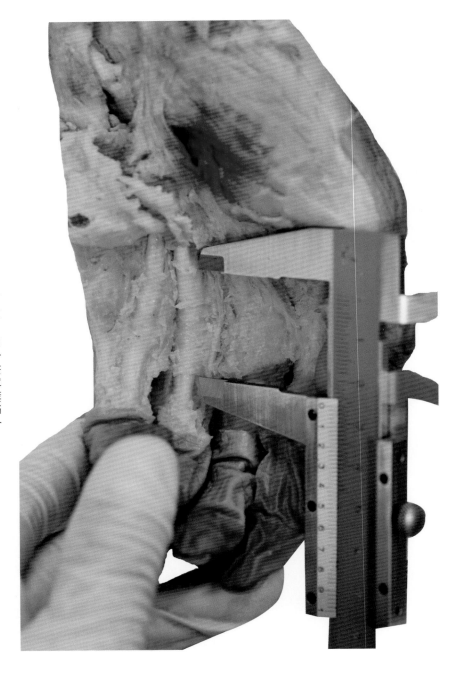

图 4-1-12 无名指腱鞘滑车

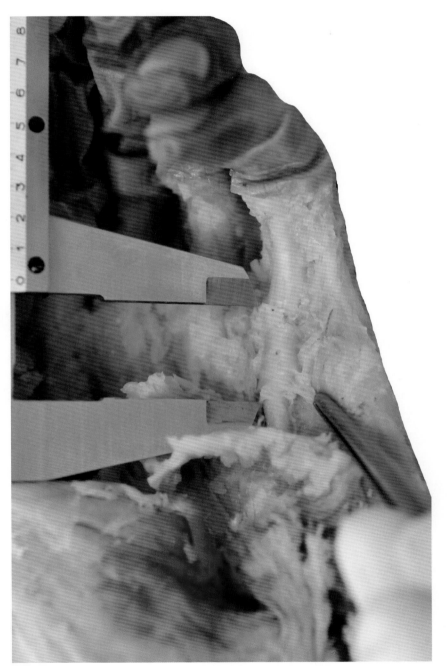

图 4-1-13 小指腱鞘滑车

五、掌腱膜（palmar aponeurosis）（图 4-1-2）

在手的掌侧，皮下有手筋膜分布，分为浅、深两层。其浅层中部很发达，甚为坚韧，称为掌腱膜，位于手掌中部，呈三角形，近端与屈肌支持带的远侧相连。

掌腱膜分为三部：两侧部较弱，分别覆于鱼际及小鱼际的肌肉上，形成鱼际筋膜及小鱼际筋膜；中央部对掌骨头又分为 4 条增厚的纵行纤维带，称为腱前束，呈放射状，和屈指肌腱方向一致，与相应手指的腱鞘及掌指关节的侧韧带相融合，其近端的纵行纤维直接由掌长肌延长。掌长肌缺如时，掌腱膜仍存在，但形态有所变异，可从屈肌支持带起始，有时有指浅屈肌腱的副束参加，罕见者尚有双掌腱膜。

掌腱膜的掌面，有垂直纤维与手掌皮肤紧密相连，特别在手掌及手指的皮肤横纹处更为明显。掌腱膜的大部分纤维纵行，接近掌骨头部位，深层有横束连接纵束。部分纵行纤维向远侧至指蹼，并有较薄的横行纤维相连，形成掌浅横韧带，连接各腱前束。掌腱膜向远侧延伸至每个手指，分为 3 束：一为中央束，达手指全长，位于手指掌侧中央，与皮肤相连；两侧束与屈肌腱纤维鞘管、骨膜及关节囊相连，但不至远侧指间关节。

六、皮肤

手掌的皮肤在鱼际处较薄，但在掌心及小鱼际处则较厚。掌及手指的皮肤具有厚的角化上皮，皮下有较厚的脂肪垫，并有很多垂直的纤维间隔将皮肤与掌腱膜、腱鞘或指骨等深部组织相连，以防皮肤滑动，较手背皮肤坚韧而固定。

七、表面解剖（图 4-1-14）

手掌面皮肤可见一些明显的条形凹痕，为皮纹，系适应关节运动而产生的。纹处的皮肤少动，握拳时聚成深沟，它们可作为重要的体表标志。掌远纹从第 2 指蹼起，向上达手掌的尺侧缘，平对第 3、4、5 掌骨头，适应第 3、4、5 指的屈曲活动。屈指时，指腹可抵此纹稍远侧。第 3、4、5 屈指肌腱腱鞘炎的发病部位在掌骨头相对应的指屈肌腱纤维管的起始部，也就是掌远纹上，第 2 屈指肌腱腱鞘炎的发病部位在掌远纹延长线上。拇指近侧纹平第 1 掌骨头，拇外展时，几乎呈垂直位，此纹延至第 1 指蹼。第 1 指蹼松弛柔软，拇指运动时形成一些斜皱襞。拇指屈指肌腱鞘炎的发病部位一般在拇指近侧纹上。因此掌远纹及其延长线和拇指近侧纹是针刀治疗该病的进针位置。

八、掌侧的神经和血管（图 4-1-15）

手掌的动脉起自尺动脉与桡动脉，组成掌浅弓与掌深弓。

1. 掌浅弓（superficial palmar arch）

掌浅弓由尺动脉干续行段与桡动脉的掌浅点（或示指桡侧动脉或拇主要动脉）组成。前者构成掌浅弓的主要部分，在掌腱膜的覆被下，相当于掌中横纹，越过屈肌腱的前面，与正中神经各指支交叉。由掌浅弓的凸面发出 3 支指掌侧总动脉，沿掌骨间隙下行。此 3 支在近指叉处又各分为两支指掌侧固有动脉，布于指之毗连缘。第 4 支即小指尺掌侧固有动脉，直接由掌浅弓发出，向下至小指的尺侧缘。尺动脉在手的血供上占主要地位，由其形成的掌浅弓发出的各指掌侧总动脉及其次级支——指掌侧固有动脉，供应尺侧3 个半手指甚至 5 个手指的全部血运。

2. 掌深弓（deep palmar arch）

桡动脉由拇收肌两头之间穿掌骨间隙入手掌，向内侧弯行，在第 5 掌骨底与尺动脉掌深支相连，形成掌深弓，在掌浅弓近侧 1～2cm 处。掌深弓位于屈指肌腱的深面和骨间掌侧肌及掌骨底的浅面，主要分支为 3 个掌心动脉。掌心动脉沿掌骨间隙前行，趋向指叉，分支与掌浅弓之支相交通。其凹侧有时尚发出一粗细不等的分支，与掌浅弓相交通。掌深弓在腕周围尚分出数支，形成腕掌侧网。

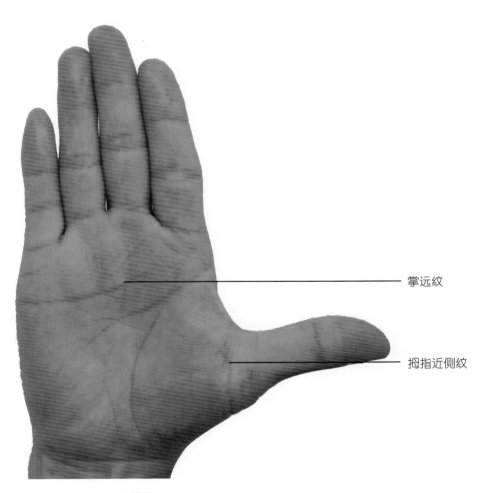

掌远纹

拇指近侧纹

图 4—1—14　掌横纹

深静脉伴随掌浅、深弓，口径较小，每个动脉常有两条静脉伴行。深静脉多回流到桡、尺静脉，也有一些直接回流到下背的浅静脉。

正中神经由屈肌支持带深面入掌，穿出屈肌支持带后即变宽变扁，分为 5～6 支。分支至外侧三指半掌侧全部及背侧远端的皮肤。另外还发分支至第 1、2 蚓状肌，并分出返支（鱼际肌支）支配鱼际肌。尺神经经屈肌支持带的浅面入掌，分为深、浅两支。浅支支配第 5 指及前 4 指尺侧的皮肤及掌短肌；深支与尺动脉深支伴行，在小指短屈肌及小指展肌之间穿入深面，分支支配小鱼际肌，又向外行于指深屈肌腱的深面，并分支支配所有骨间肌、拇收肌、拇短屈肌深头及第 3、4 蚓状肌。桡神经浅支沿前臂外侧前面下行，在肱桡肌之深面伴桡动脉下行，以后绕桡骨外侧面，穿过深筋膜，分为指背神经。当其从肱桡肌后缘穿出时，即变为皮神经。

手指的血管及神经自手掌远端走行于屈指肌腱的两侧，在掌骨头处分支成为指掌侧固有动脉和神经，因此在掌骨远端和指骨中线位置并无重要的血管及神经，所以选择掌骨-指骨中线与掌远纹（拇指为拇指近侧纹）的交点作为针刀进针点是安全的。

第二节　病因病理

一般有滑膜包绕的肌腱，在关节的屈面或是关节成较锐角处，多有一个或一段由骨和纤维韧带构成的骨纤维管，形成滑车结构，以防止肌腱拉紧时出现弓弦状或向侧方滑脱。纤维韧带由深筋膜构成，腱鞘炎便是在这样的组织结构上，加之肌腱在纤维韧带上长时间过度磨损发生的创伤性炎症，产生变性和增生等病理变化。严重时纤维韧带增厚，呈束带样压迫肌腱，致使肌腱也发生水肿和创伤性炎症，有时呈葫芦状膨大。当肌腱膨大部分通过狭窄的腱鞘管时，即发生弹响或绞锁（图 4-1-16）。

拇指或手指的屈指肌腱受累称为"扳机指"。狭窄性腱鞘炎也可能是某些静止型、亚临床型结缔组织疾病的后果。一些遭受反复轻微外伤的职业，如木工、举重工、餐厅服务员等，都容易发生狭窄性腱鞘炎。狭窄位于肌腱发生变化的那一小段，因为那里的纤维韧带起着滑车作用，摩擦最大。虽然滑膜分泌滑液润滑腱鞘，但某些特殊动作的反复摩擦是不可避免的。

屈指肌腱的发病部位在掌骨头相对应的屈指肌腱纤维管的起始部。此处由较厚的环形纤维性腱鞘（环形滑车）与掌骨头构成相对狭窄的骨纤维管。手指长期快速用力活动，如织毛衣、演奏乐器、洗衣、打字等，是造成屈指肌腱慢性劳损的主要病因。患者先天性肌腱异常、类风湿性关节炎、病后虚弱更易发生本病。屈指肌腱和腱鞘均有水肿、增生、粘连，使骨纤维管狭窄，进而压迫本已水肿的肌腱成葫芦状，阻碍肌腱的滑动。用力伸屈手指时，葫芦状膨大部在环状韧带处强行挤过，产生了弹拨动作和响声，并伴有疼痛，故又称弹响指或扳机指。

第三节　临床表现

一、症状

该病好发于拇指或中指及无名指，表现为屈指时疼痛伴有弹响。严重者患指失去屈伸功能，呈伸直固定位或屈曲固定位。

二、体征

患指掌指关节掌侧压痛并可触及硬结，患指屈伸弹响甚至屈伸不能（图 4-1-17、图 4-1-18）。

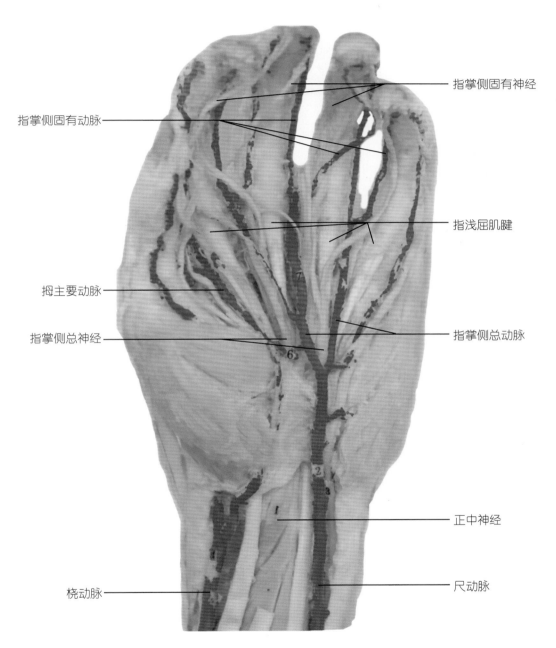

指掌侧固有神经

指掌侧固有动脉

指浅屈肌腱

拇主要动脉

指掌侧总神经

指掌侧总动脉

正中神经

桡动脉

尺动脉

图 4-1-15　掌侧的神经和血管

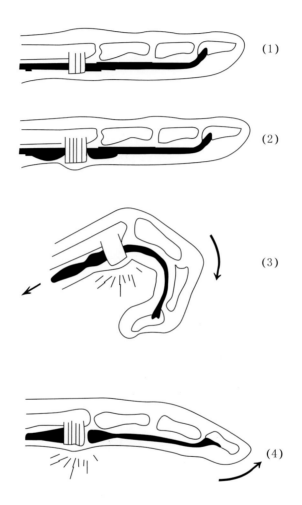

图 4-1-16　弹响指发生机制示意图

(1) 正常肌腱和腱鞘
(2) 发病后，腱鞘肿胀，肌腱也呈葫芦形肿大
(3) 手指主动屈曲时，远侧膨大挤过狭窄的骨韧带隧道，发生弹响
(4) 手指由屈而伸时也同样发生弹响

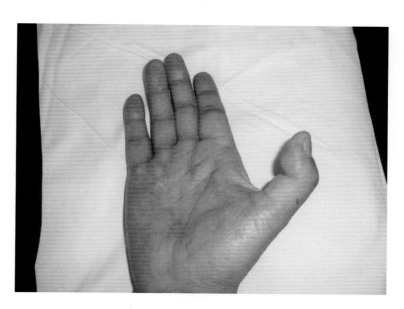

图 4-1-17　右拇指因狭窄性腱鞘炎而呈屈曲固定位（不能伸直）

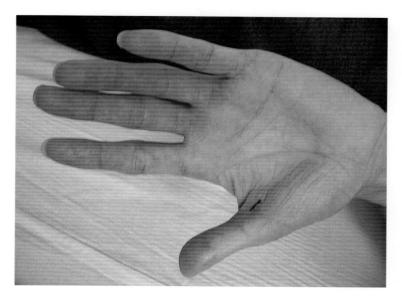

图 4-1-18　左拇指因狭窄性腱鞘炎而呈伸直固定位（不能屈曲）

第四节　针刀治疗及其他

一、体位（图 4-1-19）

患者取俯卧位，患手下垫敷无菌巾。

二、定点（图 4-1-20、图 4-1-21、图 4-1-22、图 4-1-23）

术者以拇指在患指掌指关节掌侧触压以寻找压痛点并以记号笔标记。压痛点的范围因人而异，有的为点状，有的为线形。该病的好发部位在与掌骨头相对应的指屈肌腱环形滑车的边缘，因此，压痛点大多位于相应掌骨头的体表投影处。

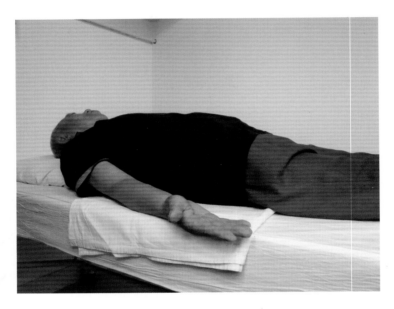

图 4-1-19　针刀治疗屈指肌腱鞘炎的体位

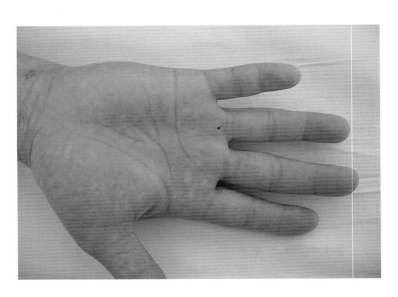

图 4-1-20　右手无名指屈指肌腱鞘点状压痛

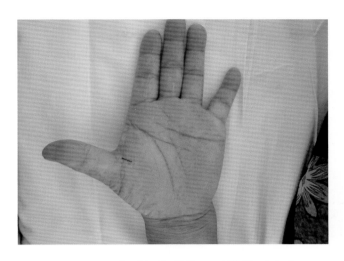

图 4-1-21　左手拇指屈指肌腱鞘线形压痛

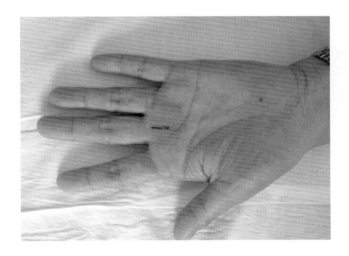

图 4-1-22　左手中指屈指肌腱鞘线形压痛

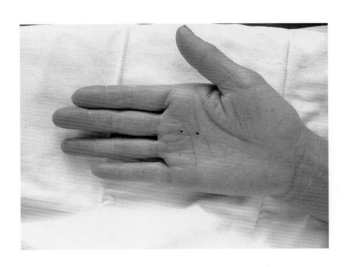

图 4-1-23　右手中指屈指肌腱鞘多(两)点压痛

三、消毒与麻醉（图 4-1-24、图 4-1-25、图 4-1-26）

以碘酊及 75% 酒精各消毒 3 遍，消毒范围要包括整个患手的五指及腕部，以保证手术时术者操作区域均为无菌区域。将无菌洞巾沿患手腕部缠绕，以止血钳固定。在压痛点进针，针尖穿过腱鞘时可有落空感，继续进针达肌腱时针下可有针尖碰触坚韧组织的感觉。令患者屈伸患指，术者可感觉到针尖与运动的肌腱之间所产生的摩擦（如果患者屈伸患指时带动针头移动，说明针尖已进入肌腱组织，需稍提起针头），此时停止进针（不可穿透肌腱），回抽无回血，注射 2% 利多卡因约 1mL。

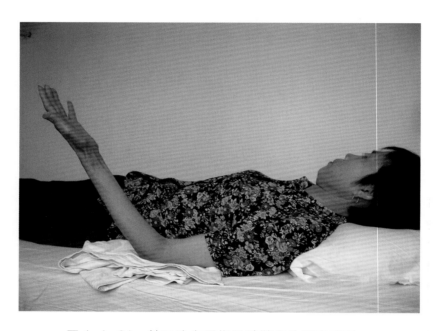

图 4-1-24　针刀治疗屈指肌腱鞘炎的消毒范围

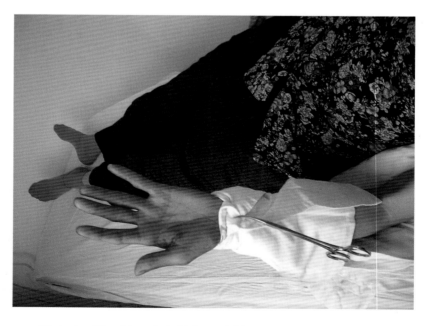

图 4-1-25　针刀治疗屈指肌腱鞘炎时的洞巾铺设方法

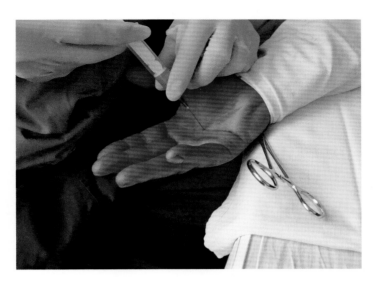

图 4-1-26 针刀治疗屈指肌腱鞘炎的麻醉

四、针刀松解（图 4-1-27、图 4-1-28、图 4-1-29）

切割目标：腱鞘滑车。

入路层次：皮肤→掌腱膜→腱鞘滑车→肌腱表面。

松解方法：选用Ⅰ型 4 号针刀，术者以右手拇、食指捏持针柄做好进针准备，令患者轻轻屈伸患指，术者以左手拇指指腹前端按在定点处触摸膨大肌腱的滑动并确定肌腱膨大的位置。进针时，令患者半屈患指，使肌腱的膨大部位进入滑车狭窄处（弹响过程开始）并维持该位置不动，在肌腱膨大部位的表面进针并使刀锋达肌腱表面。具体过程如下：刀口线与患指纵轴平行，使针尖快速穿过皮肤，保持针体与皮肤表面垂直，缓慢探索进针，针尖穿过腱鞘（环形滑车）时可有落空感，继续进针达肌腱时针下可有针尖碰触坚韧组织的感觉，在此位置轻提针刀至腱鞘表面，切割腱鞘 3～4 下，针下有松动感时说明已达到松解目的。出针后令患者屈伸患指，观察屈伸障碍是否解除。手术全过程中必须始终保持刀口线与患指纵轴平行，禁止调转刀口线以避免横断肌腱。术后压迫 10～15 分钟以彻底止血，无菌辅料包扎。

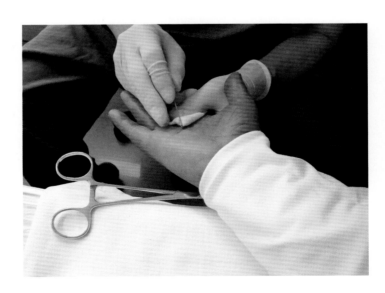

图 4-1-27 中指屈指肌腱鞘炎的针刀松解——针刀刺入

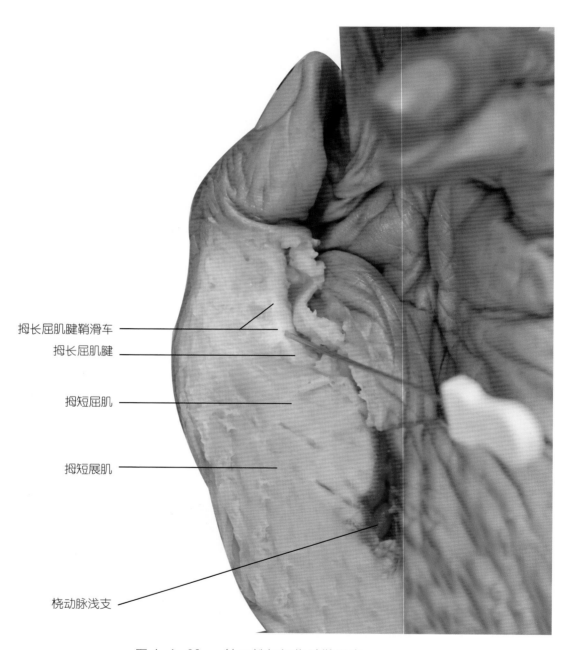

拇长屈肌腱鞘滑车

拇长屈肌腱

拇短屈肌

拇短展肌

桡动脉浅支

图 4-1-28　针刀松解拇指腱鞘滑车

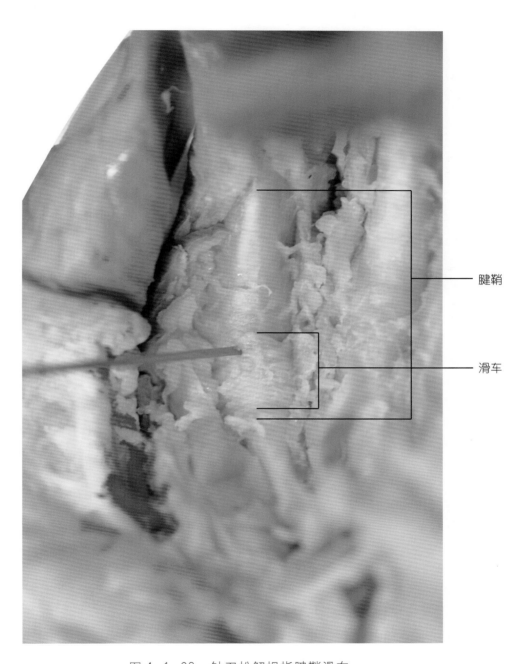

腱鞘

滑车

图 4-1-29 针刀松解拇指腱鞘滑车

五、术后手法（图 4-1-30）

术者以拇指尖部掐按在松解部位行拨法，即左右拨动松解处的腱鞘组织，以提高松解效果。

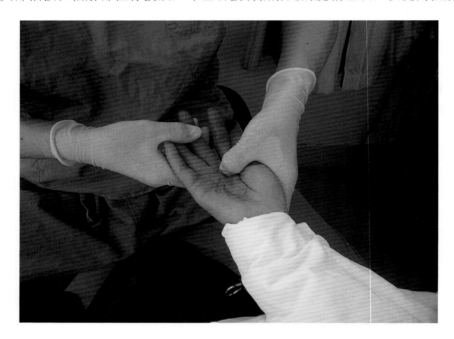

图 4-1-30　屈指肌腱鞘炎针刀松解术后手法

六、体会与说明

1. 针刀治疗本病与外科治疗的区别：外科治疗本病需要 2cm 左右的切口，术中要求切除狭窄的腱鞘，术后的缝合会形成永久性瘢痕。瘢痕体质的患者，术后所形成的瘢痕反而可能成为影响手指屈伸功能的新因素。针刀治疗在机制上同样是通过切开狭窄的腱鞘而解除患指的屈伸障碍，但由于针刀刀锋的宽度只有 0.8mm，不会完全切断环形滑车，不会给手指屈伸的稳定性造成隐患。而且，针刀治疗一般 1 次即可治愈，远期疗效稳定，复发率低。因此，针刀治疗完全可以成为狭窄性屈指肌腱鞘炎的首选治疗方法。

2. 一般出针后弹响及屈伸障碍即可解除，如仍有弹响，可能为松解不完全或肌腱膨大较为严重，不必追求弹响 1 次完全解除以避免切割过度造成腱鞘的再狭窄或局部粘连。对于这种情况，可观察 4～6 周，然后视情况决定是否行第 2 次松解，多数患者于 4～6 周后剩余的部分弹响亦逐渐消失，原因是经过针刀松解后，狭窄滑车的张力显著降低，对肌腱的束缚减弱，加上无菌性炎症的消退，肌腱的膨大变形可逐渐向正常形态恢复，所以弹响消失。

3. 指动脉走行在肌腱两侧，其直径为 1～1.5mm。针刀深入时应正对肌腱刺入，直达肌腱正上方，避免伤及指动脉。

4. 根据实体解剖测量，在 5 个手指中，拇指的腱鞘滑车最窄，但最厚；而中指和示指的腱鞘滑车最宽，但厚度比拇指滑车略薄。这些解剖特征决定了 5 个手指狭窄性腱鞘炎的表现会有所区别：在针刀临床上，拇指屈指肌腱鞘炎往往症状最重，甚至会形成伸展固定或屈曲固定畸形，但其压痛点往往很局限，针刀效果最好，一次治疗成功率很高，原因可能是其狭窄部位较为集中；而其余四指，尤其是第 3、4 指，则可能有多个狭窄部位，可表现为多个压痛点，临床治疗时可能需要多点松解或多次治疗（每次每点松解一个狭窄部位）。

5. 关于该病的麻醉问题，临床上有两种麻醉方法，除本节所介绍的方法外，有的医生采取利多卡因混合糖皮质激素混合局部麻醉结合腱鞘内注射的方法，即将 1%～2% 利多卡因与糖皮质激素混合液注入屈指肌腱鞘（4～5mL）。作者通过临床对比（两种麻醉方法各 28 例），未发现有明显差异，证明混用糖皮质激素并无必要。而且，文献报道糖皮质激素局部注射有造成指骨坏死的风险，而糖皮质激素注入肌腱则有诱发迟发性肌腱断裂的可能，因此，作者主张单纯使用利多卡因麻醉。

6. 关于针刀松解深度及范围的问题，有人主张进针时先要使针尖到达指（掌）骨骨面（即要穿透肌腱），松解时连同肌腱一并切开松解。从作者的临床体会来看，此举并无必要。因为该病的病理特点在于腱鞘的狭窄，而且临床证明只要将狭窄的腱鞘局部切开即可解除患指的疼痛及功能障碍（弹响）。此外，穿透肌腱还有损伤肌腱营养血管的风险，因此，穿透肌腱既无必要，也不可取。

7. 针刀术后 3 天内一般会出现患指轻度肿胀并伴有疼痛，这是针刀松解术的轻微创伤所致，属于正常反应，一般可于 4～5 天后自行消失，应事先告知患者。

8. 糖尿病患者可见多发性屈指肌狭窄性腱鞘炎，应注意同时控制血糖。

9. 极个别患者术后会出现针刀松解部位硬结形成（或硬结增大）并影响治疗效果，原因尚不清楚，可能与瘢痕体质有关。对于瘢痕体质者应谨慎对待，一次治疗的松解范围控制在 3 刀以内，观察 1 周无硬结形成（或硬结无增大）再行第 2 次治疗。

10. 关于术后手法的使用问题：临床上有医生主张在针刀治疗后应使用手法使患指过伸以拉伸屈指肌腱，认为这有利于患指的功能恢复。从临床实际来看，此举并无必要。而且，由于本病可能存在肌腱的变性，或部分患者曾因多次接受含有类固醇药物的局部封闭治疗而造成肌腱脆性增加，因此，过伸手法有造成肌腱断裂的危险，应予避免。

七、术后注意事项

1. 术后 3 天内保持局部清洁、干燥以防止感染。

2. 术后要经常屈伸患指，以防止粘连的发生。

第二章　桡骨茎突部狭窄性腱鞘炎

桡骨茎突部狭窄性腱鞘炎（stenosing tenovaginitis of radial styloid process）是以手腕桡侧疼痛为主诉的一种疾病，由 de-Quervan 于 1895 年首次报道，故又称为 de-Quervan 病。该病多见于看护小孩者、手工操作者及中老年人，女性多于男性。其起病比较缓慢，但有时也可突然发生。由于病变发生在手腕部，病情严重者可对患者的日常生活与工作造成不利影响。对于初次发作且病情较轻者，局部制动、热敷或类固醇药物鞘管内注射可缓解症状；但对于病程较长、症状明显者，非手术疗法往往无效。对于后者，以往需经外科手术行鞘管切开松解术。针刀技术的出现，使得该病的治疗实现了向微创、闭合松解的重要转变，基本结束了外科手术治疗该病的历史。

第一节　解剖学基础

一、桡骨茎突部的骨结构——桡骨下端（图 4-2-1）

桡骨下端逐渐变宽，横切面略呈四方形，分为 5 个面：两个关节面（内侧面与尺骨相接，下面为腕关节面）和三个非关节面（外侧面、后面、前面）。

其外侧面粗糙，有一个向下方的锥形隆起，称为茎突（styloid process）。桡骨茎突的基部为肱桡肌腱的止点。在其外侧，有两条浅沟，有拇长展肌及拇短伸肌腱通过。

二、桡骨茎突部的肌腱

（一）深层肌腱——肱桡肌腱（brachioradialis tendon）（图 4-2-2）

起止点：肱桡肌上端肌腱起于肱骨外上髁，下端肌腱止于桡骨茎突的基部。

位置及形态：肱桡肌位于前臂掌侧面的外侧部皮下，为长而扁的梭状肌。其表面被拇长展肌和拇短伸肌腱掩盖。

作用：协助已旋前或旋后的前臂回至中立位。

神经支配：由桡神经（$C_5 \sim C_7$）支配。

血液供应：供应肱桡肌的动脉有来自肱深动脉的前支、桡侧返动脉、桡动脉、肱动脉、骨间返动脉的分支，其中较为恒定的为桡侧返动脉和肱深动脉的前支。

（二）浅层肌腱

1. 拇长展肌腱（abductor pollicis longus tendon）

起止点：拇长展肌（abductor pollicis longus）起于尺骨和桡骨中部的背面及介于两者之间的骨间膜，止于拇指第 1 掌骨底的外侧。

位置及形态：拇长展肌腱位于桡骨茎突部肱桡肌腱的表面（图 4-2-2）。拇长展肌是位于前臂背面中部的梭形肌，居尺侧腕伸肌、指伸肌的深面和拇短伸肌的上方。其肌纤维向下外方移行于长腱，在前臂下外侧与桡侧腕长、短伸肌腱斜行交叉，经上述两肌腱的浅面下行，经伸肌支持带的深面至手，止于第 1 掌骨底的外侧。

作用：使拇指和全手外展并使前臂旋后。

神经支配：受桡神经（$C_6 \sim C_8$）支配。

血液供应：骨间后动脉和桡侧动脉的分支。

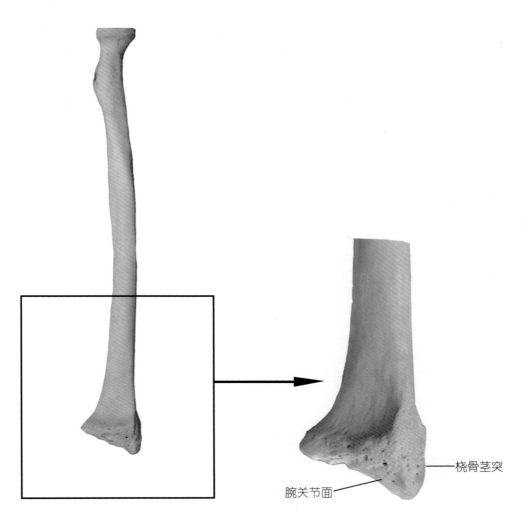

桡骨茎突

腕关节面

图 4-2-1 桡骨下端

2. 拇短伸肌腱（extensor pollicis brevis tendon）

起止点：拇短伸肌（extensor pollicis brevis）紧贴拇长展肌的外侧，在拇长展肌起点的下方起自桡骨背面及邻近的骨间膜，肌纤维向下移行于长腱，紧贴拇长展肌腱的外侧下行，其行程与拇长展肌腱相同．在大多数人，该肌腱止于拇指近节指骨底的背侧，但有（29±2.63）％的人同时延伸于中节指骨底。

位置及形态：拇短伸肌腱与拇长展肌腱并排位于桡骨茎突部肱桡肌腱的表面（图4-2-2）。

作用：伸拇指近节指骨，使拇指外展。

神经支配：受桡神经（$C_6 \sim C_8$）支配。

血液供应：骨间后动脉和桡侧返动脉的分支。

3. 拇长伸肌腱（extensor proprius hallucis tendon）

起止点：拇长伸肌起自尺骨后面中1/3和其临近的骨间膜，肌束斜向下方，在指伸肌腱的外侧移行于长腱，越过桡侧腕短伸肌腱和桡侧腕长伸肌腱的浅面，经伸肌支持带深面，斜向拇指背面，止于拇指远节指骨底的背面。

位置及形态：拇长伸肌的肌腹位于前臂背面中部、指伸肌和尺侧腕伸肌的深面，其内侧为食指伸肌，外侧自上而下为拇长展肌和拇短展肌。拇长伸肌腱位于桡骨茎突部下外侧，构成鼻烟窝的外侧边界，与内侧的拇长展肌腱共同围成鼻烟窝的内、外两个边界（图4-2-2）。

作用：使拇指内收，伸展指间关节，使前臂旋后。

神经支配：受桡神经（$C_6 \sim C_8$）支配。

血液供应：骨间后动脉和桡侧返动脉的分支。

4. 伸肌支持带（extensor retinaculum）（图4-2-3）

伸肌支持带是前臂筋膜（antebrachial fascia）的一部分。前臂筋膜是深筋膜，很发达。它在前臂远端腕关节附近增厚，内侧形成掌浅横韧带及其深面的屈肌支持带；而外侧则形成伸肌支持带，又称腕背侧韧带（drosal carpal ligament），在桡骨茎突部，伸肌支持带的宽度约为20mm。自伸肌支持带深面向桡、尺骨远侧端背面的隆起发出数个纵隔，伸入到各肌腱之间，与骨膜共同构成6个骨纤维管，各伸肌腱分别通过其相应的管，每个管内均衬以腱滑液鞘，即背侧腱滑液鞘。拇长展肌腱和拇短伸肌腱位于同一个鞘内。腱鞘的长度超过伸肌支持带的宽度，成人可超过其近侧和远侧缘各25mm。腱鞘是整个包裹肌腱的一种囊。腱鞘有两个壁，内壁紧贴肌腱，使肌腱表面看上去光滑发亮；外壁是一个紧闭的囊，在鞘的两端反折成内壁。在鞘内有一层薄膜称为腱间膜，把腱鞘内、外壁部分连接起来。位于内、外壁之间的腱鞘腔含有类似关节腔内的物质，起润滑作用，减少肌腱的摩擦，称为滑液腱鞘。

另外，在腕部还有一条腕桡侧副韧带（radial carpal collateral ligament）。该韧带上方起自桡骨茎突尖部的前面，分散于舟骨、头状骨和大多角骨。

三、桡骨茎突部的神经与血管

桡骨茎突部的软组织由桡神经的骨间背侧神经支配。桡骨茎突部有桡神经浅支通过；行经桡骨茎突部的动脉主要是桡动脉和腕背动脉网；局部表浅静脉主要是桡静脉和手背静脉网。桡神经浅支和桡动静脉的位置关系是：桡神经浅支位于桡动脉的外侧，桡动脉和桡静脉伴行。临床针刀手术时要注意避免损伤这些神经和血管。

（一）神经

桡神经是臂丛神经中较大的一个分支.其浅支属于皮神经,它在肱桡肌前缘深面下降,依次跨过旋后肌、旋前圆肌、指浅屈肌和拇长屈肌掌侧面,伴行于桡动脉外侧。约在腕上7cm处,桡神经浅支（图4-2-2）经肱桡肌腱的深面转至前臂背侧,在此处与桡动脉分离。转至前臂背侧后,它穿过固有筋膜,跨过拇长展肌、拇短屈肌和伸肌支持带浅面,分成内、外侧支,最终支配手背桡侧两个半指的皮肤。

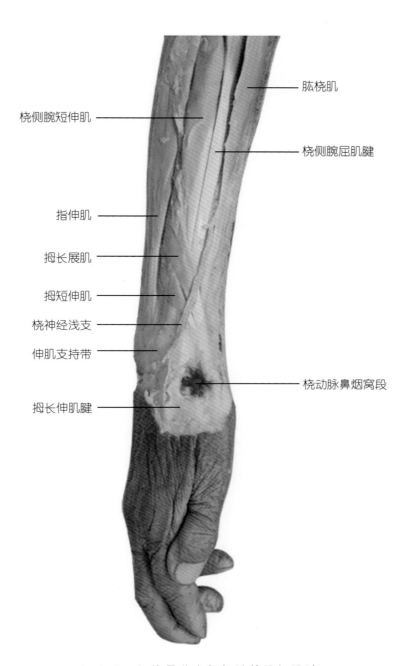

桡侧腕短伸肌

指伸肌

拇长展肌

拇短伸肌

桡神经浅支

伸肌支持带

拇长伸肌腱

肱桡肌

桡侧腕屈肌腱

桡动脉鼻烟窝段

图 4-2-2　与桡骨茎突部相关的肌与肌腱

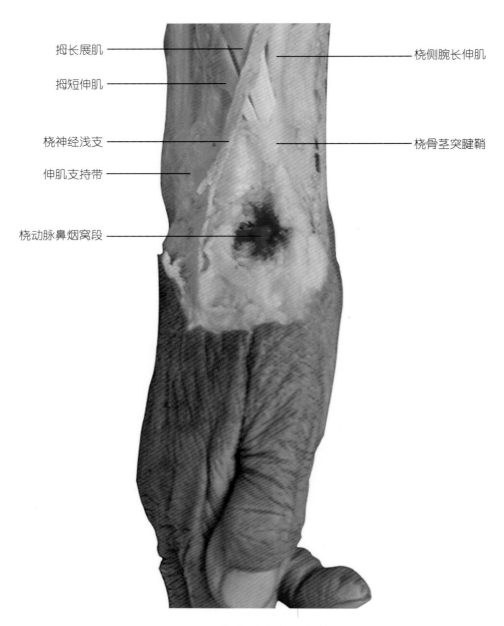

拇长展肌

拇短伸肌

桡神经浅支

伸肌支持带

桡动脉鼻烟窝段

桡侧腕长伸肌

桡骨茎突腱鞘

图 4-2-3　桡骨茎突部局部结构

（二）血管

1. 动脉

桡动脉（radial arterry）是肱动脉的终支之一，它在桡骨颈稍下方自肱动脉分出，向下行至桡骨下端时，斜行穿过拇长展肌和拇短伸肌腱深面至手背。桡动脉的走行在少数人会发生变异：在桡骨茎突的近侧即绕到前臂的背面，形成中医学所谓的"反关脉"。

2. 静脉

（1）桡静脉（radial vein）　起自手背深静脉网，有两支，与桡动脉伴行，向上至肘窝与尺静脉汇合成肱静脉。

（2）头静脉（cephalic vein）　自手背静脉网桡侧部起始，向上绕过前臂桡侧缘至前臂掌侧面，沿途接受掌、背两面的属支。

四、鼻烟窝区（图 4-2-2、图 4-2-4）

在活体上，主动外展拇指时两条肌腱明显突出，外展拇指可使得拇长展肌和拇短伸肌腱紧张，如弓弦一般越过"鼻烟窝区"。"鼻烟窝区"是腕桡侧窝的俗称，是指桡骨茎突下方的小凹陷。鼻烟窝区的近侧界为桡骨茎突；桡侧界为拇长展肌和拇短伸肌腱；尺侧界为拇长伸肌腱；鼻烟窝区的底部是桡骨茎突尖、舟骨、大多角骨及第 1 掌骨底。桡动脉在分出腕掌侧支之后从腕前方经鼻烟窝的底部，在经拇长展肌和拇短伸肌腱的深面穿过至第 1 掌骨间隙，所以在鼻烟窝区的底部可以扪及动脉跳动。桡骨茎突的背面稍上方有桡神经浅支在皮下通过，走向手背桡侧部皮下。

第二节　病因病理

在腕部的桡侧，拇长展肌腱及拇短伸肌腱与桡骨茎突关系密切：拇长展肌腱和拇短展肌腱共同走行于桡骨茎突部的纤维鞘管内，肌腱出鞘管后，呈不同角度分别止于第 1 掌骨基底和拇指近节指骨基底。桡骨茎突部的腱鞘长 5～6cm，外侧及背侧为伸肌支持带紧紧包围（伸肌支持带为非常纤薄但坚韧的结缔组织），内侧为桡骨茎突，故通过部狭窄，且距皮肤极近。拇长展肌腱及拇短伸肌腱在经过桡骨茎突到第 1 掌骨时，屈曲角度大约为 105°，拇指和腕关节活动时此处肌腱折角加大，增加了肌腱与鞘管的摩擦。持续过度活动及反复轻度外伤，如用手指握物，手指内收及腕部尺屈时，可以摩擦、挤压腱鞘，腱鞘受刺激后发生炎症样改变，如水肿、渗出。纤维管壁正常厚约 0.1cm，腱鞘炎时可增厚 2～3 倍，这样会使狭窄的腱鞘变得更加狭窄，引起腱鞘内的肌腱滑动障碍。日久该处腱鞘增生、肥厚，发生纤维样变。

外科手术中对病变局部的观察发现，病变鞘管表面有不同程度充血，鞘管壁增厚，管内滑液量增加，颜色呈黄色。鞘管壁与肌腱之间有条索状粘连带，偶见肉芽组织。

女性拇长展肌腱和拇短展肌腱从腕到手的折角较男性大，可能是女性发病率较男性高的原因之一。另外，女性发病多在哺乳期，可能与哺乳期妇女需要经常做双手举托小孩动作，而当双手于床上将小孩夹托起时，拇长、短展肌即处于持续紧张状态，反复重复该动作必然加重对桡骨茎突腱鞘的摩擦刺激，从而导致该病的发生。实际上，从临床来看，并不只是哺乳期妇女本人易患此病，凡参与看护小孩的人员都易患此病，说明反复的腕部负重桡屈动作是诱发该病的关键因素，其他以手工操作为主的职业如反复重复此动作同样容易发病。

拇短伸肌腱及拇长展肌腱的变异也较为常见，迷走肌腱的存在是引起狭窄性腱鞘炎的另一重要原因。腕桡侧及鼻烟窝处的解剖学变异较多，拇长展肌腱经常存在附着及数目的变异，约 75% 的人有迷走肌腱存在。起于拇长展肌的迷走肌腱，其止点或较正常附着更位于近侧及尺侧，或同时附着于大多角骨及第 1 掌

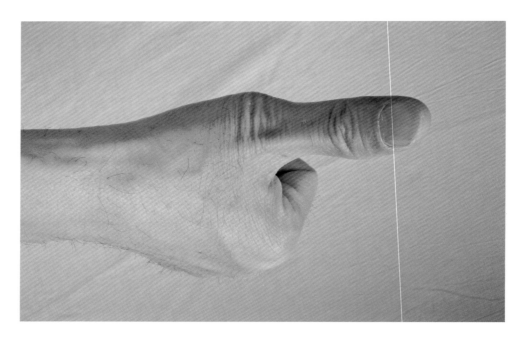

图 4-2-4 鼻烟窝区外观

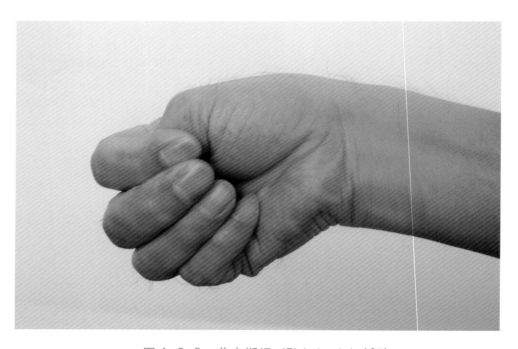

图 4-2-5 芬克斯坦 (Finkelstein) 试验

骨底，还可附着于拇短展肌、拇对掌肌及其筋膜。从种系发生上看，拇短展肌出现较晚，约 5% 的人缺如。另外拇短伸肌腱与拇长展肌腱之间或存在一个明显的间隔，或共处于一个腱鞘内。后一种情况如发生狭窄性腱鞘炎也称为 Quervain 病。迷走肌腱较拇长展肌腱短小，伸张度不如后者范围大，因此当拇指及手腕过度活动时，迷走肌腱更易受伤而出现症状。

第三节　临床表现

一、症状

本病多发于中老年妇女和常抱孩子的产后 2～3 个月的妇女及手工业劳动者，从事包装工作或拧衣动作频繁者，也易患本病。

本病起病缓慢，主要症状为腕部桡侧疼痛，握物无力，提重物时自觉手腕乏力，并使疼痛加重，尤其是不能提起热水瓶做倒水等动作。疼痛可向拇指和前臂扩散，严重者可放射至全手或肩、臂等处，甚至夜不能寐。受到寒冷刺激时，腕桡侧疼痛加重。另外，活动腕关节和拇指时疼痛加剧，尤其是屈拇同时腕尺偏时更加明显。严重者，拇指伸展活动受限。

二、体征

1. 桡骨茎突处可触及摩擦音，触之可摸到一豌豆大小的结节，似骨性突起，桡骨茎突桡侧部压痛明显。
2. 与对侧比较，可见患侧桡骨茎突处有一轻微隆起，但无红热现象。
3. 芬克斯坦（Finkelstein）试验（又称握拳尺屈试验）（图 4-2-5）：拇指屈向掌心，其余四指握住拇指，呈握拳状，向尺侧做屈腕动作，桡骨茎突处出现疼痛为阳性。

三、鉴别诊断

本病要与腕桡侧副韧带损伤相鉴别：一般桡侧副韧带损伤有急性外伤史，腕尺偏的疼痛与拇指内收掌心无关，与尺偏的程度和速度有关。该病压痛在桡骨茎突的尖部（远端），而腱鞘炎的压痛则在桡骨茎突的桡侧部。

第四节　针刀治疗及其他

一、体位（图 4-2-6）

患者取仰卧位，上臂平置于治疗床面，术者坐于患肢一侧。

二、定点、消毒与麻醉（图 4-2-7）

术者以拇指在患者桡骨茎突处按压寻找压痛点并做好标记。压痛范围因人而异，但多呈线形压痛。在压痛点及周围区域（5～10cm 范围）消毒（碘酊 3 遍，75% 酒精脱碘 3 遍），铺无菌洞巾，以 2% 利多卡因局部麻醉（1mL 左右）。

三、针刀松解（图 4-2-8、图 4-2-9、图 4-2-10）

切割目标：桡骨茎突部腱鞘。

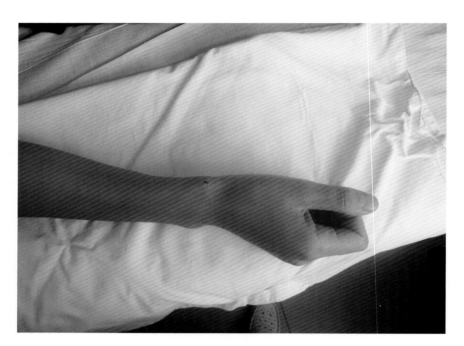

图 4-2-6　针刀治疗桡骨茎突狭窄性腱鞘炎的体位

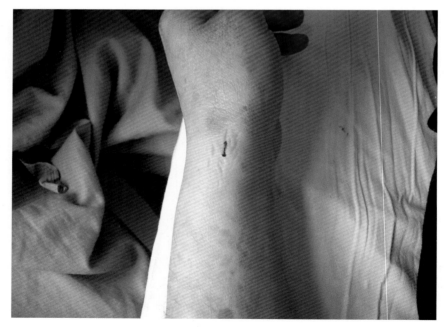

图 4-2-7　桡骨茎突狭窄性腱鞘炎的压痛点

四、术后手法

术者以拇指尖部掐按在松解部位行拨法，即左右拨动松解处的腱鞘组织，以提高松解效果。

五、体会与说明

1. 腕背侧韧带和腱鞘增厚引起的狭窄不是全程性的，而主要是在靠近茎突尖部受力最大、疼痛最剧的部位，所以，治疗时只需在此处切开 2mm 左右就可使狭窄解除。

2. 桡骨茎突前方的凹陷为由桡骨茎突，拇长、短伸肌腱构成的"鼻烟窝"，窝底部有桡动脉的分支走行，所以在麻醉及针刀操作时要严格控制针（刀）尖方向和深度，不可进入"鼻烟窝"内以免伤及血管。另一方面，要注意针刀的入路和操作始终在桡骨茎突尖部的背桡侧，不可越过桡骨茎突尖部而滑向腕内侧，以免损伤桡动脉。

3. 桡骨茎突背面稍上方有桡神经浅支在皮下走向手背桡侧，麻醉及针刀操作过程中要不断询问患者有无触电感，如有要立即停止操作，并及时调整针刀的位置，以免伤及神经。

4. 桡骨茎突处皮下组织浅薄，针刀刺入皮肤后刀锋即可到达腱鞘表层，穿过腱鞘时一般可有较为明显的落空感，松解位置应局限在腱鞘层，不必穿透肌腱而使刀锋达骨面。

5. 针刀刺切面积不要太大，推切距离不要超过 20mm，以免造成肌腱滑脱。

6. 术后手法：局部拨法安全且可以达到适当扩大松解范围的目的。有人主张针刀松解后还要对患者腕部进行对抗牵引，并且以外力使患者腕部向尺侧和掌侧屈曲。由于桡骨茎突部病变的肌腱有可能出现变性，此举有可能增加肌腱损伤甚至断裂的风险，所以应该慎用。

7. 其他治疗：急性发作疼痛明显者，可局部封闭治疗，将药物注入鞘管内。局封无效或暂时好转，日后又复发者，说明肌腱与腱鞘粘连明显，腱鞘狭窄严重，需要以手术方法（包括针刀手术）治疗。在针刀疗法出现之前，外科手术方法是以"S"形将桡骨茎突部狭窄的腱鞘切开 20mm 左右，从而使狭窄解除，现在，使用针刀疗法也完全可以达到这一目的。

第三章　腕管综合征

腕管综合征（carpal tunnel syndrome）临床常见，1863 年首见报道，发生率大约为 99/10 万。本病多以重复性手部运动特别是抓握性手部运动者为主，如采用充气钻的工人、木工、铁匠、挤奶工、炊事员、漆工、鼓手及家庭妇女等，近年电脑操作者亦多见。

腕管综合征以中年人多发，占患者总数的 82%，其中妇女占 65% ～ 75%。妇女腕管综合征发生率较高的原因是女性腕管较小而肌腱的直径相对较大。50% 以上的患者表现为双侧患病，其中 38% 的患者对侧无明显症状，仅出现神经传导异常。男女患者之比为 1：2 ～ 1：4.5。儿童发病者偶有报告。双侧发病者占 50% ～ 70%，其男女患者之比为 1：9。

第一节　解剖学基础

一、腕部的骨骼（图 4-1-1）

腕骨（carpal bones）共 8 块，排成两列。近侧列由桡侧向尺侧为手舟骨（scaphoid bone）、月骨（lunate bone）、三角骨（triquetral bone）和豌豆骨（pisiform bone）；远侧列为大多角骨（trapezium bone）、小多角骨（trapezoid bone）、头状骨（capitate bone）和钩骨（hamate bone）。各骨相邻的关节面，形成腕骨间关节。手舟骨、月骨和三角骨近端形成的椭圆形关节面，与桡骨腕关节面及尺骨下端的关节盘构成桡腕关节。腕骨的背面凸出、掌面凹进，形成腕骨沟，两侧高起，形成腕桡侧隆起和腕尺侧隆起，其上面有屈肌支持带（又名腕横韧带）附着，共同构成腕管。

二、腕部的关节

腕部的关节指相邻各腕骨之间构成的关节，可分为近侧列腕骨间关节、远侧列关节和腕中关节。各腕骨之间借韧带连接成一个整体，各关节腔彼此相通，只能做轻微的滑动和转动，属于微动关节。腕骨间关节和桡腕关节的运动通常是一起进行的，并受相同的肌肉作用。

三、腕部的神经和血管

经过腕部掌面重要的神经和血管有桡动脉、尺动脉、正中神经、尺神经。

在前臂，桡动脉（radial artery）（图 4-3-1、图 4-3-2）位于肱桡肌与桡侧腕屈肌之间，至桡骨下端斜过拇长展肌和拇短伸肌腱深侧至手背，穿第 1 背侧骨间肌的两头间至手掌，分出拇主要动脉后，即与尺动脉掌深支吻合形成掌深弓。在腕部，桡动脉经桡骨茎突的下方转向外，经腕桡侧副韧带、舟骨、大多角骨和第 1 掌骨基底的表面，拇长展肌、拇短伸肌腱与桡骨之间，至手背第 1 骨间隙的近侧端。

尺动脉（ulnar artery）（图 4-3-2）在桡骨颈的稍下方发出，向内下行，经前臂浅层屈肌与深层屈肌之间至尺侧腕屈肌的桡侧（约在前臂的中点处），继续下降达豌豆骨的桡侧，经腕掌侧韧带与屈肌支持带之间到手掌，终末支与桡动脉掌浅支吻合后形成掌浅弓。在腕部，尺动脉在豌豆骨和尺神经的桡侧、腕掌侧韧带和屈肌支持带之间下行，经掌短肌与小鱼际肌之间至手掌，末端与桡动脉掌浅支吻合形成掌浅弓。

在前臂上半部，尺神经（ulnar nerve）（图 4-3-1）位于指深屈肌的表面，下半部则位于尺侧腕屈肌的桡侧，仅被皮肤及固有筋膜覆盖，继而越过屈肌支持带的浅面，但在腕掌侧韧带的深面，经豌豆骨桡侧入手掌，分为掌深支及掌浅支。在前臂中、上 1/3 交界处，与尺神经伴行向下到手掌，神经位于动脉的尺侧。

在腕部，尺神经伴行尺动脉走行于腕横韧带表面，向尺侧紧贴钩骨钩。尺神经在尺侧腕屈肌腱桡侧自近心端向远心端走行过程中，在豌豆骨远心端1.3cm处神经干一分为二，其中一支穿过小鱼际肌。此处尺神经及尺动脉均较粗，直径均约4mm。

在前臂下1/3的部分，正中神经（median nerve）（图4-3-2、图4-3-3）直径约为5mm，其位置较浅表，仅被固有筋膜及皮肤覆盖，桡侧为桡侧腕屈肌，尺侧为掌长肌及指浅屈肌腱；在腕部，正中神经穿屈肌支持带的深面抵手掌，位于屈指肌腱的浅面。

四、腕管结构

腕管是一个位于手腕掌面的骨纤维管，由腕骨沟和屈肌支持带合围而成。腕管的前壁为屈肌支持带，后壁为一层覆盖桡腕关节及腕中关节光滑韧带的筋膜组织，此筋膜向上至前臂桡、尺骨前缘，与覆盖旋前方肌的筋膜相续。腕管的桡侧壁为舟骨结节及大多角骨结节，尺侧壁为豌豆骨、钩骨钩。

屈肌支持带及其浅面的掌浅横韧带是由前臂深筋膜增厚而成的强韧纤维束，近端与前臂深筋膜及掌长肌相连，远侧与掌腱膜相续。屈肌支持带可保持腕弓，为屈指肌腱的重要支持带滑车，起保护正中神经的作用。腕关节极度掌屈或背伸时，屈肌支持带可压迫正中神经。

掌浅横韧带（图4-3-4）位于前臂浅筋膜下，前界到掌侧腕横纹远侧为0.5cm；后界位于前臂内侧，距掌侧腕横纹7.2cm。其厚度自近心端至远心端逐渐增厚，在靠近腕部的区域形成环形增厚变化，增厚区域自腕横纹向肘侧宽度约4.2cm，最厚处达1mm左右。这部分环形增厚区域的边界范围是：远心端距掌侧腕横纹约1.6cm，近心端距掌侧腕横纹2.6cm。掌浅横韧带在掌侧腕横纹处与腕横韧带愈合，它将除掌长肌腱外的其他肌腱环形包绕覆盖，而掌长肌腱则走行于其表面。

屈肌支持带（图4-3-5）紧张于腕骨桡、尺侧隆起之间，附着于豌豆骨、钩骨钩、舟骨结节、大多角骨，厚而坚韧，长、宽各约25mm，厚1～2mm。屈肌支持带深面有前臂屈肌腱和正中神经通过。屈肌支持带的浅面有掌长肌及与其相续的掌腱膜，尺神经从屈肌支持带浅面通过，走行在一个骨纤维管即腕尺侧管（Guyon管）内，有尺动脉与其伴行。屈肌支持带浅面还有正中神经和尺神经的掌皮支通过。

大、小鱼际肌分别止于屈肌支持带的尺侧及桡侧区域。

五、腕部表面解剖

腕部表面解剖包括三纹、三腱、四骨突（图4-3-6）：

在腕部掌面可以见到三条横纹，可以此确定关节线：近侧横纹与尺骨头在同一水平，中间横纹相当于桡腕关节线的两端，远侧横纹通过腕中关节线的最高点。桡腕关节线可按下法确定：在桡、尺骨茎突间作一连线，在腕部背面从该线中点向上作一长约1cm的垂直线，通过两茎突尖端及该垂线上端的弓形线即代表桡腕关节线的投影。

握拳时腕部掌侧的三条肌腱变得明显，在桡动脉的内侧，由外向内依次为桡侧腕屈肌腱、掌长肌腱、尺侧腕屈肌腱。掌长肌腱桡侧相邻的为桡侧腕屈肌腱，腕部掌侧靠近尺侧的为尺侧腕屈肌腱。掌长肌腱约位于腕的正中部，向下与掌腱膜相续。尺侧腕屈肌腱附着于豌豆骨。正中神经位于桡侧腕屈肌腱及掌长肌腱之间，或在掌长肌腱的深面。尺动脉及尺神经则介于指浅屈肌腱与尺侧腕屈肌腱之间，神经更偏于内侧。

屈肌支持带，其桡侧端分为两层，附着于舟骨结节和大多角骨结节嵴，构成腕桡侧管，有桡侧腕屈肌腱通过。屈肌支持带的尺侧端附着于豌豆骨和钩骨钩，其浅面与腕掌侧韧带构成腕尺侧管，有尺神经和血管越过。屈肌支持带的上述四个附着点都能被摸到，四者构成腕管的两侧缘，即腕桡、尺侧隆起，其上有屈肌支持带附着。

手舟骨结节可在腕掌面远侧横纹的桡侧摸到，稍下为大多角骨结节。大多角骨结节位于腕骨桡侧，与第1掌骨相关节。摸到大多角骨结节，使大多角骨与第1掌骨之间的关节被动性活动，即可将此关节识别

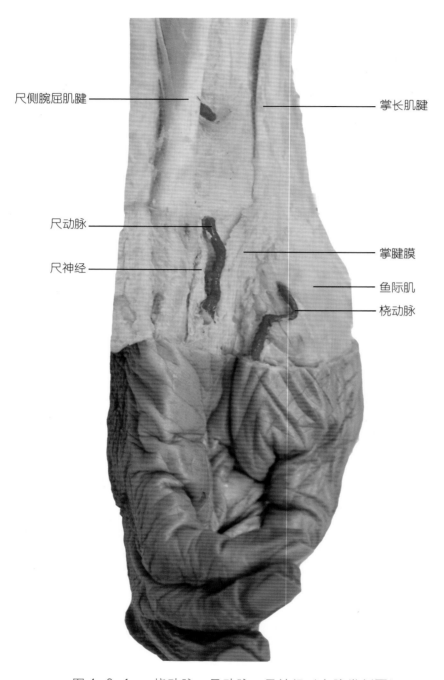

尺侧腕屈肌腱　　　　　　　　　　　　　掌长肌腱

尺动脉　　　　　　　　　　　　　　　　掌腱膜

尺神经　　　　　　　　　　　　　　　　鱼际肌

　　　　　　　　　　　　　　　　　　　桡动脉

图 4-3-1　桡动脉、尺动脉、尺神经（左腕掌侧面）

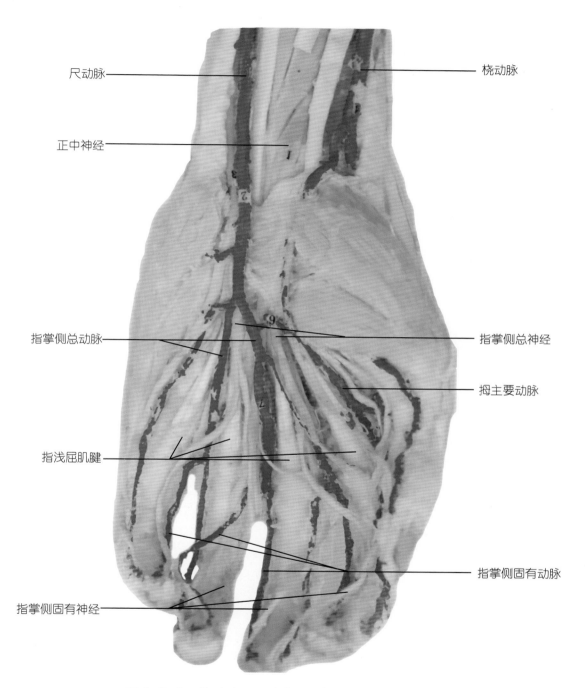

尺动脉

桡动脉

正中神经

指掌侧总动脉

指掌侧总神经

拇主要动脉

指浅屈肌腱

指掌侧固有动脉

指掌侧固有神经

图 4-3-2 桡动脉、尺动脉、正中神经（左手掌侧面）

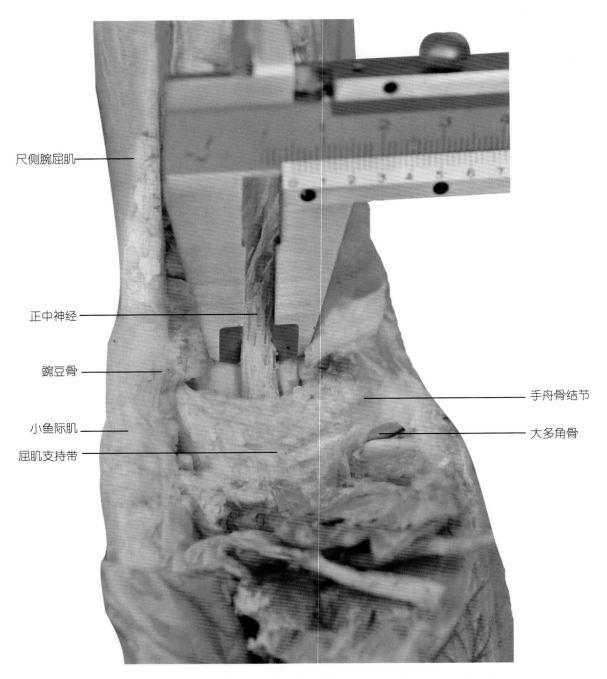

尺侧腕屈肌

正中神经

豌豆骨

小鱼际肌

屈肌支持带

手舟骨结节

大多角骨

图 4-3-3　正中神经与屈肌支持带的位置关系（左腕掌侧面）

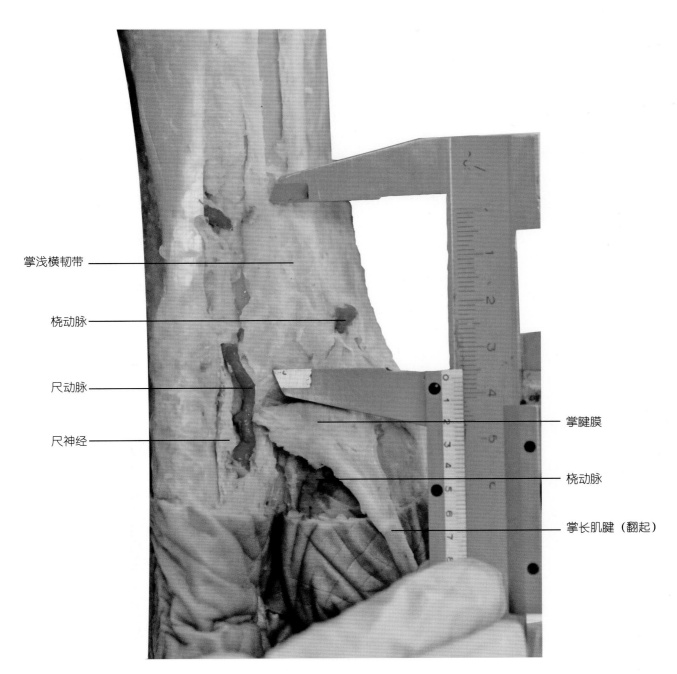

掌浅横韧带

桡动脉

尺动脉

尺神经

掌腱膜

桡动脉

掌长肌腱（翻起）

图 4-3-4　掌浅横韧带（左腕掌侧面）

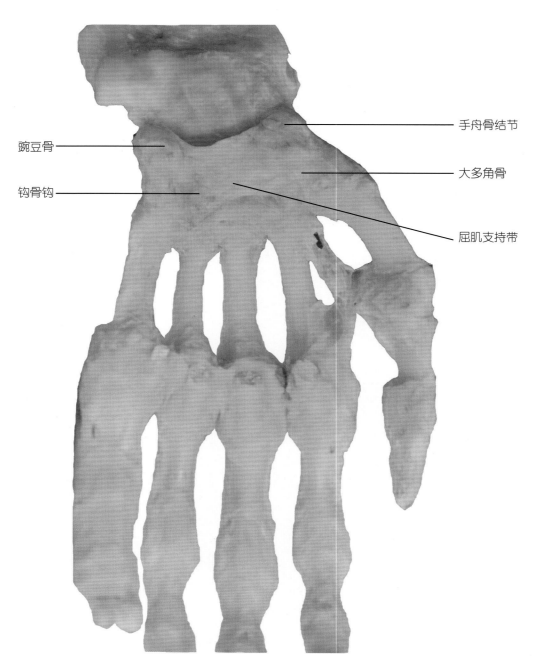

豌豆骨

钩骨钩

手舟骨结节

大多角骨

屈肌支持带

图 4-3-5　屈肌支持带及其附着骨（左手掌侧面）

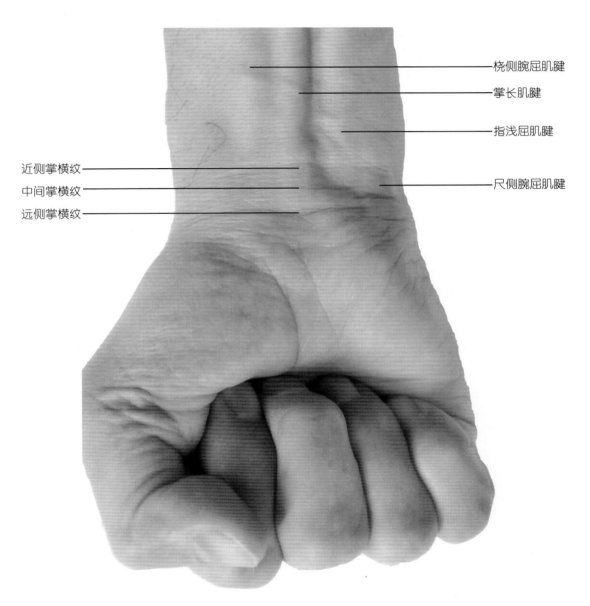

桡侧腕屈肌腱

掌长肌腱

指浅屈肌腱

尺侧腕屈肌腱

近侧掌横纹

中间掌横纹

远侧掌横纹

图 4－3－6　腕部体表标志（右手掌侧面）

出来。在形状上，大多角骨结节好似大多角骨掌面上一个嵴状突起。

豌豆骨是位于腕中横纹和腕远侧横纹的尺侧缘的骨性突起，可沿尺侧腕屈肌腱触及。在腕背面的尺侧很容易触及位于尺骨远端的三角骨。

钩骨钩位于豌豆骨的外下方，定位时检查者可将拇指的指间关节安放在被检查者的豌豆骨体表投影处，检查者的拇指指尖指向被检查者拇指与示指之间的指蹼间隙（图4-3-7），检查者拇指尖放在被检查者掌心，钩骨钩就直接位于检查者的拇指下（图4-3-8）。由于钩骨钩埋藏在软组织层的深面，所以必须用力压才能触摸到它的大致轮廓。尺神经深支位于钩骨钩浅面，因此有些钩骨钩的骨折患者，可因该神经受累而发生神经失用。

第二节　病因病理

腕管部神经受压与多种因素有关，其中一些因素可直接导致腕管综合征。各种内、外源因素，包括机械因素、代谢因素和流行病学因素等，通过对神经的卡压最终可导致腕管综合征的发生。

1. 腕管容量减小

腕部骨异常，如腕部的屈伸月骨前脱位、腕部骨折、腕部脱位及过屈位固定；腕及腕间关节进行性增生性关节炎、屈肌支持带增厚及屈肌腱断裂、肢端肥大症等原因导致腕管容量减小。

2. 腕管内容物增加

（1）肌腱和滑膜炎：手及腕部长期反复、用力活动可导致慢性损伤，是本病的常见原因；还有结核性筋膜滑膜炎、滑膜及腕横韧带的淀粉样沉积、非特异性滑膜炎、类风湿性滑膜炎及风湿性滑膜炎、急性感染、烧伤引起鞘管内渗液聚集时，正中神经的膜及神经慢性损伤，产生损伤性水肿使管腔狭窄，压迫正中神经。

（2）腕管内占位性病变：如脂肪瘤、神经瘤、多发性肌瘤、结节样囊肿血管瘤、滑液囊肿、正中神经的纤维脂肪增生及血肿（血友病、抗凝治疗、创伤）等。

（3）解剖异常：异常肌肉（蚓状肌、掌长肌、掌深肌），如指浅屈肌肌腹过低、蚓状肌肌腹过高、异位肌肉通过腕管及正中神经本身的解剖变异等。

（4）正中动脉压迫：腕管内有迷走动脉代替桡动脉，持续的正中动脉栓塞或不通畅。

（5）间质增生性神经炎。

（6）前臂和腕部骨折、脱位和半脱位，如舟骨旋转性半脱位、月骨掌侧脱位。

（7）创伤后关节炎（骨刺）。

3. 神经病变

如糖尿病、酒精中毒、工业溶剂中毒。

4. 生理和病理改变

如妊娠、月经、哺乳、肥胖、更年期妇女等，多为双侧性。感染、体液平衡改变、子痫、甲状腺功能紊乱（特别是甲状腺功能低下）、肾功能衰竭、长期血液透析、雷诺病、盘状红斑狼疮、硬皮病，以上因素均可引起腕管内压升高，从而导致正中神经受压及功能障碍。

腕管综合征的病理生理机制比较复杂。正常人腕管内的平均压力为0.33kPa（2.5mmHg），可随腕部屈伸而升高，最大压力值为4.27kPa（32mmHg）以下。外源性神经压力达$2.67 \sim 4$kPa（$20 \sim 30$mmHg）时，外膜静脉血流缓慢；当压力达$8 \sim 10.67$kPa（$60 \sim 80$mmHg）时，神经内血流完全停止。虽然缺血6小时后神经内血流可以恢复，但缺血达8小时以上可出现无灌流现象。缺血时间进一步延长，神经内血流不可恢复，出现不可逆性神经功能障碍。

腕管综合征患者的腕管内压接近或超过毛细血管充盈压，当腕管屈伸时压力还会进一步升高。腕

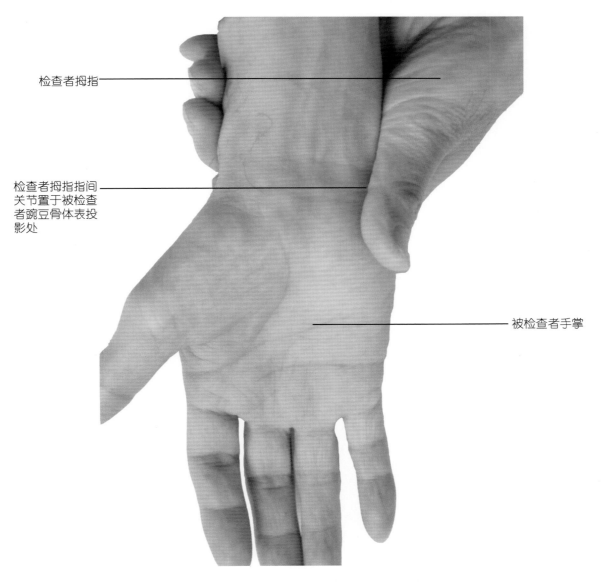

检查者拇指

检查者拇指指间
关节置于被检查
者豌豆骨体表投
影处

被检查者手掌

图 4—3—7　　检查者拇指指间关节置于被检查者豌豆骨体表投影处（右手掌侧面）

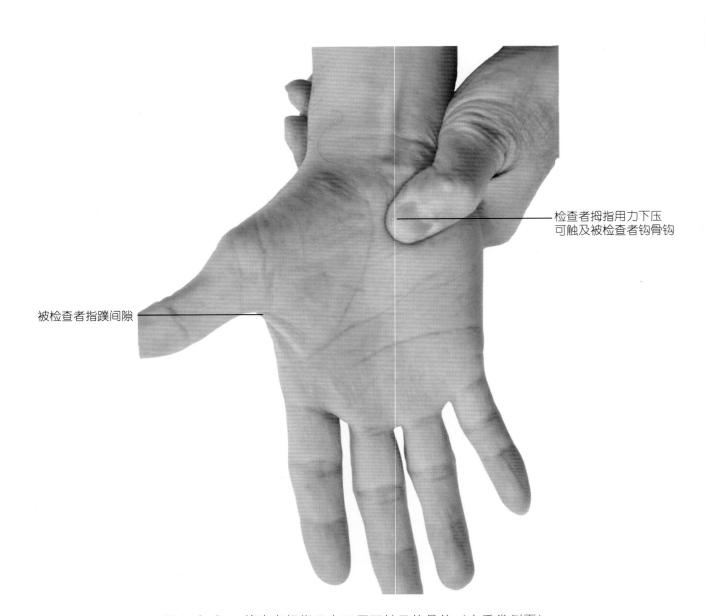

被检查者指蹼间隙

检查者拇指用力下压
可触及被检查者钩骨钩

图 4-3-8　检查者拇指用力下压可触及钩骨钩（右手掌侧面）

关节伸直时，腕管内压为 4.27kPa（32mmHg）；腕关节完全屈伸时，腕管内压升至 12.53 ～ 14.66kPa（94 ～ 110mmHg）。压力升高早期，神经外膜静脉血流减慢；压力进一步升高，静脉受阻，出现外膜静脉瘀滞、充血和静脉血流减慢。短期（2 小时内）、低度神经受压 [4kPa（30mmHg）] 可导致神经外膜水肿。在中期和进展期腕管综合征患者中，也可见持续的低压状况，病理表现为神经内膜水肿、神经内压升高。这一病理变化的原因是渗出和水肿被束膜阻隔，使内膜出现肿胀。内膜肿胀可通过轴突离子的变化影响神经功能。

病理改变的基础是正中神经暂时或永久的压迫性缺血。开始表现为神经的水肿及充血，腕横韧带近侧有假性神经瘤，其远侧有萎缩变性。久之，因缺血导致神经内纤维化、髓鞘消失，最后神经干转化为纤维组织，神经内管消失而被胶原组织取代，成为不可逆性改变。

第三节 临床表现

一、症状

本病发病年龄以 40 ～ 50 岁多见，女多于男，男女比例为 1∶6。在疾病早期，疼痛、麻木是患者的主要症状，疼痛常位于腕及拇、示、中指，夜间疼痛明显，常被麻木、胀痛、刺痛所惊醒，甩手、按摩手腕可使疼痛有所缓解，此为典型的麻醒史。有些与屈腕有关的腕关节运动如拧毛巾等动作能加重症状。随病情的发展，疼痛逐渐加重，患肢出现腕关节以下正中神经支配区的感觉障碍，手的握力及捏力下降，严重者出现鱼际肌萎缩、拇指掌侧外展。

二、体征

1. 腕部 Tinel 征（腕部叩击试验）阳性
试验方法：用手指或叩诊锤叩打腕部屈侧面或腕掌横韧带时，在桡侧的手指上感到麻木为阳性。
2. 腕掌屈试验（Phalen 试验）阳性
试验方法：将腕关节被动在极度掌屈位置持续 30 ～ 60 秒，在此期间桡侧手指麻木加重为阳性。
3. 腕背屈试验（又称反向 Phalen 试验）阳性
试验方法：将腕关节被动在极度背屈位置持续 30 ～ 60 秒，在此期间桡侧 3 个手指麻木加重为阳性。
4. 止血带试验阳性
试验方法：在患肢上臂缚以血压计气囊并充气，使血压计汞柱高于收缩压 20mmHg，在 30 ～ 60 秒内感觉桡侧的某个手指麻木加重为阳性。

三、电生理检查

电生理检查，尤其是神经传导速度的测定，不仅对腕管综合征的诊断有帮助，同时对术后患者神经功能恢复的判断也有意义。肌电图检查常表现为大鱼际的插入电位增加、运动单位电位减少，严重时可出现纤颤电位等失神经电位。感觉诱发电位的潜伏期延长是最重要、最敏感及最早出现的电生理异常，感觉诱发电位的振幅常降低。有人依据感觉诱发电位潜伏期延长的多少来判断神经损伤的程度：当感觉神经诱发电位的潜伏期延长 1 ～ 2 秒时为轻型，＞ 6 秒为重型。远端的运动神经诱发电位的振幅降低，潜伏期也延长，较感觉神经诱发电位出现得晚，常在肌肉萎缩之前出现。同样，据其潜伏期延长的程度，也能显示神经受损的程度。正中神经的神经传导速度常＜ 50m/s。

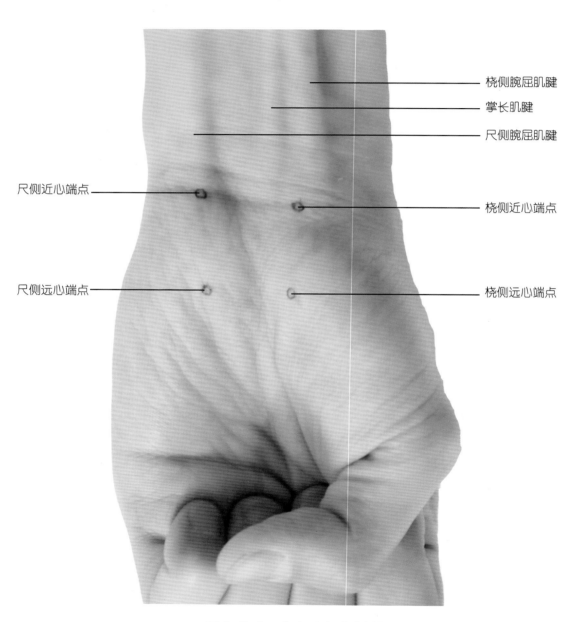

桡侧腕屈肌腱

掌长肌腱

尺侧腕屈肌腱

尺侧近心端点

桡侧近心端点

尺侧远心端点

桡侧远心端点

图 4-3-9　定点（左手掌侧面）

四、影像学检查

　　常规 X 线检查可以了解有无腕关节骨性关节炎，腕管的切线位摄片能了解腕管的形态。也有人认为 X 线检查对腕管综合征的诊断帮助不大，因而不能将其作为常规检查。CT 及 MRI 检查能显示腕管的形态及截面积有无改变、腕管内是否存在肿瘤样病变，或异常的肌肉、神经受压的程度，在临床上也有应用。

第四节　针刀治疗及其他

一、体位

　　患者取俯卧位，患手下垫敷无菌巾。

二、针刀治疗

　　根据屈肌支持带与腕部其他组织结构的毗邻关系，针刀治疗腕管综合征可有两个治疗方案，临床可根据具体情况作出选择或将两个方案结合应用。

　　1. 治疗方案一

　　（1）定点　方案一取 4 个进针点，分别称为桡侧近心端点和尺侧近心端点、桡侧远心端点和尺侧远心端点。

　　定点方法：令患者握拳屈腕，依次确定桡侧腕屈肌腱与尺侧腕屈肌腱，取桡侧腕屈肌腱和尺侧屈腕肌腱的内侧缘和远侧腕横纹的两个交点，为桡侧近心端点和尺侧近心端点（此两点系屈肌支持带近心侧的两端附着点，桡侧点恰为手舟骨结节，尺侧点恰为豌豆骨突起内侧缘），以及沿上述两点各向远端移 25mm 左右的两个点，即桡侧远心端点和尺侧远心端点（此两点为屈肌支持带远心侧的两端附着点，桡侧点附着在大多角骨突起内侧缘，尺侧点附着在钩骨钩）为进针点（图 4-3-9）。

　　（2）消毒与麻醉　在定点区域常规消毒、铺无菌洞巾。消毒范围为腕部掌侧面皮肤区域。铺无菌洞巾，暴露定点周围之皮肤区域。

　　（3）针刀松解（图 4-3-10、图 4-3-11、图 4-3-12）

　　切割目标：屈肌支持带在手舟骨结节尺侧缘、大多角骨尺侧缘、豌豆骨桡侧缘、钩骨钩桡侧缘的止点。

　　松解方法：

　　①桡侧近心端点：该点为手舟骨结节体表投影。进针时，选用 I 型 4 号针刀，术者以辅助手拇指按在进针点处，使针刀垂直于进针点皮肤表面，刀口线与上肢纵轴平行，使针尖快速穿过皮肤，穿过掌腱膜到达手舟骨结节骨面。然后沿手舟骨结节尺侧缘切割 3～4 刀，切割幅度 1～2mm。然后使刀锋向远心端倾斜，与皮肤表面呈 15°～30°，沿手舟骨结节尺侧缘切割 2～3 刀，幅度不超过 2～3mm，手下有松动感时出针，压迫止血。由于此处有桡动脉浅支紧贴桡侧腕屈肌腱走行并进入大鱼际肌肌腹（图 4-3-1、图 4-3-2），因此针刀松解过程中一定要保持刀锋始终不离手舟骨结节尺侧缘骨面以避免伤及桡动脉浅支。

　　②桡侧远心端点：该点为大多角骨体表投影处。因该点下方大鱼际肌较为丰厚，术者需以拇指尖用力下压方可触及大多角骨。进针时，术者以辅助手拇指尖压在进针点处（可使刀锋避开走行在此处的桡动脉的掌浅支及正中神经返支），使针刀垂直于进针点皮肤表面，刀口线与上肢纵轴平行，使针尖快速穿过皮肤，然后缓慢探索进针，穿过大鱼际肌到达大多角骨骨面，轻提针刀 2～3mm，再切向大多角骨骨面，反复切割 3～4 刀，切割幅度 1～2mm。然后使刀锋向近心端倾斜，与皮肤表面呈 15°～30°，沿大多角骨骨面切割 2～3 刀，幅度不超过 2～3mm，手下有松动感时出针，压迫止血。

　　③尺侧近心端点：该点为豌豆骨体表投影处。进针时，术者辅助手拇指按在进针点处，使针刀垂直于进针点皮肤表面，刀口线与上肢纵轴平行，使针尖快速穿过皮肤，穿过掌腱膜到达豌豆骨骨面，然后沿豌

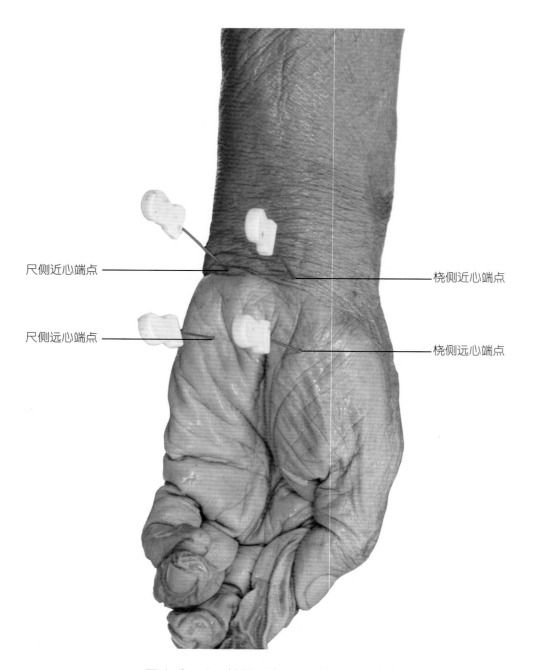

尺侧近心端点

桡侧近心端点

尺侧远心端点

桡侧远心端点

图 4-3-10　松解层次一：　针刀刺入皮肤

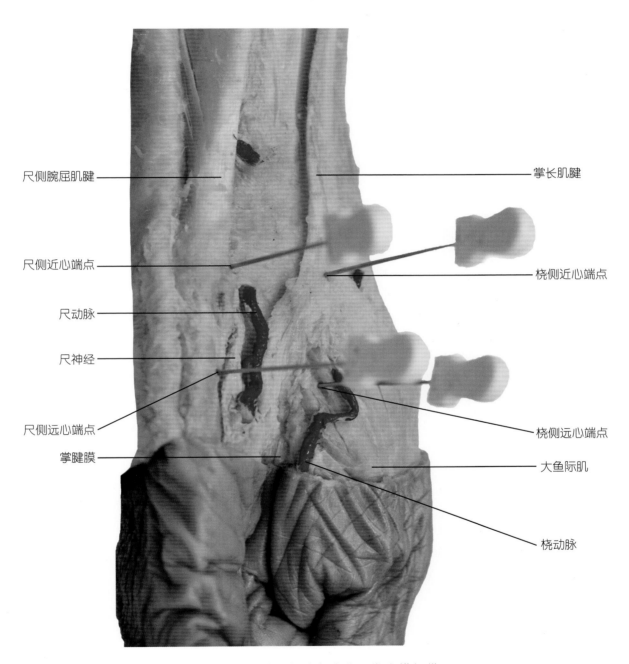

尺侧腕屈肌腱

掌长肌腱

尺侧近心端点

桡侧近心端点

尺动脉

尺神经

尺侧远心端点

桡侧远心端点

掌腱膜

大鱼际肌

桡动脉

图 4-3-11 松解层次二：针刀穿过皮肤进入掌浅横韧带

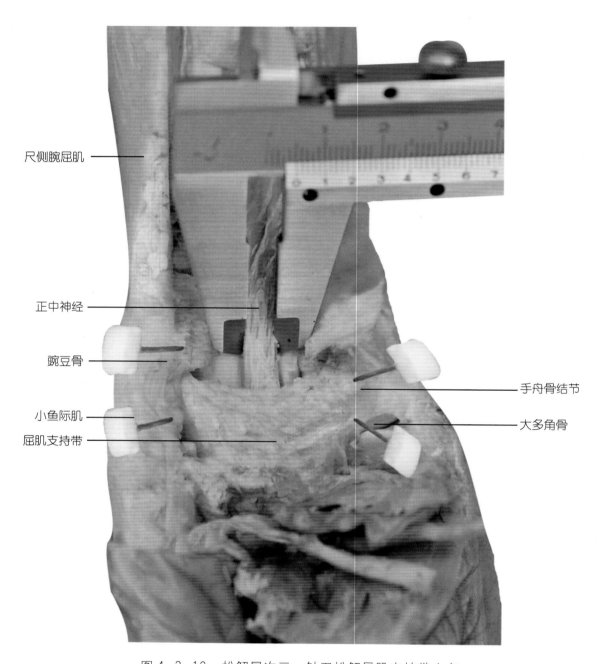

尺侧腕屈肌

正中神经

豌豆骨

小鱼际肌

屈肌支持带

手舟骨结节

大多角骨

图 4-3-12　松解层次三：针刀松解屈肌支持带止点

豆骨桡侧缘切割 3 ～ 4 刀，切割幅度 1 ～ 2mm。然后使刀锋向远心端倾斜，与皮肤表面呈 15° ～ 30°，沿豌豆骨桡侧缘切割 2 ～ 3 刀，幅度不超过 2 ～ 3mm，手下有松动感时出针，压迫止血。由于此处有尺神经与尺动脉紧贴豌豆骨桡侧依次排列走行（图 4-3-1、图 4-3-2），因此针刀松解过程中一定要保持刀锋始终不离豌豆骨桡侧缘骨面以避免伤及尺神经及尺动脉，一旦患者有触电感传向小指，说明刀锋已触及尺神经，应稍向外移动刀锋后再继续操作。

④尺侧远心端点：该点为钩骨钩体表投影。因该点下方小鱼际肌较为丰厚，术者需以拇指尖用力下压方可触及钩骨钩。进针时，术者以辅助手拇指尖压在进针点处（可使刀锋避开走行在此处的尺动脉及尺神经），使针刀垂直于进针点皮肤表面，刀口线与上肢纵轴平行，使针尖快速穿过皮肤，然后缓慢探索进针，穿过浅筋膜、小鱼际肌到达钩骨钩骨面，轻提针刀 2 ～ 3mm，再切向钩骨钩骨面，反复切割 3 ～ 4 刀，切割幅度 1 ～ 2mm。然后使刀锋向近心端倾斜，与皮肤表面呈 15° ～ 30°，沿钩骨钩骨面切割 2 ～ 3 刀，幅度不超过 2 ～ 3mm，手下有松动感时出针，压迫止血。

2. 治疗方案二

（1）定点　自掌长肌腱尺侧与远侧腕横纹的交点向掌心延长 20mm，在该线的两端及中间定 2 ～ 3 点。

（2）消毒与麻醉　在定点区域常规消毒、铺无菌洞巾，消毒范围为腕部掌侧面皮肤区域。铺无菌洞巾，暴露定点周围之皮肤区域。

（3）针刀松解

切割目标：屈肌支持带中段。

松解方法：进针时，右手持 I 型 4 号针刀，术者左手拇指按在进针点处，使针刀垂直于进针点皮肤表面，刀口线与上肢纵轴平行，使针尖快速穿过皮肤，穿过掌腱膜达屈肌支持带表面，小心切割 2 ～ 4 下以切断部分屈肌支持带纤维，如患者出现向手指的触电感则轻提针刀再行切割。每点操作相同，术毕出针，压迫止血，无菌辅料包扎。

按照方案二的定点进行针刀松解时应注意：定点位于正中神经表面，进针深度应严格掌握，一旦穿过屈肌支持带进入腕管即可能伤及正中神经，针刀碰触正中神经时患者会出现触电感传向手指，此时应立即停止进针并提起针刀。

图 4-3-13 ～图 4-3-17 是方案二针刀穿过各层组织结构的解剖图。

三、术后手法

术者以拇指尖部掐按在松解部位行拨法，以提高松解效果。

四、体会与说明

1. 针刀治疗腕管综合征有一定的临床疗效，目前已成为临床治疗该病的选择之一。但由于腕部掌侧面神经、血管较为丰富，而且部分神经、血管较为粗大，所以临床操作时一定要注意医疗安全。

从医疗安全的角度来说，针刀治疗腕管综合征不太适合初学者，因为在豌豆骨及尺侧腕屈肌腱的桡侧缘依次有尺神经和尺动脉紧贴尺侧腕屈肌腱走行，而在桡侧的进针点则有桡动脉的掌浅弓分支走行，因此，在此处进行对屈肌支持带的松解有一定的风险，手术过程中需要术者注意力高度集中，操作时动作要轻柔、缓慢，先试探后切割，并密切注意患者的反应，一旦患者出现触电感，要立即调整针刀的深度和角度，以免伤及神经。

2. 针刀治疗腕管综合征的价值在于其对屈肌支持带的切割松解，针刀进入腕管并没有治疗意义，且容易增加腕管内感染的几率，应尽量予以避免。避免的方法一是要准确掌握松解位置，一般在屈肌支持带的骨附着点松解不会进入腕管；二是要控制切割幅度，如前所述，屈肌支持带虽然十分坚韧，但其厚度仅为 1 ～ 2mm，所以针刀到达骨面后在骨缘的切割幅度应控制在 2mm 以内。

3. 如前所述，腕管综合征的发病机制十分复杂。从治疗原理而言，针刀治疗仅适用于病因为屈肌支持带张力增高的患者，对于由其他原因（部分患者系由正中神经束膜的狭窄所致）导致的腕管综合征可能效果不佳，但目前条件下尚无法做到对所有病例进行详细的病因学诊断，因此可以对具有腕管综合征临床表现者进行试验性治疗，对此应向患者做客观交代以征得患者的理解。

4. 对于临床症状较重的患者，可以在行屈肌支持带针刀松解术的基础上增加腕管内注射，具体操作如下：

药物：氢化可的松 12.5mg（0.5mL）加 2% 利多卡因 1.5mL。

穿刺点：同针刀松解术的第 2 种入路的体表定点，即掌长肌腱尺侧与远侧腕横纹的交点。

操作要点：在腕掌横纹近侧紧靠掌长肌腱尺侧处进针，针尖指向示、中两指之间，针管与腕呈 45° 角，徐徐进入腕管内 30mm 左右，回抽无回血，缓慢注药。进针与注射药物时均应无阻力，如遇阻力应调整角度再试。

5. 针刀治疗腕管综合征时应选择症状较轻的病例，如果患者存在以下情况则应建议外科手术治疗：①针刀治疗无效者；②手指麻木严重或有疼痛者；③手指皮肤感觉消失者；④鱼际肌群明显萎缩者。

五、术后注意事项

3 天内保持局部清洁干燥以防止感染。

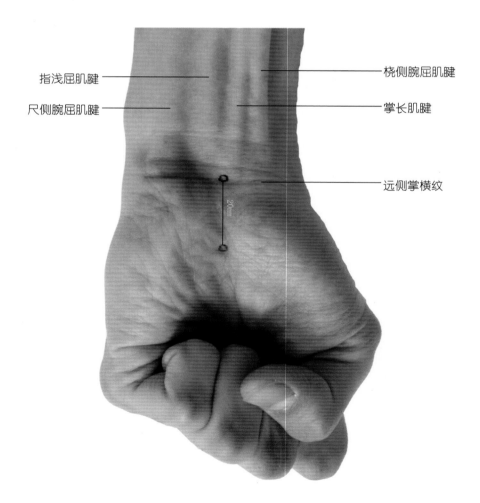

图 4-3-13　方案二：定点

指浅屈肌腱

尺侧腕屈肌腱

桡侧腕屈肌腱

掌长肌腱

远侧掌横纹

20mm

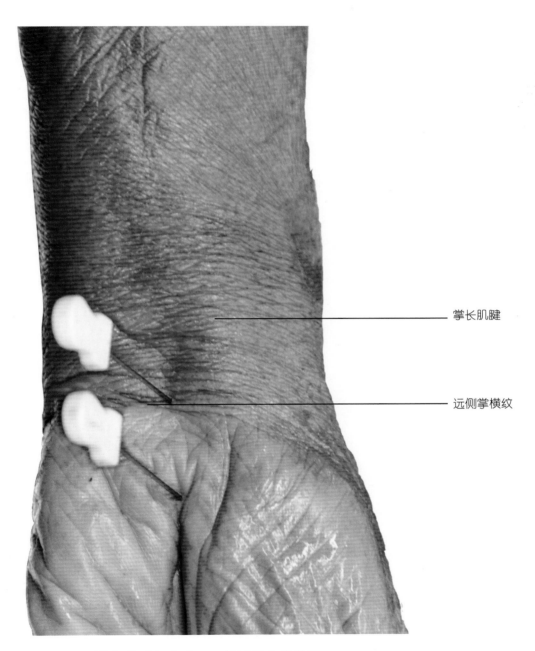

掌长肌腱

远侧掌横纹

图 4-3-14 方案二：针刀刺入皮肤层

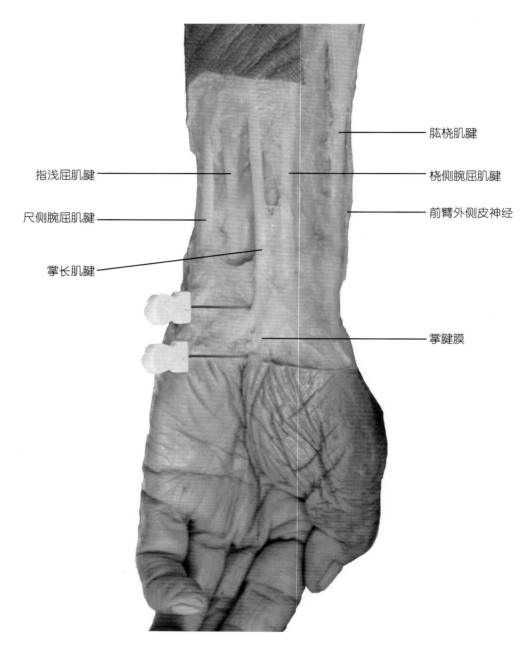

指浅屈肌腱

尺侧腕屈肌腱

掌长肌腱

肱桡肌腱

桡侧腕屈肌腱

前臂外侧皮神经

掌腱膜

图 4-3-15　方案二：针刀穿过掌腱膜层

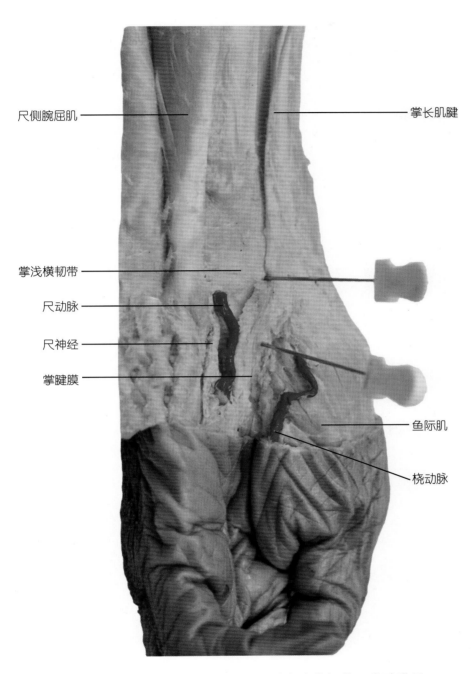

尺侧腕屈肌

掌长肌腱

掌浅横韧带

尺动脉

尺神经

掌腱膜

鱼际肌

桡动脉

图 4-3-16 方案二：针刀穿过掌浅横韧带及掌腱膜层

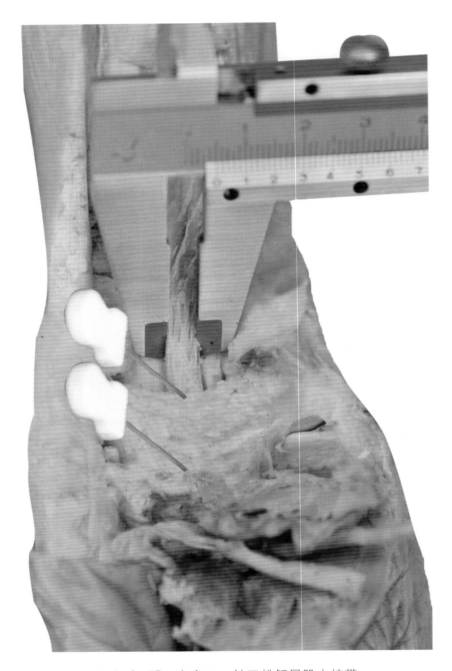

图4-3-17　方案二：针刀松解屈肌支持带

第四章　腕背部腱鞘囊肿

腱鞘囊肿（ganglion cyst）是关节或腱鞘周围发生的囊性肿物，可为单房性，也可能为多房，囊内含有无色透明或微白色、淡黄色的浓稠胶冻状物体，或稠厚黏液。本病好发于腕背侧、掌侧及桡侧、手掌部、内踝，身体其他部位的关节囊、腱鞘上也可发病。女性多于男性。

该病初期多无症状，质软，触及有轻微波动感，也有的坚硬如橡皮样质感，表面光滑饱满，与皮肤无粘连；少数稍疼痛，按之酸胀疼痛或自觉无力。腱鞘囊肿如果生长在骨内称为骨内腱鞘囊肿。

第一节　解剖学基础

一、腱鞘基本结构（图 4-4-1、图 4-4-2）

腱鞘分为两层，外层为纤维性鞘膜，内层为滑液膜。滑液膜可分为壁层和脏层，壁层附着于纤维性鞘的内面，反折覆盖在肌腱上即为脏层，又称为腱外膜。脏壁层两瓣形成盲囊，腱鞘内有一层薄膜称为腱间膜或腱系膜，把腱鞘内、外部分连接起来。位于内外壁之间的腱鞘腔含有少量滑液，类似关节腔内的物质，起着润滑和保持肌腱活动度的作用。

二、腱鞘囊肿的好发部位——腕背侧滑膜鞘

腕背侧有伸肌支持带（腕背侧韧带），是前臂背侧深筋膜的加厚部，在外附着于桡骨下端的外侧及桡骨茎突，楔形向内至尺骨茎突及其远端，附着于豌豆骨及三角骨。

在伸肌支持带深面发出许多纵隔至桡、尺骨的嵴上，在腕背侧和骨膜间形成 6 个骨纤维管，前臂背侧至手背的各肌腱连同滑膜鞘经过这些骨纤维管，通过腕背时，与桡腕关节囊贴连。桡腕关节的关节囊背面为桡腕背侧韧带，非常薄弱，桡腕关节的滑膜易从肌腱间脱出，形成腱鞘囊肿。

腕背侧滑膜鞘内容物分别为：

第 1 管：拇长展肌腱、拇短伸肌腱。

第 2 管：桡侧腕长、短伸肌腱。

第 3 管：掌长肌腱。

第 4 管：指伸肌腱和示指伸肌腱（指伸肌深面的前臂骨间后神经位于此管内）。

第 5 管：小指伸肌腱。

第 6 管：尺侧腕伸肌腱。

上述腱鞘中拇长伸肌腱鞘常与桡侧腕伸肌腱鞘相沟通，所以常有 5 个独立的腱滑膜鞘。

第二节　病因病理

该病发生病因不明，目前认为大部分病例是因为频繁活动造成过度摩擦，同时某些部位有骨性隆起或肌腱走行方向发生改变形成角度，从而加大了肌腱和腱鞘的机械摩擦力。这种机械性刺激可以使腱鞘在早期发生充血、水肿、渗出等无菌性炎症反应，也可以引起腱鞘内的滑液增多，后滑液由关节囊或腱鞘内向

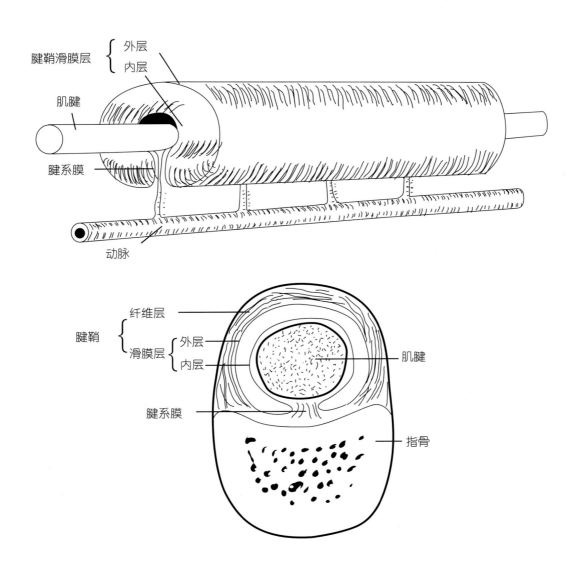

图 4-4-1　腱鞘（上为腱鞘结构示意图，下为腱鞘水平切面观）

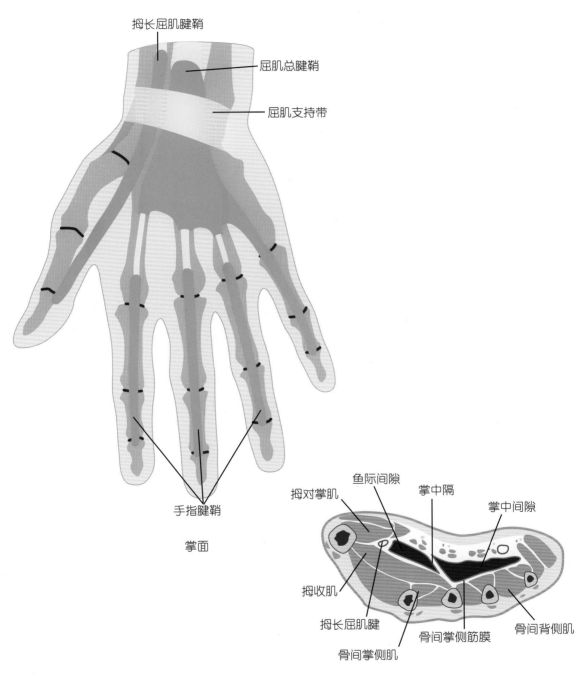

拇长屈肌腱鞘

屈肌总腱鞘

屈肌支持带

手指腱鞘

掌面

鱼际间隙

拇对掌肌

掌中隔

掌中间隙

拇收肌

拇长屈肌腱

骨间掌侧筋膜

骨间背侧肌

骨间掌侧肌

手的横断面

图 4-4-2 手的腱滑膜鞘和筋膜间隙

外渗出而形成的疝状物；也有的患者是关节囊、韧带、腱鞘上的结缔组织局部营养不良，胶样变性，发生退行性变形成囊肿。

腱鞘囊肿的囊壁为致密的纤维结缔组织，囊内为无色透明胶冻黏液，囊腔多为单房，也有的为多房。囊大部起源于腱鞘，基底部大部分与腱鞘紧密相连，也有由关节囊起源的。囊肿和关节囊或腱鞘密切相连，也有人认为囊腔与关节腔或腱鞘滑膜腔相通，还有人认为只是根部相连，并不相通。

第三节 临床表现

一、症状

腱鞘囊肿可发生在任何年龄，多见于青年及中年，最多见于腕背（图4-4-3），其次是腕掌、手掌、指掌和足背，膝关节两侧和腘窝也可发生。

囊肿的生长多较缓慢，半球形，表面光滑，张力较大，也可突然发生，少数可自然消退，日后可能再长出。部分患者除局部肿物外，无自觉不适，多数病例有局部肿胀疼痛不适，手掌侧的囊肿握物时有挤压痛。

腕背腱鞘囊肿多发生于舟骨月骨间关节，或小多角骨头状骨间关节，即拇长伸肌腱与指总伸肌腱间隙部位露出圆形包块，直径为1～1.5cm，表面光滑，不与皮肤相连，基底固定，质地为橡皮样或有囊性感，关节位置调节或囊内压降低时，可出现波动。如果囊肿坚硬，疼痛和压痛则较轻。

手部腱鞘囊肿比腕部少见，米粒大小，位于掌侧远横纹下或近节指间关节横纹附近，不影响手指活动。

二、体征

检查时可触及外形光滑、张力较大的包块，有轻度压痛，有囊样感或波动感；张力大时，包块较坚硬。囊肿部位高出皮面的肿块隆起，呈圆形或椭圆形，大小不等，可稍移动。针穿刺可证明其囊性，可与实质性肿物鉴别。

第四节 针刀治疗及其他

一、体位

患者取坐位或仰卧位，仰卧位有利于患者精神放松，更加有利于治疗。患手平置于治疗床面。

二、消毒、铺无菌洞巾（图4-4-4）

术者坐于患者患手一侧，在囊肿及其周围区域（5～10cm范围）消毒（碘酊3遍，75%酒精脱碘3遍），铺无菌洞巾。

三、麻醉（图4-4-5）

视囊肿体积大小以注射器抽取适量2%利多卡因（混合少量糖皮质激素）备用。麻醉时，在囊肿中心点刺入针头，穿透囊壁时手下有明显落空感。回抽无回血，缓慢向囊内注射麻醉剂，可见囊肿膨隆度增大，推注阻力较大时说明囊内液体饱和，此时停止注射。

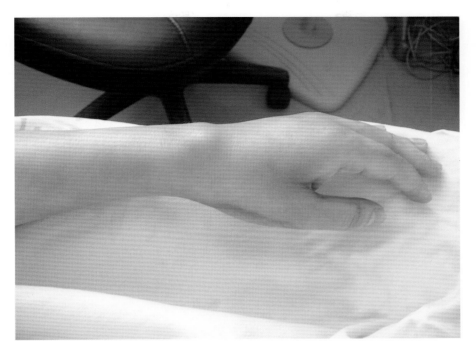

图 4-4-3　腕背部腱鞘囊肿外观

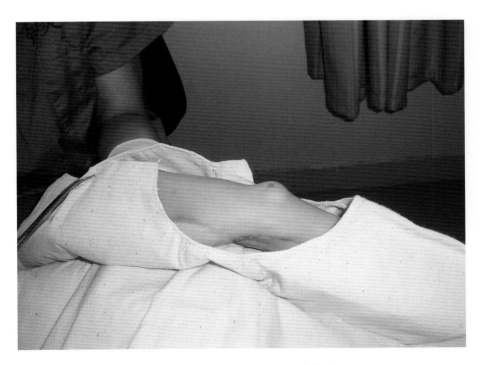

图 4-4-4　腱鞘囊肿针刀术前准备

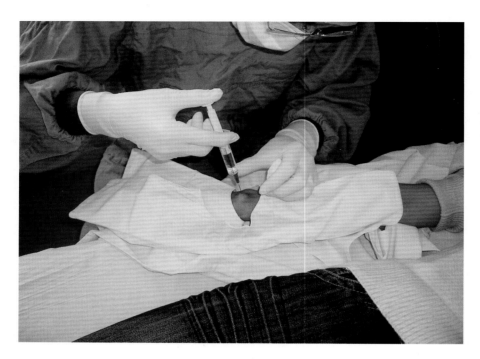

图 4-4-5　腱鞘囊肿针刀治疗的麻醉

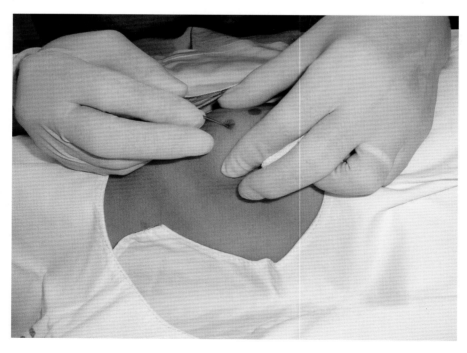

图 4-4-6　腱鞘囊肿的针刀治疗——刺入囊腔、刮磨囊底

四、针刀松解（图 4-4-6、图 4-4-7）

切割目标：囊壁。

入路层次：皮肤→浅筋膜→滑囊壁。

松解方法：术者以左手拇、食指挤住囊肿基底部以避免囊肿滑动，右手持 I 型 4 号针刀，使刀口线与上肢纵轴平行，持针手的中指与无名指抵在定点处皮肤表面以控制进针速度和深度，垂直进针，使针尖快速穿过皮肤进入囊内，到达囊底，以刀锋刮磨囊底，破坏壁层滑膜表面分泌细胞，然后沿上肢纵轴方向倾斜针刀，使之与皮肤表面呈 15° 角，探索进针至囊壁底角处，刺破囊壁 3～4 刀，反方向行相同操作一次，使囊壁在近心端与远心端各形成一个破口，出针刀，暂不包扎。

五、术后手法（图 4-4-8、图 4-4-9）

取无菌纱布两块，自囊肿两侧基底部向囊体挤压囊肿，可见胶冻样液体自针孔溢出，用力挤压数次，尽可能多地挤出囊内胶冻样液体，至挤不出液体时，再自囊肿表面向腕背用力揉挤，使囊内残余的内容物沿针刀的内切开部位散于皮下。挤出一定务求彻底，不使囊内容物残留。

揉挤手法完毕后，针孔处贴敷创可贴包扎。然后以自黏弹力绷带加压包扎腕部，保持 72 小时以上。

六、体会与说明

1. 术前，医生应在以下两方面对患者行告知义务：①针刀治疗腱鞘囊肿虽然近期疗效尚好，但是本病容易复发，因此远期疗效尚不确定。②挤出至皮下的囊内容物一般需要 1 周左右方可吸收，因此，术后 1 周之内有局部的轻度肿胀为正常现象。

2. 表浅血管（静脉）在腕背部的走行与上肢纵轴方向平行，因此针刀在囊肿基底部顺行上肢纵轴方向切割可以最大限度地避免伤及表浅血管，一般不要行针刀横向切割。

3. 针刀术后的加压包扎至关重要，加压包扎的目的是使囊肿的壁层滑膜之间相互贴合，限制滑膜间空隙的形成，这样可以最大限度地避免囊肿复发。包扎时注意松紧适度，并嘱患者随时注意手部的感觉，如发现手部肿胀、皮色紫红，说明包扎过紧，可令其随时拆开包扎以恢复手部血液供应，待皮肤颜色恢复正常后重新包扎。

4. 其他部位腱鞘囊肿的针刀治疗方法可参照本节。

七、术后注意事项

1. 3 天内保持局部清洁干燥以防止感染。

2. 1 个月内避免手腕部频繁屈伸或频繁使用电脑等活动。

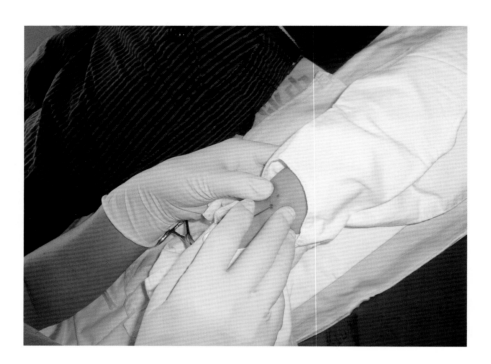

图 4-4-7　腱鞘囊肿的针刀治疗——松解囊底

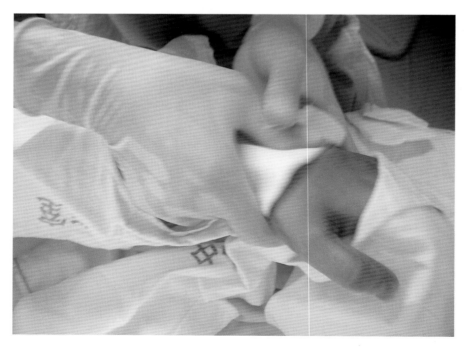

图 4-4-8　腱鞘囊肿针刀术后手法——揉挤

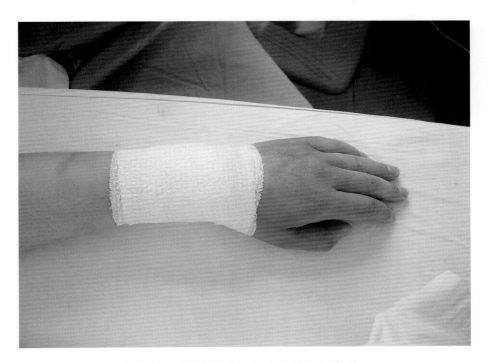

图 4-4-9　腱鞘囊肿针刀术后的加压包扎

第 五 篇

背腰部疾病

第一章　肩胛提肌损伤

肩胛提肌损伤（levator scapulae muscle strain）又称为肩胛提肌综合征，是以肩背部及项部疼痛不适，有酸重感，严重时影响颈肩及上肢的活动为主要表现的病症。慢性发病者为多，常反复发作、经久不愈，是临床较为常见的一种颈肩部软组织损伤疾病。本病以中青年患者居多，患者多有长期使用电脑或伏案工作史。肩胛提肌损伤往往被含糊地诊断为颈部损伤、肩颈痛、肩胛痛，也有的被误诊为颈椎病、肩周炎或落枕等。

第一节　解剖学基础

肩胛提肌（图 5-1-1）（levator scapulae）位于项部两侧，其上 1/3 位于胸锁乳突肌的深面，下 1/3 位于斜方肌的深面，为一对带状长肌。起自颈椎 $C_1 \sim C_4$ 横突的后结节，肌纤维斜向后下稍外方，止于肩胛骨的上角和肩胛骨内侧缘的上部。

此肌收缩时，使肩胛骨上提内收，并向内旋转；若将肩胛骨固定，该肌单侧收缩可使头颈侧后屈，两侧同时收缩可使头后仰。

肩胛提肌受肩胛背神经（$C_3 \sim C_5$）支配。

第二节　病因病理

肩胛骨与胸廓相连的骨关节为肩锁关节 - 锁骨 - 胸锁关节，而另一重要连接是靠许多肌肉将肩胛骨悬吊在胸廓上，其中主要是肩胛提肌。人坐或站时，肩胛骨由于重力向下坠，需要肩胛提肌等向上牵拉，使肩胛提肌经常处于高张力状态，同时肩胛提肌是头部旋转活动的应力集中处，因而容易被损伤。

本病急性损伤多由突然性动作造成：颈部过度前屈时，突然扭转颈部易使肩胛提肌起点（$C_1 \sim C_4$ 横突后结节部）的肌纤维撕裂；上肢突然过度后伸，使肩胛骨迅速上提和向内上旋，肩胛提肌突然强烈收缩，而肩胛骨因受到多块不同方向肌肉的制约，使肩胛骨与肩胛提肌不能达到同步配合，从而导致肩胛提肌止点（肩胛骨内上角）肌腱撕裂，从而引起瘀血、肿胀和局部肌痉挛，出现颈肩疼痛，后期受损组织通过自身修复、机化、粘连而形成瘢痕。

慢性损伤与长期低头并稍转向一侧的姿势、长期过度负重用力、急性损伤未有效治疗及局部感受风寒湿侵袭等有关，如长期伏案工作、打毛衣、睡眠时枕头过高等，导致肩胛提肌产生痉挛、缺血、水肿、代谢产物淤积等病理改变，形成慢性无菌性炎症；或多次损伤，在肩胛内上角附着处发生出血、纤维化、机化、粘连、瘢痕、结节等，从而引起疼痛。

第三节　临床表现

一、症状

急性肩胛提肌损伤发病突然，有明确的损伤史，多为一侧发病，疼痛较剧，患处肿胀、拒按，疼痛可沿肩胛提肌的走向放散，上肢后伸及耸肩动作受限或使疼痛加重。

慢性肩胛提肌损伤主要表现为颈肩背部酸胀疼痛，有沉重不适感，可向头颈部或肩背部放散，严重者可见颈部活动受限，或患侧耸肩畸形。多累及单侧，亦可双侧受累。疼痛部位以肩胛骨上角最为明显，伴

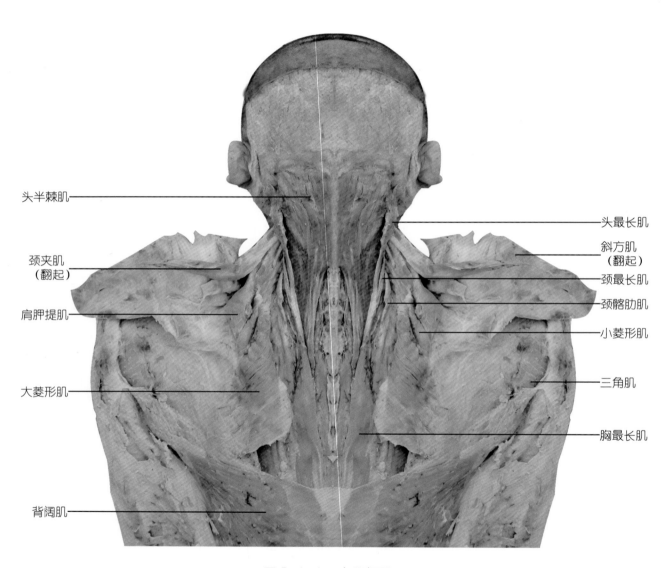

头半棘肌

颈夹肌
（翻起）

肩胛提肌

大菱形肌

背阔肌

头最长肌

斜方肌
（翻起）

颈最长肌

颈髂肋肌

小菱形肌

三角肌

胸最长肌

图 5-1-1　肩胛提肌

有颈部肌肉僵硬，耸肩或活动肩关节时，肩胛骨内上方可有弹响声。低头、受凉或提拿重物时症状加重。病久者可有头痛、头晕、心烦等症状。

二、体征

急性肩胛提肌损伤：在肩胛提肌体表投影范围内可有组织肿胀、僵硬，压痛明显。让患者尽力后伸患侧上肢，上提并内旋肩胛骨，可使疼痛加剧，或根本不能完成此动作。

慢性肩胛提肌损伤：在肩胛提肌体表投影范围内有明显的压痛点，主要分布在肩胛骨上角、肩胛提肌抵止前的肋骨面及 $C_1 \sim C_4$ 横突部的后结节上，尤以肩胛骨上角最为多见。触诊可有组织紧张、僵硬，并伴有硬结和条索状物，活动肩关节时，肩胛骨上角有摩擦音，重按弹拨有弹响声。让患者尽力后伸患侧上肢，上提并内旋肩胛骨，可使疼痛加剧，或根本不能完成此动作。

三、辅助检查

颈胸椎 X 线检查可排除骨性病变，排除内脏病变引起的肩部牵涉痛。

第四节　针刀治疗及其他

一、体位

患者取俯卧位或坐卧位，治疗过程中体位保持不变。

二、定点、消毒与麻醉

术者以拇指在患者肩胛上角按压寻找压痛点并予以标记，常规皮肤消毒，铺无菌洞巾。以 1% 利多卡因局部麻醉，进针方法同针刀治疗，针抵肩胛上角骨质后将针头稍提起，回抽无回血，每点注射 $1 \sim 2mL$。

三、针刀松解（图 5-1-2）

切割目标：肩胛提肌之肩胛上角附着区。

入路层次：皮肤→浅筋膜→斜方肌→肩胛提肌→肩胛骨上角骨面。

松解方法：术者左手拇指按压于肩胛骨上角处定点位置，右手持Ⅰ型 4 号针刀，使针身垂直于肩胛骨上角边缘骨面（以左手按压手感判断），将针刀刺入皮肤后直达肩胛骨上角骨面，缓慢移动刀锋至肩胛骨上角边缘，在此位置轻提针刀 $3 \sim 4mm$，再切至骨缘，以切断少量肩胛提肌附着点纤维，充分降低其张力，并将可能存在于此处的瘢痕、纤维化等病变组织松解，每点切割 $4 \sim 5$ 下，手下有松动感时出针，压迫止血，无菌敷料包扎。

四、术后注意事项

1. 3 天内避免针孔接触水，避免出汗以防止感染。

2. 术后两周患侧上肢应避免家务劳动及提重物，以免患处受到刺激，影响恢复。

3. 在肩胛骨内上角进行针刀治疗时，由于肩胛骨缘较表浅，针刀应紧贴骨面，不能过深，防止超过肋间误入胸腔而发生气胸。

4. 嘱患者注意保暖、避风寒，进行适当的颈背部功能锻炼，以巩固疗效。

5. 患者应注意睡姿，选择通透性好且软硬、高度适中的枕头。

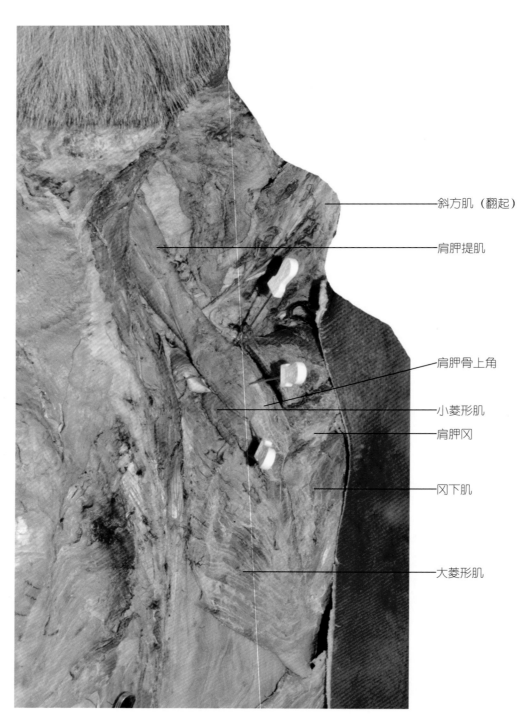

斜方肌（翻起）

肩胛提肌

肩胛骨上角

小菱形肌

肩胛冈

冈下肌

大菱形肌

图 5-1-2　针刀松解肩胛提肌止点

第二章 菱形肌损伤

菱形肌损伤（rhomboid muscle strain）又称菱形肌综合征，是由于急性损伤或慢性劳损，导致菱形肌局部充血、肿胀、炎性渗出，肌肉痉挛，甚至粘连而产生的以肩背部有酸胀、疼痛、沉重、压迫感为主要临床表现的疾病，是常见的肩背部软组织损伤疾患之一。本病多见于长期坐姿低头工作者，如财会人员、教师、电脑操作人员等，发病率有逐年上升的趋势。

由于以往临床上对本病的认识不足，常与颈椎病混淆。

第一节 解剖学基础

菱形肌（图 5-2-1）(rhomboid muscle) 位于背部，为菱形的扁肌，表面为斜方肌所覆盖，其深面为上后锯肌和竖脊肌。菱形肌起自 C_6～C_7 棘突及 T_1～T_4 棘突，肌纤维由内上方向外下方斜行，抵止于肩胛骨内侧缘。该肌上部肌束即起自颈椎 C_6～C_7 棘突的部分称为小菱形肌，其下部肌束即起自 T_1～T_4 棘突的部分称为大菱形肌，大、小菱形肌之间隔以薄层结缔组织。

菱形肌收缩有内收肩胛骨的作用。若肩胛骨固定不动时，能使脊柱颈胸段后伸；而脊柱固定不动时，可提肩胛骨向上、后缩和下旋。菱形肌与肩胛提肌共同作用，使肩胛骨旋转；与前锯肌共同作用，使肩胛骨的脊柱缘紧贴于胸壁上；在上肢运动时，菱形肌可起到固定肩胛骨的作用。

菱形肌受肩胛背神经（C_4～C_6）支配。若菱形肌瘫痪，则肩胛骨脊柱缘翘起，从外表看似蝶翼状，称翼状肩。

第二节 病因病理

在临床上，菱形肌损伤可分为急性菱形肌损伤和慢性菱形肌损伤。

菱形肌是参与肩胛骨和肩关节活动肌群的主要收缩肌之一。肩关节在超负荷受力条件下，易造成菱形肌急性损伤。肩关节长期大负荷地受力或动作不正确，也能造成菱形肌慢性损伤。菱形肌损伤不但能导致运动性功能障碍，而且会给身体带来一定痛苦，如肩、背、颈、脊、胸椎部疼痛或不适感等。

急性菱形肌损伤多因忽然耸肩，或负重超过肩部承受力，或手持重物向前抛掷、举重、搬运等活动时姿势不当，使菱形肌骤然受到牵拉，肌纤维过度强烈收缩，超出该肌的受力负荷，从而产生菱形肌损伤。损伤的菱形肌纤维痉挛、充血、肿胀，产生炎性反应，释放致痛化学介质，形成无菌性炎症。疼痛的自我保护性反应是肌痉挛，而肌痉挛可加重损伤性炎性反应，从而形成以疼痛为主要环节的恶性循环，使症状加重、疼痛范围扩大。

慢性菱形肌损伤多由于人们在长期的工作学习生活中保持单一姿势或不良的生活习惯，或受风、寒、湿邪的侵袭，或急性损伤未有效治疗，或继发于颈椎病，导致菱形肌局部循环障碍，肌纤维发生无菌性炎症，久则产生粘连、瘢痕、挛缩，形成痛性结节或条索状物，引发疼痛。

当菱形肌损伤且伴有胸椎上段后突偏移时，可影响到加入心丛的心胸神经及肺丛交感神经，出现胸闷、心悸、胸部有压迫感等心血管呼吸功能紊乱症状。

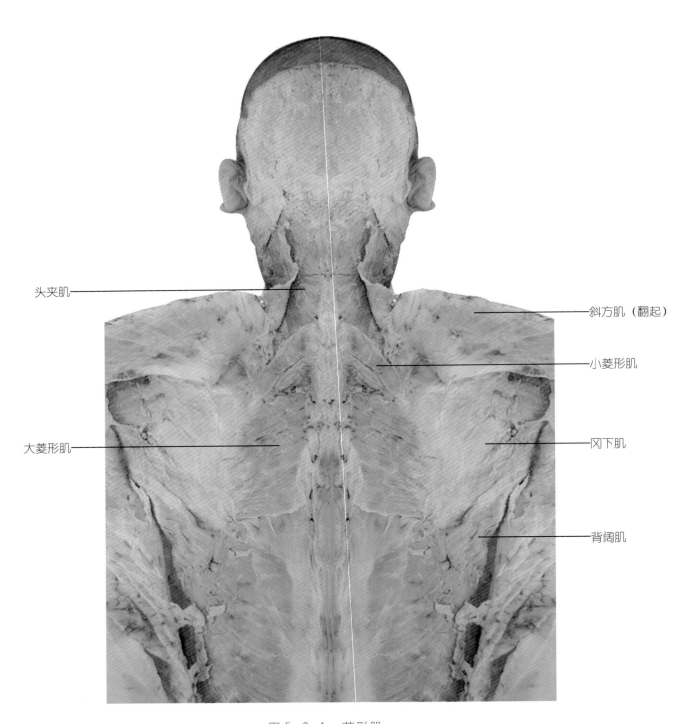

头夹肌

斜方肌（翻起）

小菱形肌

大菱形肌

冈下肌

背阔肌

图 5-2-1　菱形肌

第三节　临床表现

一、症状

急性菱形肌损伤大多仅限于一侧，伤后出现局部疼痛，活动受限，疼痛可向颈肩部放散，当上肢上举或外展、头部旋转或后伸时疼痛加重，肩胛骨内侧缘及其下角压痛。重症患者在肩胛间区可触及肿胀痉挛的肌肉，深呼吸、咳嗽或打喷嚏时疼痛加重，颈部呈轻度强直。

慢性菱形肌损伤早期表现为肩胛骨内侧菱形肌体表投影区酸痛沉重，牵掣不舒，疼痛性质为钝痛和隐痛，范围弥漫，不耐久坐，伏案久坐、仰头、耸肩、劳累或受寒疼痛加重；使患侧肩部稍加活动，或扩胸时疼痛可缓解。严重者疼痛难忍，手提物或拿抓东西感到吃力，甚至出现肋间疼痛、胸闷、心悸、呼吸不畅、肩臂无力等症状。

二、体征

1．急性菱形肌损伤

在肩胛骨内侧菱形肌体表投影范围内可见局部隆起，肌肉变硬，压痛明显，被动活动上肢时疼痛加剧。

2．慢性菱形肌损伤

（1）压痛　在肩胛骨内侧菱形肌体表投影范围内有明显的痛点和压痛点，且大多数靠近肩胛骨的内侧缘，局部肌肉紧张、僵硬，指拨时弹响或有捻葱叶感及捻发音，有时可触及硬结、条索状物。

（2）仰头挺胸试验阳性　让患者俯卧，两手平放身体两侧，然后令患者头后仰，胸前挺，使两肩向后扩张，若出现疼痛为阳性。

（3）耸肩抗阻试验阳性　患者取坐位，检查者将两手按于患者肩上并稍加压力，让患者做耸肩动作，此时若出现患侧肩背疼痛或无力为阳性。

三、辅助检查

胸部及颈胸椎 X 线检查、胸部 CT 或 MRI 排除骨性病变、纵隔和椎管内病变及肿瘤等占位性病变，排除内脏病变引起的肩部牵涉痛。

第四节　针刀治疗及其他

一、体位

患者取俯卧位，治疗过程中体位保持不变。

二、定点、消毒与麻醉

术者以拇指在患者肩胛骨内侧缘按压寻找压痛点并予以标记，常规皮肤消毒，铺无菌洞巾。以 1% 利多卡因局部麻醉，进针方法同针刀治疗，针抵肩胛内侧缘骨质后将针头稍提起，回抽无回血，每点注射 1～2mL。

三、针刀松解（图 5-2-2）

切割目标：大、小菱形肌之肩胛骨内侧缘附着区。

入路层次：皮肤→浅筋膜→斜方肌→菱形肌→肩胛骨内侧缘。

松解方法：术者左手拇指按压于肩胛骨内侧缘处定点位置，右手持Ⅰ型4号针刀，使针身垂直于肩胛骨内侧缘骨面（以左手按压手感判断），将针刀刺入皮肤后直达肩胛骨内侧缘骨面，缓慢移动刀锋至肩胛内侧缘边缘，在此位置轻提针刀3～4mm，再切至骨缘，以切断少量菱形肌附着点纤维，充分降低其张力，并将可能存在于此处的瘢痕、纤维化等病变组织松解，每点切割4～5下，手下有松动感时出针，压迫止血，无菌敷料包扎。

四、术后注意事项

1. 3天内避免针孔接触水，避免出汗以防止感染。

2. 术后两周患侧上肢应避免家务劳动及提重物，以免患处受到刺激，影响恢复。

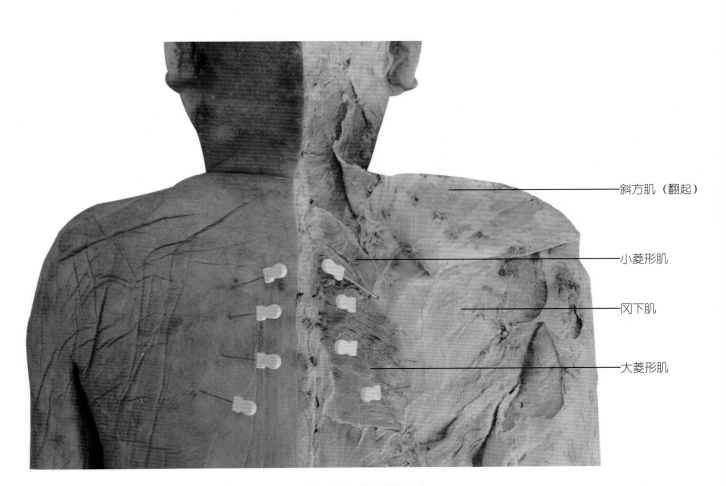

斜方肌（翻起）

小菱形肌

冈下肌

大菱形肌

图 5-2-2 针刀松解菱形肌止点

第三章 臀上皮神经卡压综合征

臀上皮神经卡压综合征（superior clunial nerves compression syndrome）有时也被称为"臀上皮神经损伤""臀上皮神经卡压症""臀上皮神经炎""臀上皮神经痛"或"臀神经综合征"，是引起腰腿痛的常见原因之一。该病首先由 Strong 在 1957 年提出，当时冠以"臀神经综合征"的病名，并且报道采用手术方法将受累的臀上皮神经支切除取得了较好疗效。冯天有（1977 年）提出臀上皮神经损伤占腰部急性软组织损伤的 40%～60%，是腰腿痛的主要原因之一。尽管学术界对臀上皮神经与腰腿痛的关系还有不同认识，但不可否认的是，针刀治疗对于诊断明确的臀上皮神经卡压综合征有着确切的疗效，而且通常在有限的治疗次数内可以使病情得以明显缓解甚至不再复发，说明针刀疗法确是治疗臀上皮神经卡压综合征的有效方法。

第一节 解剖学基础

一、臀上皮神经（superior clunial nerves）

（一）臀上皮神经的组成及分布

臀上皮神经是腰部脊神经后支后外侧支的合成纤维束，其构成纤维主要是第 1～3 腰神经后支的后外侧支，另有文献报道还有 25% 的人其臀上皮神经有来自第 11 胸神经的纤维参与，90% 的人有来自第 12 胸神经的纤维参与，而 100% 的人其第 1、2 腰神经后支的后外侧支参与构成臀上皮神经（其中来自第 3 腰神经者占 78.3%，来自第 4 腰神经者占 11%）。

腰神经后支的后外侧支的分支分布于椎间关节连线外侧方的多个部位，如横突间韧带、髂腰韧带、胸腰筋膜和竖脊肌等，$L_1 \sim L_3$（L_4）后外侧支及 T_{12} 后外侧支还分出皮支，这些皮支在竖脊肌外侧缘邻近髂嵴处穿出胸腰筋膜后层，组成臀上皮神经，然后越过髂嵴进入臀部浅筋膜层，支配臀部皮肤。

竖脊肌外侧缘附着于髂嵴处向内、外各 20mm 的髂嵴上缘范围是臀上皮神经越过髂嵴最集中处，93% 的臀上皮神经在此下行。

臀上皮神经以三支型最为多见（约占 56%），它们在不同平面贯穿包括胸腰筋膜后层在内的不同结构后浅出，最终都进入臀部，高位穿出者位于最外侧，低位穿出者位于最内侧，形成数支臀上皮神经在腰臀部由外侧向内侧依次排列的形式（图5-3-1），其中支向下分布于臀中间大部，长者可至股后部，后支向后下，其分布可达后正中线。

在臀上皮神经的行程中，有 6 个固定点，这 6 点也是易被卡压而出现临床压痛的位置：第 1 点是"出孔点"，是指腰神经后支的外侧支自发出到进入骨纤维孔处，此点较为固定，易受嵌压；第 2 点是"横突点"，是指后外侧支出孔后沿横突的背面和上面走行，在横突处被纤维束固定；第 3 点是"入肌点"，是指后外侧支离开横突后进入骶棘肌内，此点恰是进入骶棘肌的入口处，故称"入肌点"，由于从"出孔点"至"横突点"后外侧支的行走方向朝向外下，而入肌点的方向是朝向下后外，所以在"横突点"至"入肌点"之间臀上皮神经的走向呈钝角转折，容易受到牵拉；第 4 点是"出肌点"，指臀上皮神经在骶棘肌内逐渐浅出于胸腰筋膜浅层深面，这种由肌内段到筋膜段的转向亦是钝角；第 5 点是"出筋膜点"，是指由胸腰筋膜浅层深面穿出行于皮下浅筋膜层；第 6 点为"入臀点"，是指最后臀上皮神经越过髂嵴进入臀部处。臀上皮神经与髂嵴在"入臀点"处关系密切，此点被骨纤维管固定，此管长约8mm，如狭窄即可压迫神经。

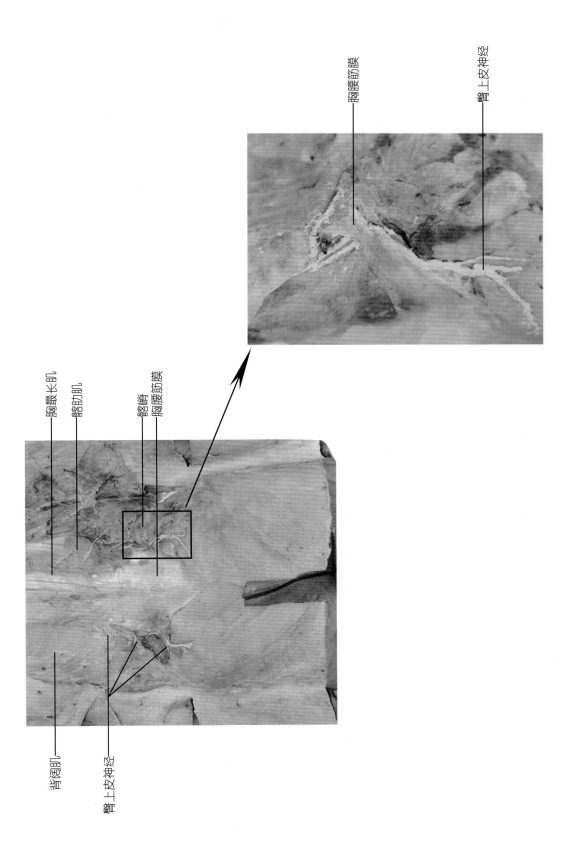

图 5-3-1 臀上皮神经与胸腰筋膜

（二）臀上皮神经的解剖学参数

1. 臀上皮神经的数目

臀上皮神经的数目在不同个体差异很大，其原因是上述各支神经的后外侧支在竖脊肌内或外进行重新组合、分支，而且各分支并非全部都跨越髂嵴并分布至臀部。汪立鑫等（1985 年）通过解剖 25 具成人尸体观察了臀上皮神经的数目，结果发现以 2～3 支者居多，最少者为 1 支，最多者为 5 支。

2. 臀上皮神经的长度

汪立鑫等（1985 年）根据主要臀上皮神经的行程，将其穿出竖脊肌处至穿出深筋膜处定位为深段、穿出深筋膜处至分支处定位为浅段，分别测量了 25 具尸体的臀上皮神经深段及浅段的长度，结果表明：臀上皮神经全长为 (45.24±1.87)mm，其中深段长度为 (23.56±1.46)mm，浅段长度为 (21.68±1.62) mm。统计显示，主要臀上皮神经全长在 30～60mm 之间者占 80%。

3. 主要臀上皮神经穿深筋膜的位置

研究表明：主要臀上皮神经穿深筋膜的位置有三类：①臀上皮神经在髂嵴上方穿出胸腰筋膜后层至皮下，此种类型占 26%；②臀上皮神经在髂嵴处穿过附着于其上的腱纤维束后至皮下，此种类型占 20%；③臀上皮神经在髂嵴腱纤维束深面经过，然后在臀筋膜深面走行一段距离后再浅出至皮下，此种类型占 54%。

4. 主要臀上皮神经跨越髂嵴处的位置

以两侧髂嵴最高点连线作为上界、髂嵴后份作为外侧界、脊柱作为内侧界，主要臀上皮神经均经此三角区再跨越髂嵴至臀部。解剖观测表明：主要臀上皮神经距后正中线 60～80mm，平均为 (70.82±1.20) mm。

二、胸腰筋膜与臀上皮神经的关系（图 5-3-1）

胸腰筋膜是腰部深筋膜的深层部分，它又分为前、中、后三层，在其后层起自棘突及棘上韧带后向两侧分布的过程中，在髂嵴上部形成向腰部前方的束状收紧带，臀上皮神经被该束状带固定（图 5-3-2），当它跨过髂嵴后则行于浅筋膜中。在臀上皮神经穿出胸腰筋膜处，后者有容许神经穿出的裂隙（图 5-3-3）。

第二节　病因病理

一、病因

解剖学因素在臀上皮神经损伤的发病过程中占有十分重要的位置。由于臀上皮神经的功能与胸腰筋膜后层、髂嵴等组织结构存在着特殊的位置关系（内容已如上述），当躯干做突然旋转、仰、俯等运动时，皮肤和浅筋膜等浅层结构的活动度较大，而深层筋膜的活动度则很小，容易造成深筋膜裂隙或其固定臀上皮神经的边缘对后者的挤压或牵拉从而使神经损伤，这可能是臀上皮神经损伤的重要原因。

陶甫等（1982 年）认为臀上皮神经与髂嵴在入臀点处紧密接近，并为骨纤维管所固定，神经由此孔道穿过，该孔道对其起保护作用，使其免受挤压。但当骨纤维管因存在病变而缩窄时也能压迫神经而出现臀部疼痛。

黄枢等报告了对臀上皮神经解剖与损伤的关系的研究结果：

1. 该神经在平 L_3 棘突、L_4 棘突上缘平面穿出竖脊肌后外侧缘，与原走行方向约呈 11° 角，与水平面和额状面分别约呈 50°、10° 角，向外下后方穿过竖脊肌肌腱和背阔肌肌腱之间、胸腰筋膜后层至浅筋膜，分支后穿过浅筋膜至皮肤。

2．在髂嵴上该神经穿过骨纤维管。在髂嵴上竖脊肌与背阔肌之间有 $3 \sim 5mm$ 的间隙，由于肌腱的力学作用，腱止于髂嵴上缘的软骨突出，上覆横行的纤维与髂嵴共同围成一个由前内向后外下的骨纤维管，上下径约 1mm，分上、下、内、外 4 壁，前、后两口。上壁是由竖脊肌骨筋膜鞘、背阔肌腱膜和深筋膜的横行纤维所组成，下壁由髂嵴缘所组成，内侧壁由竖脊肌处髂骨软骨突起组成，外侧壁由背阔肌处的软骨突起组成。前口开口于竖脊肌筋膜鞘，后口开口于深筋膜。骨纤维管非常光滑，摩擦系数极小，臀上皮神经从此管中通过，通过的规律是从上往下自 $L_1 \sim L_4$ 依次排列，每条神经相隔一层极薄的筋膜。最低位的神经如 L_4 神经紧贴髂嵴穿过骨纤维管。身体转动和过度后伸时，神经在骨纤维管内运动幅度较大。由上述可见，臀上皮神经在行程中转折较多、角度较锐，神经又相对被固定在筋膜鞘及骨纤维管和臀部浅筋膜的神经鞘中，竖脊肌在受损伤和痉挛时，神经易受牵拉与挤压，尤其是在髂嵴处，躯干的屈伸和转动幅度大，受力大，极易损伤，大多数臀上皮神经的损伤发生在这里。在慢性损伤时，骨纤维管内有无菌性炎症存在，管内表面光滑度下降，或管变形、缩窄等，当神经纤维在管内运动时就可能受到刺激而产生症状。

3．胸腰筋膜后层大多数由横行纤维组成，少量纵行纤维止于髂嵴后缘和竖脊肌腱膜，因此承受横行的力较大，而承受纵行的力较小。当暴力作用时，筋膜在髂嵴的止点处易撕裂，而臀上皮神经恰在此筋膜和髂嵴缘之间穿过，神经即可在这些撕裂处移位而受到卡压。病程迁延后，撕裂的组织形成瘢痕，而瘢痕则可与神经发生粘连，躯体活动时神经即可被牵拉而移位，从而受到刺激发生疼痛。

4．腰后三角大部被脂肪组织填充，臀部的脂肪被较大的纤维隔固定，这些脂肪可被浅筋膜分为 $2 \sim 3$ 层。臀上皮神经出骨纤维管后在浅筋膜层内走在神经纤维鞘内，与神经相邻的脂肪因外力作用被挤出脂肪纤维隔，或由于老年性退行性皮下脂肪萎缩发生结构改变，也可以造成神经的压迫，造成脂肪球嵌顿性疼痛。

近年来，临床也不断有骶髂脂肪疝引发腰痛的报道。针对骶髂脂肪疝的手术发现，臀上皮神经在穿出由骶髂筋膜形成的卵圆形孔隙处是一个薄弱环节，一旦腰部损伤，臀肌强力收缩而发生局部压力升高，可使筋膜深部的脂肪组织从该孔隙处向浅层疝出、嵌顿等而引起腰痛。李传夫通过对 138 支臀上皮神经穿出点的观察发现，神经穿出时的筋膜形态分为狭窄裂隙和卵圆形孔隙两种，这种结构便成为对神经产生约束、限制及脂肪疝嵌顿压迫臀上皮神经的形态结构。

二、病理

临床触及的痛性筋束，肉眼观察呈小片状，较触及的短小，与臀中肌及臀筋膜粘连，为纤维性粘连。全部束状物均非神经，与肉眼所见的神经支也无粘连。这些束状结节，光镜下观察均系纤维脂肪组织，其中有小血管壁增厚、炎症细胞浸润，可见横纹肌纤维，偶尔夹有神经纤维。术中可见臀上皮神经水肿、增粗，周围被许多纤维结缔组织所包绕。

第三节　临床表现

一、症状

本病主要表现为一侧或两侧腰臀部和大腿外上方呈弥散性刺痛，或酸胀痛，或有撕裂样疼痛，疼痛可放射到臀下方和大腿外侧，少数可至小腿外侧及足背外侧，但绝大多数不超过膝关节平面，或表现为下肢牵扯样疼痛但痛不过膝。多数患者可以触及固定的压痛点，其压痛点与臀上皮神经行程中的 6 个固定点（尤其是入臀点）基本相符。弯腰、转体、起坐或提腿等动作均可使疼痛加重，严重者可出现疼痛难忍、起坐困难、行走跛行等。

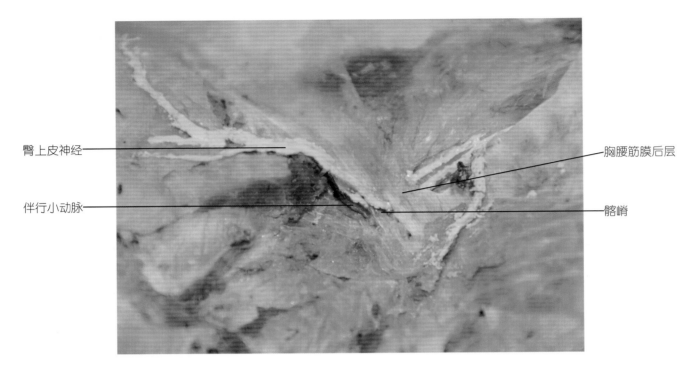

臀上皮神经

伴行小动脉

胸腰筋膜后层

髂嵴

图 5-3-2　胸腰筋膜后层在髂嵴上部形成向腰部前方的束状收紧带（俯卧位侧面观）

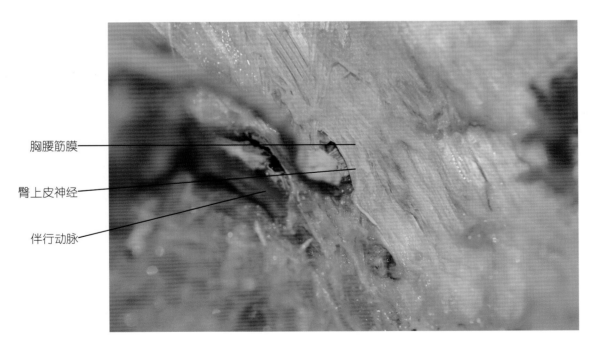

胸腰筋膜

臀上皮神经

伴行动脉

图 5-3-3　臀上皮神经穿出胸腰筋膜裂隙

二、体征

髂嵴中段有明显压痛点若干个，压痛同时可有向臀部放射感。

三、辅助检查

腰骶部影像学检查无特征性表现。

第四节　针刀治疗及其他

一、体位

患者取俯卧位。

二、定点、消毒与麻醉（图 5-3-4）

术者以拇指在患者髂嵴中段按压，寻找压痛点并予以标记。

三、针刀松解（图 5-3-5、图 5-3-6）

切割目标：胸腰筋膜之髂嵴上缘束状收紧部分。

松解方法：术者左手拇指按压于髂嵴上缘处定点位置，右手持 I 型 4 号针刀，使针身垂直于髂嵴上缘骨面（以左手按压手感判断），刀口线方向与身体矢状面平行，将针刀刺入皮肤后直达髂嵴上缘骨面，轻提针刀 3～4mm，再切至骨面，以切断少量胸腰筋膜纤维，解除其对臀上皮神经的卡压，每点切割 4～5 下，手下有松动感时出针，压迫止血，无菌敷料包扎。

四、术后注意事项

1. 3 天内避免针孔接触水，避免出汗以防止感染。

2. 临床实践表明，针刀治疗可使多数臀上皮神经卡压综合征患者的临床症状得以缓解或解除，但仍有少部分病程较长、症状较重的患者效果不理想。对于这部分患者可建议其接受外科手术治疗，将髂嵴处的痛性结节予以切除或将臀上皮神经髂嵴段切除，但后者会造成臀上皮神经支配区域的感觉障碍。

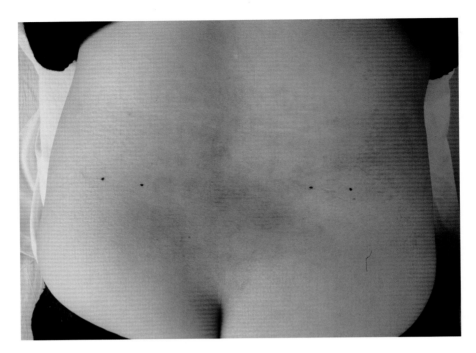

图 5-3-4   双侧臀上皮神经卡压综合征

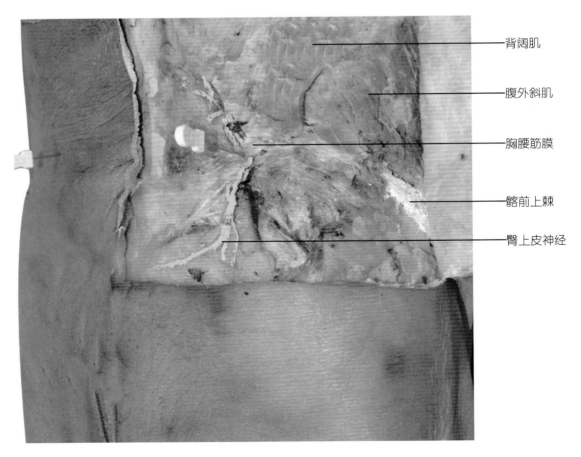

背阔肌

腹外斜肌

胸腰筋膜

髂前上棘

臀上皮神经

图 5-3-5   臀上皮神经卡压综合征针刀松解

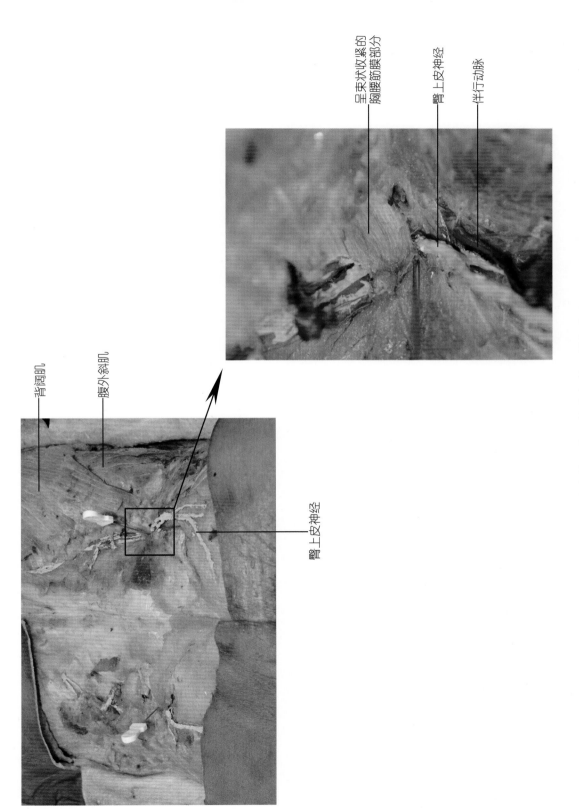

呈束状收紧的
胸腰筋膜部分

臀上皮神经

伴行动脉

背阔肌

腹外斜肌

臀上皮神经

图5-3-6 臀上皮神经卡压综合征针刀松解位置

第四章　第 3 腰椎横突综合征

第 3 腰椎横突综合征（the third lumber vertebrae transverse process syndrome）又称腰三横突周围炎或腰三横突滑膜炎，是引起腰腿痛的常见病因之一，是由于腰部软组织的劳损、筋膜增厚、粘连等病理变化对通过其间的腰脊神经后外侧支卡压所致以腰、臀部酸痛及腰部活动受限为主的综合征。临床多表现为有慢性腰痛病史，腰部一侧或两侧疼痛，晨起、弯腰或劳累后加重，久坐直起困难，活动后略减轻，疼痛可累及臀部及大腿，有时可放射到腹部。临床报道中药、针灸、推拿、针刀等方法均有一定疗效，非手术治疗无效者可采用手术治疗。针刀治疗该病既具有必要的松解作用，又具有比手术治疗创伤小得多的优点，临床效果比较可靠。

第一节　解剖学基础

一、第 3 腰椎的结构

参见"第五章 腰椎间盘突出症"解剖学基础腰椎部分。

二、附着于第 3 腰椎横突的肌肉与筋膜

第 3 腰椎横突位于 L_2、L_3 棘突间水平，距正中线约 3.6cm（不恒定）。可见第 1 腰神经后支（参与组成臀上皮神经）自内上而外下穿行于位于 L_3 横突中部背面的胸最长肌肌腹中。由于此处与横突尖部距离很近，当横突尖部附着软组织（肌肉、韧带、筋膜等）发生病变时，也有可能对此处的胸最长肌造成牵拉进而使臀上皮神经受到刺激，这是第 3 腰椎横突综合征患者同时可能出现（膝以上）下肢痛的解剖学基础。

（一）筋膜 (fascia)

在腰部，与第 3 腰椎横突相连的筋膜是胸腰筋膜（thoracolumbar fascia），它是背部深筋膜的深层部分，向上续于项筋膜，向下附于髂嵴、骶骨后面和附近的韧带，向中线附于椎骨棘突和棘上韧带，向外侧附于肋骨角。胸腰筋膜的腰部发育良好，分为 3 层，其后层是腱性膜，覆被脊柱两侧纵行的竖脊肌；中层内侧附于横突及横突间韧带，分隔竖脊肌与腰方肌，其外侧缘与后层融合，作为腹肌的部分起点；前层从前面覆盖腰方肌（在腹部检查）。

（二）肌肉 (muscle)

1. 横突棘肌 (transversospinales)

该肌又称横突棘肌群，是几部分起止点分别位于横突和棘突的肌肉的总称，包括半棘肌、多裂肌、回旋肌。

共同起止点：起于横突，止于棘突。

位置及行径：横突棘肌群位于竖脊肌深面，居脊椎沟内，起自横突后斜向内上方走行，止于棘突。

横突棘肌群由浅及深分为 3 层：①浅层肌束跨越 4～6 节椎骨，称半棘肌，按部位又分为头半棘肌、颈半棘肌和胸半棘肌。胸半棘肌起于下位数个胸椎之横突尖，跨过 4～6 节椎骨后止于上位数个胸椎和下位数个颈椎棘突尖，受脊神经（T_1～T_{11}）后支支配。②中层肌束跨越 1～4 节椎骨，为多裂肌，位于半棘肌的深面，分布于 S_4～C_2 之间。在骶部，起自骶骨后面、髂后上棘及骶髂后韧带；在腰部，起自乳突；在胸部，起自横突；在颈部，起自下位 4 个颈椎的关节突。跨过 1～4 节椎骨，止于上位数个棘突的下缘。多裂肌是脊椎的背伸肌，可以加大腰椎前凸，受脊神经（C_3～S_5）后支支配。作用：两侧同时收缩可使脊柱伸直，单侧收缩则可使脊柱转向对侧。③深层肌束只跨 1 节椎骨，称回旋肌，位于多裂肌的深面，连接

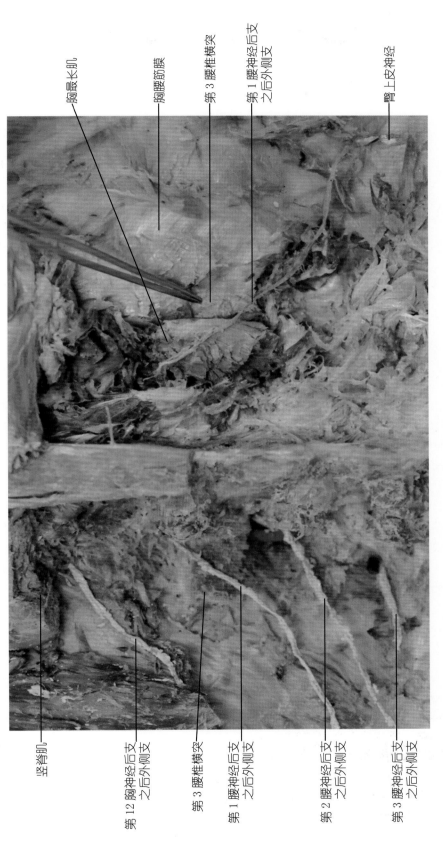

图 5-4-1　第 3 腰椎横突与腰神经后支

上、下 2 节椎骨之间或越过 1 节椎骨，分颈、胸、腰回旋肌。回旋肌为阶段性小方形肌，起自各椎骨横突上后部，止于上一椎骨椎弓板下缘及外侧面，直至棘突根部。

神经支配：受脊神经（$T_1 \sim T_{11}$）后支支配。

2．腰横突间肌（intertransversarii）（图 5-4-1）

起止点：相邻腰椎的横突。

位置及行径：横突间肌位于棘间肌（连接相邻的棘突）的外侧，它自内向外分成横突间内侧肌和横突间外侧肌两部分。横突间内侧肌连接相邻两个腰椎的乳突和副突；横突间外侧肌位于横突间内侧肌深面，相邻两个横突间大部分要靠横突间外侧肌相连。

神经支配：受同阶段脊神经后支支配。

作用：侧屈脊柱。

3．腰髂肋肌（iliocostalis lumborum）

起点：骶骨、髂嵴外侧唇、胸腰筋膜。

止点：上位腰椎横突、下 6 ～ 9 个肋骨。

神经支配：受脊神经（$C_8 \sim L_1$）后支支配。

作用：此肌通过肋骨作用于脊柱，一侧收缩时使躯干向同侧屈，两侧同时收缩时则可使躯干竖直。

4．腹横肌（transverse abdominis）

起点：第 7 ～ 12 肋软骨内侧面、胸腰筋膜（腰椎横突）、髂嵴、腹股沟韧带外侧 1/3。

止点：腹白线、耻骨梳。

行径：起自肋软骨内面的肌束与膈之肌束相交错。腹横肌的大部分肌束向前内侧横行，在腹直肌外侧缘附近转变成腱膜，参与腹直肌鞘后壁的组成，达腹前正中线，止于白线。其下份肌束越过精索，移行为腱膜参与构成腹股沟镰，止于耻骨梳。

作用：使腹前外侧壁紧张，腹腔缩小，增加腹内压。

神经支配：受 $T_7 \sim T_{12}$、髂腹下神经和髂腹股沟神经支配。

5．腹内斜肌（obliquus internus abdominis）

起点：胸腰筋膜（腰椎横突）、髂嵴和腹股沟韧带外侧 2/3。

止点：腹直肌鞘、腹白线、耻骨嵴、耻骨梳。

位置及行径：位于腹外斜肌深面，起自胸腰筋膜（腰椎横突）、髂嵴和腹股沟韧带外侧 2/3 后，肌束斜向内上方，后部肌束止于下 3 个肋骨下缘；中部肌束向前内延为腱膜在腹直肌外侧缘处分为深、浅两层，经腹直肌深方及浅方织入腹直肌鞘和白线；下部起自腹股沟韧带的肌束呈弯弓状从精索上方跨至其后方并移行为腱膜，附于耻骨嵴及耻骨梳。腹内斜肌纤维方向与腹外斜肌相反。

作用：一侧腹内斜肌收缩可使躯干转向同侧，降肋以助呼气及增加腹压。

神经支配：受 $T_7 \sim T_{12}$、髂腹下神经和髂腹股沟神经支配。

6．腰大肌（psoas major）

起点：起自第 12 胸椎和第 1 ～ 4 腰椎及其之间的椎间盘侧面，以及全部腰椎横突。

止点：股骨小转子。

位置及行径：腰大肌位于腰椎椎体和横突之间的深沟内，呈纺锤状。其肌纤维向下外方向与髂肌的内侧部共同组成坚强的髂腰肌腱，经腹股沟韧带的肌间隙，止于股骨小转子。

作用：腰大肌和髂肌合成的髂腰肌是一个强有力的屈髋肌，如果下肢固定，此肌收缩可使脊柱前屈。

神经支配：受腰丛的肌支（T_{12}、$L_1 \sim L_4$）支配。

7．腰方肌（quadratus lumborum）

起点：髂嵴后部的内唇、髂腰韧带及下 2 ～ 3 个腰椎横突尖部。

止点：第 12 肋骨内侧半下缘。

位置及行径：腰方肌位于腰大肌的外侧，其肌纤维斜向内上方止于第 12 肋骨下缘。

作用：此肌两侧同时收缩时可降第 12 肋，还可协助伸脊柱腰段，一侧收缩时可使脊柱侧屈。

神经支配：受腰丛（T_{12} ～ L_3）支配。

第二节　病因病理

腰椎呈正常生理性前凸，第 3 腰椎位于这个前凸的顶点。

在人类的 5 个腰椎中，第 3 腰椎是活动的中心，成为腰椎前屈、后伸、左右旋转时的活动枢纽。

如前所述，在腰椎的横突上有多条肌肉、筋膜附着，这些肌肉的收缩可以左右腰椎的活动。两侧横突所附着的肌肉和筋膜有着相互拮抗或协同的作用，以维持脊柱活动时人体重心的相对稳定。由于各个横突在发育时期所受的牵拉力大小不等，所以它们的形状长短不一、方向也不相同。

由于第 3 腰椎横突最长，所以它所受的杠杆作用最大，在它上面附着的韧带、肌肉、筋膜等所受的拉力也最大，容易受到损伤。其次是第 2 和第 4 腰椎横突，而第 1 和第 5 腰椎横突所受的牵拉力则最小。

第 3 腰椎横突综合征的发病一般都与腰部活动不当有关，例如弯腰负重、持续弯腰操作（例如做实验等工作）、负重的健身运动（例如杠铃）等。在这些情况下，如果姿势不正确，或用力过猛，或反复重复同一个动作，就可能使第 3 腰椎横突上附着的肌肉或筋膜受到过度牵拉，从而出现附着点的损伤；或者，这些情况也可能使第 3 腰椎横突的尖部反复摩擦与它相临近的软组织，造成这些部位软组织的损伤。

在受损伤的软组织局部，会有毛细血管出血或肌肉纤维的断裂。在机体自我修复的过程中，会有瘢痕形成并与第 3 腰椎横突尖部粘连，限制腰部的活动。当人体用力做弯腰活动或弯腰负重的劳动时，第 3 腰椎横突尖部的软组织会受到进一步损伤，引起局部再出血或充血和水肿，出现严重的临床症状。经过一段时间的休息，充血和水肿被吸收，临床症状有所缓解，但是，粘连更加严重，形成恶性循环。

臀上皮神经自腰椎 1、2、3 椎间孔发出，穿出横突间韧带骨纤维孔后走行于第 1、2、3 腰椎横突的背面，并紧贴骨膜，经过横突间沟穿过起始于横突的肌肉至其背侧。当第 3 腰椎横突部出现肌肉或筋膜的损伤（撕裂、出血、血肿等）及相应的炎性反应（充血、渗出、水肿等）时，可导致临近肌肉的肌紧张或肌痉挛，此时，走行在此处的臀上皮神经即可受到压迫、刺激。这种压迫或刺激还可能使臀上皮神经产生水肿、变粗，而臀上皮神经在其走行路径上始终被束缚在肌肉、筋膜之中，因此受到挤压时无处躲避，所以第 3 腰椎横突部的损伤还会因此种机制而出现臀上皮神经支配区域（臀及大腿）的疼痛。

由第 1、2、3 腰椎间孔发出的脊神经后支除有纤维构成臀上皮神经外，还有一部分纤维参与闭孔的构成，因此，此处发出的脊神经后支受到刺激时还可能反射性地引起股内收肌紧张或痉挛。

第三节　临床表现

一、症状

该病好发于从事体力劳动的青壮年，可有腰部外伤史，或超负荷弯腰负重致腰部损伤史，或长时间弯腰劳作史。

本病主要症状为腰痛，部分患者可有臀部及下肢（膝关节水平以上）放射痛（或麻木），在极少数患者，疼痛（麻木）可放射至小腿外侧，但疼痛（麻木）不因腹压升高（如咳嗽、喷嚏等动作）而加重。

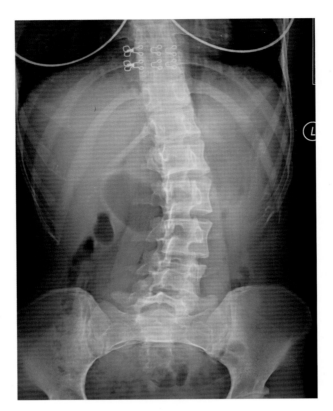

图 5-4-2 女性患者，22 岁，L₃ 右侧横突明显长于左侧，腰椎右侧弯

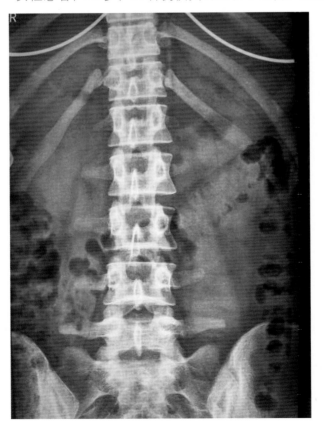

图 5-4-3 女性患者，26 岁，L₃ 右侧横突明显长于左侧

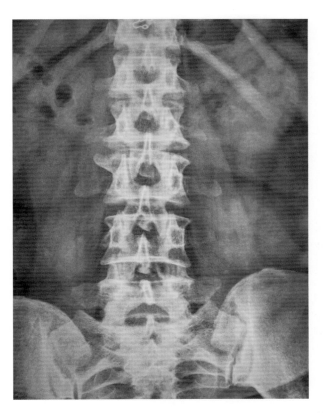

图 5-4-4　女性患者，49 岁，两侧 L₃ 横突长度无明显差别

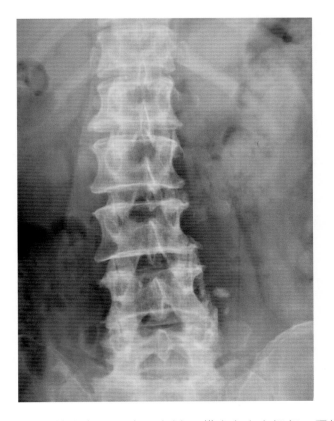

图 5-4-5　女性患者，65 岁，右侧 L₃ 横突向上方翘起，腰椎左侧弯

二、体征

本病局部触压检查可见：

1. 腰部压痛位置局限于第 3 腰椎横突尖端（一侧或两侧）。
2. 部分患者在第 3 腰椎尖端处可触及硬结或条索。
3. 有些患者在臀中肌后缘与臀大肌前缘交界处可触及条索状物（系臀中肌紧张或痉挛所致），并有明显压痛。
4. 部分患者股内收肌紧张，触之呈条索状。

三、辅助检查

具有第 3 腰椎横突综合征临床表现的患者，其腰椎 X 光片表现并不一致（图 5-4-2～图 5-4-5）。多数患者可以观察到第 3 腰椎的两侧横突不等长，患者的腰部压痛多位于横突较长的一侧；但也有部分患者第 3 腰椎两侧横突长度无明显差别；另有一部分患者，其第 3 腰椎一侧横突表现为非水平位（向上方翘起）。部分患者可表现为腰椎侧弯。

第四节　针刀治疗及其他

一、体位（图 5-4-6）

患者取俯卧位，腹部垫枕。

二、定点、消毒、铺巾（图 5-4-7）

术者用拇指在患者腰部第 3 腰椎横突体表投影处用力触压寻找压痛点，并以记号笔定点。然后以碘酊消毒 3 遍，75% 酒精脱碘 3 遍，消毒范围为定点周围 10cm 左右皮肤区域。铺无菌洞巾。

三、麻醉（图 5-4-8）

以利多卡因注射液混合注射用甲波尼龙琥珀酸钠进行局部麻醉。

方法：以 10～20mL 注射器抽取 1% 利多卡因 5mL，再抽取注射用甲波尼龙琥珀酸钠 40mg，针头换为 7 号长针头。在定点内侧约 1cm 处垂直进针，使针头快速穿过皮肤，然后缓慢探索进针，保持针体与皮肤表面垂直，当针尖触及骨面时术者持针手可有明显感觉。这时针尖触及的是 L$_3$ 横突外侧靠近尖端部位，缓慢调整针头位置，边小幅提插边使针尖在骨面上逐渐向横突尖端移动，勿使针尖脱离骨面。当到达横突尖端时，针下有明显的从骨面滑落的感觉。此时须回抽，确认无回血后缓慢注射利多卡因 3～5mL。出针后按压针孔，确认无出血。

四、针刀松解（图 5-4-9、图 5-4-10）

选择 I 型 3 号针刀（长度 70mm），使刀口线与躯干纵轴平行，术者持针手的中指与无名指抵在定点处皮肤表面以控制进针速度和深度，在定点内侧约 1cm 处垂直进针，使针尖快速穿过皮肤，然后缓慢探索进针，保持针体与皮肤表面垂直，当针尖触及骨面时术者持针手可有明显感觉，针刀穿越的组织层次依次

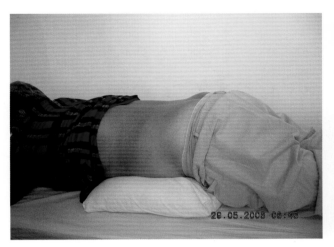

图 5-4-6 针刀治疗第 3 腰椎横突综合征的体位

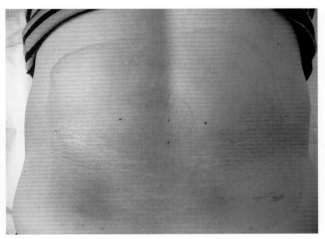

图 5-4-7 针刀治疗第 3 腰椎横突综合征的定位

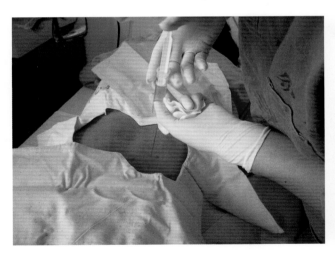

图 5-4-8 针刀治疗第 3 腰椎横突综合征的麻醉

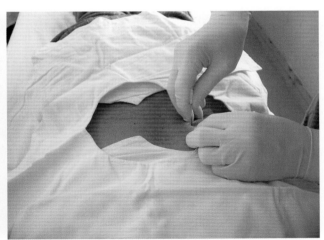

图 5-4-9 针刀治疗第 3 腰椎横突综合征的临床操作

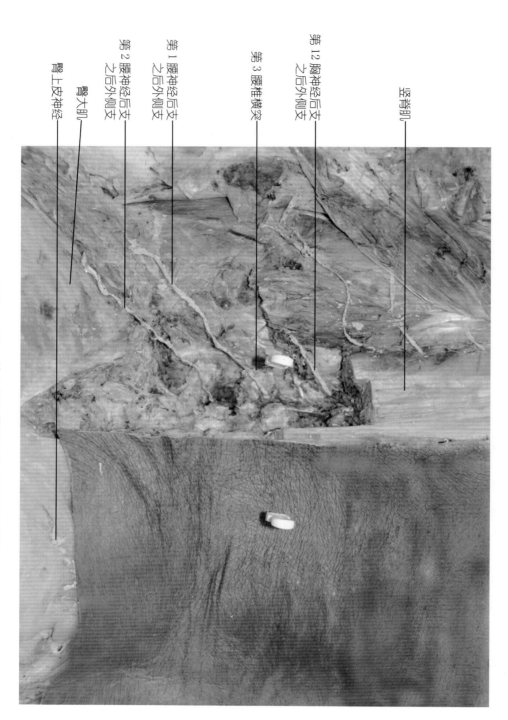

图 5—4—10　第 3 腰椎横突综合征的针刀松解

臀上皮神经

臀大肌

第 2 腰神经后支
之后外侧支

第 1 腰神经后支
之后外侧支

第 3 腰椎横突

第 12 胸神经后支
之后外侧支

竖脊肌

为皮肤、浅筋膜、背阔肌、胸最长肌和髂肋肌、横突骨面。刀锋到达骨面时，触及的是 L₃ 横突外侧靠近尖端部位，缓慢调整针刀位置，边小幅提插边使针尖在骨面上逐渐向横突尖端移动，勿使针尖脱离骨面。当到达横突尖端时，针下有明显的从骨面滑落的感觉。此时调整刀口线方向，沿横突边缘弧形切割胸腰筋膜与横突连接处 4～5 下，出针，局部按压片刻，观察无出血，术毕。

五、术后手法

（一）局部弹拨（图 5-4-11）

针孔处贴敷创可贴后，术者双手拇指重叠，按于松解后的 L₃ 横突尖部，沿横突尖部用力向上、下、外弹拨数次。目的是扩大松解范围。

（二）弯腰拉伸（图 5-4-12、图 5-4-13）

令患者贴墙站立，以尽可能大的幅度弯腰，然后术者双手按于患者上背部，在患者不注意的情况下突然用力下压 1 次，然后再重复该下压手法 2～3 次。目的是扩大松解范围。

六、体会与说明

1. 麻醉及针刀进针点的选择

选择在定点内侧 1cm 处麻醉及进针刀，是为了比较容易地找到横突位置，防止针头或针刀在横突外侧越过横突。初学者可先使用针灸针（建议使用直径 0.25～0.30mm、长度 75mm 的针具）练习如何寻找腰椎横突。使用针灸针练习寻找横突比较安全，待比较熟练后再行针刀治疗。

2. 麻醉时混用注射用甲波尼龙琥珀酸钠：在第 3 腰椎横突综合征的病理机制中，横突局部无菌性炎症的存在是一个十分重要的因素，在麻醉剂中加入甲波尼龙有助于无菌性炎症的消退，对治疗有利。

3. 针刀切割胸腰筋膜与横突连接处 4～5 下相当于在胸腰筋膜上"打孔"，不会造成胸腰筋膜与横突之间的连接断裂，无须担心。

4. 虽然 L₃ 横突上有众多肌肉、韧带连接，但与自腰部两侧方向与横突尖部相连的主要是胸腰筋膜，第 3 腰椎横突综合征患者主要的病理位置应该是胸腰筋膜与横突尖部的连接点，瘢痕、挛缩等病理改变主要位于该处，所以以针刀松解此处应该是治疗该病的要点，临床实践也证实了这一点。

5. 针刀治疗第 3 腰椎横突综合征效果明显，一般可一次治愈，个别患者需要治疗两次以上。

七、术后注意事项

1. 3 天内避免针孔接触水、避免出汗以防止感染。
2. 嘱患者每日重复弯腰拉伸动作 3～5 次，以避免松解处再粘连。
3. 避免负重状态下弯腰，以防止复发。
4. 避免持续的弯腰动作。
5. 避免腰部受凉。

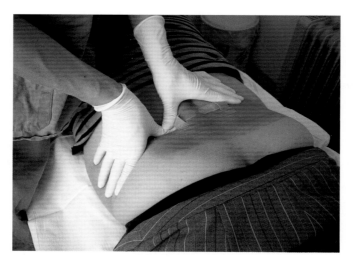

图 5-4-11　针刀术后局部弹拨手法

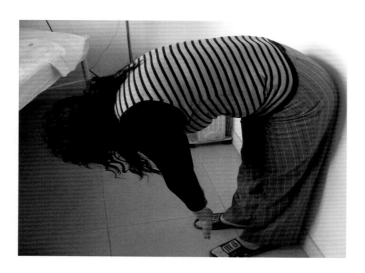

图 5-4-12　针刀术后弯腰拉伸法（1）

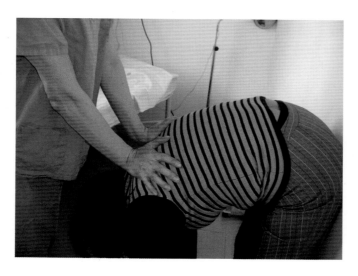

图 5-4-13　针刀术后弯腰拉伸法（2）

第五章 腰椎间盘突出症

腰椎间盘突出症（lumbar interveretebral disc protrusion, LIDP）是针刀临床常见疾病，是腰腿痛最常见的原因之一。统计表明，35%的腰痛患者可能发展为腰椎间盘突出症，在确诊为腰椎间盘突出症的患者中，男性占1.9%～7.6%，女性占2.5%～5.0%。1934年Mixter及Harr确定腰椎间盘突出症为产生"坐骨神经痛"的主要原因。现已认识到大多数腰痛合并坐骨神经痛是由腰椎间盘突出症引起的。

本病多发于青壮年，患者痛苦大，有马尾神经损害者可有大小便功能障碍，严重者可致截瘫，对患者的生活和工作均可造成很大影响。多数患者可根据详细病史、临床检查和腰椎影像学检查做出明确诊断，CT、MRI和多种方法的造影检查，提高了诊断和鉴别诊断的准确率。在治疗方法的选择上，需要根据患者的具体病情分别选择非手术治疗法或手术疗法。大量的临床研究资料表明，只有10%～15%的椎间盘突出症患者具有手术适应证，而绝大多数患者使用非手术疗法可以获得症状缓解。近年来经皮穿刺蛋白酶溶核术、切吸术、激光烧熔术，以及椎间盘镜手术的应用和推广已使手术治疗多样化。同样，可用于腰椎间盘突出症的非手术疗法也越来越多，尤其是针刀疗法。近年来随着针刀工作者对该病的深入研究和临床技术的改进，针刀治疗该病的安全性和临床疗效都得到了显著提高，逐渐成为该病主要的非手术疗法之一。针刀疗法治疗腰椎间盘突出症的主要机制是通过对腰椎周围软组织的松解，进而改善腰部的生物力学失衡状况和无菌性炎症，该作用途径所揭示的相关理论对以椎间盘为主要治疗对象的传统西医学理论构成了有益补充。

第一节 解剖学基础

一、腰椎（lumbar vertebra）（图5-5-1、图5-5-2、图5-5-3）

腰椎共有5块，为了便于学习，解剖学者将每块椎骨的重要标志分别称为椎体、椎孔、椎弓板、椎弓根、关节突、横突、棘突。椎孔（vertebral foramen）是椎体与椎弓共同围成的孔，腰椎的椎孔呈三角形，比胸椎大，但比颈椎小，5块腰椎的椎孔共同组成腰部椎管。

1. 椎体（vertebral body）

腰椎的椎体呈短柱状，是椎骨承重的主要部分。腰椎因承重较大故椎体也较大，呈横肾形，椎体的上、下面较平而粗糙；周围有血管出入的孔，后面的孔多而大。椎体的构造以骨松质为主，表面的密质较薄。

2. 椎弓（vertebral arch）

椎弓位于椎体后方，呈弓状。

椎弓的前部与椎体后外侧相连的部分称为椎弓根（pedicle of vertebral arch），椎弓根粗大，伸向后方，其上、下缘均凹陷，分别称为椎上切迹和椎下切迹。椎上切迹较浅，椎下切迹则宽而深。

相邻椎骨椎弓根的上、下切迹均构成椎间孔（intervertebral foramen）壁的一部分；孔内有脊神经等通过。椎弓后部是椎弓板（lamina of vertebral arch），腰椎的椎弓板比胸椎短宽而厚且不互相重叠，并略向后下倾斜。

椎弓伸出7个突起：

（1）棘突（spinous process） 两侧椎弓板在后方融合并向后伸出1个棘突。腰椎的棘突为长方形的扁板，呈水平位，伸向后方，上下缘略肥厚，而后端则钝圆。

（2）横突（transverse process） 由两侧椎弓根与板结合处伸出1对横突，腰椎的横突薄而长，前后扁平（第5腰椎除外），伸向后外方。成人每个腰椎横突尖到后正中线的距离不等：第1腰椎最短，约为32mm；第2、4、5腰椎为40～42mm；第3腰椎横突最长，约为45mm。

棘突与横突均为肌和韧带附着处。

（3）上关节突（superior articular process）和下关节突（inferior articular process）　在椎弓根与板结合处向上、向下分别突出上关节突和下关节突各 1 对。关节突均有较平的关节面，与相邻椎骨关节突构成关节突关节（zygapophysial joint）。腰椎的关节突比胸椎粗大，呈矢状位。上关节突的关节面朝向后内方，表面凹陷；下关节突的关节面朝向前外方，表面凸隆。

（4）副突（accessory process）和乳突（mamillary process）　椎弓板上位于横突根部与上关节突后缘有两个小的突起，横突根部后下侧的小突起称为副突；上关节突后缘的卵圆形小隆起称为乳突。

3．各部腰椎的形态

第 1、2 及第 3 腰椎的两侧上关节突间的距离，比两侧下关节突间的距离要大；但第 4 腰椎的差别很小；而第 5 腰椎则相反，两侧下关节突间的距离较大。

第 1～3 腰椎的横突逐渐增长，以第 3 腰椎为最长；而第 4、5 腰椎则逐渐变短，并且向上倾斜。第 5 腰椎椎体最大，前厚后薄，下面与骶骨相接，椎弓根扁平而宽厚。由于椎弓板突向椎孔，使椎孔变小。其下关节突与骶骨上关节突相关节，其棘突在腰椎中最小，横突短而粗，呈圆锥形，在椎体与椎弓根的连结处，先伸向外方，后转向外上方，倾斜度较大。

二、腰骶部的连结

腰骶部的连结有 3 种方式：第 1 种为椎间盘连结；第 2 种为韧带连结；第 3 种为关节连结。分别如下：

（一）椎间盘（intervertebral disc）连结（图 5-5-4、图 5-5-5）

椎间盘由纤维软骨构成，连结上下两个椎体之间（第 1 及第 2 颈椎之间除外），成人共有 23 个椎间盘。

椎间盘的周围部，称为纤维环（anulus fibrosus），坚韧而富于弹性，紧密连结两个相邻的椎体；中部稍偏后方，为白色而有弹性的胶样物质，称为髓核（nucleus pulposus）。椎间盘的形状与大小，一般与所连结的椎体上下面相似。颈椎与腰椎椎间盘均呈前厚后薄的楔形，而胸椎间盘则与此相反。另外，椎间盘的厚薄及大小可随年龄而有差异。椎间盘起着弹性垫的作用，可缓和外力对脊柱的震动。另外，也可增加脊柱的运动幅度。

成年人的椎间盘可逐渐发生变性——髓核和纤维环胶原纤维的变性，因此，过度的劳损可引起纤维环破裂，使髓核或纤维环或两者同时膨出，形成椎间盘突出症。由于椎间盘的后部较薄弱，而且所受的压力也较大，故椎间盘多向后侧和后外侧突出，其常常压迫脊髓和脊神经根，而出现临床症状。

在腰椎，椎间盘的后外侧方为关节突关节，两者处于同一水平面（图 5-5-6），而黄韧带则附着在关节突关节的内侧壁上，椎间盘与黄韧带在此处形成一个间隙，称为盘黄间隙，脊神经根下行的部分即在此间隙中穿行，如果椎间盘向后外侧方突出和（或）黄韧带肥厚，则会使盘黄间隙减小，从而压迫脊神经根。

（二）韧带连结

1．前纵韧带（anterior longitudinal ligament）

该韧带很坚韧，为人体中最长的韧带。上方起自枕骨的咽结节，向下经寰椎前结节及各椎体的前面，止于第 1 或第 2 骶椎的前面。韧带的宽窄与厚薄各部不同：于胸椎部及各椎体前面的部分均较窄而略厚；于颈腰部和椎间盘前面的部分则相反，即较宽而略薄。前纵韧带由三层并列的纵行纤维构成，浅层纤维可跨越 3～4 个椎体，中层者跨越 2～3 个椎体，而深层纤维仅连结相邻的两个椎体（图 5-5-5）。它与椎间盘及椎体的边缘紧密相连，但与椎体上下缘之间的部分则连结较为疏松。前纵韧带有限制脊柱过度后伸的作用。

2．后纵韧带（posterior longitudinal ligament）（图 5-5-5）

该韧带细长而坚韧，位于椎管的前壁起自第 2 颈椎体，向上方移行于覆膜；向下沿各椎体的后面至骶管，与骶尾后深韧带相移行。韧带的宽窄与厚薄各部也不同，在颈椎、上部胸椎及椎间盘的部分较宽；而下部胸椎、腰椎和各椎体的部分则与前者相反，即较窄。其浅层纤维可跨越 3～4 个椎体；而深层者只连

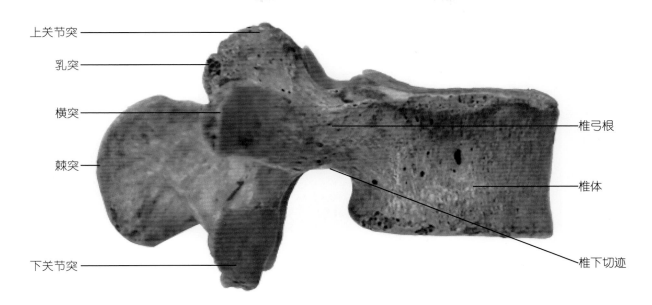

上关节突

乳突

横突

棘突

下关节突

椎弓根

椎体

椎下切迹

图 5-5-1　腰椎椎体（侧面观）

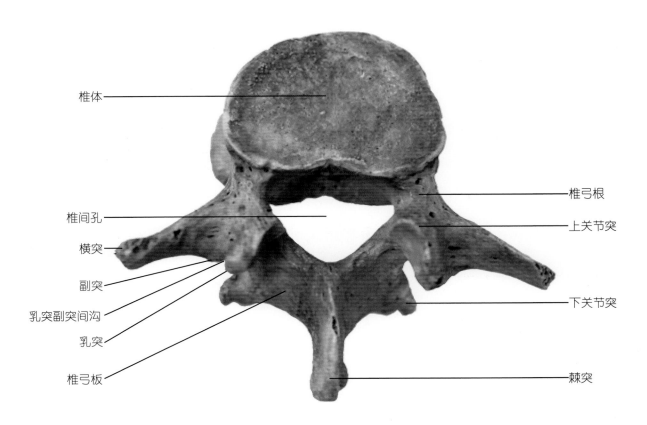

椎体

椎间孔

横突

副突

乳突副突间沟

乳突

椎弓板

椎弓根

上关节突

下关节突

棘突

图 5-5-2　腰椎椎体（前、上面观）

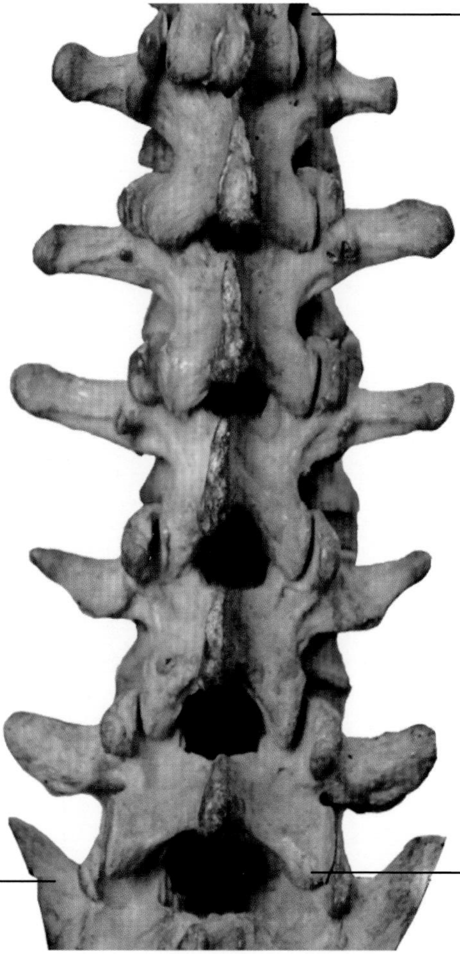

图 5-5-3 腰椎 (后面观)

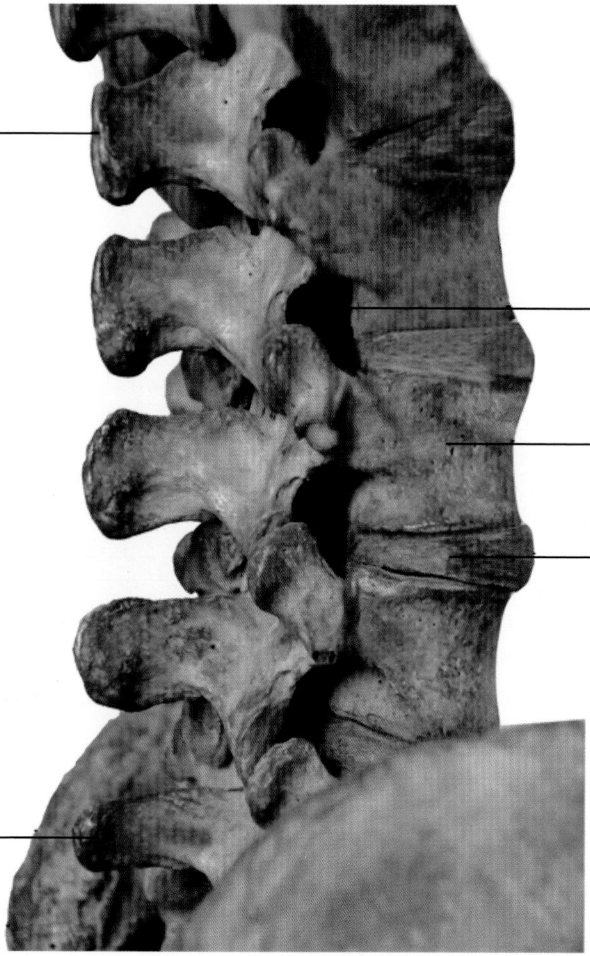

骶椎

腰椎

图 5-5-4 腰椎 (侧面观)

腰椎

椎间盘

椎体

椎间孔

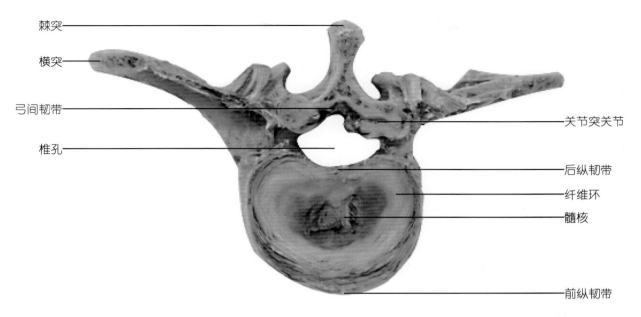

棘突
横突
弓间韧带
椎孔
关节突关节
后纵韧带
纤维环
髓核
前纵韧带

图 5-5-5 椎间盘断面上面观（示椎间盘、关节突关节、前纵韧带、后纵韧带）

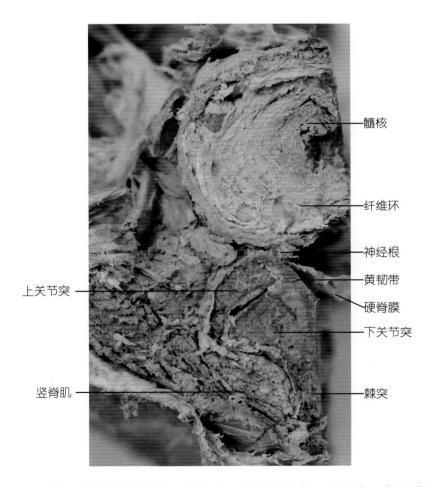

髓核
纤维环
神经根
黄韧带
上关节突
硬脊膜
下关节突
竖脊肌
棘突

图 5-5-6 椎间盘断面上面观（示椎间盘、关节突关节、硬脊膜、黄韧带）

结相邻的两个椎体之间。其与椎体的上下缘之间紧密相连，而与椎体后面的连结则较松，其间有椎体的静脉通过。

3. 黄韧带（ligamentum flavum）或称弓间韧带（interarcuate ligament）（图 5-5-5 ～图 5-5-8）：

黄韧带是一层较厚的带状膜，由弹力纤维构成，位于相邻的两个椎弓之间，其表面与一层深筋膜愈合，在椎管外上下椎弓板之间可见（图 5-5-9）。黄韧带上方起自上位椎弓板下缘的前面，向下止于下位椎弓板的上缘及后面。韧带的前面凹陷，正中部有一裂隙，为静脉所穿通。其厚薄与宽窄各部不同：在颈段，黄韧带较薄而宽，在胸段较窄而略厚，而腰椎的黄韧带则最厚（2 ～ 4mm）。黄韧带的作用是限制脊柱过度前屈，同时也有维持身体直立姿势的作用。

如前所述，黄韧带位于椎间盘的后外侧方（图 5-5-6），与椎间盘之间存在盘黄间隙，如果黄韧带发生肥厚，则会使该间隙狭窄，从而挤压从此处通过的脊神经根，这种情况常发生在 L_4 ～ L_5 之间。

4. 横突间韧带（intertransverse ligament）（图 5-5-10）

横突间韧带覆盖在横突间肌表面，连结相邻的两个横突。腰椎横突间韧带发育较好，呈膜状，其内侧缘是椎间孔外骨纤维孔的组成部分之一，在针刀治疗腰椎间盘突出症中具有重要意义。

5. 棘上韧带（supraspinous ligament）（图 5-5-11、图 5-5-12、图 5-5-13）

腰部为人体承重的主要部位，韧带及筋膜极为坚韧，且较厚。我们所观测标本的腰部棘上韧带厚度约为 0.4cm，棘上韧带加棘间韧带厚度约为 1.1cm。

棘上韧带细长而坚韧，起自第 7 颈椎棘突，向下沿各椎骨的棘突尖部下行，止于骶中嵴；向上移行于项韧带；在其两侧部与背部的腱膜相延续；前方与棘间韧带愈合。其各部的宽窄与厚薄均不相同，于腰椎部则宽而肥厚；胸椎部者呈细索状。韧带的浅层纤维可跨越 3 ～ 4 个椎骨的棘突；中层者可跨越 2 ～ 3 个椎骨棘突；而深层纤维只连结相邻的两个棘突。当脊柱前屈时，胸椎部者则趋于紧张状态；反之则松弛。

6. 棘间韧带（interspinous ligament）（图 5-5-11、图 5-5-12、图 5-5-13）

该韧带较薄，连结相邻的两个棘突之间，从棘突根部至其尖部，呈矢状位，其前方则与椎弓间韧带愈合；后方移行于棘上韧带。在腰部者则宽而厚，呈四方形；胸椎部者则窄而较长。

7. 髂腰韧带（iliolunbar ligament）

该韧带为一宽大而坚强的纤维束，是覆盖盆面腰方肌筋膜的加厚部分，它连结于 L_4 ～ L_5 横突及髂嵴与骶骨上部前面之间，其纤维相当于胸腰筋膜的深层，由 L_4 ～ L_5 横突呈放射状散开，前部纤维附着于髂嵴内唇的后半部，偶尔形成一硬的镰刀形纤维束。髂腰韧带可限制 L_5 旋转并可防止它在骶骨上向前滑动。

8. 腰骶韧带（lunbosacral ligament）

该韧带起自 L_5 椎体与横突，上部与髂腰韧带相连，其纤维呈扇形向下附着于髂骨和骶骨的盆面。

（三）关节连结

腰骶部的关节连结包括腰椎骨之间的关节突关节和腰骶椎之间的腰骶连结。

1. 关节突关节（zygapophysiol joint）（图 5-5-7）

该韧带又称椎间关节，由上位椎骨的下关节突与下位椎骨的上关节突构成，属于滑膜关节，其关节面覆盖一层透明软骨。关节囊附着于关节软骨的周缘，颈椎关节突关节的关节囊较松弛，在胸椎部则较为紧张，而腰椎关节突关节的关节囊则较厚。关节突关节为平面关节，可做轻微的运动。自 C_2 ～ S_1，每两个相邻椎骨间左、右各有 1 个关节突关节，脊柱各部关节突关节面的朝向有很大差别，我们的测量表明：腰椎关节突关节位于相应上位椎体棘突水平，呈垂直纵向方向（矢状位），其垂直宽度约 15mm，其关节间隙距后正中线约 22mm，其关节外缘距后正中线约 26mm，其关节内缘距后正中线约 17mm，这一数据可作为临床针刀松解关节突关节囊的参考依据。腰椎关节突关节的结构决定了它只能做前屈、后伸和侧屈运动，但几乎不能旋转。

关节突关节的神经支配由腰神经后支的后内侧支发出，经乳突副韧带之下穿出，其中一分支至同节段水平的关节突关节，另一降支至下一节段的关节突关节。每一腰神经后支的后内侧支支配两个关节突关节，目前未发现有左右侧交通支，因此每个关节突关节接收 2～3 个分支神经支配。

2. 腰骶连结 (lumbosacral joint)

腰骶连结由 L_5 椎体与骶骨底及 L_5 两侧下关节突与 S_1 上关节突的关节面构成，其结构与其他关节突关节相同，也具有关节腔和关节囊，关节面上覆盖有透明软骨，只是关节面方向较腰椎椎骨间的关节面更为倾斜（近似额状位），这样的倾斜可以防止 L_5 在骶骨上向前滑动，同时在运动上具有更多的灵活性。

腰骶连结位于腰骶角的顶点，身体的重量很容易使 L_5 向前滑脱，正常时因为关节突关节的结构、椎间盘的存在及韧带（尤其是髂腰韧带）的维持而使这种现象得以避免。如果因外伤、劳损等因素损伤上述组织结构，则可以引发腰骶关节的不稳定从而容易发生滑脱等病变。

三、腰部的皮肤与筋膜

1. 腰部的皮肤较厚，受第 12 胸神经和腰骶尾神经后支分支的支配。

2. 腰部的筋膜分为浅筋膜与深筋膜：

（1）浅筋膜　由结缔组织和脂肪构成，其结缔组织的纤维束与深筋膜相连，脂肪位于由结缔组织纤维分隔形成的小房内。浅筋膜层内走行有皮神经和小血管。

（2）深筋膜　又称固有筋膜，分为浅、深两层。浅层为一层薄弱的纤维膜，其上方续于胸廓背面的深筋膜浅层、外侧与背阔肌和下后锯肌腱膜相延续，下方附着于髂嵴并和臀筋膜延续，内侧方附着于各腰椎棘突和棘上韧带；深层很发达，为腱膜性质，又称胸腰筋膜。胸腰筋膜在腰部分为前、中、后三层。后层（图 5-5-14）在髂肋肌深面，下起于髂嵴和骶外侧嵴，向上延续于胸最长肌，并在竖脊肌外侧缘与中层愈合，内侧附着于腰椎棘突和棘上韧带；中层位于竖脊肌与腰方肌之间，内侧附着于腰椎横突尖和横突间韧带，外侧在腰方肌外侧缘与前层愈合；前层覆盖于腰方肌前面，又称腰方肌筋膜，其内侧附着于腰椎横突尖，向下腹坠于髂腰韧带和髂嵴。

四、腰部的肌肉

腰部后正中线两侧的肌肉主要是竖脊肌，按层次而言，由浅入深分别是髂肋肌、胸最长肌和多裂肌。在竖脊肌的深面还有在横突、棘突之间分布的小肌群，如横突棘肌、回旋肌、横突间肌和棘间肌等。

（一）竖脊肌 (erector apinae)（图 5-5-14）

竖脊肌是一组肌肉的统称，又称竖躯干肌或骶棘肌，包括髂肋肌、最长肌和棘肌。它们以一总的肌腱及肌束起自骶骨背面、腰椎棘突、髂嵴后部及胸腰筋膜，肌束向上，在腰部开始分为三个纵行的肌柱，位于外侧者为髂肋肌，位于中间者为最长肌，位于内侧者为棘肌。竖脊肌为背肌中最粗大的肌群，填充于棘突与肋角之间的深沟内。髂肋肌、最长肌自下而上又分为三部。

（1）髂肋肌 (iliocostalis)　位于最外侧，自下而上分为三部，即腰髂肋肌 (iliocostalis lumborum)、胸髂肋肌 (iliocostalis thoracis) 和颈髂肋肌 (iliocostalis cervicis)。这三部分肌互相重叠，外形上是一块肌肉。腰髂肋肌起自骶棘肌的总腱，肌纤维向上，借许多腱束止于下 6 个肋骨肋角的下缘。此肌通过肋骨作用于脊柱，一侧收缩时，使躯干向同侧屈；两侧收缩时，则竖直躯干。髂肋肌受脊神经（C_8～L_2）后支支配。

（2）最长肌 (longissimus)　在髂肋肌的内侧，自下而上也分为三部，即胸最长肌 (longissimus thoracis)、颈最长肌 (longissimus cervicis) 和头最长肌 (longissimus capitis)。除起于总腱外，还起自全部胸椎和第 5～7 颈椎横突，止于全部胸椎横突和其附近的肋骨、上部颈椎横突和颞骨乳突。此肌一侧收缩时，使脊柱向同侧屈曲；两侧收缩，能竖直躯干。胸和颈最长肌受脊神（C_4～L_5）后支支配，

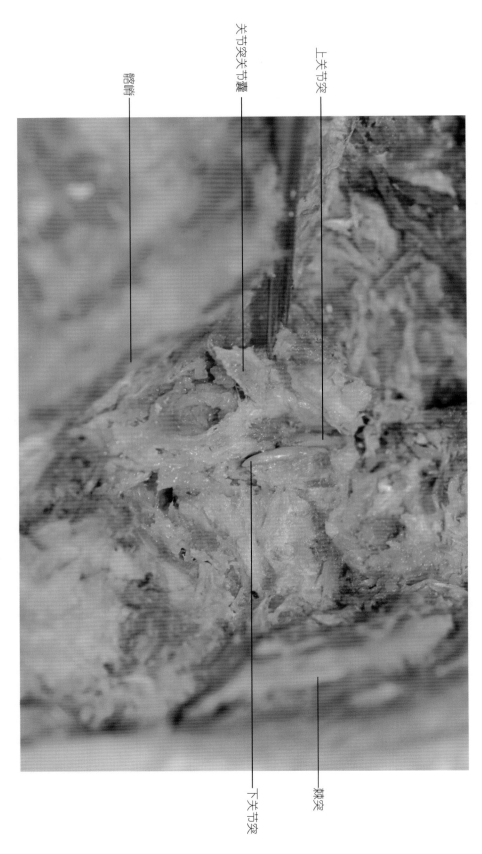

图 5-5-7 腰椎关节突关节

髂嵴

关节突关节囊

上关节突

下关节突

棘突

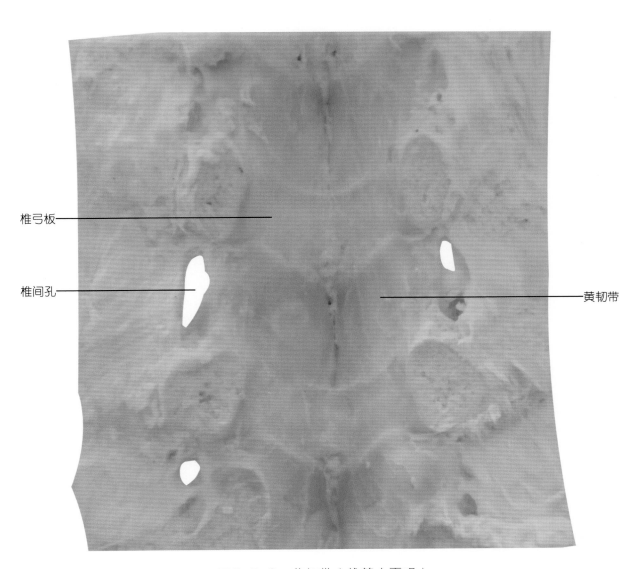

椎弓板

椎间孔

黄韧带

图 5-5-8 黄韧带（椎管内面观）

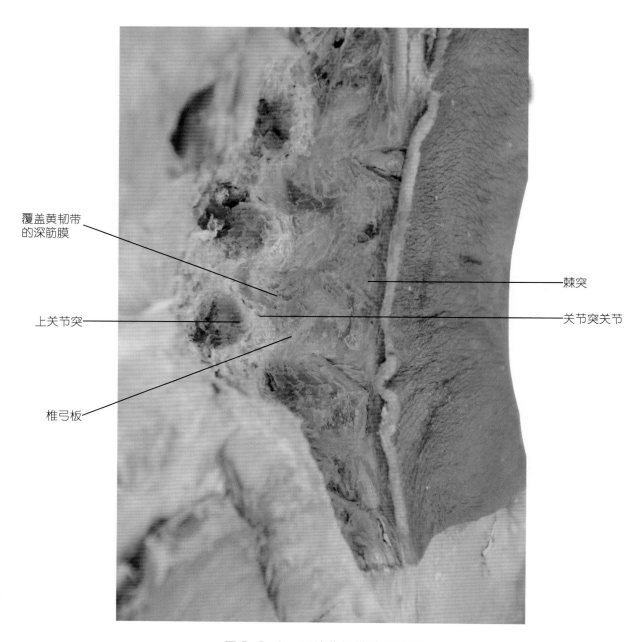

覆盖黄韧带
的深筋膜

上关节突

椎弓板

棘突

关节突关节

图 5-5-9　覆盖黄韧带的深筋膜

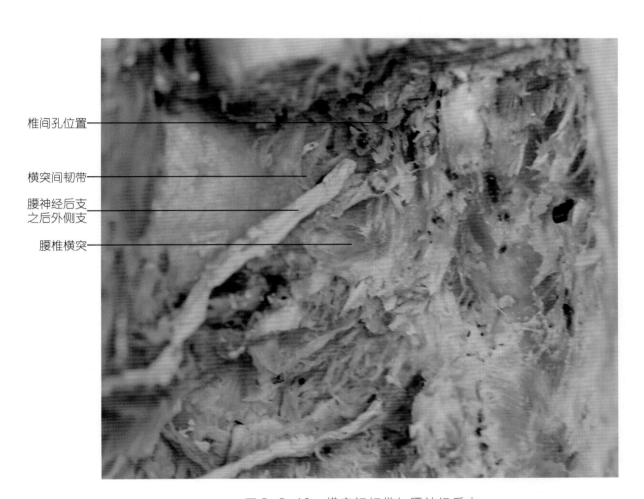

椎间孔位置

横突间韧带

腰神经后支
之后外侧支

腰椎横突

图 5-5-10　横突间韧带与腰神经后支

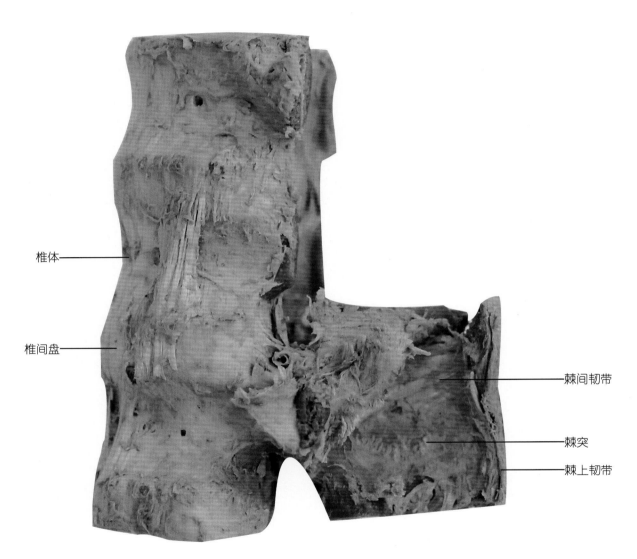

椎体

椎间盘

棘间韧带

棘突

棘上韧带

图 5-5-11　腰椎棘上韧带与棘间韧带（1）

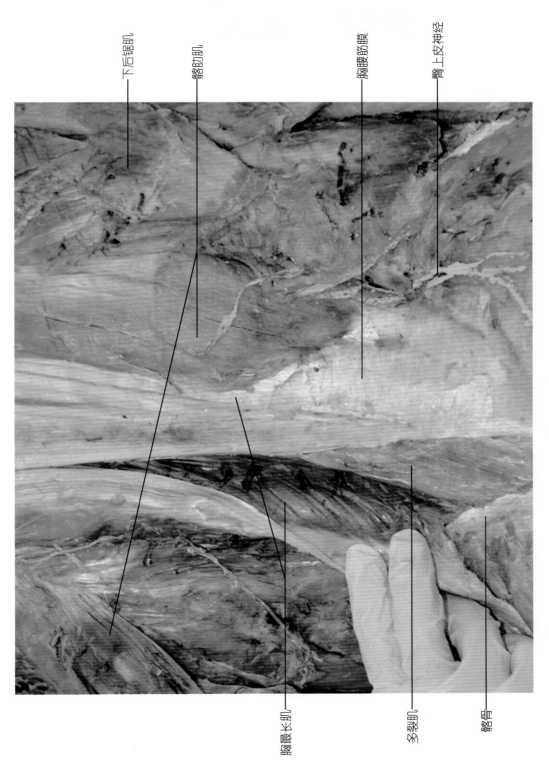

图 5-5-14 胸腰筋膜（后层），竖脊肌

头最长肌受脊神经（$C_1 \sim L_4$）支配。

（3）棘肌　只分布在颈胸段。

（二）**多裂肌**（multifidi）（图 5-5-14）

多裂肌分布于骶骨到第 2 颈椎之间，在腰部和颈部比较发达。在腰部，多裂肌位于胸最长肌的深面，起于骶骨背面、骶髂后韧带、髂嵴后部，止于腰椎棘突。

多裂肌受脊神经（$C_3 \sim S_5$）后支支配。

（三）**横突棘肌**（transversospinales）

横突棘肌由多数斜行的肌束构成，排列于骶骨到枕骨的整个项背部，被竖脊肌所遮盖。其肌纤维起自下位椎骨横突，斜向内上方止于上位椎骨的棘突。横突棘肌两侧同时收缩，使脊柱伸直；单侧收缩时，使脊柱转向对侧。

（四）**回旋肌**（rotators）

回旋肌位于多裂肌的深面，分颈回旋肌（rotatores cervicis）、胸回旋肌（rotatores thoracis）及腰回旋肌（rotatores lumborum）。肌束似多裂肌,但更短,只连接上、下两个椎体。回旋肌受脊神经（$T_1 \sim T_{11}$）后支支配。

（五）**横突间肌**（intertransversarii）

横突间肌被覆横突间韧带，起止于相邻横突，在上下两个腰椎的横突根部，腰神经后支走行于横突间肌和横突间韧带的内侧缘，有可能成为腰神经后支痛的病因。此肌在腰部比较发达，其作用是使脊柱侧屈。横突间肌受脊神经后支支配。

（六）**棘间肌**（interspinal muscle）（图 5-5-12）

棘间肌起止于上下相邻的棘突，其作用为协助伸直脊柱，受脊神经后支支配。

五、腰部脊神经

（一）**腰部的神经根**（nerve root）（图 5-5-15、图 5-5-16）

每个脊神经有两个根，后根发育不良或缺如，脊神经的前根均较后根为大。前根（或运动根）由白灰质的前角细胞发出，后根（或感觉根）依次在脊髓的后外侧进入脊髓。每个后根有 1 个脊神经节，骶尾神经的神经节位于椎管内，其余的神经节均位于椎间管内。脊神经的前、后根汇合后形成混合性的脊神经总干，内含的神经纤维包括躯体传出纤维（支配骨骼肌活动）、躯体传入纤维（传导来自皮肤的痛、温、触、压觉和肌肉、关节与韧带的本体感觉）、内脏传出纤维（支配平滑肌、心肌和腺体的活动）、内脏传入纤维（分布于心血管和内脏感受器）。

脊神经的前根及后根，都向椎间孔行进。当穿经软脊膜和蛛网膜时，两层脊膜分别呈鞘状包于各根的周围，蛛网膜下腔也随之显现于两鞘之间。自此前后两根合成一干，硬脊膜鞘也随之合为一鞘，成为脊神经的被膜，即神经外膜。

神经根穿经椎间孔时，其神经外膜附着于孔周围的骨膜上。在椎管上部由于神经根的神经外膜附着于椎间孔，从而使脊髓获得支持和固定的作用。

脊神经根的粗细，各部不一。腰下部及骶上部的神经根最粗大，根丝数亦最多，相应地其分布于下肢的神经也粗大，其根丝附着于脊髓的腰膨大。

脊神经根由前、后根合成后，紧贴脊髓下行一段距离后穿出椎间孔。自胸部开始，其自脊髓发出至穿出椎间孔的下行距离逐渐增大，至少超过两个椎骨的高度（图 5-5-16）。

（二）**侧隐窝**（lateral recess）（图 5-5-17）

腰椎侧隐窝又称侧椎管，它是位于椎管侧方、由椎弓根内壁的槽形凹陷与椎间盘、黄韧带等共同围成的神经根通道。侧隐窝的前界为椎体及椎间盘后缘，后面为黄韧带及其后的上关节突前面与椎弓板和椎弓根连结处，外侧面为椎弓根内壁的槽形凹陷，内侧面为硬脊膜，其入口处相当于上关节突前缘平面，其向

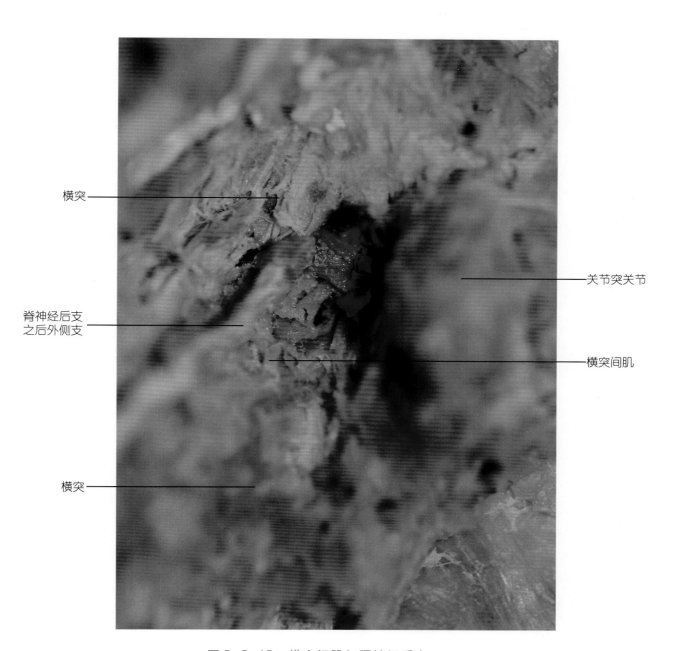

横突

脊神经后支
之后外侧支

横突

关节突关节

横突间肌

图 5-5-15 横突间肌与腰神经后支

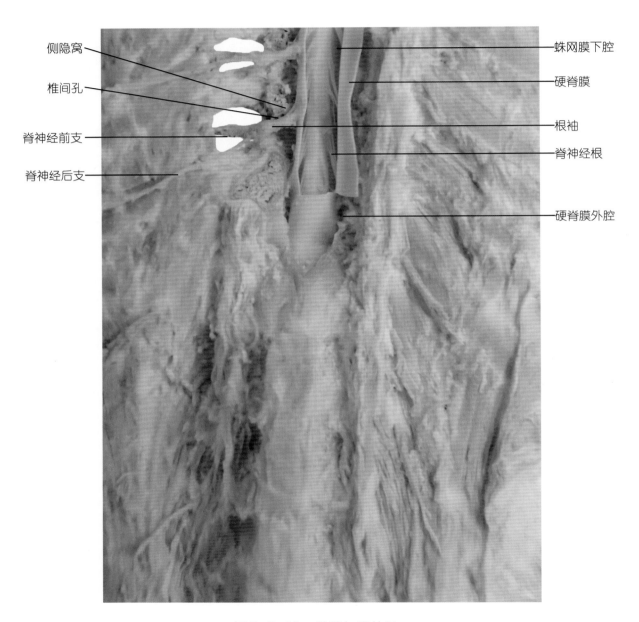

侧隐窝

椎间孔

脊神经前支

脊神经后支

蛛网膜下腔

硬脊膜

根袖

脊神经根

硬脊膜外腔

图 5-5-16　脊髓与脊神经

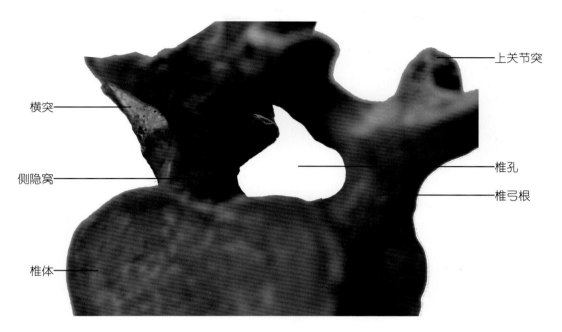

横突

侧隐窝

椎体

上关节突

椎孔

椎弓根

图 5-5-17　侧隐窝

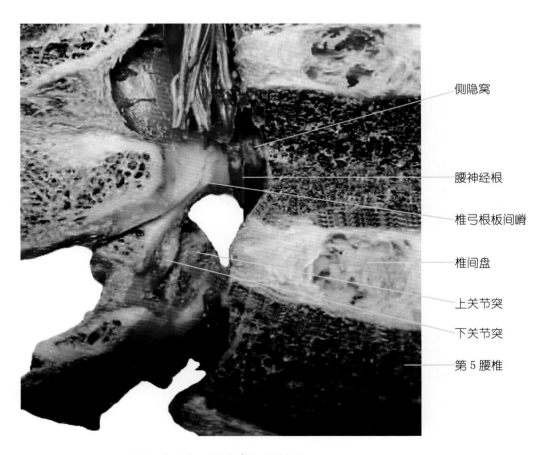

侧隐窝

腰神经根

椎弓根板间嵴

椎间盘

上关节突

下关节突

第 5 腰椎

图 5-5-18　侧隐窝与腰神经

下外续于椎间孔，其内有脊神经根经过，是腰神经根管的狭窄部分。临床上常因出现椎间盘突出、关节突增生、黄韧带肥厚等腰椎疾患导致侧隐窝狭窄，压迫脊神经引起腰腿痛。

侧隐窝的范围包括从硬脊膜外缘至椎间孔内口之间由椎弓根后内侧缘、椎体和椎间盘后缘及下关节突前缘（黄韧带）围成的不规则间隙，内有脊神经根及其营养血管和疏松结缔组织填充，据其形态结构特点，可分为上、下两部分：①侧隐窝上部：椎弓根后内侧缘、椎体后缘和硬脊膜之间的部分；②侧隐窝下部：由下位椎间盘后外侧缘、上下关节突前缘（黄韧带）和硬脊膜围成。王开明等（2009 年）对 35 套腰椎骨性标本观察发现，L_1、L_2 椎孔呈圆形，椎弓根没有凹陷形成明显的侧隐窝，故在 L_1～L_2 处的侧隐窝由下位椎间盘后外侧缘、上下关节突前缘（黄韧带）和硬脊膜围成，而 L_3～L_5 椎孔呈三角形，椎弓根向外下凹陷形成明显的侧隐窝，故此处侧隐窝可分为上、下两部分。在 L_3～L_5 椎弓根与椎弓板交界处形成一向前突的纵嵴，即为椎弓根板间嵴。该嵴自 L_3 开始出现，L_5 最明显，从断层标本观察该嵴恰位于硬膜外缘，从椎弓根板间嵴向前至椎体的矢状面到椎间管内口之间的部分即为侧隐窝上部。侧隐窝上部的内侧界线应该是从椎弓根板间嵴向前经硬膜外侧缘至椎体后缘之间的矢状面，从椎弓根板间嵴到椎体后缘的矢径应为侧隐窝上部入口矢径。从下关节突根部内前缘到椎间盘后缘（正常情况与椎体下缘平行）的平面以下至下一椎上切迹之间部分为侧隐窝下部，呈倒置的三角形。

侧隐窝为神经根的通道，其内含有离开硬膜囊后穿出椎间孔前的一段神经根（脊神经根水平段）和脂肪。腰神经根由前、后根合成后紧贴脊髓下行，至少超过两个椎骨高度后到达侧隐窝部，然后紧贴黄韧带前面下行走向椎间孔。

（三）腰神经的前、后支 (anterior ramus and posterior ramus) 及其走行路径

在腰部，神经根穿出椎间孔后即分为前、后两支，每支均由混合纤维组成，后支又分为后内侧支与后外侧支，其后外侧支穿出胸最长肌肌腹走向浅层，连同 T_{11}、T_{12} 神经后支共同组成臀上皮神经支配腰臀部的皮肤，后内侧支则进入乳突 - 副突骨纤维管走向腰部正中的软组织；而前支则紧贴横突前面穿入深层，多支腰神经的后支共同组成坐骨神经，后者走向下肢，成为下肢的主要支配神经之一。腰神经前后支的粗细差别很大，后支较细，直径约为 1.5mm；而前支则很粗大，其直径为 4～5mm（图 5-5-19）。

腰神经后支的骨纤维孔（图 5-5-21）：

在腰部，每节腰椎的上关节突和横突根部上缘之间的切迹与横突间韧带之间围成一个骨纤维孔。它位于椎间孔后外方，开口向后，与椎间孔的轴线垂直，其上外侧界为横突间韧带的内侧缘，下界为下位腰椎横突的上缘，内侧界为下位椎骨上关节突的外侧缘。骨纤维孔端面呈长圆形，纵径大、横径小，有时为横行的纤维束分隔成 2～3 个小管，分别有神经和血管通行。腰神经后支自椎管内由椎间孔穿出后即向后行继而穿过骨纤维孔（穿出骨纤维孔的位置在下位椎骨的横突根部上缘），在横突间韧带内侧缘分为后内侧支与后外侧支。神经在穿出骨纤维孔的行程中没有间隙，因此神经在该孔内的自由度极小。

1. 后内侧支 (posteromedial ramus)（图 5-5-21）

该支自后支分出后行经横突间韧带内侧缘与下位椎骨上关节突根部外侧缘之间，绕上关节突外侧缘走向后下内侧方，在横突后面进入乳突与副突之间的骨纤维管，出管后斜向下内侧方至椎弓板后面，分布于棘间肌、多裂肌、弓间韧带、棘上韧带、棘间韧带等组织。

后内侧支还发出分支到关节突关节囊，其路径系经乳突副韧带之下穿出，其中一分支至同节段水平的关节突关节囊，另一降支至下一节段的关节突关节囊。每一腰神经后支的后内侧支支配两个关节突关节囊。

乳突与副突之间的骨纤维管（图 5-5-21）：该管呈长扁裂隙形，其轴线自外上斜向内下，由前、后、上、下 4 个壁构成。前壁为乳突副突间沟，后壁为上关节突副突韧带，上壁为乳突，下壁为副突。管的前、上、下壁为骨质，后壁为韧带。该管的内径为 2.1～3.9mm，管内除神经外还有伴行血管及疏松结缔组织，而后内侧支在此处的直径为 0.8～1.3mm，在管内的走行空间十分有限，腰椎的椎间盘、关节突关节、韧带等组织的病变都有可能导致该管内径的改变而使后内侧支受到刺激，从而引起腰部后正中及棘旁的疼痛及压痛。

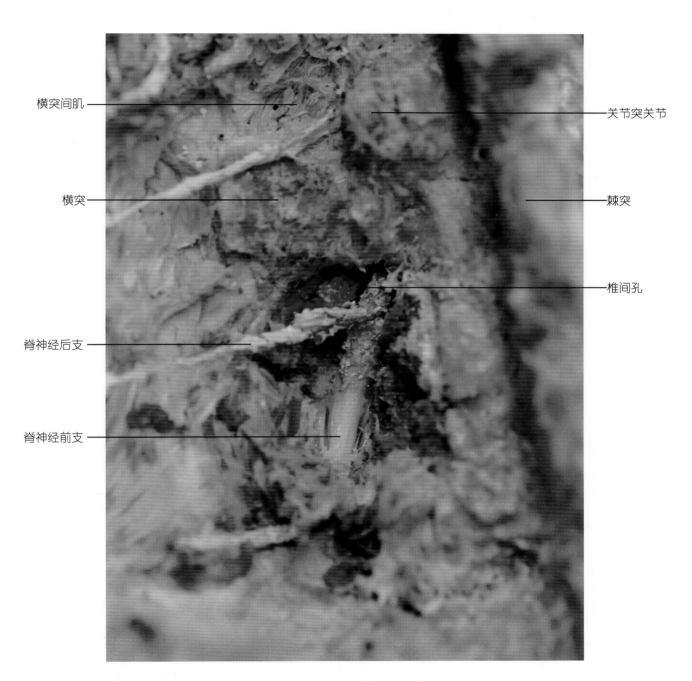

横突间肌

横突

脊神经后支

脊神经前支

关节突关节

棘突

椎间孔

图 5-5-19　脊神经前支与后支

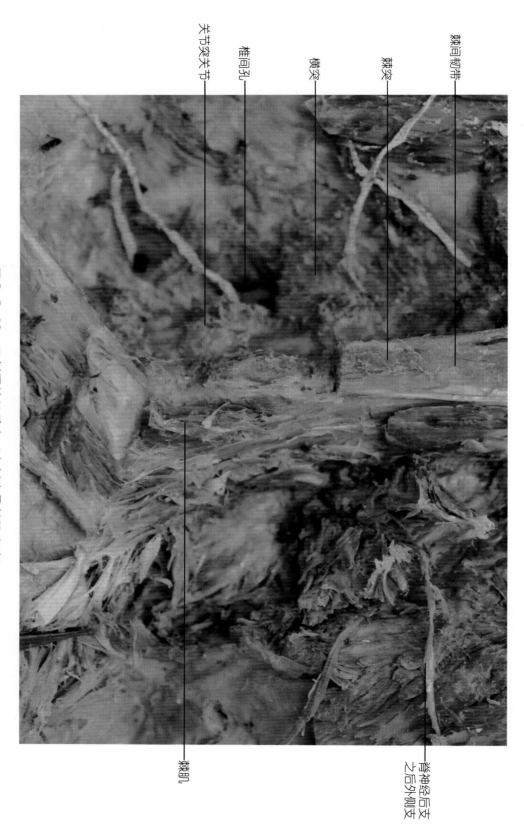

图 5-5-20　双侧腰神经后支（左侧胸最长肌去除）

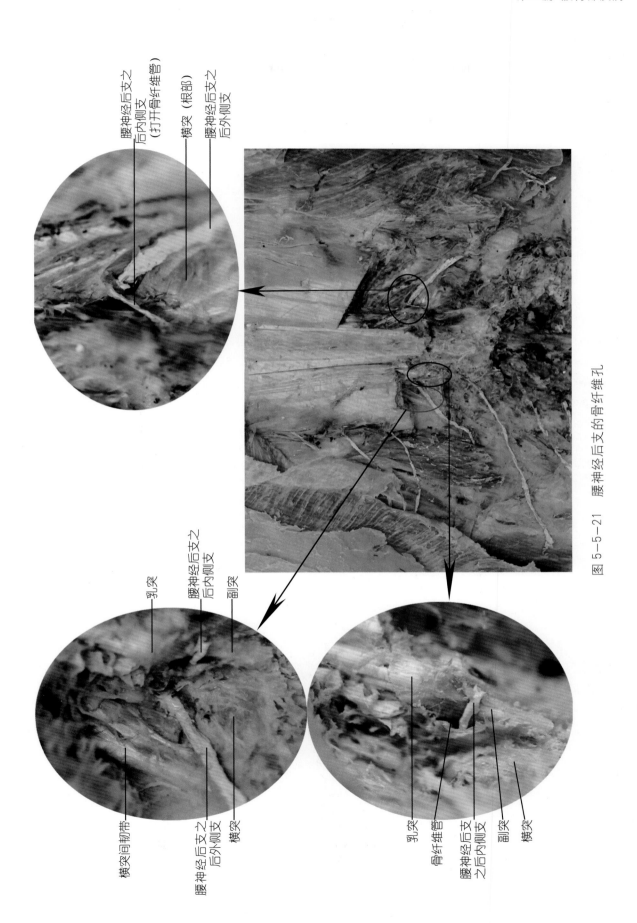

图 5-5-21　腰神经后支的骨纤维孔

由于后内侧支前段走行在下位椎骨的上关节突外侧的部分较为恒定，因此，在该处进行针刀松解对治疗后内侧支卡压具有较强的针对性。

2. 后外侧支 (posterolateral ramus)

后外侧支与后内侧支相比明显较为粗大，在解剖标本时容易分离。图 5-5-19、图 5-5-20 均只显示了腰神经前支与腰神经后支的后外侧支。

每支腰神经后支的后外侧支自椎间孔穿出后向后外下方走行，先越过下位椎骨的横突根部，继而越过隔位椎骨的横突中部。在第 1 腰椎及第 2 腰椎横突水平，T_{11} 与 T_{12} 胸神经后支由内上到外下分别斜行于第 1 腰椎及第 2 腰椎横突的中部；在第 3 腰椎横突水平，可见第 1 腰神经后支的后外侧支穿行于位于该横突中部背面的胸最长肌肌腹（图 5-5-20）；第 2、3 腰神经后支的后外侧支依次越过第 4、第 5 腰椎横突的相应位置。第 4、5 腰神经的后外侧支细而短，出骨纤维孔后斜向下外侧方进入竖脊肌。各后外侧支在不同部位均有吻合（主要在肌内吻合），最后共同汇入臀上皮神经。

（四）窦椎神经 (sinuvertebral nerve)

由脊神经和交感神经两种成分复合形成，分为主支和副支。主支较为恒定，每一椎间孔内有一支，由脊神经的脊膜返支和交感神经构成，其中脊神经的脊膜支仅包含躯体感觉神经。副支一般不恒定，可由 2～6 支组成。其来源于邻近交感干，或者来源于脊神经前后支甚至脊神经节。主支和副支共同支配椎管内的结构。主支常与根动脉伴行，神经分布十分丰富，主要分布于神经根袖和硬脊膜前面、椎体后面的骨膜和椎间盘纤维环浅层、后纵韧带及前硬脊膜外腔隙内的血管和疏松结缔组织。副支分布稀少，多在神经根的后方及上下方走行，分布到硬脊膜的后面和侧面、黄韧带前面、椎弓前骨膜及硬脊膜后外间隙内的血管和疏松结缔组织。椎间盘纤维环的浅层、硬脊膜后面和黄韧带内均有神经末梢，但是远比后纵韧带和硬脊膜的前面稀少，黄韧带尤少。

窦椎神经在后纵韧带处发出升支、降支和横支，与来自上下节段和对侧的分支有广泛的重叠分布。窦椎神经的末梢呈丛状或树枝状，分布于椎管内，与腰腿痛的发生密切相关。由于窦椎神经在相邻节段之间和两侧之间有广泛的吻合，因此伤害性刺激必然会跨节段跨侧传入中枢，疼痛很少呈局限性。

（五）坐骨神经 (sciatic nerve)

坐骨神经痛是腰椎间盘突出症患者最主要的临床症状之一，因此了解坐骨神经的组成、行程、易卡压位置等内容十分重要。

坐骨神经是全身最粗大的神经。其起始处的直径约为 20mm，来源于第 4、5 腰神经及第 1、2、3 骶神经，其纤维包在一个总的结缔组织鞘内，称为坐骨神经。

坐骨神经自梨状肌下孔（由坐骨大孔与梨状肌下缘围成）穿出，被覆于臀大肌深侧，向下行经上孖肌、闭孔内肌、下孖肌及股方肌后面至股部。在股后部行于大收肌与股二头肌长头之间，下降至腘窝，在腘窝的上角处分为胫神经与腓总神经。腓总神经自腘窝上角斜向外下侧，沿腘窝的上外侧缘、股二头肌的内侧缘下行，在腓骨头后下方绕过腓骨颈进入由小腿筋膜、腓骨颈、腓骨长肌腱、腓肠肌外侧头肌腱构成的骨纤维管，然后进入腓骨长肌深面，分为腓深神经和腓浅神经两个终支，支配小腿及足部的肌肉。

在坐骨神经及其分支的行程中，有两个部位的解剖结构较为狭窄，容易形成周围结构对神经的卡压：一个是在坐骨神经干穿出梨状肌的部位，另一个是在腓骨小头后缘穿经骨纤维管的部位。

1. 坐骨神经穿经梨状肌处的结构

梨状肌呈三角形，其长度约 63mm，起自骶骨两侧的盆面（S_2～S_5 骶椎体）骶前孔外侧的部分，起始部宽度约 20mm，其肌纤维向外集中，经坐骨大孔出小骨盆至臀深部，绕过髋关节囊后面，止于大转子尖端，其在大转子附着点的宽度约为 10mm。梨状肌的主要作用是使大腿外旋并外展。

坐骨神经由腰、骶神经纤维汇合后，也由坐骨大孔穿出至臀深面，其穿出位置与梨状肌紧邻。一般坐骨神经从梨状肌下缘与坐骨大孔之间的缝隙之间穿出，梨状肌有时也呈双肌腹型，坐骨神经从其两个肌腹之间穿出（图 5-5-23）。由于这种结构，梨状肌的收缩不可避免地会影响到坐骨神经。当人体做由蹲位站起、

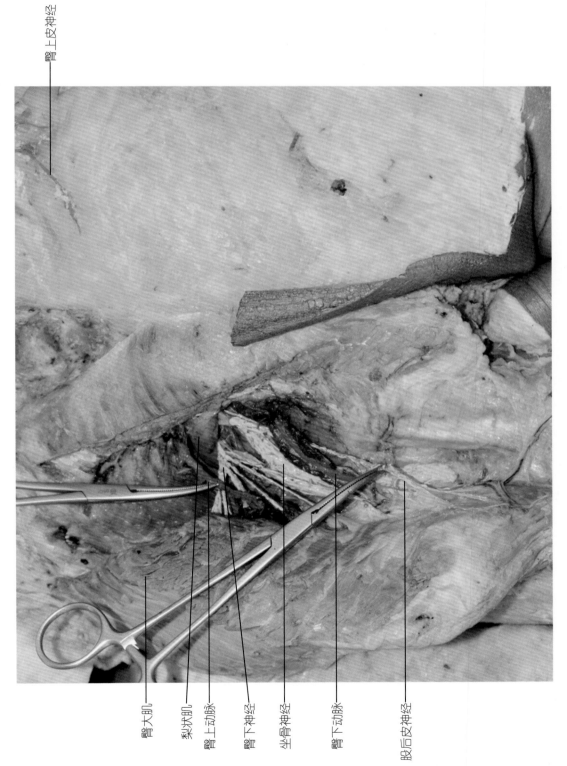

臀上皮神经

臀大肌
梨状肌
臀上动脉
臀下神经
坐骨神经
臀下动脉
股后皮神经

图 5—5—22　梨状肌与坐骨神经 (1)

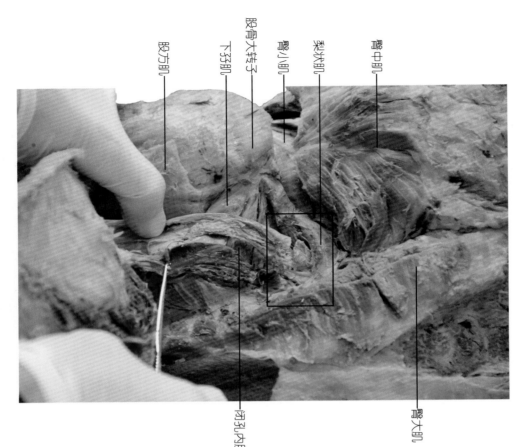

股方肌
下孖肌
股骨大转子
臀小肌
梨状肌
臀中肌

闭孔内肌
臀大肌

图 5-5-23　梨状肌与坐骨神经（2）

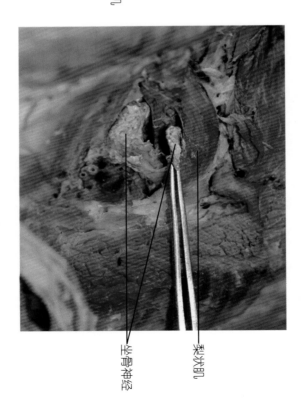

坐骨神经
梨状肌

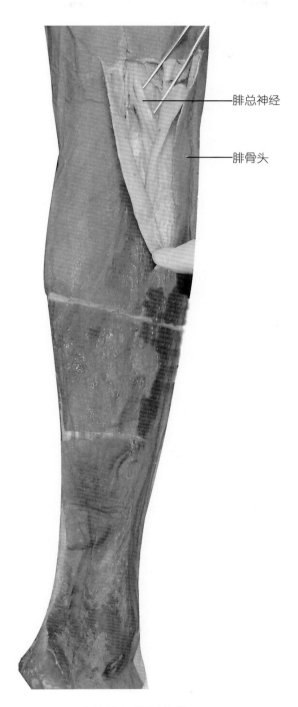

图 5-5-24　腓总神经骨纤维管

突然过度外旋下肢等动作时，梨状肌会突然收缩变紧、变硬，此时，走行在梨状肌与坐骨大孔或两个梨状肌肌腹之间的坐骨神经就可能受到刺激。当过度负重状态下外展外旋下肢时，梨状肌的收缩会超出生理限度，致使其出现保护性痉挛或发生肌损伤，从而刺激坐骨神经出现临床症状。

在腰椎间盘突出症患者，由于其腰部存在生物力学的不平衡，或患者的自我保护反应，往往会导致其行走姿势异常，这种异常的行走姿势可能使梨状肌处于紧张状态。

2. 腓总神经骨纤维管（图 5-5-24）

当腓总神经在腘窝处由坐骨神经分出后，其在腓骨头后下方与腓骨颈相连处进入该骨纤维管。该管为一扁长的裂隙，由 4 个壁构成：前侧壁为腓骨长肌腱后缘，后侧壁为腓肠肌腱前缘，外侧壁为小腿筋膜，内侧壁为腓骨颈。前、后侧壁均为肌腱的边缘，所以较锐而坚硬，内、外侧壁互相紧贴，4 个壁将腓总神经紧紧夹在中间，使神经在此处没有自由活动空间，容易形成卡压。

六、腰椎的影像学解剖

（一）腰椎的 X 线影像解剖（图 5-5-25、图 5-5-26）

腰椎的 X 线摄片一般取正位片和侧位片。在正位片上，可见椎体、横突、棘突、椎间隙及上下关节突等结构；在侧位片上，可见腰椎椎体宽度大小一致或自上而下逐渐增大，但 L5 椎体呈前部高、后部矮的楔形。L5 与骶椎的间隙通常较其他处窄，其余腰椎间隙的宽度皆近乎相等，L3 ～ L4 椎间隙略宽。一般腰椎的横突以 L3 最长，L4 横突上翘，有时横突附近可出现多余的副突。关节间部或峡部为位于上下关节突之间较窄细的骨段。腰椎的椎间孔较大。

腰椎两旁之腰大肌呈自上向外下斜引之三角形软组织影，有时于腰大肌之外侧可见腰方肌阴影。腰大肌或腰方肌外缘的脂肪线可能与腰椎横突相重叠。

（二）腰椎的 CT 影像解剖

CT 检查是腰椎病变常用检查之一，能较好地显示腰椎及附近软组织的影像，其主要影像学特征如下：

1. 骨性结构

（1）椎体　腰椎椎体由外部的骨密质和内部的骨松质组成，以骨松质为主，良好的骨窗图像可清楚地显示椎体边缘致密的骨密质及椎体内的骨小梁结构。椎 - 基底静脉位于椎体中线后部。因负重关系，腰椎在所有脊椎骨中体积最大，椎体横径大于前后径，上下扁平或稍凹，前缘凸。

（2）椎弓　椎弓为椎体后方的半环形骨板，它与椎体共同围成椎孔。整个脊柱的椎孔连续起来成为椎管。椎弓与椎体相连比较狭细之处为椎弓根，它起于椎体两侧上部的后外方，椎弓根构成椎间孔的上、下缘及椎管的侧壁。椎弓根主要由骨密质组成，其上部较下部宽。CT 横断面可清楚地显示每个椎弓的 7 个附属突起，即 1 个棘突、2 个横突及 4 个关节突。

（3）椎板　椎板为扁平的骨结构，两侧与椎弓根相连，后部延伸至棘突的底部。因椎板向后下方有一倾斜角度，因此椎板上部较下部偏前。在 CT 横断面图像上未完全通过椎弓根层面时，椎管呈不完全的环形结构，椎弓根层面可完整显示椎管的环形结构并显示棘突的全貌。腰椎椎板相互不重叠，下部腰椎相邻的椎板之间的间隙较上部腰椎宽。在下部腰椎，椎板可呈弓形，凹面向着椎孔方向。

（4）棘突　棘突由椎弓向后稍下走行，位于后正中线上。腰椎的棘突呈板状，中部较后缘相对肥厚，尖端膨大，含少量骨松质。

（5）横突　横突由椎弓根与椎板联合处向外并稍后延伸，其外形呈烛心状，含骨松质相对较多。

（6）关节突及关节突关节　每个椎骨各有一对上、下关节突，均由椎板和椎弓根联合处的关节柱发出，下关节突的凸面恰好与下关节突的凹面相吻合而形成微动关节。在椎间孔的下部，上关节突与下面椎弓根相连形成侧隐窝的后缘。关节间隙正常宽度为 2 ～ 4mm，黄韧带重叠于小关节囊的前部，在 CT 图像上二者不易区分。

（7）椎间孔　椎间孔是脊神经及其相应血管出入椎管的通道，孔内含有短而薄的一段黄韧带，硬膜

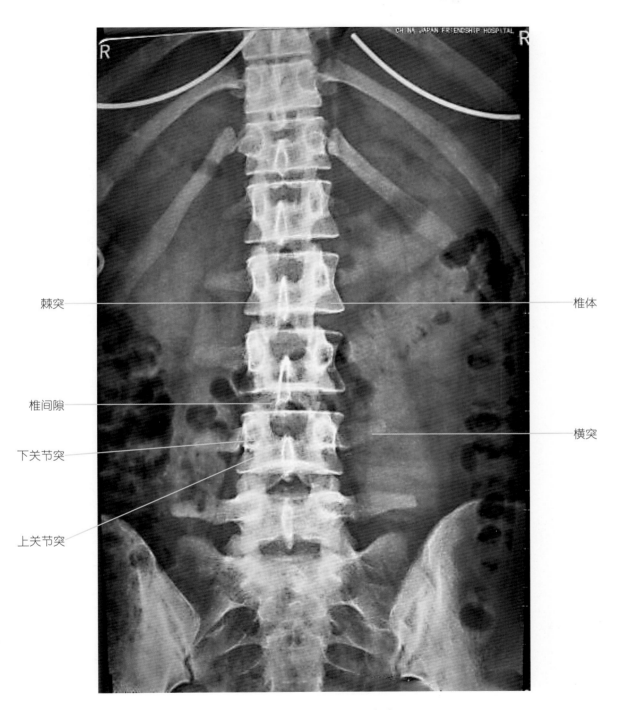

棘突

椎间隙

下关节突

上关节突

椎体

横突

图 5-5-25　腰椎正位 X 线片

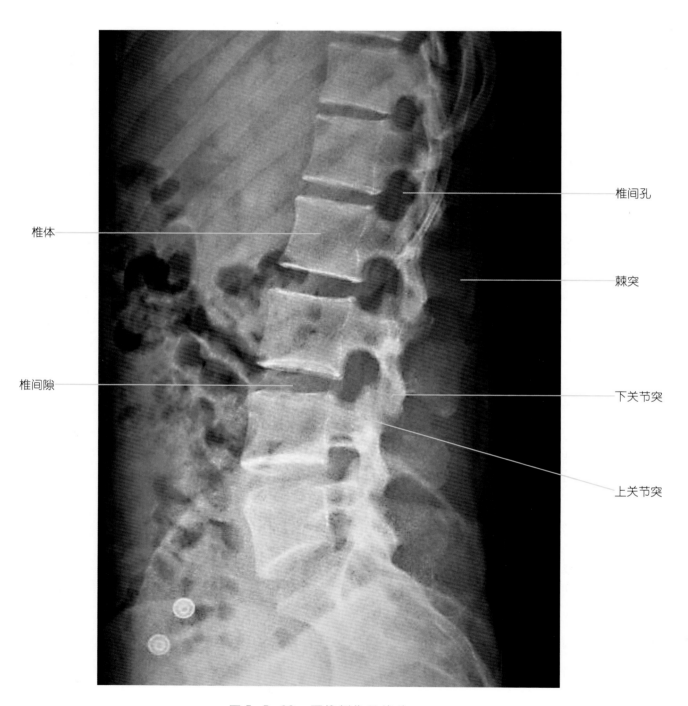

椎间孔

椎体

棘突

椎间隙

下关节突

上关节突

图 5-5-26　腰椎侧位 X 线片

外脂肪、根静脉、脊神经及背侧神经。脊神经位于椎间孔的上区，故椎间孔下部狭窄并不压迫脊神经。

椎间孔的界限：上、下界为椎弓根；前内侧界为椎间盘；外侧界为椎体的外后方；后外侧界为上关节突。

（8）椎孔 腰椎椎孔形态自上而下由卵圆形逐渐变为三角形。上部腰椎（L_1、L_2）椎孔在横断面上多呈卵圆形，其横径大于前后径；中下部（L_3、L_4）腰椎呈三角形，尖向后，基底部在前，其横径大于前后径。10% ～ 20% 的椎孔呈三叶形，各腰椎椎孔相连成椎管。

椎管的界限：前界为椎体、椎间盘纤维环后缘及后纵韧带；后界为椎板、棘突基底部及黄韧带；两侧界为椎弓根；后外侧界为关节突。

CT 可直接测量椎管的前后径，自椎体后缘中点至棘突基底部的中点连线部位即为椎管前后缘的最大距离，正常范围为 15 ～ 25mm。横径为两侧椎弓根内侧缘之间的最大距离，正常范围为 20 ～ 30mm。L_4 ～ L_5 的两径线较 L_1 ～ L_3 长。

（9）椎管侧隐窝 侧隐窝是指椎弓根与椎体后缘之间的夹角，呈漏斗状或矩形，L_4、L_5 的侧隐窝较长。侧隐窝两侧对称，是椎管最狭窄的部分，其前后径（椎体后缘至上关节突前缘的距离）正常值大于 5mm。

（10）骶骨 骶骨是由 5 块骶椎融合而成的三角形骨块，尖向下。其上缘与 L_5 相关联，下缘与尾骨相连，两侧的耳状关节面与髂骨相关节。

（11）骶髂关节 骶髂关节分为关节前部和关节后部。关节前部为滑膜关节，是可动关节，关节面有关节软骨附着；关节后部主要为韧带。骶髂关节的前部连结髂骨的上部和 S_1 ～ S_2，后部不规则。

2. 椎管内结构

高分辨率的 CT 可清楚显示椎管内结构，包括硬膜外间隙、鞘膜、蛛网膜下腔、脊髓圆锥、椎间盘、韧带、脊椎静脉等。

（1）硬膜外间隙 该间隙位于硬脊膜与骨性椎管之间，也称硬膜外腔。其内填充了丰富的硬膜外脂肪、神经、韧带和血管。上缘附着于枕骨大孔边缘，与硬脊膜相连，下端附着于 S_2 水平。腰段硬膜外脂肪较为丰富，位于硬膜囊前外方和前方，中后部脂肪位于两侧椎板和黄韧带之间，不同部位的硬膜外脂肪含量有所不同，系由上而下逐渐增加，在 CT 影像上与周围结构对比良好，平扫即可显示硬膜囊、椎间盘、神经根及其相互关系，硬膜外脂肪在 CT 影像上呈低密度影。

神经根位于硬膜囊前外侧，呈圆形，直径为 2 ～ 3mm，两侧对称，出硬膜囊进入椎间孔。每一条神经根通过同一椎体椎弓根之下的椎间孔。背侧神经根位于椎间孔平面两侧，两侧各一，其横断面呈卵圆形或圆形，长 4 ～ 6mm。椎间盘突出及椎体骨质增生、椎管内占位等病变可导致硬膜外间隙变形、不对称、密度增高、该间隙内神经根移位等变化。

（2）鞘膜 脊髓表面覆盖着三层被膜，由外向内依次为硬膜、蛛网膜和软膜，硬膜和蛛网膜合称鞘膜。正常的硬膜囊为圆形、对称、边缘光滑，囊内有脊髓圆锥、马尾和终丝。硬膜主要是密集的纤维结缔组织，上端附着于枕骨大孔边缘的骨膜，下端止于 S_2 水平，在 S_2 层面以下与终丝融合，止于尾骨。硬膜和蛛网膜之间的腔隙为硬膜下隙，又称蛛网膜下隙，正常情况下该腔隙为一潜在间隙。

（3）蛛网膜下腔 蛛网膜下腔又称蛛网膜下隙，是指蛛网膜与脊髓的软膜之间的腔隙，脊髓即位于其中。

（4）脊髓圆锥 脊髓圆锥的末端大多位于 L_1、L_2 平面。圆锥平面发出的腰骶神经根（马尾）共有 4 根（前根 2 个，后根 2 个），呈蜘蛛足样。在 CT 影像上，正常脊髓圆锥密度均匀，脊髓造影后才能显示清楚。其前后径为 5 ～ 8mm、横径为 7 ～ 11mm。圆锥以下马尾神经根的 CT 表现依层面不同而不同，神经根由粗逐渐变细。马尾神经根位于硬膜囊后部，沿盲囊弯曲后可呈新月形、"V"字形或不规则形。腰椎水平马尾神经根可均匀地分布于蛛网膜下腔，呈多个点状充盈缺损。腰骶部的终丝及马尾较细，分布稀少，脊髓圆锥及神经根的位置不随体位变化。

（5）椎间盘 椎间盘由纤维环、髓核及透明软骨板构成。纤维环为完整的环形结构，它起着髓核包膜的作用，能有效抵抗放射性张力及扭转和弯曲时所产生的压力。纤维环是椎间盘维持负重的组织，与上、下软骨板和脊柱前、后纵韧带紧密相连，紧密附着于软骨板上以保持脊柱的稳定性。软骨板为椎体的上下软骨面，形成了髓核的上下界。髓核位于椎间盘的中部略偏后，并不绝对位于中心位置。髓核是一种富有弹韧性、呈半液体状的胶样物质，随着年龄的增长而逐渐纤维化。髓核占椎间盘切面的 50% ～ 60%，它随外界压力的变化而改变位置和形状。各个阶段的腰椎间盘形状相似，在横断面上呈肾形。年轻人的椎间盘后缘轻度凹陷，这与后纵韧带的走行有关。随着年龄的增长，椎间盘可出现轻度的退行性变，退变后的椎间盘后缘的凹陷消失，可表现为平直或轻度膨出，但如不压迫临近的硬膜外脂肪、硬膜囊及神经根则无临床意义。正常的 $L_5 \sim S_1$ 椎间盘后缘平直，并可稍隆起。在 CT 影像上，椎间盘边缘的密度较中央高，这是纤维环与临近椎体的软骨板相连的部分溶剂效应所致。

（6）韧带　与 CT 有关的韧带主要有黄韧带、后纵韧带和前纵韧带。

黄韧带为衬在椎板间隙前面的弹性韧带，它上起自上一椎板下缘的前面，向外至同一椎骨的下关节突的根部，直至横突根部，向下附着于下一椎板上缘的后面及上关节突前上缘的关节囊。在正中线上两侧黄韧带之间有许多脂肪，在外侧与椎间关节的关节囊相融合，并参与椎间关节囊前部的构成，它的侧缘作为椎间孔的软性后壁。黄韧带的厚度为 3 ～ 5mm，腰段的黄韧带最厚。黄韧带止于 S_1 椎板的背面。黄韧带的 CT 值与肌肉相似。

后纵韧带位于椎管内、椎体的后面，由枢椎延伸到骶椎，其宽度自上而下变化很大，宽窄不齐，但总体来讲较前纵韧带窄。它与每个椎间盘的纤维环紧密相连，使椎间盘后部得到加强，但不能完全遮盖椎体后外部和椎间盘，且两侧部分较中间薄，这种解剖结构可以解释为何椎间盘多向后外侧方突出。

前纵韧带位于椎体的前面及外侧面，由枕骨延伸到 S_1，除非前、后纵韧带骨化，否则 CT 很难区分两者与椎体及椎间盘的分界。

（7）脊椎静脉　脊椎静脉包括椎-基底静脉、椎内静脉、椎横静脉和椎后静脉丛等，它们之间相互连接。椎-基底静脉由椎体内的放射状静脉湖汇集而成，它们与前内静脉在中线相连。这些静脉湖结构在 CT 上为透明影，呈低密度，不要误认为系骨折或溶骨性破坏。椎-基底静脉在 CT 横断面上位于椎体后缘正中，呈一条低密度影或在椎体松质骨上呈"Y"形低密度影。在它的上方或下方可见一小的骨性突起，称为"骨帽"，突向椎管，不要误以为是骨折片、骨赘或后纵韧带骨化。前内静脉位于硬膜囊的前外侧，神经根鞘的内侧，静脉增强扫描时容易显示。静脉一般较神经根小，密度与硬膜囊近似，偶尔在神经孔内可见到椎横静脉，它较神经根更偏外侧，走行更趋水平位。

（三）腰椎的 MRI 影像解剖

MRI 是磁共振成像（magnetic resonance imaging）的简称，其技术原理是利用氢原子核在强磁场作用下和射频脉冲激发下可以引起共振、间断地获得能量和释放能量的物理特性并通过接受线圈获得释放出的能量，产生 MR 信号，再经过计算机处理，转换为椎管内外的各种软组织影像，如脊髓、脑脊液等。其优点是：MRI 在脊髓、脑脊液和硬膜之间可形成良好的对比，因而能更清晰地显示和区分髓内（硬膜内）、髓外（硬膜外）病变；其次，MRI 可在任何平面成像，无需重建即可显示各段脊柱的逼真多维图像；此外，MRI 属于无创检查，也无电离辐射损害，易为患者接受。这些优点是 X 线平片、脊髓造影和 CT 检查无法比拟的。脊髓的 MRI 扫描一般选用自旋回波（spine echo，SE）序列的 T_1 加权（T_1-weighted image，T_1WI）和 T_2 加权（T_2-weighted image，T_2WI）成像，其中做矢状位扫描时使用 T_1WI 和 T_2WI 成像，做轴位扫描时使用 T_2WI 成像。正常腰椎的 MRI 表现如下：

1. 腰椎整体形态（图 5-5-27、图 5-5-28）

正常腰椎生理性前凸呈弧形，椎体内信号较均一，骨髓腔呈中等偏高信号影，骨皮质、前后纵韧带均为低信号影，二者难以区分，椎体后缘中间部位的短条状凹陷为正常的椎-基底静脉。

2. 骨性结构（图 5-5-29、图 3-5-30）

无论是 T_1 还是 T_2 加权图像，椎弓根、椎板、棘突的骨皮质均呈低信号影，骨松质在 T_1WI 上呈略高信号影，在 T_2WI 上关节软骨为低信号影，液体为高信号影。从椎骨的结构而言，其外层为骨皮质，内部为骨松质，

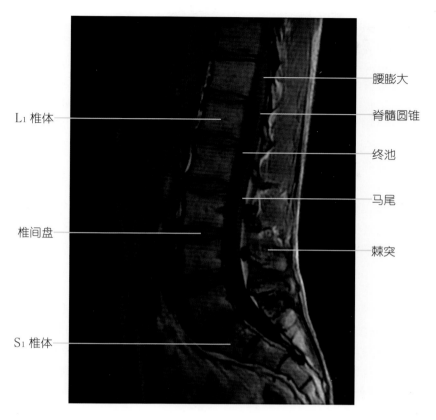

L₁ 椎体

椎间盘

S₁ 椎体

腰膨大

脊髓圆锥

终池

马尾

棘突

图 5-5-27 腰椎正中矢状面 T₁ 加权像

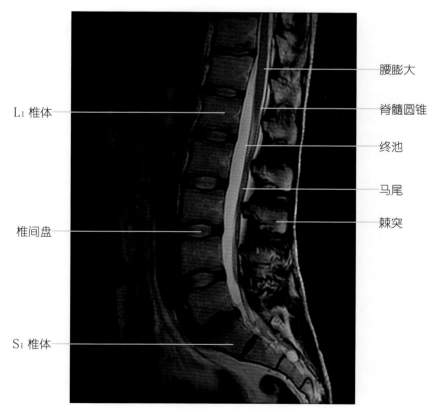

L₁ 椎体

椎间盘

S₁ 椎体

腰膨大

脊髓圆锥

终池

马尾

棘突

图 5-5-28 腰椎正中矢状面 T₂ 加权像

这种结构使其 MRI 影像呈现以下特点：由于骨皮质内基本不含氢质子，因此无论是 T₁ 还是 T₂ 加权图像，骨皮质均呈黑色；骨松质由于含有脂肪和骨髓，所以在 T₁ 加权图像上其信号强度类似于脊髓，在 T₂ 加权图像上随回波时间的延长其信号强度逐渐降低。老年人椎骨由于骨松质内脂肪含量增加，其信号要比年轻人高，并可见到局灶性脂肪置换，多见于胸段和腰段椎体。在矢状断面和冠状断面上，正常椎体形态大多为矩形或中心稍有凹陷形，有时在横断面或矢状面上可见椎体后缘中部有凹陷，这是由正常的椎 - 基底静脉所致。

在经椎体上缘的横断面上可清晰显示关节突关节，在 T₂WI 上，上、下关节突均呈高信号影，关节软骨呈低信号影，关节内的关节液呈高信号影。

3. 椎管内结构

腰椎椎管由前面的椎体、侧面的椎弓和后面的椎板、棘突组成，骨性结构与硬脊膜之间为硬脊膜外间隙，内有高信号显像的脂肪组织，后方的黄韧带为中等信号影，侧方的静脉丛和神经根为低信号影。

硬脊膜为致密的纤维组织，其下方为硬膜下腔与下方的蛛网膜下腔，不能区分。蛛网膜下腔（蛛网膜与脊髓软膜之间的腔隙）内充满脑脊液，上续于脑的蛛网膜下腔，脊髓圆锥部以下之蛛网膜下腔特别扩张并形成终池，绕马尾神经，终止于 S₂ 水平。

蛛网膜下腔内容纳脑脊液、脊髓、圆锥和马尾，脊髓圆锥末端位于 L₁ 或稍下平面，脊髓软膜从圆锥末端向下延伸，附着于 S₂ 骨膜，称为终丝。马尾神经在矢状面和冠状面上均显示不清，但在 T₁ 加权轴面上有时可见到马尾神经呈小圆形中等强度信号影散在分布于脊髓腔内。

在 MRI 图像上，不能分清硬膜和蛛网膜，因此在 MRI 图像上所见的硬膜囊实际就是蛛网膜下腔。硬膜和蛛网膜由于在 T₁ 加权图像上的高信号脂肪组织和在 T₂ 加权图像上的高信号脑脊液掩盖下而不易显示，但在梯度回波 T₂ 加权图像上呈中等信号影。神经根鞘和其内的神经根由于周围有高信号的脂肪衬托，故在 MRI 图像上可以显示。硬膜外腔的椎内静脉在常规 T₁ 和 T₂ 加权图像上均不易显示，偶尔可见椎内静脉丛的前部呈现为椎体后方的流空征象，或为反常的血管影。

在 T₁ 加权图像（T₁WI）上，脊髓圆锥和马尾呈高信号影，脑脊液呈低信号影（图 5-5-29）；而在 T₁WI 则相反，脊髓、圆锥和马尾为低信号影，脑脊液为高信号影（图 5-5-30）。

4. 椎间孔与神经根（图 5-5-31）

椎间孔在经椎间盘横断面和旁矢状面能较好显示，椎间孔由上下方的椎弓根、前内侧的椎间盘和后方的上关节突构成，其内有血管和神经根通过，表现为高信号的脂肪包围的低信号影。

MRI 对神经根的显示效果优于 CT，可见神经根位于椎间孔的上 1/3 部，其余间隙由脂肪组织填充，包绕着神经根。脂肪是高信号影，而神经根是中等或低信号影，二者可形成良好对比并清晰显示。

5. 椎间盘（图 5-5-31）

椎间盘在 T₁WI 上呈中低信号影，髓核和周边的纤维环不易区分。在 T₂WI 上椎间盘中央部分呈高信号影，周围的低信号影为 Sharpey 纤维，矢状位椎间盘中央水平走行的低信号影为正常纤维。在 T₁ 加权图像上，髓核和内层纤维环呈高或中等强度信号影，外层纤维环为低信号影；在 T₂ 加权图像上，髓核信号明显增加，而整个纤维环则呈低信号影，二者可形成良好的对比。因此正常椎间盘的 MRI 图像常能清晰地显示髓核、纤维环和 Sharpey 纤维的移行部，但在椎间盘变性时多见不到这种移行。正常椎间盘的位置不应超过椎体的前后缘和侧缘，其厚度约为相邻椎体的 1/3，变性时则厚度明显减小。绝大多数 30 岁以后的成年人可于腰椎矢状面上见到椎间盘中央有一水平走行的线样低信号影，即核内裂（intranuclear cleft），系纤维组织嵌入所致，为正常现象，以 T₂ 加权图像更为明显。60 岁以上的老年人，由于椎间盘含水量减少，因此在 T₂ 加权图像上其髓核信号强度相应降低，应注意与变性相鉴别。位于椎体前后方的前后纵韧带、黄韧带的信号强度在 T₁ 加权图像上有时稍高于脑脊液，可以辨认；而在 T₂ 加权图像上呈低信号影，与骨皮质不易区分。

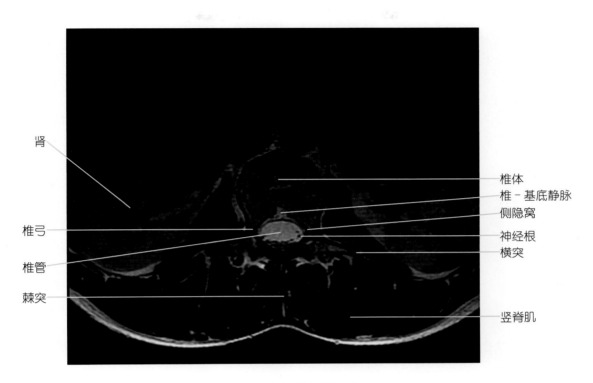

肾
椎弓
椎管
棘突

椎体
椎 - 基底静脉
侧隐窝
神经根
横突
竖脊肌

图 5-5-29　经 L₂ 椎体横断面 （T₂WI）

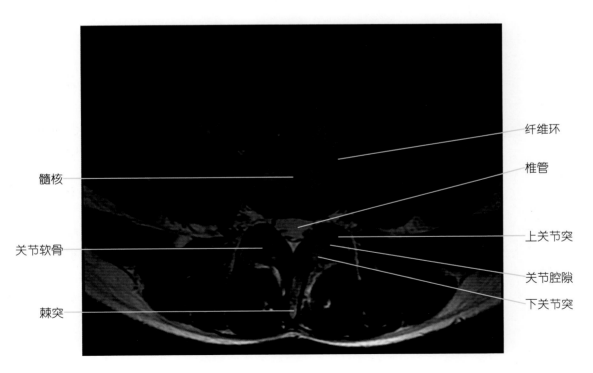

髓核
关节软骨
棘突

纤维环
椎管
上关节突
关节腔隙
下关节突

图 5-5-30　经 L₄ ～ L₅ 间隙 （L₅ 椎体上缘） 横断面 （T₂WI）

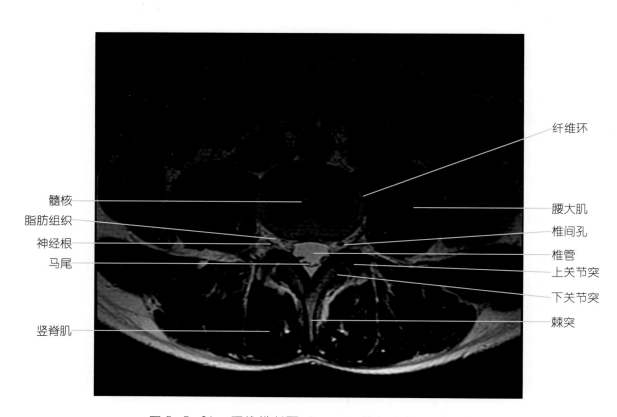

髓核

脂肪组织

神经根

马尾

竖脊肌

纤维环

腰大肌

椎间孔

椎管

上关节突

下关节突

棘突

图 5-5-31　腰椎横断面（L₄ ~ L₅ 椎间盘 T₂WI 像）

第二节　病因病理

自 1934 年 Mixter 和 Barr 提出腰椎间盘突出症以来，人类对该病的研究已经将近八十年，取得了大量的研究资料。在基础研究领域，对椎间盘的研究已经深入到细胞、分子，甚至是基因水平；在影像学和临床方面的研究也丰富了对该病病因病理的认识。概括而言，无论是在基础还是临床方面，西医学都认为椎间盘病变是该病最重要的环节，是该病一系列病理变化的开始，因此，治疗的关键也在于针对椎间盘、椎管等腰椎结构的改变，手术治疗则是最主要的手段。而针刀医学诞生三十多年来，也从本专业的角度对腰椎间盘突出症进行了大量的研究，尤其是在临床研究方面取得了许多进展，从不同角度提出了对椎间盘突出症病因病理的认识并在其指导下取得了确切的临床疗效，这些认识与西医学传统观点形成了互相补充，对于丰富腰椎间盘突出症的理论与治疗手段是十分有益的。

一、现代医学传统观点

一般认为腰椎间盘突出症是在椎间盘退变的基础上发生的，而外伤则常为其发病的重要原因。腰椎间盘是身体负荷最重的部分，一般成人平卧时第 3 腰椎椎间盘压力为 20kg，坐起时达 270kg。正常的椎间盘富有弹性和韧性，具有强大的抗压能力，可承受 450kg 的压力而无损伤。这一结构在壮年后即可出现退变现象，由于髓核含水量减少及纤维环过度经受外力而受损，髓核突出较易发生。一般认为在 20 岁以后，椎间盘即开始退变，髓核含水量逐渐减少，椎间盘的弹性和抗负荷能力也随之减弱。日常生活中腰椎间盘反复承受挤压、屈曲和扭转等负荷，容易在腰椎间盘受应力作用最大处，即纤维环的后缘由里向外产生裂隙，这种变化不断积累而逐步加重，裂隙不断加大，使此处的纤维环逐渐变得薄弱。在此基础上，由于一次较重的外伤，或反复多次轻度外伤，甚至一些日常活动使椎间盘的压力增加时，均可促使退变和累积性损伤的纤维环进一步破裂，已变性的髓核组织由纤维环软弱处或破裂处突出，纤维环损伤本身可引起腰痛，而突出物压迫神经根或马尾神经，则引起放射性痛，故有腰痛和放射性下肢痛及神经功能损害的症状与体征。

1. 椎间盘突出前期

髓核因退变和损伤可变成碎块，或呈瘢痕样结缔组织；变性的纤维环变薄、变软，或产生裂隙。这些变化可引起腰部不适和疼痛。青少年患者可在无退变时，因强大暴力引起纤维环破裂和髓核突出。

2. 椎间盘突出期

外伤或正常的活动使椎间盘内压增加时，髓核从纤维环薄弱处或破裂处突出，突出物刺激和压迫椎管内神经组织引起腰腿痛，严重者引起大小便功能障碍。在老年患者，整个纤维环变得软弱松弛，可向周围慢性膨出，该平面椎管前后径变小。

3. 突出晚期

椎间盘突出后，病程较长者其椎间盘本身和运动功能单位的其他结构均可发生继发性病理改变：

（1）椎间盘突出物纤维化或钙化。

（2）椎间盘整个退变：椎间隙变窄，椎体上下面骨质硬化，边缘骨质增生，形成骨赘。

（3）后纵韧带增厚和骨化。

（4）关节突关节退变：由于椎间隙变窄和失稳，关节突关节负荷增加，引起关节突过度骑跨、肥大、增生，关节囊韧带增生骨化，发生骨性关节炎。

（5）黄韧带肥厚：其正常厚度为 2～4mm，椎间盘突出后增厚、钙化，甚至骨化。椎间隙和椎板间隙变窄后，黄韧带可向椎管内皱褶，或深陷于椎板下方。

（6）继发性腰椎管狭窄：上述病理变化可引起椎管各径变小，发生椎管狭窄。硬膜囊占据的部分为中央椎管，神经根出硬膜囊至椎间孔内口的部分称侧隐窝，上下椎弓根间、关节突关节前方的部分称椎间孔，狭窄时可引起和加重对硬膜囊和（或）神经根的压迫，并影响其血供。

二、针刀医学认识

（一）腰椎周围软组织病变与椎间盘突出的关系

针刀医学认为部分（或绝大部分）腰椎间盘突出症患者产生腰腿痛症状的主要病理机制在于腰椎周围软组织的病变导致腰部动态平衡失调，包括相关的韧带、肌肉及关节突关节囊的病变，这种病变表现在软组织的张力增高及存在于局部的慢性无菌性炎症。软组织张力的增高可能由椎间盘的病变（包括形态改变和位置改变）所导致，也可能存在相反的病理过程，即先存在软组织张力的改变，然后造成椎间盘的病变。

从解剖学来看，腰椎周围的软组织（包括前纵韧带、后纵韧带、黄韧带、棘上韧带、棘间韧带、横突间韧带、横突间肌、竖脊肌等）是维持腰椎正常解剖位置的动力装置。人体在日常生活中不当的姿势变化（过快、过度等）、负重过度等原因很容易造成相应的软组织损伤，急性损伤可引起撕裂或断裂，亦不可避免地出现水肿及渗出等病理变化。在急性损伤修复的过程中，软组织（尤其是其与骨组织相连接的部位）可能出现机化与瘢痕化，进而出现组织挛缩，这种病理变化可导致软组织的绝对长度出现改变（缩短）。由于在绝大多数情况下软组织的损伤是随机的、不对称的，因此软组织的缩短就会造成腰椎的生物力学不平衡，而其最重要的病理意义则在于使椎间盘所承受的压力增加，当这种增加超出生理限度时，轻者出现椎间盘的反应性变形（向周边膨胀），重者则可能逐渐使椎间盘发生组织学变化，从而出现纤维环的变性、破裂等结构改变。另外，近年来，静力性损伤与颈腰椎疾病的关系日益受到重视，如果腰部软组织处于持续紧张状态（久坐久立，缺乏运动等），就容易发生静力性劳损。这种劳损的发生可能是因为软组织持续收缩做功，耗能过度，而局部组织的供血供氧相对不足而导致局部的反应性充血，持续充血则会引发组织水肿、渗出，从而出现类似无菌性炎症的改变，也有可能诱发如前所述的组织变性。椎间盘的后部最为薄弱，因此当椎间盘所承受的压力超出生理限度时，髓核便会被挤向后方。椎间盘和椎体的正后方有后纵韧带加固，该韧带为连于两椎体间的窄带束，它的存在可以阻挡椎间盘向后方的移动，从而避免其从正后方突向椎管，这样就迫使被向后方挤压的椎间盘向侧后方突出，这也就是临床上椎间盘突出症多见侧后方突出型而中央后凸型却极少见的原因。

上述观点已在针刀医学界达成共识，这与西医学传统上认为椎间盘突出症的主要病理机制在于椎间盘由于外伤、年龄变化等原因而出现退变的观点并不矛盾，而是相互补充的。

（二）腰椎间盘突出症患者腰腿痛症状的发生机制

腰椎间盘突出症患者出现腰腿痛的原因可能是多方面的，但神经根、腰神经后支、臀上皮神经和坐骨神经及其分支受到机械压迫、刺激被认为是重要的原因之一。

1. 侧隐窝处腰神经根的卡压

侧隐窝上部除内侧面外，其余三面均为骨性结构，可因骨质增生或骨折等造成狭窄；而侧隐窝下部由下位椎间盘后外侧缘、上下关节突前缘（黄韧带）和硬脊膜围成。椎间盘、关节突关节是脊柱腰段活动的枢纽，椎间盘突出、关节突关节损伤和增生、黄韧带增厚等是临床上最常见的病理改变，所以侧隐窝下部是最容易出现狭窄的部位。侧隐窝是椎管最狭窄的部分，为脊神经根的通道，其矢径越小、横径越大，表示侧隐窝越窄越深，就容易出现侧隐窝狭窄。L_5椎间孔最易引起侧隐窝狭窄，原因是：①椎间孔多呈三叶形；②侧隐窝明显，矢径可小至 $2 \sim 3mm$；③上、下关节突易增生变形。从测量的结果可以看出，从 L_1 至 L_5 侧隐窝入口径线逐渐变短，黄韧带厚度逐渐增加，从上至下神经根直径与侧隐窝前后径比值增大。该比值越大，即说明神经根在侧隐窝内的占位越大，也就易引起狭窄而造成神经压迫。

在上述病理因素中，黄韧带的肥厚对于针刀治疗具有重要的临床意义。黄韧带张于上下相邻的椎弓板之间，由弹力纤维构成，具有限制脊柱过度的前屈及维持身体直立姿势的作用。在某些因素的作用下，黄韧带可以发生肥厚，从而挤压从此处穿行的神经根。这些因素包括椎间盘突出、椎体移位、关节突关节囊损伤、持续存在的被动体位（如弯腰劳作，尤其是弯腰负重）等。

2．腰神经后支的卡压

由于腰神经穿行在椎间孔、横突间韧带内侧缘骨纤维孔、乳突－副突骨纤维管、关节突关节囊、棘上韧带、棘间韧带等多处组织中，因此上述一系列病理变化的任何一个环节都有可能影响到神经组织，从而产生腰腿痛和腰椎旁压痛等临床症状。

在上述损伤发生时，不可避免地伴随着局部慢性无菌性炎症的出现。炎症因子的刺激也是产生腰腿痛的主要原因之一，而软组织高张力状态的存在无疑对于慢性无菌性炎症的消除是不利的。

3．臀上皮神经的卡压

多数腰神经后支均参与组成臀上皮神经，而臀上皮神经在跨越髂嵴时存在易受卡压的解剖学基础，故临床易出现腰臀部疼痛。

4．坐骨神经及其分支的卡压

如上所述，由于特殊解剖结构的存在，坐骨神经及其分支在行经坐骨大孔和腓骨头等部位时容易形成卡压，从而出现下肢痛。

上述三个部位的卡压是腰椎间盘突出症患者出现腰腿痛的常见原因。

5．神经卡压与轴流变化

研究提示：一条神经的近侧受到卡压或损伤除了引起相应的临床症状以外，还可能使该神经的远端对卡压刺激的敏感性增强，原来并不能引起神经损伤的压迫和牵拉，在这种情况下却可以引起该神经的卡压性损伤，该现象被称为神经双卡综合征。临床上还可以看到一根神经多处受到卡压性损伤的情况，称为神经多卡综合征。实验研究提示，这种现象的产生与卡压导致神经的轴流出现障碍有关，Dellon 等于 1991年报告，神经轴流呈双向性流动：同一根神经上位的卡压可以使其下位的轴流也发生改变，反之亦然；同时，如果纠正了该神经上位的卡压，那么也可以改善其下位轴流，反之亦然。这一实验结果有助于解释腰椎间盘突出症患者腰腿痛的发生机制。

在腰椎间盘突出症患者的病理机制中，可能存在多个部位对神经的卡压现象，包括突出的椎间盘在侧隐窝处对神经根的卡压及上述多个部位的外周卡压。从卡压的发生顺序而言，前者最早发生，为原发性卡压，后者常在前者存在的基础上继发出现。由于原发性卡压可以通过对轴流的影响而造成外周对卡压刺激的易感性增强，因此在这种状态下，原为生理状态的解剖结构相对狭窄部位的神经组织却可能因局部相对较高的压应力的存在而出现急性炎症表现。临床实践提示，当作为原发性卡压原因的突出髓核摘除后，原本存在的外周卡压现象也随之消失，这可能是由于病理性轴流得到纠正，神经纤维对压应力的耐受能力也随之恢复。但如果延误治疗时机，病程拖延后可导致继发卡压部位的慢性炎症改变，可能会出现组织增生、粘连甚至瘢痕形成，进一步加重对神经的卡压。这可以解释部分接受髓核摘除术的椎间盘突出症患者，术后腰腿痛仍然部分存在的原因。对于这类患者而言，外周的卡压已经成为造成腰腿痛的独立病因，因此接受椎间盘摘除术并不能消除全部症状，而外周卡压部位的松解治疗就显得十分必要。

基于上述认识，针刀治疗椎间盘突出症的目的应该是针对腰椎周围及其他易卡部位软组织的松解，从而降低其张力。软组织高张力状态的解除一方面可以直接消除由此产生的对神经刺激所造成的腰腿痛症状，同时，也有利于慢性无菌性炎症的消除，因此对于治疗腰椎间盘突出症而言是一个十分关键的环节。

第三节　临床表现

由于不同部位、不同类型的腰椎间盘突出压迫不同部位和不同数量的神经根和马尾神经，其临床表现差异很大。常见的和典型的腰椎间盘突出症诊断较易，复杂和少见者诊断困难。

一、症状

1. 腰痛或放射性腿痛

这是本病的突出症状，发生率达 95% 以上。多数患者先有腰痛后有腿痛，部分患者腰痛和腿痛同时发生，少数患者只有腿痛。

腰椎间盘突出引起的疼痛具有下列特点：

（1）腿痛沿神经根分布区放射　又称根性放射痛。

95% 的腰椎间盘突出症发生在 $L_4 \sim L_5$ 或 $L_5 \sim S_1$ 间隙，压迫 L_5 或 S_1 神经根，所以主要表现为坐骨神经痛；1% ~ 2% 的腰椎间盘突出症发生在 $L_3 \sim L_4$ 间隙，压迫 L_4 神经根，表现为股神经受累症状（疼痛放射至大腿前外侧、膝前部和小腿前内侧）。

由于坐骨神经中包含有来自第 4、5 腰神经及第 1、2、3 骶神经的纤维，因此坐骨神经痛的表现方式也因不同神经根的受压而略有不同：

① $L_4 \sim L_5$ 椎间盘突出压迫 L_5 神经根时，可表现为腰背痛、骶髂部痛、髋部痛，疼痛向下放射至臀部、大腿和小腿的后外侧，足背和姆趾麻木，偶有足下垂。

② $L_5 \sim S_1$ 椎间盘突出压迫 S_1 神经根时，疼痛部位与 L_5 神经根受压大致相同（腰背、骶髂、髋、臀、大腿和小腿后外侧），但同时可出现足跟痛，麻木区域可包括小腿后外侧及外侧 3 个足趾的足背，肌力减弱不多见。

（2）疼痛与腹压有关　使腹压和脑脊液压力升高的动作可使腰腿痛加重，如咳嗽、打喷嚏、排便用力等。

（3）疼痛与活动有关　活动和劳累后加重，卧床休息减轻，严重者活动困难。

（4）疼痛与体位的关系　为了缓解疼痛，患者常被迫采取某一体位，多为健侧卧位并屈髋屈膝，少数患侧卧位屈腿、仰卧位屈腿、床上跪位、下蹲位等。

（5）疼痛与天气变化的关系　部分患者遇阴雨天或气温骤降时加重，遇暖减轻。

2. 腿麻、无力

受累神经根受到较重损害时，所支配的肌肉力量减弱，感觉减退。轻者可出现痛觉过敏，重者肌肉瘫痪。

3. 大小便功能变化

椎间盘突出压迫硬膜囊较重时，马尾神经损害可引起便秘、排便困难、尿频、尿急、尿潴留或尿失禁，会阴部感觉减退或消失，以及性功能障碍。

4. 腰部表现

腰部僵硬、活动受限或侧弯畸形。

二、体征

椎间盘突出症的诊断主要依靠详细的病史和细致的体格检查。在检查中要有整体观念，不能认为腰椎间盘突出是运动系统的疾患就只检查腰和下肢，而必须进行全面的体格检查。对腰椎间盘突出症的检查重点应放在以下几个方面：

（一）一般体征

1. 步态

症状较轻的患者在步态上和正常人几乎没有什么区别；症状较明显者则行走时姿势拘谨；而症状严重者行走时喜欢身体前倾而臀部凸向一侧，或跛行，也可能会出现不能站立和行走；伴有腰椎管狭窄者有间歇跛行。

2. 脊柱外形

腰椎间盘突出症患者为了使突出的组织向后的张力减小以减轻对神经根的刺激，在外形上出现腰椎生理性前突变浅，从而使椎间隙的后方增宽，在一些严重的患者则生理性前凸可完全消失。

此外，除了生理性前突发生改变外，还可出现腰椎侧弯。$L_4 \sim L_5$ 椎间盘突出症在临床上常出现程度不同的腰椎侧弯，而 $L_5 \sim S_1$ 椎间盘突出症则多无明显的腰椎侧弯。这是由于髂腰韧带使 L_5 的横突与髂嵴、髂骨翼及骶骨相连，这样 L_5 就难以有较大的活动度。

3. 压痛点

腰椎间盘突出症的压痛点多在病变间隙的棘突旁 2cm。如果病变发生在 $L_4 \sim L_5$ 间隙，则在 $L_4 \sim L_5$ 棘突间的棘突旁有深压痛。此压痛并向同侧臀部及下肢沿坐骨神经分布区放射，放射的远近程度不一。这是因为在做深压时刺激背部肌肉中的神经纤维，使原本敏感性已经增高的神经根产生感应痛。

4. 腰部活动度

腰部正常情况下的活动前屈可达 $90°$，左右及向后皆可达 $30°$。在腰椎间盘突出时，各方向的活动度都会不同程度地受到影响。脊柱的前屈后伸活动都受限，特别是脊柱的后伸活动受限时疼痛更为明显，这时诊断有较大的参考价值。

5. 下肢肌肉萎缩、肌力改变与感觉减退

受累神经根所支配的肌肉力量减弱、肌肉萎缩，感觉过敏、减弱或消失，反射减弱或消失。腰神经根受累，常有胫前肌及第 2 趾伸肌肌力减弱，严重者有足下垂，疼痛放射区感觉减弱，膝反射和踝反射改变不明显。S_1 神经根受累，可有第 3、4、5 趾伸肌肌力减弱或足跖屈肌肌力减弱，疼痛放射区感觉减退和踝反射减弱或消失。L_4 神经根受损害，可发现股四头肌萎缩和肌力减弱，疼痛放射区感觉减弱，膝反射减弱或消失。马尾神经受累可有会阴部感觉减弱或消失。

下肢肌肉萎缩主要有两方面的因素：首先是患肢废用，肌肉逐渐发生萎缩；其次是由于神经根受压所致。神经系统的传入神经元的受损无肌肉萎缩，而传出神经元的损害皆伴有明显的肌肉萎缩。

腰椎间盘突出症患者的感觉减弱可以是主观麻木，也可以是客观麻木，二者都有参考价值。主观感觉为患者感觉小腿外侧发麻，然而用针刺检查下腿外侧皮肤的痛觉时，其痛觉和其他部位的感觉并无二致。这是因为皮肤痛觉同时由几根神经支配，单一的神经根损坏并不能一定查出痛觉减弱区。但有时确实可以查到受累神经支配区有痛觉迟钝，这就是客观麻木。

6. 反射改变

患侧的膝反射及踝反射可以减弱或消失。膝反射的减弱是由于 L_4 神经根受侵犯，多为 $L_3 \sim L_4$ 椎间盘突出所致。踝反射减弱是由于 S_1 神经根损害所致。

（二）特殊检查

针对椎间盘突出症特定的病理特征，有两类特殊方法分别从不同角度对该病进行针对性的检查。这两类检查分别是神经牵拉试验和增加腰椎管内压力的试验。它们是用不同的方法来牵扯或刺激椎间盘突出处的神经根而引起根性神经痛。

1. 神经牵拉试验

神经牵拉试验包括坐骨神经牵拉试验和股神经牵拉试验。

（1）坐骨神经牵拉试验　坐骨神经由 $L_4 \sim S_3$ 脊神经组成，当做某些动作时，神经根会受到牵拉向下移动，正常情况下无不适。当椎间盘突出时，牵拉加重神经根的刺激和压迫，产生根性放射痛。具体检查方法如下：

① 直腿抬高试验（Lasegue 征）：正常人在仰卧位下肢于膝关节伸直位时，被动抬高下肢的活动度为 60°～120°，当抬到最大限度时仅有腘窝部感觉不适。在进行这一检查时应先检查健侧，注意其最大的活动范围以便于与患侧做对比。然后再检查患肢。检查时患者仰卧，检查者一手握住患者踝部，另一手置于其大腿前方，使膝关节保持于伸直位时抬高肢体到一定角度，患者感到疼痛或抬高有阻力为阳性，并记录其抬高角度。如抬高仅引起腰痛或腘窝疼痛不适，皆不能算直腿抬高试验阳性；如检查时有小腿外侧的放散痛，有足背直达蹬趾的疼痛感或放射痛，或达踝部、跟部的疼痛，皆为较典型的直腿抬高试验阳性。如仅有大腿后侧的放射痛则只能算是阴性或可疑。

腰椎间盘突出症的患者，绝大多数为直腿抬高试验阳性，少数患者可以无下肢疼痛而仅有下腰痛；多数为急性腰背痛患者，少数为慢性患者。这两种情况常为椎间盘退变而致的椎间盘源性疼痛，很少为椎间盘突出。这种疼痛是由于肢体的抬高、髋关节的屈曲、骨盆的活动和椎旁肌肉的反射性收缩而使腰椎屈曲，刺激椎管前方的硬膜囊产生疼痛，而非压迫由硬膜囊发出的神经根。

直腿抬高试验只能牵扯 L_4～S_3 的神经根，故椎间盘如果只压迫 L_2、L_3 神经时，不会出现直腿抬高试验阳性。此时直腿抬高试验反而能减轻患者的疼痛。为了表达直腿抬高试验阳性，以抬高的角度记录阳性程度。

② 直腿抬高加强试验（Bragard 征）：患者仰卧，将患肢于膝关节伸直位下，渐渐抬高到一定程度时，即出现坐骨神经分布区的放射痛；然后将患者抬高程度放低少许，可使放射痛消失，此时将患者的踝关节突然背屈，又引起坐骨神经分布区的放射痛，即为阳性。这是因为坐骨神经更为紧张而引起疼痛。此试验可以帮助鉴定下肢直腿抬高试验是由于肌肉还是神经因素引起。因为髂胫束、腘绳肌等肌肉因素所引起的下肢直腿抬高受限，做加强试验为阴性。

③ 健肢抬高试验（Fajerztain 试验）：患者仰卧，当健侧直腿抬高时，患肢出现坐骨神经痛，多表现为臀部痛兼（或）大腿后侧痛。此试验的机制是由于健侧的神经根袖牵拉硬膜囊向远端移动，从而使患侧的神经根向下移动。当患者的椎间盘突出在神经根的内侧时，神经根向下移动受到限制则致疼痛。

④ 屈颈试验（Soto-Hall 征）：患者去枕平卧，双腿伸直，检查者一手压在患者胸骨上，令其上身不能抬起，另一手置于其枕部并将其头托起使颈部前屈，直至下颌靠近胸部，出现腰痛及下肢痛者为阳性。

试验机制：颈部前屈时，可使脊髓在椎管内上升 1～2mm，神经根也随之受到牵拉而出现放射痛。

⑤ 弓弦试验（Bowstring sign 试验）：患者取坐位，头及脊柱保持平直，两小腿自然下垂，嘱患者将患肢小腿逐渐伸直，或者检查者用手扪压患肢腘窝再将小腿渐渐伸直，出现坐骨神经痛则为阳性。

（2）股神经牵拉试验　患者取俯卧位，下肢伸直，检查者一手压住患者骶部，另一手托住其膝部，将其患侧下肢过度伸展，如出现大腿前侧放射痛（股神经痛）则为阳性，提示可能有 L_2～L_4 神经根受压，多见于 L_3～L_4 椎间盘突出。

2. 增加腰椎管内压力的试验

（1）仰卧挺腹试验　患者仰卧，双手置于身侧，以枕部和双足为着力点，将腹部和骨盆用力向上挺起，使臀部、背部离开床面，如出现腰痛和患肢放射痛，即为阳性。

直腿抬高试验在大多数椎间盘突出患者都为阳性，但是对于一些舞蹈演员、杂技演员或者运动员，由于长期锻炼使关节韧带甚为松弛，直腿抬高 90° 时，往往并不受限且无痛苦，此时可以用仰卧挺腹试验加以鉴别。肌源性疾患仰卧挺腹试验时，无下肢的放射痛。

试验机制：挺腹时可使腹腔内压力升高，腔静脉回流受阻，进而导致椎管内压力升高；同时颈静脉也受到压迫，颅内静脉回流也受阻，可致椎管内压力进一步增加。椎管内压力的升高可刺激本已受压的神经根，从而产生放射性疼痛。

（2）颈静脉压迫试验　检查者用手压迫患者一侧或两侧颈静脉 1～3 分钟使静脉回流受阻，腰椎管内脑脊液压力升高，出现腰痛和根性放射痛为阳性。

（三）辅助检查

1. X 线平片检查

一般需常规拍腰椎正位和侧位 X 线片，疑腰椎弓峡部不连者，还需拍腰椎左右斜位片。在腰椎 X 线平片上，部分腰椎间盘突出症的患者可无异常变化，而部分患者可有一些非特异性变化。因此，不能仅依靠 X 线平片作为确诊腰椎间盘突出症的依据，但可借助 X 线平片排除一些脊椎骨性疾患，如结核、肿瘤、脊椎滑脱等。另外，如能对 X 线平片的变化，结合临床表现做仔细分析，则对腰椎间盘突出症的诊断及定位仍有较大参考价值。腰椎间盘突出症患者的 X 线平片可有以下异常改变：

（1）脊柱腰段外形改变：正位片可见有侧弯畸形，其侧弯方向视髓核突出位置与神经根的关系而定，弯度最凸点往往与突出间隙一致；侧位片可见腰椎生理性前凸减小或消失，严重者甚至后凸，其变化以突出间隙上下相邻的两个椎体表现最为明显。

（2）椎间隙宽度改变：正常情况下正位片显示椎间隙左右宽度一致，侧位片显示前宽后窄。腰椎间盘突出症患者的正位片可显示椎间隙左右侧宽度不一致；侧位片可见前窄后宽或前后宽度一致，上下椎体前缘有时可见微小移位，称"假性滑脱"。部分患者显示椎间隙变窄，多为椎间盘明显退行性变或纤维环完全破裂，大块纤维环髓核组织脱出所致。

（3）椎体前、后上下缘骨质增生，呈唇样突出，往往与椎间隙变窄同时存在。

（4）椎间盘纤维环或突出物钙化，较少见。

（5）关节突增生、肥大、硬化，脊椎假性滑脱（退行性滑脱）等，均可为椎间盘退变或突出的继发性变化。

2. CT 检查（图 5-5-32）

CT 检查可清楚地显示椎间盘突出的部位、大小、形态，以及神经根、硬膜囊受压移位的现象，同时可显示椎板及黄韧带肥厚、小关节增生肥大、椎管及侧隐窝狭窄等情况。在 CT 图像上，椎间盘突出表现为向椎管内呈丘状突起，或为软组织肿块影（如突出钙化，则可显示异常钙化影），以及神经根鞘和硬膜囊受突出物挤压移位等。CT 对椎间盘突出症诊断的准确率为 80%～92%。CT 检查对患者的照射剂量小，可列为基本无害的诊断手段，临床上结合详细病史、体征及普通 X 线片，大多数患者可以明确诊断。

应强调 CT 检查必须结合临床进行判断，才能提高诊断的准确性。单纯 CT 检查并不完全可靠。低分辨率 CT 图像对软组织结构显示不满意，对椎间盘突出症诊断意义不大。脊髓造影后 CT 检查（CTM）诊断准确率较高。

3. 磁共振显像检查（MRI）（图 5-5-33）

在 MRI 影像中，腰椎间盘退变时可见信号减弱，可显示椎间盘突出的隆起型、破裂型和游离型，以及进入椎管髓核碎块移动后的位置；还可以明确显示硬膜受压的部位和程度，尤其是全脊髓 MRI 检查可一次检查显示多节段病变，如颈腰综合征、颈胸腰综合征或胸腰综合征，包括椎间盘突出和椎管狭窄等。MRI 检查在鉴别诊断方面也具有很重要的作用。

第四节 针刀治疗及其他

一、体位

患者取俯卧位，平卧于床上。

二、定点

1. 定点原则

以解剖位置结合压痛点确定进针点。

（1）确定棘上韧带、棘间韧带、关节突关节、腰神经后支骨纤维孔外侧缘（即横突间韧带在下位椎骨横突上缘的附着点）、棘突与椎弓板连接处等结构的体表投影，均取与病变阶段椎间盘或与椎旁压痛点相平行的相关位置作为治疗点。

（2）确定坐骨神经行程中易卡压部位的体表投影，包括梨状肌点（即坐骨神经穿出坐骨大孔处）、臀上皮神经点、腓骨头点，结合压痛位置确定进针点。

2．定点方法

（1）棘上韧带与棘间韧带点（棘突间点）　在后正中线上触摸到腰椎棘突，取病变阶段椎间盘下位腰椎棘突的上缘或病变阶段椎间盘上位腰椎棘突的下缘（或结合压痛点）作为进针点。

（2）关节突关节点（图5-5-34）　自后正中线棘突间旁开20mm（约相当于成人拇指指间关节处的宽度），此点为关节突关节的关节间隙正中点的体表投影，取此点作为松解关节突关节囊及乳突－副突骨纤维管的进针点。

（3）横突间韧带点（图5-5-35）　自后正中线棘突间旁开30mm（约相当于成人食指及中指并列的宽度），此点为横突间韧带在下位椎骨横突上缘附着点的体表投影，取此点作为松解横突间韧带（即腰神经后支骨纤维孔外侧缘）的进针点。

（4）黄韧带点（图5-5-36）　为棘突正中点边缘，此定点下方为棘突与椎弓板连接处，取此点作为松解黄韧带的进针点。

（5）梨状肌点　梨状肌起自骶骨盆面的侧部后，肌纤维向外集中，经坐骨大孔穿出小骨盆并紧贴坐骨表面向外走行，因此，坐骨大孔外弧缘之外的部分为其安全的松解点。坐骨大孔外弧缘体表投影的定位方法有以下两种：

取法一：自髂后上棘向下55～65mm旁开25～35mm处（图5-5-37）。

取法二：髂后上棘与股骨大转子连线的中点处向内侧一横指处（图5-5-38）。

（6）腓骨颈点　腓骨颈进针点有两个，均位于腓骨头后下缘，为松解腓总神经骨纤维管的进针点。

第1进针点：在膝关节外下方触摸到腓骨头，沿腓骨头外侧向下继续触摸，腓骨头突起消失处为其与腓骨颈连接处，腓总神经即从此处自后向前绕行腓骨颈然后走向小腿前外侧肌群深面，第1进针点即取在腓骨头与腓骨颈连接处（或称腓骨头外侧下缘）。

第2进针点：该点取在第1进针点后10～15mm处，两点跨越腓总神经干（腓总神经干直径约为6mm）。

三、消毒、麻醉、铺无菌洞巾

常规消毒，消毒范围为定点周围约100mm区域。铺无菌洞巾后，在各定点以0.5%～1%利多卡因局部麻醉，麻醉时的进针方法和深度参照同一定点的针刀松解中的进针方法。

四、针刀松解

1．棘上韧带与棘间韧带的松解（图5-5-39、图5-5-40）

入路层次：皮肤→浅筋膜→棘上韧带→棘间韧带。

松解方法：在后正中线上触摸到腰椎棘突，取病变阶段椎间盘下位腰椎棘突的上缘或病变阶段椎间盘上位腰椎棘突的下缘（或结合压痛点）作为进针点。进针时，针刀与皮肤垂直，刀口线方向与躯干矢状面平行，针刀快速刺入皮肤达棘突骨面，轻提针刀4mm，调转刀口线90°与躯干矢状面垂直，再切向棘突尖上缘或下缘，并在此处沿棘突上缘或下缘的骨面刺入棘突间，控制进针深度（自针刀触到棘突尖开始不超过10mm），反复切割3～4次，出针，压迫止血，无菌敷料包扎。

2．关节突关节囊与乳突－副突骨纤维管的松解（图 5-5-41、图 5-5-42、图 5-5-43）

入路层次：皮肤→浅筋膜→胸腰筋膜→竖脊肌→多裂肌→关节突关节。

松解方法：取病变阶段椎间盘水平面后正中线旁开 20mm（约相当于成人拇指指关节处的宽度）处作为进针点。进针时，针刀与皮肤垂直，刀口线方向与躯干矢状面平行，针刀快速刺入皮肤，探索进针并小幅上下摆动针体以寻找骨面（刀锋在皮肤定点正下方触及到的骨面为关节突关节），到达骨面后，分两步操作：

（1）松解关节囊　方法是保持刀口线方向不变，在骨面上左右探切 4～5 刀（因为关节囊将整个关节突关节全部包裹，所以针刀切至骨面已经穿透关节囊），以手下有刀锋进入缝隙的感觉最佳（说明针刀准确地穿过关节囊进入了关节间隙）。

（2）松解乳突－副突骨纤维管　先向外侧慢慢移动刀锋至关节突关节外侧缘，再沿外侧缘将刀锋慢慢向下移动，至感觉刀锋有自骨面滑落感时，说明已到达关节突关节的下缘，即下位椎骨的上关节突与横突相连处，此处即为乳突－副突骨纤维管的位置。在此处先将刀锋稍提，再切至骨面 3～4 下，以出现触电感向周围放射为最佳（说明针刀准确地找到了后内侧支）。

上面两个步骤的松解全部完成后方可出针，常规压迫止血，无菌辅料包扎。

3．黄韧带的松解（图 5-5-44、图 5-5-45）

只在必要时选择（见"思考与体会"）。

入路层次：皮肤→浅筋膜→胸腰筋膜→竖脊肌→多裂肌→黄韧带表面的深筋膜→黄韧带。

松解方法：术者辅助手拇指按于病变阶段椎间盘下位椎骨的棘突尖，进针时，针刀与皮肤垂直，刀口线方向与躯干矢状面平行，针刀对准棘突尖进针，快速刺入皮肤，到达棘突尖骨面，再沿棘突侧方骨面下行到棘突根部与椎弓板的连接处，然后慢慢小心移动刀锋至椎弓板上缘（刀锋不离骨面，有滑落感时停止移动），在此处调转刀口线 90°，使之与躯体额状面平行（平行于椎弓板上缘），沿椎弓板上缘小心切割 2～3 下（黄韧带张于上下椎弓板之间，在此切割可有效地松解黄韧带），严格控制切割幅度不超过 3mm（黄韧带厚度一般为 2～4mm），以不进入椎管为度。完成操作后出针，常规压迫止血，无菌辅料包扎。

在椎弓板上缘切割黄韧带并不能绝对避免针刀切透黄韧带进入椎管，如果针刀穿透黄韧带，将会进入硬膜外腔，硬膜外腔的间隙（黄韧带内侧面至硬膜的距离）一般为 4mm，在硬脊膜的表面，有非常丰富的静脉丛，针刀进入硬膜外腔有损伤该静脉丛的危险，应予避免。如果不能控制切割幅度，针刀进一步深入就有可能穿过硬脊膜进入蛛网膜下腔，危险性进一步增大，出针后有可能出现脑脊液外漏，为了防止这种情况的发生，无论针刀是否进入了蛛网膜下腔，出针后均应使患者严格平卧 6～8 小时。而且，进行黄韧带松解的操作必须在消毒严密的无菌环境下进行，以避免造成椎管内感染，引发严重后果。

4．臀上皮神经卡压区的松解

见本篇"臀上皮神经卡压综合征"一章。

5．梨状肌的松解（图 5-5-46、图 5-5-47）

入路层次：皮肤→浅筋膜→臀大肌→梨状肌→坐骨大孔骨面。

松解方法：结合压痛反应，在髂后上棘向下 55～65mm 旁开 25～35mm 处确定进针点。进针时，针刀与皮肤垂直，刀口线方向与躯干矢状面平行，针刀快速刺入皮肤，缓慢探索进针到达骨面（刀锋在皮肤定点正下方触及到的骨面为坐骨大孔外侧骨面），到达骨面后，小心向内侧移动刀锋至坐骨大孔边缘上缘（手下有刀锋自骨面滑落感时停止移动），在此处提起针刀约 10mm 再切割至骨面 2～3 下（此处为梨状肌肌腹，梨状肌经此处穿出坐骨大孔向外附着于股骨大转子，切割梨状肌肌腹可有效地缓解其张力，从而解除其对坐骨神经的刺激）。如患者出现触电感，则停止操作，稍向上或下方移动刀锋后继续松解。完成操作后出针，压迫止血，无菌敷料包扎。

6．腓骨颈点的松解（图 5-5-48）

（1）第 1 进针点

入路层次：皮肤→浅筋膜→小腿筋膜→腓骨长肌肌腱→腓骨颈。

松解方法：结合压痛反应，在腓骨头后下缘处确定进针点。进针时，针刀与皮肤垂直，刀口线方向与下肢纵轴呈 45°（与腓总神经走行方向一致），针刀快速刺入皮肤，缓慢进针到达骨面（刀锋在皮肤定点正下方触及到的骨面为腓骨颈骨面），到达骨面后，按下列步骤操作：①先轻提针刀 2 ～ 3mm 再切向骨面，反复 4 ～ 5 次以切开小腿筋膜；稍向下方移动刀锋，待患者出现触电感时，再向上方稍退针刀 1 ～ 2mm 以避开腓总神经。②调转刀口线 90°（与腓总神经走行方向垂直），再将针刀切向腓骨颈骨面以切开腓骨长肌肌腱外侧缘，反复 3 ～ 4 次，出针，压迫止血。

（2）第 2 进针点

入路层次：皮肤→浅筋膜→小腿筋膜→腓肠肌肌腱→腓骨颈。

松解方法：在第 1 进针点下方约 15mm 处确定第二进针点，两点跨越腓总神经干（腓总神经干直径约为 6mm）。进针方法同上。到达骨面后，小心向上方移动刀锋寻找患者的触电感，待触电感出现后，再稍向下移动刀锋 1 ～ 2mm 以避开腓总神经，然后调转刀口线 90°（与腓总神经走行方向垂直），再将针刀切向腓骨颈骨面以切开腓肠肌肌腱内侧缘，反复 3 ～ 4 次，出针，压迫止血。

五、术后手法

对于腰椎间盘突出症患者而言，针刀术后是否增加手法治疗要视患者病情而定：

1．如果患者病情较轻，腰椎影像学显示没有明显的椎管狭窄，术后可行腰椎斜扳手法。

2．在下列情况下，术后不可行手法治疗：

（1）患者临床症状较重，甚至行动不便。

（2）患者年龄较大（超过 60 岁的患者即应慎行扳法等手法，年龄超过 70 岁者不予扳法等治疗）。

（3）影像学显示有明显的椎管狭窄、骨质疏松等表现者。

六、术后注意事项

1．3 天内避免针孔接触水、避免出汗以防止感染。

2．注意休息，避免劳累。

七、思考与体会

1．临床症状较重的患者，可能存在神经根水肿，为了尽快减轻神经根水肿，可以给予脱水剂治疗。一般可给予甘露醇 250mL 快速静点（30 分钟内静脉输入完毕），每日 1 ～ 2 次，连续 3 天。

2．在针刀治疗部位的选择上，应主要根据患者的压痛位置来确定进针点（当然，这些压痛位置与相应部位的解剖关系是相符的），解剖标志只是参考，是为了使术者更准确地完成治疗。作为术者，不可以本末倒置，只机械地从解剖位置考虑如何松解，而不重视对患者的体格检查（尤其是压痛点的检查）。

3．临床实践证实，如果只在腰部的棘上韧带、棘间韧带、棘突旁肌肉层等部位进行针刀治疗而不对腰神经后支、坐骨神经及其分支等神经走行区域的软组织进行有效松解，那么患者的腰痛可能得到缓解，但下肢的疼痛、麻木等症状往往不能得到有效缓解，因此，对腰椎间盘突出症的治疗要全面、到位。

4．在治疗腰椎间盘突出症时针刀是否应进入椎管的问题在针刀界历来是一个有争议的话题，目前依然无统一认识。

主张进入椎管者认为：在侧隐窝内，脊神经根穿行在盘黄间隙之中，黄韧带的肥厚、关节囊的增生等病变都可能使盘黄间隙变得更为狭窄，这一病理因素可能是患者腰腿痛症状的重要来源之一。因此，从椎弓板间隙进入椎管对黄韧带和盘黄间隙处的软组织进行松解是必要的，技术上也是可行的。

反对进入椎管者认为：针刀进入椎管内操作风险太大，比如可能损伤硬脊膜静脉丛引起硬膜外腔血肿、损伤椎管外层结构引起脑脊液外漏、发生椎管内感染进而引发颅内感染（严重者可造成死亡）等；而且，他们认为针刀进入椎管治疗并无明确的针对性，意义不大。

在这一问题上，作者认为，针刀医学目前还处于发展阶段，存在学术争鸣是十分正常的现象，这种学术争鸣对于针刀医学的发展是非常有利的。具体到临床实践，由于进入椎管确实存在一定风险，因此，不主张初学者进行针刀进入椎管内操作的尝试，但由具有相关解剖学知识和相关领域临床经验者在严格无菌环境下完成对黄韧带的准确松解治疗还是有一定临床意义的。因为毕竟黄韧带是腰椎重要的稳定结构之一，发生肥厚的机会较多，由此引发盘黄间隙进一步狭窄的可能性很大。从我们的解剖学研究来看，松解黄韧带、扩大盘黄间隙只要操作准确，在椎弓板上缘有限度的局部切割即有可能达到这一目的。

5. 何时选择松解黄韧带：作者虽然研究了针刀松解黄韧带的方法、入路、操作要点等问题，但并不主张对所有患者都进行该点的松解，毕竟此处的松解难度大、要求高、有风险，因此在接受针刀治疗的初期，不主张选择此点。但如果其他各点的治疗都不能有效缓解临床症状，在征得患者同意并签署知情同意书的前提下，可以选择黄韧带松解，但必须由有经验的针刀医师在严格无菌环境下完成。

6. 黄韧带松解常见的意外——脑脊液外漏：由于针刀松解黄韧带是闭合操作，因此无法绝对避免针刀的刀锋刺破硬脊膜而导致脑脊液外漏，所以，如果进行黄韧带松解，术后应常规卧床 6～8 小时以应对可能发生的较小的脑脊液外漏。6～8 小时后可让患者尝试起床活动，如有头晕、头痛等低颅压表现，则说明脑脊液外漏仍存在，则必须继续绝对卧床 7～8 天后方可恢复，卧床其间一切生活活动（含大小便）均不能改变体位。

一般而言，针刀松解所造成的脑脊液外漏点可以自行愈合，无需特殊处理，但患者的绝对卧床体位是非常必要的。症状较重者可给予静脉补液以间接补充丢失的脑脊液，有助于改善症状。

低颅压的产生是脑脊液外漏造成颅内压力降低所致，其主要临床表现为头痛。低颅压头痛多位于额部和枕部，有时波及全头，或向项、肩、背及下肢放射，性质为钝痛或搏动性痛。其头痛与体位有明显关系，当患者坐起或站立时头痛剧烈，平卧或头低脚高位则很快消失或明显减轻，因此常被迫卧床不起。低颅压头痛的发生机制主要是由于颅内压力降低后，脑脊液的"液垫"作用减弱，脑组织下沉移位，使颅底的痛觉敏感结构和硬脑膜、动脉、静脉、神经等受牵拉所致。除头痛外，低颅压还可伴有眩晕、恶心、呕吐、视物模糊，严重者可出现意识障碍或精神障碍，体格检查可发现颈部有不同程度的抵抗。

7. 针刀术后可配合腰椎牵引，对于降低椎间盘内压具有一定作用，有利于病情的缓解。

8. 术后可以不同方式（热水袋热敷、蜡疗、电热、中药熏蒸等）进行腰部热敷，热敷有利于促进腰部的血液循环，也有利于病情的恢复。

腰大肌

椎间盘突出
（中央型）

椎管

椎间盘

上关节突

下关节突

棘突

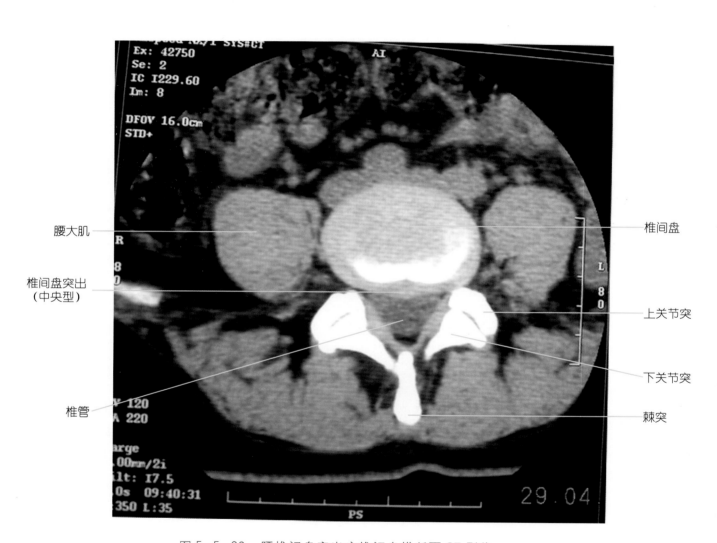

图 5-5-32　腰椎间盘突出症椎间盘横断面 CT 影像

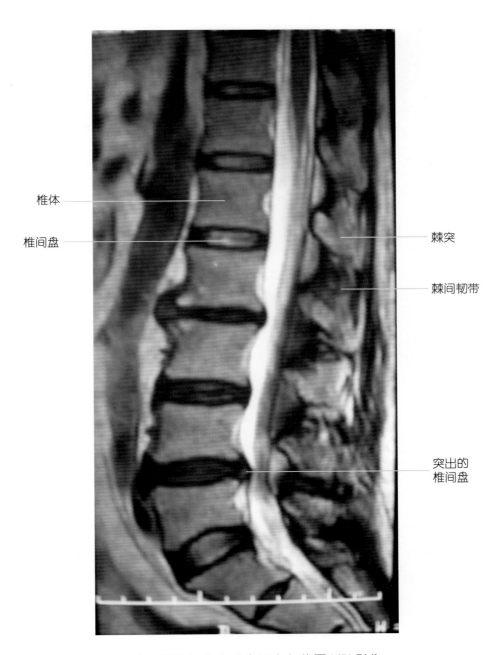

椎体

椎间盘

棘突

棘间韧带

突出的
椎间盘

图 5-5-33　腰椎间盘突出症正中矢状面 MRI 影像

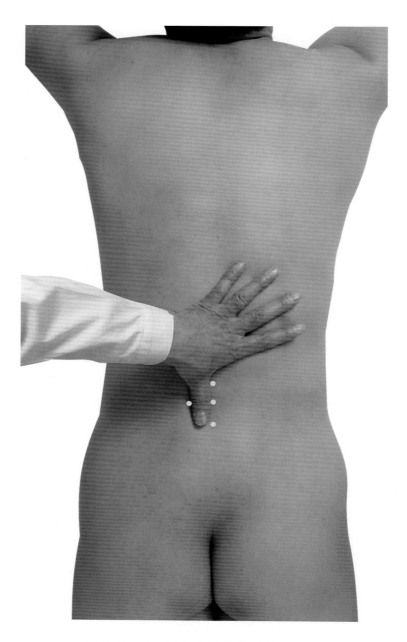

图 5—5—34　关节突关节点的定位

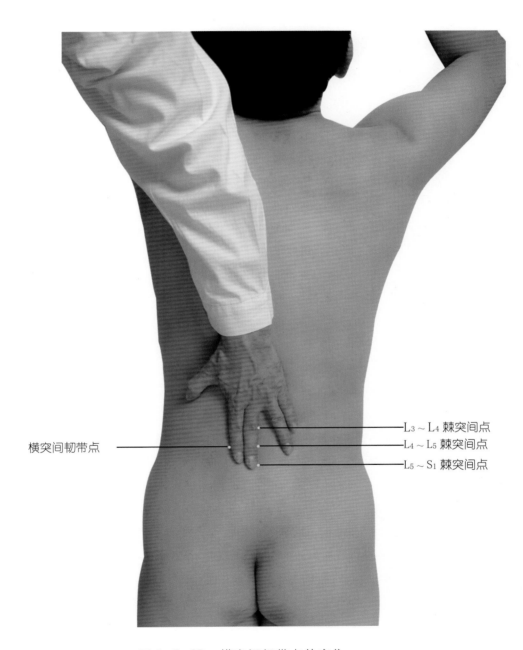

横突间韧带点

L₃～L₄ 棘突间点

L₄～L₅ 棘突间点

L₅～S₁ 棘突间点

图 5—5—35　横突间韧带点的定位

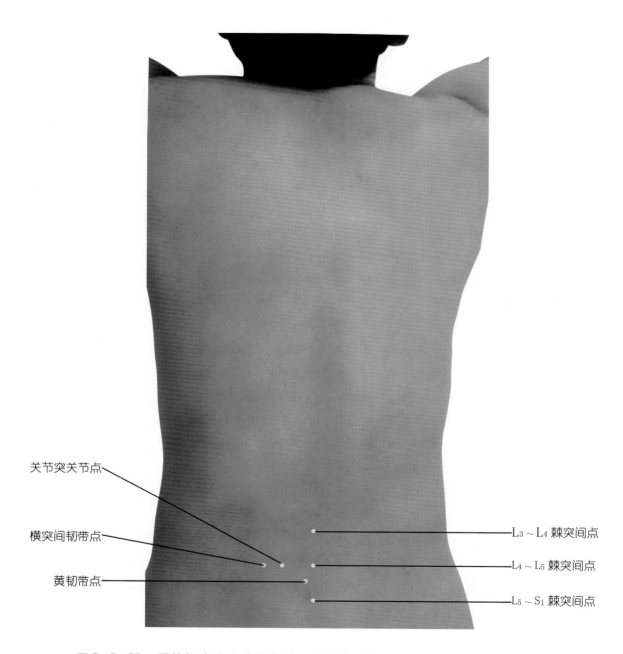

关节突关节点

横突间韧带点

黄韧带点

L₃ ~ L₄ 棘突间点

L₄ ~ L₅ 棘突间点

L₅ ~ S₁ 棘突间点

图 5-5-36 腰椎间盘突出症腰部针刀治疗点（以 L₄ ~ L₅ 间盘向左突出为例）

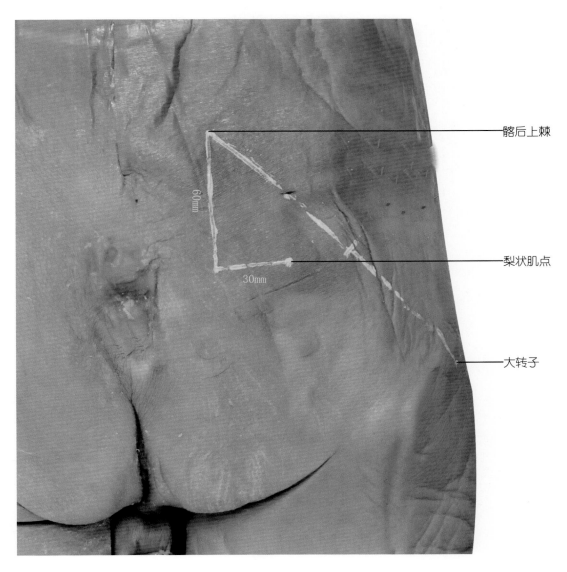

髂后上棘

梨状肌点

大转子

图 5-5-37　梨状肌点取法（1）

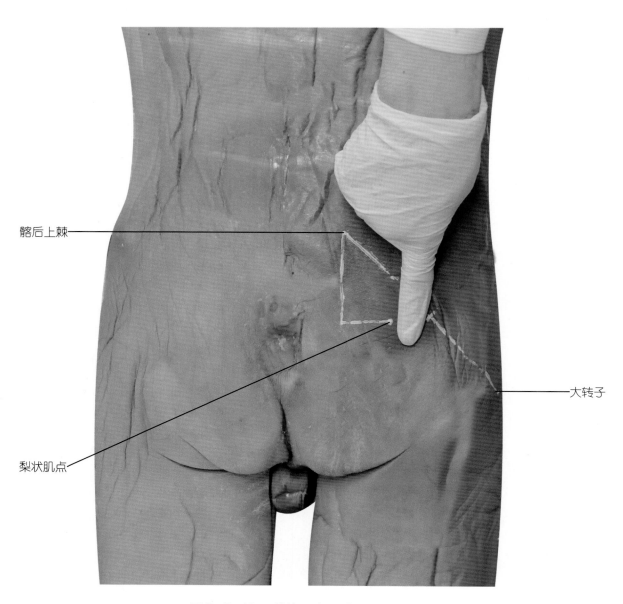

髂后上棘

大转子

梨状肌点

图 5-5-38　梨状肌点取法（2）

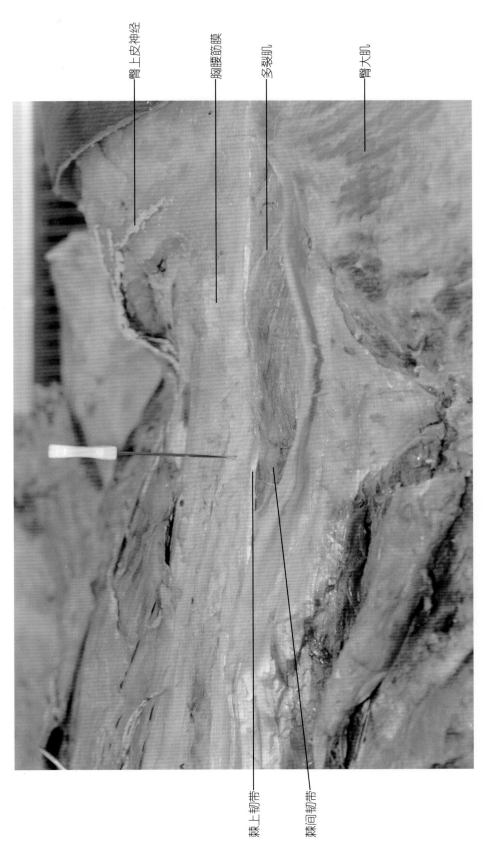

臀上皮神经

胸腰筋膜

多裂肌

臀大肌

棘上韧带

棘间韧带

图 5-5-39 棘上韧带的松解

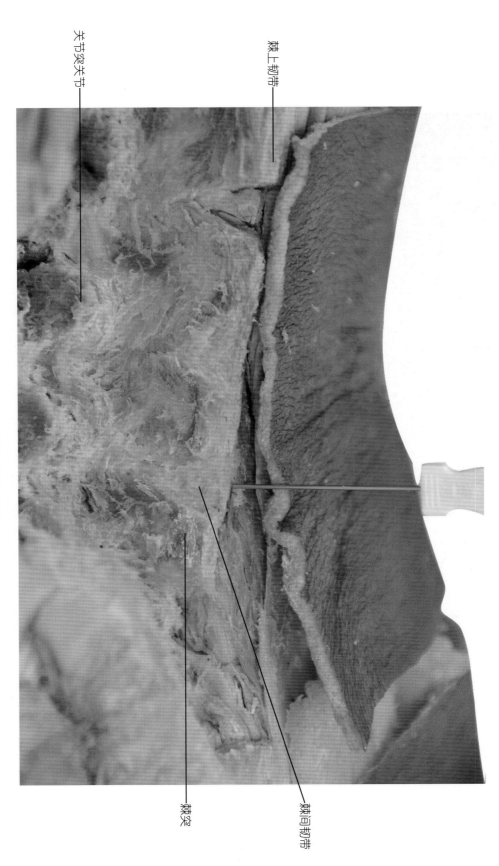

关节突关节

棘上韧带

棘间韧带

棘突

图 5-5-40　棘间韧带的松解

棘突

关节突关节

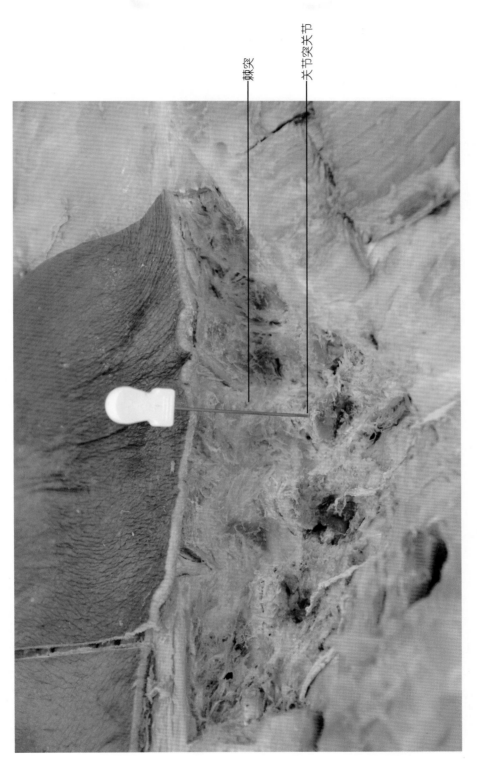

图 5-5-41 关节突关节囊与乳突-副突骨纤维管的松解——针刀抵关节突关节

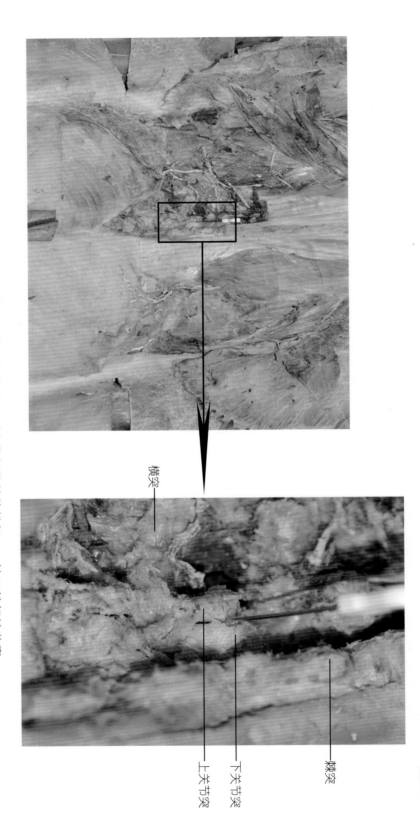

图 5-5-42 关节突关节囊与乳突－副突骨纤维管的松解——针刀松解关节囊

横突

上关节突

下关节突

棘突

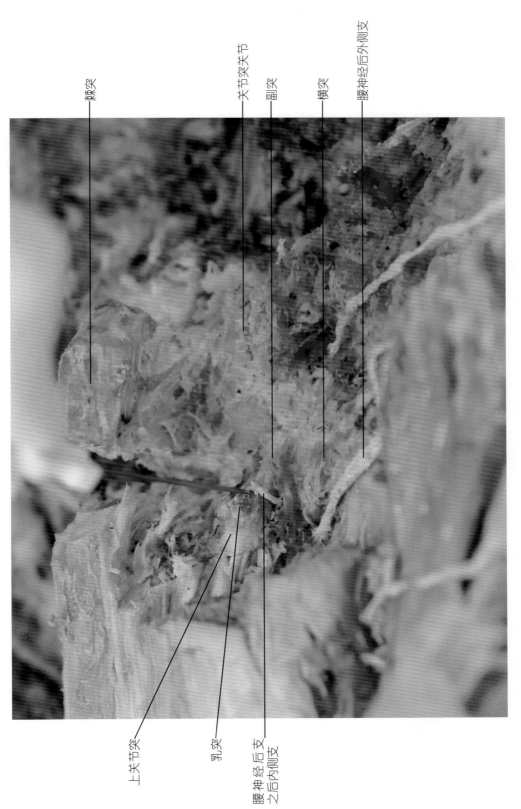

棘突

关节突关节

副突

横突

腰神经后外侧支

上关节突

乳突

腰神经后内侧支
之后内侧支

图 5-5-43 关节突关节囊与乳突-副突骨纤维管的松解——针刀松解乳突-副突骨纤维管

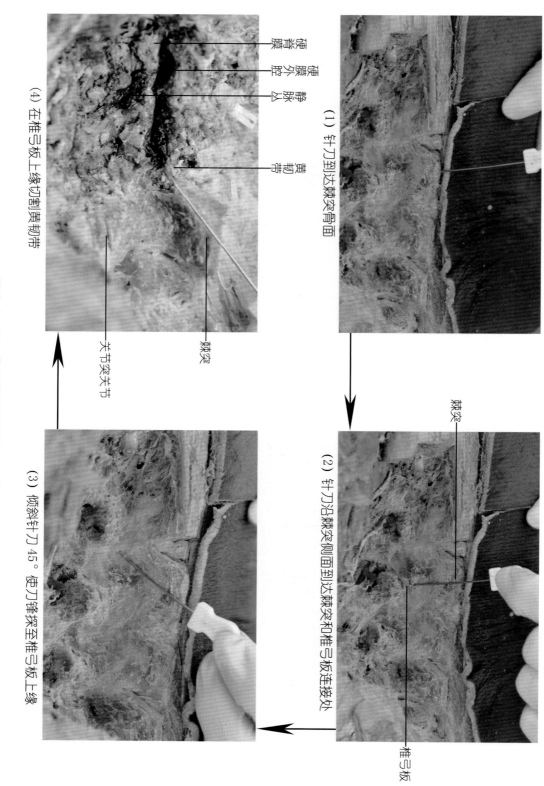

（1）针刀到达棘突骨面

（2）针刀沿棘突侧面到达棘突和椎弓板连接处

棘突

椎弓板

（3）倾斜针刀45°，使刀锋探至椎弓板上缘

关节突关节

棘突

（4）在椎弓板上缘切割黄韧带

硬脊膜

硬膜外腔静脉丛

黄韧带

图 5-5-44 黄韧带松解的针刀入路

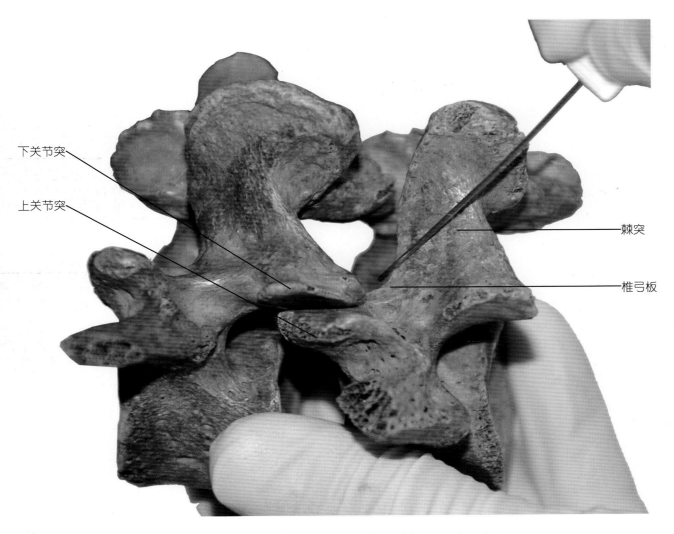

图 5-5-45 黄韧带松解的针刀入路示意图

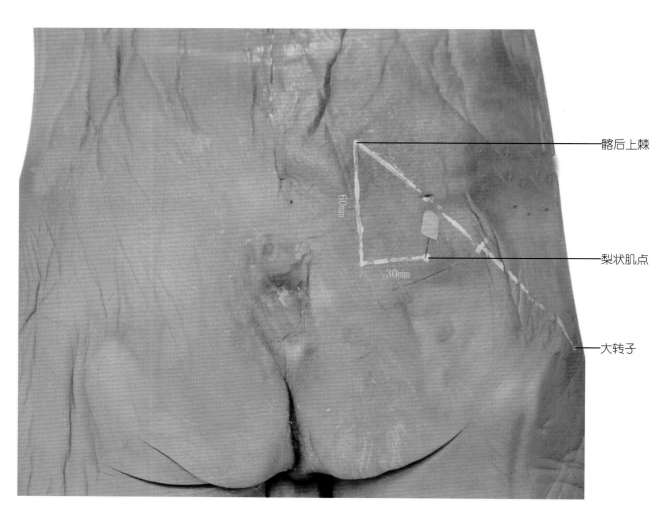

髂后上棘

梨状肌点

大转子

图 5-5-46　梨状肌的针刀松解 (1)

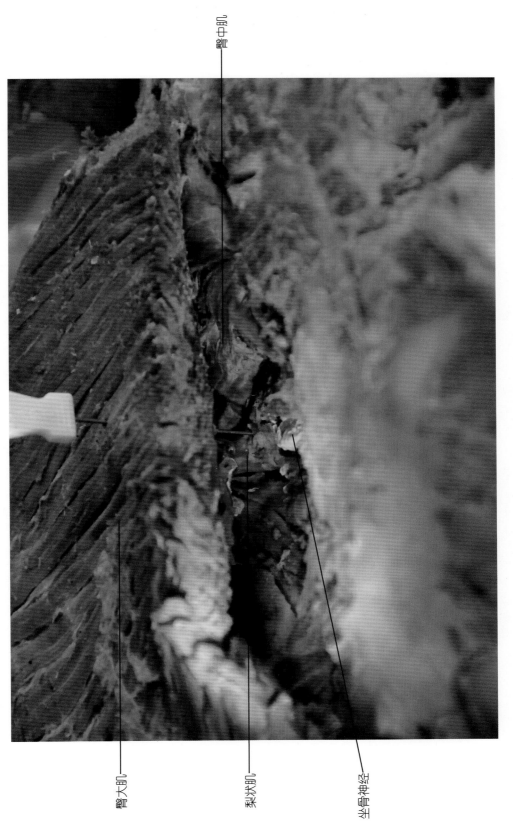

臀中肌

臀大肌

梨状肌

坐骨神经

图 5—5—47 梨状肌的针刀松解（2）

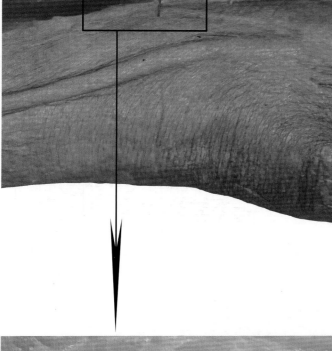

图 5—5—48　腓骨颈点的针刀松解

腓肠外侧皮神经

腓肠肌外侧头肌腱

小腿筋膜

腓总神经

第 六 篇

臀髋部疾病

第一章 梨状肌综合征

梨状肌综合征（piriformis syndrome）是指因外伤或劳损等因素致伤，引起局部坐骨神经及血管受刺激压迫而产生的一系列临床综合症状。梨状肌综合征是引起急慢性坐骨神经痛的常见疾病。

本病一般属中医"痹症""筋痹"范畴。

第一节 解剖学基础

一、臀部的肌肉

（一）**臀大肌**（gluteus maximus）（图 6-1-1、图 5-5-22、图 5-5-23）

起点：髂骨臀后线以后的髂骨臀面，以短腱起自髂后上棘、骶骨下部与尾骨的背面及两骨之间的韧带、胸腰筋膜和骶结节韧带。

止点：大部分止于髂胫束深面，小部分止于股骨的臀肌粗隆。

形态：身体中最大的一块扁肌，但覆盖其上的深筋膜则甚薄，肌肉呈菱形。

血供：臀上、下动脉的浅支在肌肉内侧缘的深面进入，其中臀上动脉在髂后上棘的下方进入肌肉，臀下动脉在坐骨棘的上方进入肌肉。

神经支配：受臀下神经（$L_5 \sim S_2$）支配。该神经经梨状肌下孔在臀下血管内侧出坐骨大孔。

作用：后伸、外旋髋关节。

（二）**臀中肌**（gluteus medius）（图 5-5-22、图 5-5-23）

起点：臀后线及臀前线以前的髂骨臀面、髂嵴外唇和阔筋膜。

止点：股骨大转子尖端的上面和外侧面。此处有 1～2 个臀肌转子囊。

神经支配：受臀上神经（$L_4 \sim S_1$）支配。

血供：臀上动脉的深支。动脉进入肌肉呈分散型，分出 2～3 个主支，以后再分成更小的分支。主支通常是 2 个，上支供应该肌肉的上 1/3，下支供应其余的 2/3。

形态：为一扁平扇形肌束。前部被阔筋膜张肌覆盖，后部被臀大肌掩蔽，在臀大肌和阔筋膜张肌之间的臀中肌浅面仅为皮肤和臀筋膜所覆盖。

作用：前部纤维使髋内旋，后部纤维使髋外旋，主要作用是使大腿外展。当大腿被固定时，使骨盆倾斜。行走时每迈一步，肌的止端即固定，将躯干拉于着地的下肢上。臀中肌在一足支重时对固定髋关节起重要作用，对髋关节后伸也起作用。

（三）**臀小肌**（gluteus minimus）（图 5-5-22、图 5-5-23）

起点：臀前线以下及髋臼以上的髂骨背面，渐成扁腱。

止点：大转子的上面和外侧面。

形态：在臀中肌的深面，覆盖髂骨，并从上面覆盖髂关节。其前部纤维较厚，覆盖股直肌的两头。臀小肌抵止处有一不恒定的臀小肌转子囊。

血供：臀上动脉的深支。

神经支配：受臀上神经（$L_4 \sim S_1$）支配。

作用：外展和内旋髋关节。

（四）**梨状肌**（piriformis）（图 6-1-2、图 5-5-22、图 5-5-23）

1. 梨状肌的结构

起点：第 2～4 骶椎前面、骶前孔外侧。

臀上皮神经 ——

臀大肌 ——

阔筋膜张肌 ——

—— 皮下筋膜

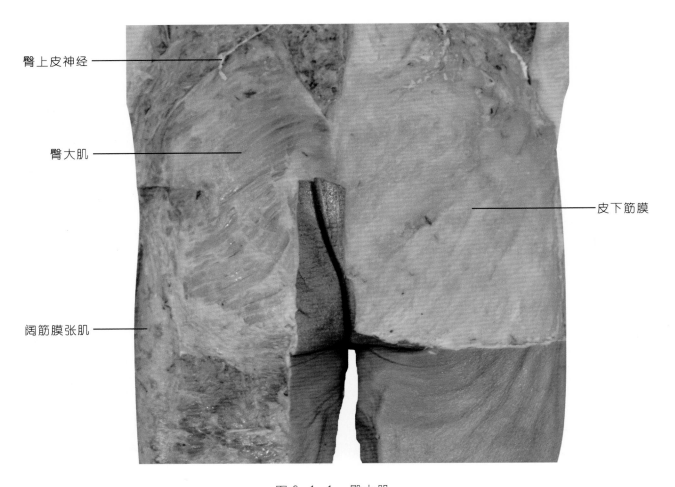

图 6-1-1　臀大肌

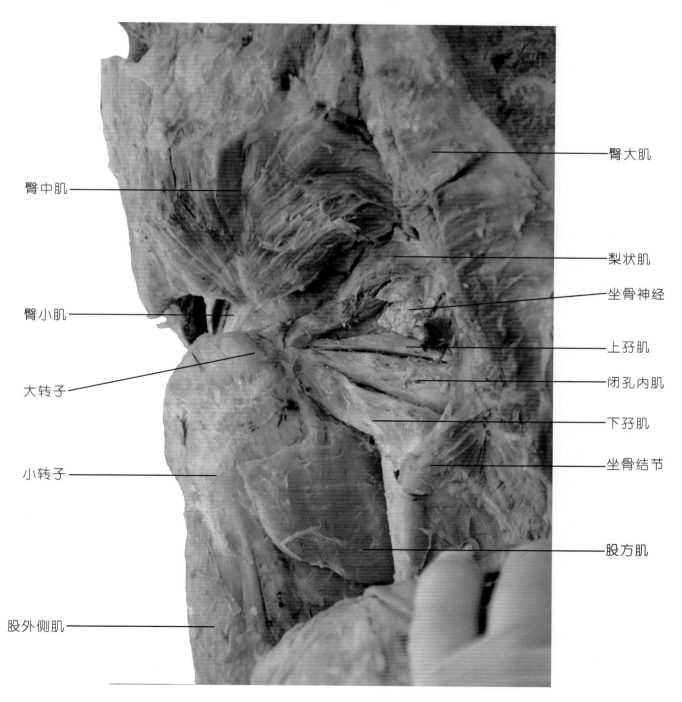

臀大肌

臀中肌

梨状肌

坐骨神经

臀小肌

上孖肌

大转子

闭孔内肌

下孖肌

小转子

坐骨结节

股方肌

股外侧肌

图 6-1-2　梨状肌

止点：大转子上缘后部。

形态：上、下缘与臀中肌和上孖肌之间，多数以筋膜移行，少数以肌纤维或腱纤维移行。其中梨状肌与臀中肌完全融合的约6%，其外上方与臀中肌重叠者约8%。梨状肌前面，内侧1/3与骶丛及盆腔相邻，外侧2/3上方与臀小肌相邻，下方与坐骨体相邻。梨状肌后面，内侧1/3邻骶髂关节囊下部，外侧2/3与臀大肌相邻。在梨状肌腱止端的下方与髋关节囊之间，可有大小不等的滑膜囊。

神经支配：受骶丛神经的肌支（$S_1 \sim S_3$）支配。

作用：外展、外旋髋关节。

2. 梨状肌上、下孔及其穿经结构（图5-5-22、图5-5-23）

梨状肌体表投影：髂后上棘与尾骨尖作一连线，在连线上距髂后上棘约2cm处作一标点，此点至股骨大转子的连线。

该肌穿坐骨大孔，将其分为梨状肌上孔与梨状肌下孔。

上、下孔内穿行结构的关系如下：①梨状肌上孔：由外侧至内侧依次为臀上神经、臀上动脉及臀上静脉。②梨状肌下孔：由外侧至内侧依次为坐骨神经，股后皮神经，臀下神经，臀下动、静脉，阴部内动、静脉及阴部神经。

坐骨神经与梨状肌的关系：坐骨神经与梨状肌的关系有各种类型，其中以一总干经梨状肌下孔出盆者为常见型。坐骨神经在盆内已分成两支，胫神经出梨状肌下孔，而腓总神经穿梨状肌，为典型高分支型。其他如以总干穿梨状肌或以两支夹持梨状肌等类型占6%。由于梨状肌与坐骨神经的位置关系密切，故梨状肌损伤而出血、肿胀等，容易压迫坐骨神经，可引起梨状肌损伤综合征。

（五）上孖肌（superior gemellus）

起点：坐骨小孔上缘（坐骨棘）。

止点：股骨转子窝。

神经支配：受骶丛分支（$L_4 \sim S_2$）支配。

作用：外旋髋关节。

二、臀部的血管（图5-5-22）

（一）臀上动脉（superior gluteal artery）

该动脉供应髋臼的上部、纤维性关节囊上部及大转子的一部分。臀上动脉从坐骨大切迹穿出，一支下行供应髋臼后缘及关节囊后部；另一支沿髂骨横行，在臀小肌下供应此肌，并分数支到髋臼上部。臀上动脉至臀中肌的分支在此肌下越过，并发出终支到股骨。降支到大转子上面及外侧面。

（二）臀下动脉（inferior gluteal artery）

该动脉在梨状肌之下及坐骨神经内侧，大部分分支至臀大肌，还有两个主支至髋关节的深部结构。横支越过坐骨神经，并发分支供应该神经。本动脉干继续向外并分出众多小支分布到闭孔内肌、孖肌、梨状肌的附着点和臀中肌及大转子的上后缘。在坐骨神经内侧还有一支至深部，供应髋臼下部。

（三）阴部内动脉（internal pudendal artery）

该动脉由坐骨大孔出盆，绝大多数经骶丛前方出盆，随后由坐骨小孔入阴部管。

三、臀部的神经（图5-5-22、图5-5-23）

臀部浅层主要由臀上皮神经、臀下皮神经、股后皮神经支配，深层主要由臀上神经、臀下神经、坐骨神经、阴部神经支配。

（一）臀上神经（superior gluteal nerve）

该神经为骶丛的分支，分为上下两支。上支沿臀小肌上缘分布于臀中肌；下支行于臀中、小肌之间，供给臀中、小肌及阔筋膜张肌。臀上神经一般由梨状肌上孔穿出，但也可自梨状肌纤维中穿出。

（二）坐骨神经（sciatic nerve）

该神经是人体最粗的神经，由骶丛分出，由腓总神经和胫神经组成。在股骨大转子与坐骨结节之间下行至股后，在臀部位于臀大肌的覆被下，由上而下贴附于坐骨背面、上孖肌、闭孔内肌腱、下孖肌及股方肌的后面，至股部则贴附于大收肌的后面，并位于臀大肌下缘及股二头肌外缘所成角内。

（三）臀下神经（inferior gluteal nerve）

该神经是骶丛分支，支配臀大肌，一般由梨状肌下孔穿出，经常与坐骨神经的腓总神经部分一同穿过梨状肌，甚至有时与臀上神经及腓总神经一同出梨状肌上孔，与臀下动脉伴行。

（四）阴部神经（pudendal nerve）

该神经位于坐骨神经内侧，由梨状肌下缘出盆，并由坐骨小孔入于会阴。

第二节　病因病理

一、病因

（一）急性损伤

本病多有弯腰搬重物史，或由蹲位猛然站起，臀部和下肢因激烈的闪、扭而过度外展、外旋，使梨状肌急剧收缩而发生损伤。

（二）慢性劳损

梨状肌急性损伤之后，未及时治愈；或因处于某种体位进行劳动，使梨状肌处于过度紧张牵拉状态，均可造成梨状肌慢性劳损。

（三）继发性损伤

腰椎间盘突出症、腰椎管狭窄症等，可反射性地引起梨状肌痉挛和营养障碍，从而伴发本病。

部分患者仅有夜间受凉史，此多为诱因，有的患者或曾有腰臀病史，或已有经常性腰臀部不适等，在本病发病前梨状肌多已存在隐匿性病变。

二、病理

一般认为，当梨状肌外旋或由蹲位变直立位时使梨状肌拉长、牵拉而损伤梨状肌。梨状肌受到损伤后，发生充血、水肿、痉挛、粘连和挛缩时，该肌上、下孔变狭窄，挤压其间穿出的坐骨神经、血管等，而出现的一系列的临床症状和体征，称为梨状肌损伤综合征。

其次，正常情况下当梨状肌收缩时，对坐骨神经并无妨碍，但腓总神经高位分支，或自梨状肌肌束间穿出，容易受到外伤或炎症等刺激引起梨状肌的挛缩，从而挤压坐骨神经，使坐骨神经的营养血管循环障碍；或者当梨状肌紧张，特别在外旋时，由于肌束幅度改变、束间间隙减小，期间穿出的神经也会受到压迫而产生梨状肌综合征。

此外，由于部分妇科疾患如盆腔卵巢或附件炎症及骶髂关节发生炎症时也有可能波及梨状肌，影响通过梨状肌下孔的坐骨神经而发生相应的症状。因此对于此病，女性患者还需了解有无妇科炎症疾患。

第三节　临床表现

一、症状

疼痛是梨状肌综合征的主要表现。疼痛以臀部为主，并可向下肢放射，严重时不能行走或行走一段距离后疼痛剧烈，需休息片刻后才能继续行走。患者可感觉疼痛位置较深，放散时主要向同侧下肢的后面或后外侧，有的还会伴有小腿外侧麻木、会阴部不适等。疼痛严重的可诉说臀部呈现"刀割样"或"灼烧样"的疼痛，双腿屈曲困难，双膝跪卧，夜间睡眠困难。大小便、咳嗽、打喷嚏等因为能增加腹压而使患侧肢体的窜痛感加重。

二、体征

（一）压痛

患侧臀部压痛明显，尤以梨状肌部位为甚，可伴萎缩，触诊可触及弥漫性钝厚，成条索状或梨状肌束，局部变硬等。

（二）直腿抬高试验

该试验在 60°以前出现疼痛为试验阳性。因为梨状肌被拉长至紧张状态，使损伤的梨状肌对坐骨神经的压迫刺激更加严重，所以疼痛明显。但超过 60°以后，梨状肌不再被继续拉长，疼痛反而减轻。

（三）梨状肌紧张试验阳性

试验方法：患者取俯卧位，患肢屈膝，医生一手按在患者患侧臀部，另一手握住踝关节向外扳，使髋关节产生内旋动作，出现坐骨神经症状加重，即为阳性。

三、鉴别诊断

梨状肌综合征的主要表现为臀部疼痛并向患侧放射，即坐骨神经压迫症状。在临床中造成坐骨神经压迫症状的疾病有多种，因此确诊梨状肌综合征时需要除外其他疾病造成的坐骨神经疼痛，主要有坐骨神经炎和根性坐骨神经痛。

坐骨神经炎起病较急，疼痛沿坐骨神经的通路由臀部经大腿后部腘窝向小腿外侧放散至远端，其疼痛为持续性钝痛，并可发作性加剧或呈烧灼样刺痛，站立时疼痛减轻。

根性坐骨神经痛多由于椎间盘突出症、脊柱骨关节炎、脊柱骨肿瘤及黄韧带增厚等椎管内及脊柱的病变造成。发病较缓慢，有慢性腰背疼痛病史，坐位时较行走疼痛明显，卧位疼痛缓解或消失，症状可反复发作，小腿外侧、足背的皮肤感觉减退或消失，足及趾背屈时屈肌力减弱，踝反射减弱或消失，这类病变可做 X 光片检查以协助诊断。

第四节　针刀治疗及其他

一、定位及针刀松解方法

参照"腰椎间盘突出症"梨状肌点的治疗。

二、注意事项

1．原则上本病以非手术疗法为主，极少数经长期保守治疗无效、严重影响工作和生活者可考虑手术治疗。对因腰椎间盘突出症等引起的继发性损害，则以处理原发病为主。

2．术后应嘱患者注意体位和姿势，尽量避免弯腰搬运或蹲位抗抬重物，以免加重梨状肌的损伤。另外，要注意经常变换工作体位，消除梨状肌紧张，减轻其疲劳。注意腰臀部保暖，避免风寒湿邪侵袭。

第二章　坐骨结节滑囊炎

坐骨结节滑囊炎（ischiogluteal bursitis）又称为臀大肌坐骨结节滑囊炎或臀大肌坐骨滑膜囊肿，是指臀大肌坐骨囊的慢性炎症性病变。好发于体质瘦弱而久坐工作的中老年人，尤其是老年妇女，久坐硬板凳者更易发生。其发病原因大多是由于臀部受到反复而经久的挤压，致使臀大肌坐骨囊受到反复刺激，从而出现充血、水肿、渗出、变性及增生等一系列病理改变。本病也可发生在儿童，由顿挫损伤引发坐骨结节滑囊的慢性无菌性炎症。

第一节　解剖学基础

一、坐骨（ischium）（图6-2-1）

坐骨位于髋骨的后下部，可分为坐骨体、坐骨上支及坐骨下支。

（1）坐骨体　是坐骨上部肥厚的部分，构成髋臼的后下部。坐骨体有三个面：内侧面构成小骨盆侧壁的一部分，外侧面有闭孔外肌附着，后面为髋关节囊的附着部。

（2）坐骨上支　位于坐骨体下方的部分称为坐骨上支，其前缘锐薄，构成闭孔的后界。坐骨上支的下端向前移行于坐骨下支。

（3）坐骨下支　自坐骨上支的下端弯向前上内方的部分称为坐骨下支，其上缘锐薄，构成闭孔的下界。坐骨下支的前端移行于耻骨下支。在坐骨上下支相互移行出的后部，骨质粗糙而肥厚，称为坐骨结节。在坐骨结节上附着的肌如下：结节上部被一横行的骨嵴分为上、下两区，上有半膜肌附着，下有股二头肌及半腱肌附着，结节的下部有大收肌附着；结节的上缘有下孖肌附着；结节内侧缘有骶结节韧带附着；结节外侧缘有股方肌附着。

二、臀大肌坐骨囊（sciatic bursa of gluteus maximus）（图6-2-2）

臀大肌坐骨囊又称坐骨结节滑囊，它位于坐骨结节与臀大肌之间，由疏松结缔组织分化而成，为一密闭的结缔组织扁囊。它的内壁为滑膜，囊内有少许滑液，以减少坐位时骨对滑膜的刺激。当人采取坐位姿势时，坐骨结节成为人体的主要承重点，体重通过坐骨结节作用于凳面，因此，坐骨结节与体表之间的软组织层成为防止坐骨损伤的缓冲结构，是坐骨的保护性装置。在臀大肌坐骨囊的外侧，有另一个较大的恒定滑囊——股二头肌头上囊。该囊位于股二头肌肌腱在坐骨结节起点处的表面，与臀大肌坐骨囊相邻（图6-2-2）。从解剖图上可以看出，打开臀大肌坐骨囊后暴露的是坐骨结节，而打开股二头肌头上囊后暴露的则是股二头肌腱。

第二节　病因病理

坐骨结节滑囊炎有急性和慢性之分，以慢性滑囊炎多见。

慢性坐骨结节滑囊炎常与职业有关，多见于长期采取坐位的（坐于硬质座椅）、体型偏瘦的患者，尤其是老年妇女。因其臀部脂肪薄弱，在坐位姿势下体重通过坐骨结节作用于硬物形成压迫、刺激，长期反复的刺激可导致滑膜囊出现无菌性炎症（水肿、渗出、增生）、滑液分泌增多，长久的渗出液积聚可导致滑囊膨大、囊肿形成。镜下可见滑膜壁显著增厚，由于纤维素渗出物附于囊内壁而粗糙不平，囊腔为单房或多房，充满液体。组织学改变为：囊壁表面上皮增生，可呈绒毛突起，后渐过度为纤维组织瘢痕，整个囊壁纤维组织增生，囊内壁见纤维蛋白凝集物附着。

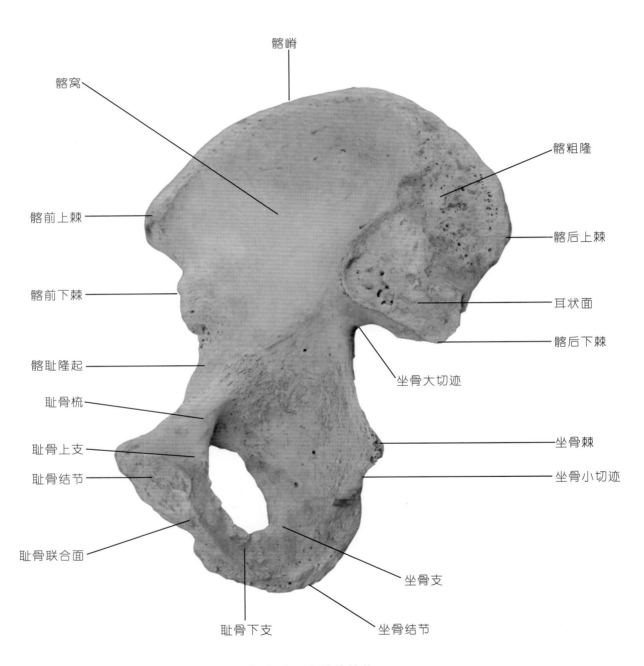

髂嵴

髂窝

髂粗隆

髂前上棘

髂后上棘

髂前下棘

耳状面

髂后下棘

髂耻隆起

坐骨大切迹

耻骨梳

耻骨上支

坐骨棘

耻骨结节

坐骨小切迹

耻骨联合面

坐骨支

耻骨下支

坐骨结节

图 6-2-1　坐骨的结构

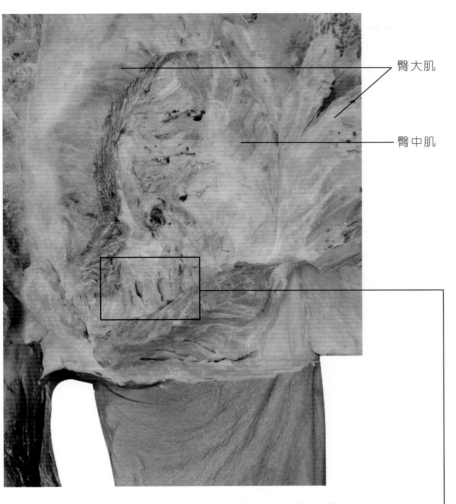

臀大肌

臀中肌

图 6-2-2　臀大肌坐骨囊与股二头肌头上囊

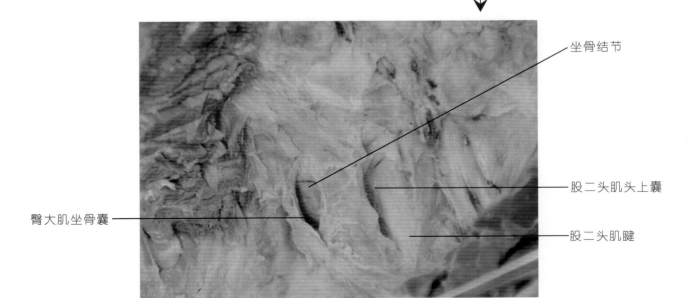

坐骨结节

股二头肌头上囊

臀大肌坐骨囊

股二头肌腱

　　急性坐骨结节滑囊炎常由于臀部的顿挫伤引发，臀部直接撞击硬物或地面可导致坐骨结节的坚硬骨质损伤臀大肌坐骨囊，使囊内出血，因此急性期囊内积液为血性，急性期过后积液变为黄色，至慢性期则为黏液，囊内壁滑膜增厚，滑膜细胞分泌活跃，代谢紊乱，受损伤的组织产生防御保护性变化，炎性渗出，形成囊肿。

第三节　临床表现

一、症状

坐位时臀下疼痛或不适感，但疼痛不向他处放射。

二、体征

（一）局部可触及肿物伴压痛

　　患者取膝胸卧位，充分暴露臀部，检查者在坐骨结节处触诊时可触到边缘较清晰的椭圆形的肿块（为炎症所导致的囊肿）和坐骨结节部粘连在一起，部位深在，边界不清，有时可被误认为是实质性肿瘤。按压时有疼痛感。

（二）臀大肌坐骨囊紧张试验阳性（图 6-2-3）

试验方法：患者取仰卧位，将大腿屈曲或将躯干前屈时臀尖部位出现疼痛，放射到臀部。

原理：大腿屈曲或躯干前屈时臀大肌坐骨囊受到牵拉而紧张，加重刺激而出现疼痛。

三、辅助检查

（一）超声检查

　　坐骨结节滑囊炎常并发坐骨结节滑膜囊肿，而超声检查应作为坐骨结节滑膜囊肿诊断的首选方法。检查中可见坐骨结节滑囊囊肿边界清晰，无明显包膜，后方回声增强，囊肿深部坐骨结节呈弧形强回声带显示清晰囊肿与皮下软组织回声结构清楚。囊壁增厚，或厚薄不均，大部分囊肿壁上见绒毛状突起，极不规整，部分囊壁上可见附壁团状物，囊腔内透声差，可见光点光斑游动及粗细不均的分隔光带，多呈多房状，少数呈单房，探头加压时可见绒毛及团状物在液体中漂动。当合并有出血感染时，囊腔内回声增多，呈实质性改变。彩色多普勒血流成像，病变周边及粗大分隔上可见条状血流信号，可测及低速动脉血流频谱。

（二）X 线检查

　　病程较长的患者，X 线检查可能出现坐骨结节骨质增生。

第四节　针刀治疗及其他

一、体位

膝胸卧位（图 6-2-4）或侧卧屈膝位（图 6-2-5）。

二、定点、消毒与麻醉

　　术者以拇指在患者坐骨结节表面按压寻找压痛点并予以标记。本病单侧发病者（图 6-2-6）多见，也有双侧发病者（图 6-2-7）。然后以碘酊、酒精常规消毒并铺无菌洞巾（图 6-2-8），以 1% 利多卡因注射液混少量糖皮质激素制剂局部麻醉，每点注射约 1mL 即可，进针方法同针刀松解法。

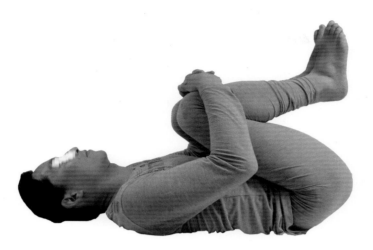

图 6-2-3　臀大肌坐骨囊紧张试验

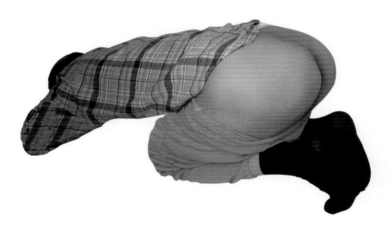

图 6-2-4　坐骨结节滑囊炎针刀治疗体位之膝胸卧位

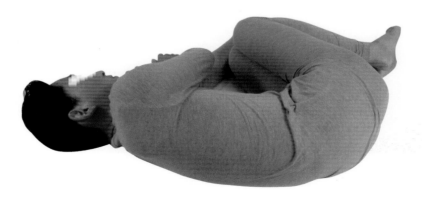

图 6-2-5　坐骨结节滑囊炎针刀治疗体位之侧卧屈膝位

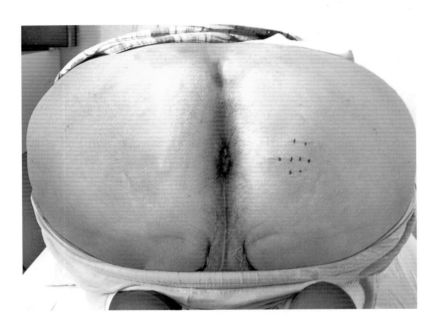

图 6-2-6　单侧坐骨结节滑囊炎

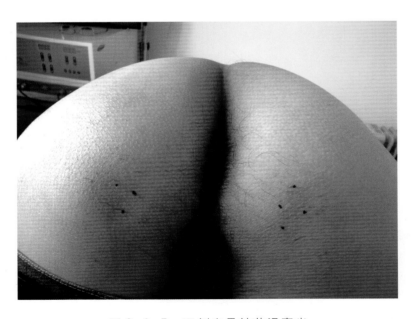

图 6-2-7　双侧坐骨结节滑囊炎

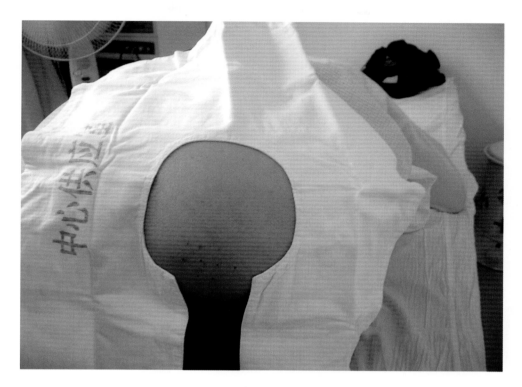

图 6-2-8　消毒、铺巾

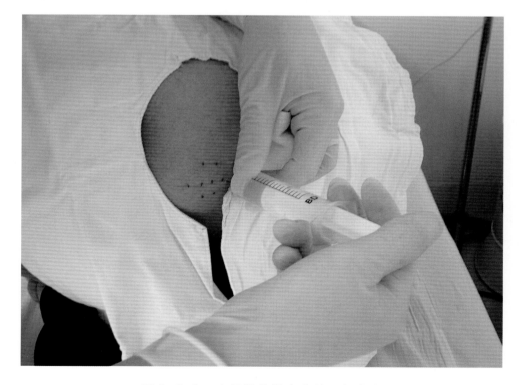

图 6-2-9　坐骨结节滑囊炎的局部麻醉

三、针刀松解（图 6-2-10、图 6-2-11）

切割目标：臀大肌坐骨囊囊壁。

入路层次：皮肤→浅筋膜→臀大肌→臀大肌坐骨囊→坐骨结节。

松解方法：术者左手拇指按压于臀部定点位置，右手持 I 型 4 号针刀，使针身垂直于坐骨结节骨面（以左手按压手感判断），刀口线方向与身体矢状面平行，将针刀刺入皮肤后直达坐骨结节骨面，轻提针刀 2～3mm，再切至骨面，每点行十字切开，以充分切开臀大肌坐骨囊囊壁。解除囊内高压，并给予囊内积液向外引流以出路。临床实践中根据压痛范围判断，部分患者可能其股二头肌头上囊也存在与臀大肌坐骨囊同样的病变，故可一并处理。术毕压迫止血，无菌敷料包扎。

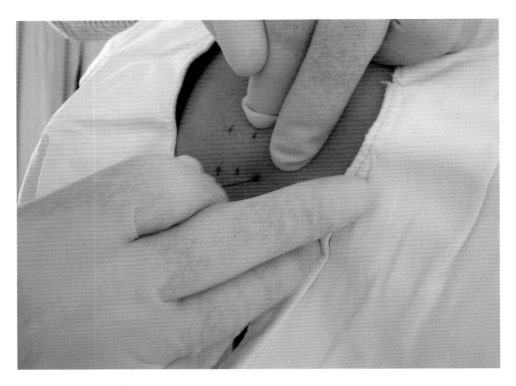

图 6-2-10　坐骨结节滑囊炎针刀松解——进针

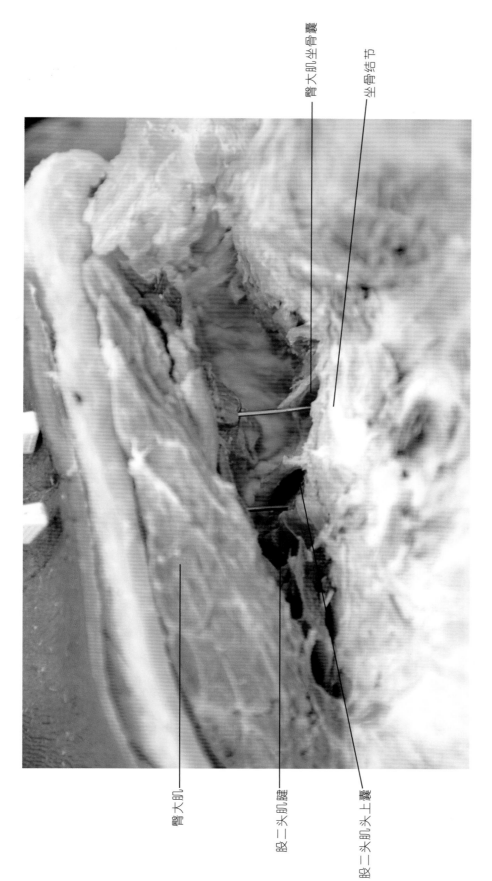

臀大肌坐骨囊

坐骨结节

臀大肌

股二头肌腱

股二头肌头上囊

图 6-2-11 坐骨结节滑囊炎针刀松解——入路层次

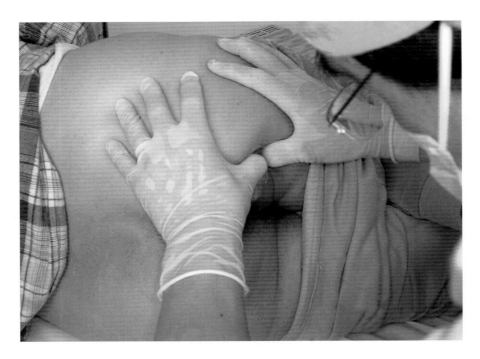

图 6-2-12　术后手法——揉挤

四、术后手法

针刀治疗后，术者可以双手拇指用力挤揉臀大肌坐骨囊（图 6-2-12），以尽可能多地使囊内积液得以排至组织间隙。

五、其他治疗

针刀治疗是治疗坐骨结节滑囊炎的方法之一，临床还有其他有效的方法，介绍如下：

1．超声引导下囊肿穿刺治疗

利用超声引导进行臀大肌坐骨囊穿刺，抽出滑囊内的囊液，然后向滑囊内注射醋酸泼尼松，抑制囊液再分泌。

2．囊壁硬化治疗

利用超声引导进行臀大肌坐骨囊穿刺，抽出滑囊内的囊液，用 1% 利多卡因反复冲洗以减轻疼痛，然后注入无水酒精，注入量为抽出量的 1/4，保留 5mL 后抽尽，再注入 5mL 保留。

3．手术治疗

使用电刀将囊肿壁与临近组织粘连紧密处分离后，完整切除囊肿，术中尽可能减轻对肌肉的损伤和破坏。

六、注意事项

1．针刀治疗后可同时配合局部理疗，促进炎症消退。

2．平时需注意坐的时间不要过长，凳子不要过硬，以免复发。

3．对腘绳肌的推拿放松十分重要，可缓解痉挛，减轻对坐骨结节的牵拉。行拔伸、弹拨法，有舒展肌筋、解除粘连的作用。如经保守治疗无效，或反复发作，则应行手术治疗，切除坐骨结节滑囊。

4．术后恢复需 2～3 周。

第三章　股骨头缺血性坏死

股骨头缺血性坏死(ischemic necrosis of femoral head)又称Legg-Calve-Perthes病,简称LCP病,这源于1910年三位医生（美国的Authuer T. Legg，法国的Jecquse Calve和德国的George Perthes）对该病的首次描述。该病的其他称谓还有儿童股骨头无菌性或特发性坏死、儿童股骨头骨软骨炎等，为常见的骨关节病之一，其发病机制尚未完全明了。在疾病的发展过程中，首先出现的是邻近关节面组织的血液供应障碍，进而造成股骨头破坏。股骨头病理改变呈缺血、坏死、修复三个过程，自然病程2～4年，自然愈合的股骨头往往遗留扁平状畸形，又称扁平髋（coxa plana）。少数患者20～30年后因退行性骨性关节炎而行人工股骨头置换术。该病的主要临床表现为跛行、髋关节疼痛，其病程可由间断性疼痛逐渐发展为持续性疼痛，再由疼痛引发肌肉痉挛、关节活动受到限制，最后造成跛行甚至致残。早期诊断、正确分型、恰当治疗是保全患者髋关节功能的关键。中医称该病为"髀枢痹""骨痹""骨萎"。

临床实践证明，针刀治疗对于LCP病的早期病变具有一定的作用，对于减轻髋关节疼痛、延缓病情发展具有一定的临床意义。对于部分晚期病例，针刀治疗对于恢复股骨头结构也有一定作用，因此针刀疗法作为治疗LCP病的一种常规方法已被广泛采用。由于髋关节陈旧性软组织损伤的临床表现与LCP病有相似之处，因此易被误诊为股骨头缺血性坏死，临床应详加鉴别。

第一节　解剖学基础

一、相关的骨结构

（一）髋臼（acetabulum）（图6-3-1）

髋臼是容纳股骨头的深窝，由髂骨、坐骨和耻骨三者的体组成，髋臼的开口朝向前、外和下方。骨性髋臼中央为髋臼窝，骨质较薄，髋臼窝内充满脂肪，又称为Haversian腺，可随关节内压的增减而被挤出或吸入，以维持关节内压的平衡。在髋臼的边缘有关节盂缘附着。加深了关节窝的深度。髋臼窝之外是马蹄形软骨覆盖的关节面，也称为月状面，较厚。髋臼边缘的下方软骨缺如，形成一切迹，称为髋臼切迹，髋臼横韧带将髋臼切迹封闭，将髋臼下部的缺口弥补为完整的球凹，在髋臼横韧带两侧与髋臼切迹之间留有小间隙，股骨头韧带、动脉及神经即通过此间隙进入关节内。髋臼边缘有唇状骨性突起，可对抗股骨头在人体直立时所产生的压力和屈髋时产生的应力，骨唇上紧贴有坚韧而可动的纤维软骨构成的髋臼唇，该髋臼唇呈环状与横韧带相连。髋臼唇的存在使髋臼加深、加宽，骨性的髋臼窝只能容纳股骨头的2/5，而髋臼唇本身可包绕股骨头的1/4以上，因此二者共同作用可容纳股骨头球面的2/3以上，增加了髋关节的稳定性。

髋臼的上部作为髋臼顶厚而坚强，形成一个强有力的支撑点，是髋关节的主要负重区，负重线从坐骨大切迹之前向上延至骶髂关节，在直立时可将躯干重量传达至股骨头，髋臼的后下部至坐骨结节部分形成另一有力的支撑点，在坐位时传达躯体的重量。

（二）股骨上端（图6-3-2、图6-3-3）

股骨上端包括股骨头、颈和大、小转子。

1. 股骨头（caput femoris）

股骨头朝向上内前方，顶部稍显扁平，全体呈球状。股骨头中央有一小的凹陷（图6-3-3），称为股骨头凹，除股骨头凹之外的其他股骨头部分均为关节软骨覆盖。成年人股骨头的骨小梁为柱状，上部分散，冠状切面呈扇状，这组骨小梁因从躯干向下肢，或相反从下肢向上到躯干传达力量，称为压力骨小梁系统。该组骨小梁可以越过关节向上经髂骨，一直到骶髂关节。股骨头的关节软骨根据压力，排列分为3部分。

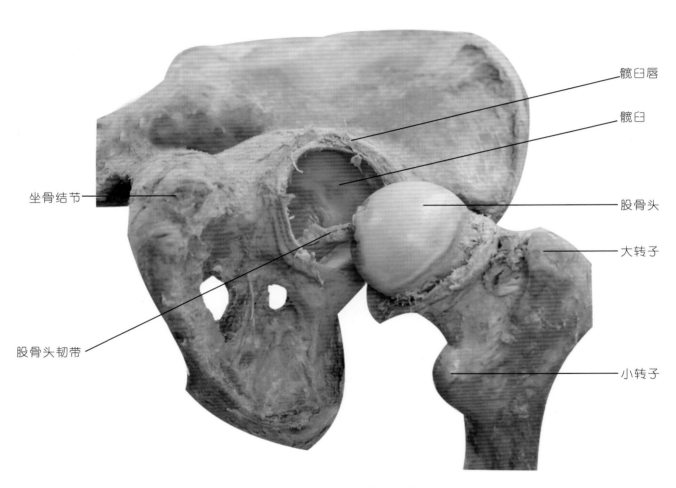

髋臼唇

髋臼

坐骨结节

股骨头

大转子

股骨头韧带

小转子

图 6-3-1　股骨头与髋臼

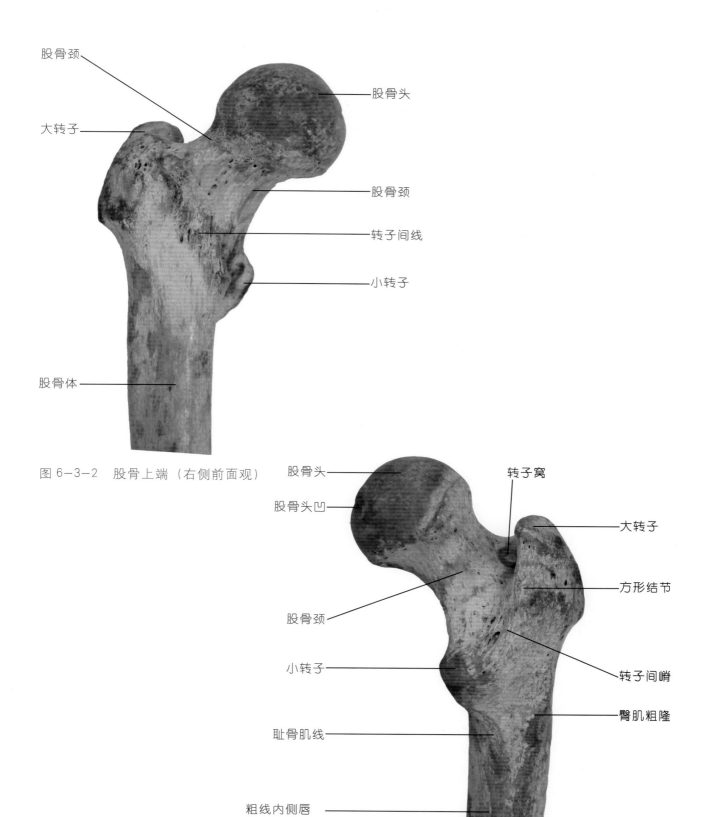

图 6-3-2　股骨上端（右侧前面观）

图 6-3-3　股骨上端（右侧后面观）

压力决定松质骨的结构，压力的作用不仅与负重有关，而且和作用时间有关。股骨头凹中有股骨头韧带附着，该韧带与横跨髋臼切迹的髋臼横韧带相连。

与髋臼相比，股骨头关节面较大，可以增加活动范围；覆盖髋臼的软骨较少，呈倒置马蹄形，髋臼窝内衬有脂肪垫，覆以滑膜。在任何位置上，股骨头总有一部分与髋臼窝的软组织而不是关节软骨相对。在传达关节应力时，股骨头的下内面因为不接触关节软骨而不参与。股骨头的前部、上部，还有后部的一小部分边缘，关节软骨突出至髋臼外面，在极度屈伸时，股骨头周围的软骨面才与髋臼软骨面相接。

2. 股骨颈（collum femoris）

股骨颈微向前凸，中部较细。股骨颈与股骨干形成颈干角，成人在 $110^{\circ} \sim 140^{\circ}$，大于 140° 为髋外翻，小于 110° 为髋内翻。

股骨颈下部有两个隆起，即大转子和小转子。靠外侧为大转子，其后上无任何结构附着，罩于股骨颈的后上部。大转子位置较浅。小转子为圆锥形突起，在股骨干的后上内侧、大转子平面下。两转子在前有转子间线，在后有转子间嵴相联系。有时在大转子后下方，相当于小转子平面另有一骨性突起，称为第3转子。

（三）髋骨（hip bone）（图6-3-4）

髋骨为扁板状骨块，中部略窄，上、下两端较宽，该骨由髂骨、坐骨和耻骨三部分组成，居于躯干与下肢之间，有传达躯干重力于下肢的作用，其内侧面与骶、尾骨共同组成骨盆。

1. 髂骨（ilium）（图6-3-1）

髂骨位于髋骨的上部，呈长方形，分为髂骨体和髂骨翼。

（1）髂骨体位于髂骨的下部，构成髋臼的上半部。

（2）髂骨翼是髂骨上部宽广的部分，可分为两面及三缘。髂骨翼的上缘称为髂嵴。髂嵴的前缘向前下方突出，称为髂前上棘；髂嵴的后端突向后下方，称为髂后上棘。

2. 坐骨（ischium）

坐骨结构见"坐骨结节滑囊炎"。

3. 耻骨（pubis）

耻骨位于髋骨的前下部，分为耻骨体、耻骨上支和耻骨下支。

（1）耻骨体（pubic body）　耻骨体是指连结髂骨体与坐骨体的部分，此处构成髋臼的前下部。

（2）耻骨上支（superior ramus of pubis）　耻骨上支是指耻骨体伸向前内下方的板条状骨，可分为三面及两缘：前面呈三角形，其外侧部有长收肌及闭孔外肌附着；后面构成小骨盆的前壁，为肛提肌及闭孔内肌等肌肉的附着部；下面有一深沟，称为闭孔沟，有闭孔血管及神经通过；上缘锐薄，称为耻骨梳，为腹股沟镰、腔隙韧带及反转韧带的附着部，耻骨梳向前终于耻骨结节，有腹股沟镰附着；前缘自耻骨结节向后终于髋臼切迹，称为闭孔嵴，有耻骨韧带附着。

（3）耻骨下支（inferior ramus of pubis）　耻骨下支是指自耻骨上支内侧端向下方弯曲的部分，可分为前、后两面及内、外两缘。前面为短收肌、长收肌、股薄肌及闭孔外肌的附着部；后面有闭孔内肌等肌肉附着；内侧缘为股薄肌附着部，与对侧同名缘共同构成耻骨弓；外侧缘围成闭孔的一部分。

（四）闭孔（obturator formamen）

闭孔是位于小骨盆两侧之下部、坐骨与耻骨之间的卵圆形大孔。其上界为耻骨上支的下面，下界为坐骨下支的上缘，内侧界为耻骨下支的外侧缘，外侧界为坐骨上支与坐骨体的前缘及髋臼切迹的边缘。闭孔的边缘锐利，为闭孔膜的附着部。

闭孔上覆有闭孔膜，只在上部相当于闭孔切迹处留有一个小缺口，参与形成闭孔管。该管为一纤维性管道，长 $20 \sim 30mm$，从骨盆前壁斜向前、下、内，终于耻骨肌的深面，闭孔动、静脉与闭孔神经由此通过。闭孔管的上界为耻骨上支下缘的闭孔沟，下界为硬而无弹性的闭孔膜。闭孔内、外部的相关骨面有闭孔内、外肌附着。

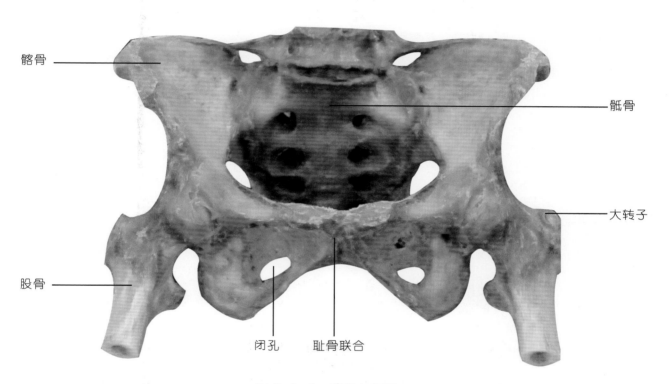

图 6-3-4 髋骨与闭孔

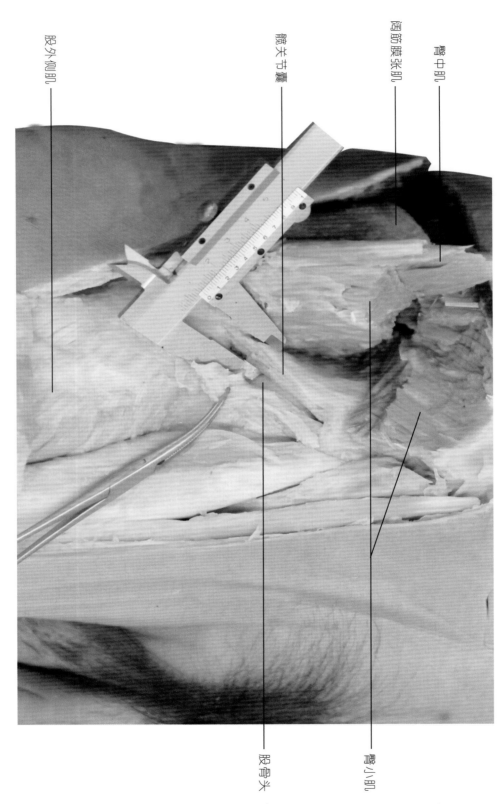

图 6-3-5　髋关节囊厚度：5～10mm

股外侧肌

髋关节囊

阔筋膜张肌

臀中肌

股骨头

臀小肌

二、髋关节及其周围韧带（图6-3-6）

（一）髋关节（hip joint）

髋关节由股骨头与髋臼相对构成，属于杵臼关节。髋关节以曲面方式构成，呈轻度不吻合状态。最初承载时，股骨头周缘部与髋臼接触，随着载荷增加而使股骨头与髋臼完全吻合，使压应力均匀传导。

（二）髋关节囊（hip joint capsule）

髋关节囊厚而坚韧，其外侧厚度为5～10mm（图6-3-5）。上端附于髋臼的周缘和髋臼横韧带，下端前面附于转子间线，后面附于转子间嵴的内侧（距转子间嵴约10mm处）。因此，股骨颈的后面有一部分处于关节囊外，而颈的前面则完全包在囊内。关节囊的纤维层呈环形增厚，环绕股骨颈的中部，称为轮匝带，能约束股骨头向外脱出，此韧带的纤维多与耻骨囊韧带及坐骨囊韧带相编织，而不直接附在骨面上。髋关节为多轴性关节，能做屈伸、收展、旋转及环转运动。但由于股骨头深嵌在髋臼中，髋臼又有关节盂缘加深，包绕股骨头近2/3，所以关节头与关节窝二者的面积差甚小，故运动范围较小。加之关节囊厚，限制关节运动幅度的韧带坚韧有力，该关节的稳固性大，而灵活性则甚差。这种结构特征是人类直立步行、重力通过髋关节传递等功能的反映。

（三）髋关节周围的韧带（图6-3-6、图6-3-7）

髋关节周围有以下韧带加强：

1. 髂股韧带（iliofemoral ligament）

起点：髂前下棘及其后髋臼缘。

止点：外歧至转子间线的上部，内歧至转子间线的下部。

形态及位置：位于髋关节的前面，长而坚韧，呈人字形，髂股韧带尖部坚强。

作用：髂股韧带可限制大腿过度后伸，站立时，使身体的重量落在股骨头上，对维持直立姿势具有重要意义。内歧能限制大腿外展，外歧能限制大腿外展和外旋。

2. 耻股韧带（pubofemoral ligament）

起点：髂耻隆起，耻骨上支、闭孔嵴及闭孔膜。

止点：关节囊及髂股韧带的内侧部。

形态及位置：关节囊内面。

作用：限制髋关节过度外展及外旋。

3. 坐股韧带（ischiofemoral ligament）

起点：髋臼的后部与下部。

止点：股骨大转子根部及轮匝带。

形态及位置：在关节囊后部，较薄。

作用：限制髋关节内收及内旋。

4. 轮匝带（zona orbicularis）

形态及位置：关节囊韧带深部增厚部分，纤维环形，环绕股骨颈的中部，仅股骨颈后部纤维较浅。

作用：约束股骨头，避免其向外脱出。

5. 股骨头韧带（股圆韧带）（teres femoris ligament）（图6-3-1）

起点：髋臼切迹及髋臼横韧带。

止点：股骨头凹。

形态及位置：为关节腔内的三角形扁平纤维束，韧带有滑膜被覆，内有血管通过。股骨头韧带动脉进入此韧带。

作用：此韧带对髋关节的运动并无限制作用，具体作用不确定。

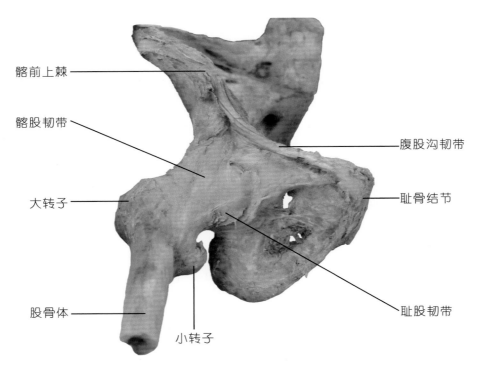

髂前上棘

髂股韧带

大转子

股骨体

腹股沟韧带

耻骨结节

耻股韧带

小转子

图 6-3-6　髋关节囊及周围的韧带（右侧前面观）

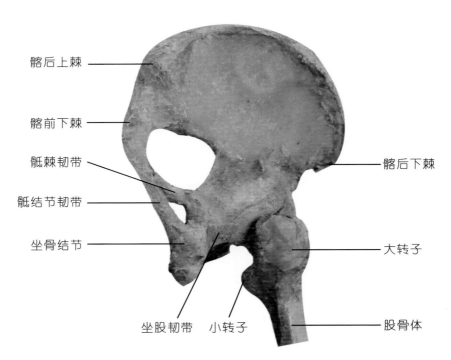

髂后上棘

髂前下棘

骶棘韧带

骶结节韧带

坐骨结节

髂后下棘

大转子

坐股韧带　小转子

股骨体

图 6-3-7　髋关节囊及周围的韧带（右侧后面观）

三、相关肌肉组织

（一）臀中肌（gluteus medius）（图 6-3-8、图 6-3-9）

起点：臀后线及臀前线以前的髂骨臀面、髂嵴外唇和阔筋膜。

止点：股骨大转子尖端的上面和外侧面。此处有 1 ～ 2 个臀肌转子囊。

形态：为一扁平扇形肌束。前部被阔筋膜张肌覆盖，后部被臀大肌掩蔽，在臀大肌和阔筋膜张肌之间的臀中肌浅面仅为皮肤和臀筋膜所覆盖。

作用：前部纤维使髋内旋，后部纤维使髋外旋，主要作用是使大腿外展。当大腿被固定时，使骨盆倾斜，行走时每迈一步，肌的止端即行固定，将躯干拉于着地的下肢上。臀中肌在一足支重时对固定髋关节起重要作用，对髋关节后伸也起作用。

神经支配：臀上神经。

血供：臀上动脉的深支。动脉进入肌肉呈分散型，分出 2 ～ 3 个主支，以后再分成更小的分支。主支通常是 2 个，上支供应该肌肉的上 1/3，下支供应其余的 2/3。

（二）臀小肌（gluteus minimus）（图 6-3-10）

起点：臀前线以下及髋臼以上的髂骨背面，渐成扁腱。

止点：大转子的上面和外侧面。

形态：在臀中肌的深面，覆盖髂骨，并从上面覆盖髋关节。其前部纤维较厚，覆盖股直肌的两头。臀小肌抵止处有一不恒定的臀小肌转子囊。

作用：外展和内旋髋关节。

神经支配：臀上神经支配。

血供：臀上动脉的深支。

（三）梨状肌（piriformis）（图 6-3-9）

起点：第 2 ～ 4 骶椎前面骶前孔外侧。

止点：大转子上缘后部。

形态：上、下缘与臀中肌和上孖肌之间，多数以筋膜移行，少数以肌纤维或腱纤维移行。梨状肌前面，内侧 1/3 与骶丛及盆腔相邻，外侧 2/3 上方与臀小肌相邻，下方与坐骨体相邻。梨状肌后面，内侧 1/3 邻骶髂关节囊下部，外侧 2/3 与臀大肌相邻。在梨状肌腱止端的下方与髋关节囊之间，可有大小不等的滑膜囊。

作用：外展、外旋髋关节。

神经支配：受梨状肌神经（$S_1 \sim S_3$）支配。

（四）上孖肌（superior gemellus）（图 6-3-9）

起点：坐骨小孔上缘（坐骨棘）。

止点：股骨转子窝。

作用：外旋髋关节。

神经支配：受骶丛分支（$L_4 \sim S_2$）支配。

（五）闭孔内肌（obturator internus）（图 6-3-9）

起点：闭孔膜周围的骨面及膜的内面。

止点：转子窝内侧面。

形态：贴于小骨盆侧壁的三角形扁肌。肌束向坐骨小切迹集合，肌腱绕过被透明软骨覆盖的骨面，中间有恒定的闭孔内肌坐骨囊，然后经坐骨小孔进入臀深部。

作用：外旋髋关节。

神经支配：受闭孔内肌神经（$L_5 \sim S_2$）支配。

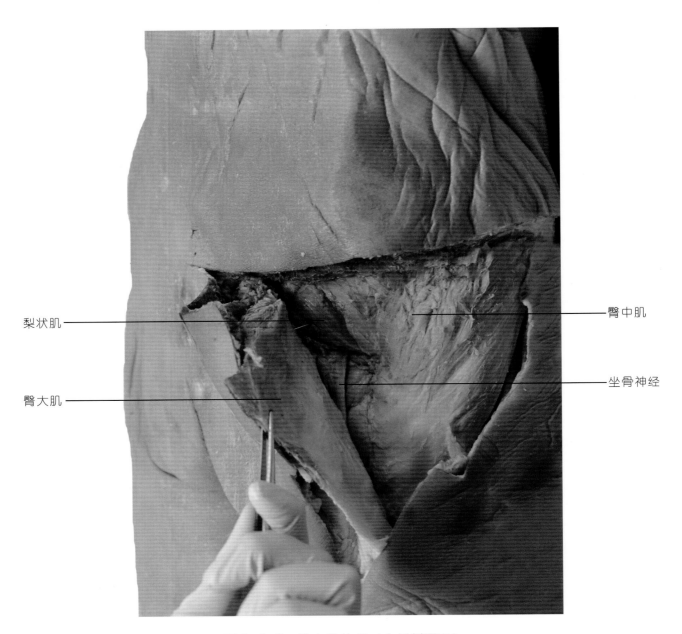

梨状肌

臀大肌

臀中肌

坐骨神经

图 6-3-8 臀中肌外观（右侧侧面观）

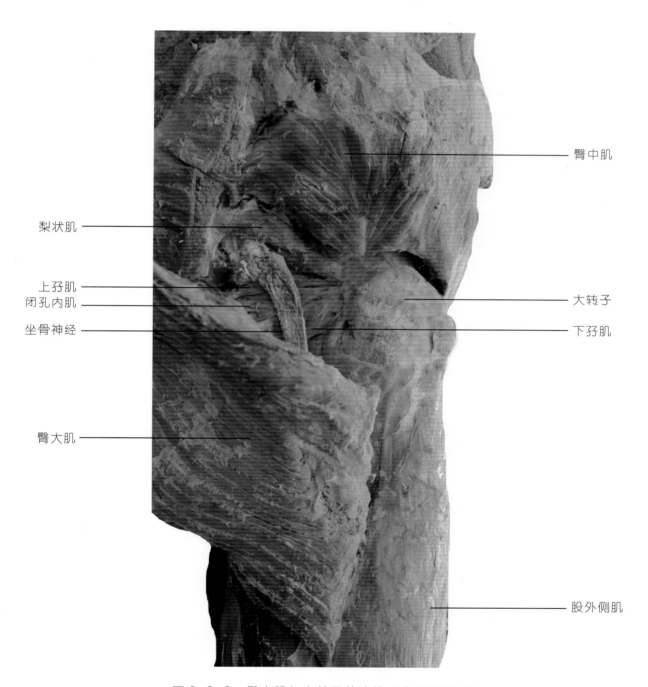

图 6-3-9　臀中肌与大转子的连接（右侧后面观）

（六）下孖肌（inferior gemellus）（图 6-3-9）

起点：坐骨小孔下缘（坐骨结节）。

止点：股骨转子窝。

作用：外旋髋关节。

神经支配：受骶丛分支（$L_4 \sim S_2$）支配。

（七）股方肌（quadratus femoris）（图 6-3-9）

起点：坐骨结节外侧。

止点：股骨大转子后面的股方肌结节（转子间嵴）。

形态：由坐骨结节外侧面斜向后外，其终止部多为肌性。该肌下缘与坐骨结节下端在同一平面越过小转子后面。

作用：外旋髋关节。

神经支配：受骶丛分支（$L_4 \sim S_2$）支配。

血供：血供丰富，股方肌上动脉多起自臀下动脉第 4、5 支，股方肌下动脉大部分来自旋股内侧动脉。

（八）闭孔外肌（obturator externus）

起点：闭孔膜外面及其周围骨面。

止点：股骨转子窝。

神经支配：受闭孔神经及骶丛分支（$L_2 \sim L_5$）支配。

作用：外旋髋关节。

四、相关血管

（一）髋关节的血液供应

1. 旋股外侧动脉（lateral femoral circumflex artery）

旋股外侧动脉在股深动脉与腹股沟韧带交点以下 6cm 处发出，向外经股神经各分支之间并穿行于髂腰肌，在缝匠肌及股直肌之后发出横支、升支和降支。其横支在大转子下方分出上行的大转子支和下行的骨膜支。

2. 旋股内侧动脉（medial femoral circumflex artery）

该动脉起自股深动脉的内侧或后侧，也有的起自股动脉。旋股内侧动脉先向后行于髂腰肌、耻骨肌之间，然后位于内侧关节囊与孔外肌之间，发出内侧颈升动脉和至闭孔外肌的肌支。旋股内侧动脉以后继续在关节囊外向后在转子间嵴发出后颈升动脉，在此区还发出分支与臀上动脉分支吻合。在囊外动脉环的外侧，旋股内侧动脉终支延续为外侧颈升动脉，行于关节囊后面附近，在闭孔外肌腱浅面，斜行经过转子窝。外侧颈升动脉供应股骨头、颈和大转子，是重要的动脉。

在股三角，旋股内、外侧动脉自股深动脉发出，围绕股骨颈根部，共同组成囊外动脉环，是供应股骨近端的一级血管。旋股内、外侧动脉的分支在股骨颈基底组成一个动脉环。旋股内侧动脉损伤是导致股骨头缺血性坏死的主要因素。

3. 闭孔动脉（obturator artery）

该动脉经过闭孔沟后，位于闭孔外肌的深面，其分支在肌肉的附着处形成一血管环。在髋臼窝，有丰富的分支分布于脂肪、滑膜及髋臼，进入股骨头韧带内的动脉仅为闭孔动脉髋臼支的一个终支。

4. 臀上动脉（superior gluteal artery）

该动脉供应髋臼的上部、纤维性关节囊上部及大转子的一部分。臀上动脉从坐骨大切迹穿出，一支下行供应髋臼后缘及关节囊后部；另一支沿髂骨横行，在臀小肌下供应此肌，并分数支到髋臼上部。臀上动脉至臀中肌的分支在此肌下越过，并发出终支到股骨。降支到大转子上面及外侧面。

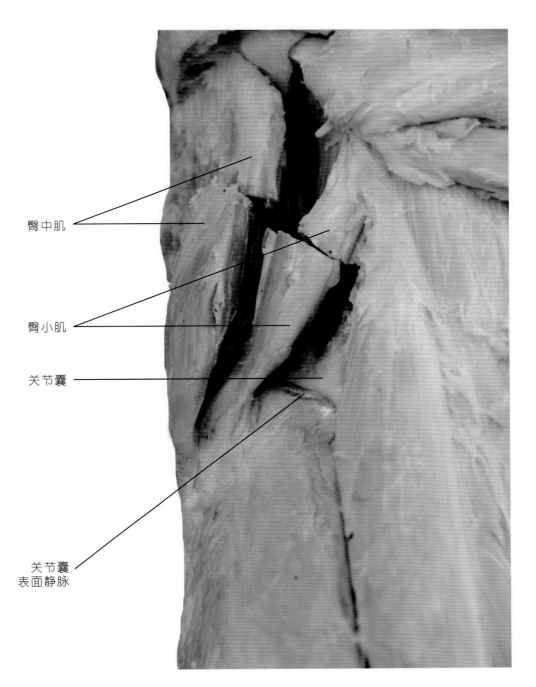

臀中肌

臀小肌

关节囊

关节囊
表面静脉

图 6-3-10 臀小肌（右侧前面观）

5．臀下动脉（inferior gluteal artery）

该动脉在梨状肌之下及坐骨神经内侧，大部分分支至臀大肌，还有两个主支至髋关节的深部结构。横支越过坐骨神经，并发支供应该神经。本动脉干继续向外并分出众多小支分布到闭孔内肌、孖肌、梨状肌的附着点，以及臀中肌及大转子的上后缘。在坐骨神经内侧还有一支至深部，供应髋臼下部。

6．股深动脉（femoral profound artery）的第 1 穿动脉

该动脉自股深动脉发出，穿过大收肌上部，位于臀大肌附着点之下，一个大支沿股骨干上升，在股方肌下缘分出小支至小转子的后下面，另一支至大转子的后下侧。

（二）股骨近端的各组血供

1．支持带动脉

支持带动脉又称关节囊动脉。该动脉在靠近骺软骨板处进入股骨颈，为供应生长股骨头的主要来源。支持带动脉主要有 3 组，即后上、后下及前动脉。前两组为旋股内侧动脉的分支，沿股骨颈上、下缘走行。前动脉最小，是旋股外侧动脉的分支。

2．股骨头韧带动脉或头凹动脉

该动脉发自闭孔动脉或旋股内侧动脉，在髋臼横韧带下沿股骨头韧带至股骨头。

3．股骨滋养动脉

该动脉沿股骨颈进入股骨头，在股骨干髓腔内行走。其对股骨大转子、头、颈的血供相对不重要。

4．干骺动脉

该动脉在股骨颈中部深入骨内，供应干骺端。

5．骨髓小血管

骨髓小血管包括骨髓小动脉和骨髓静脉。

前 3 组动脉是供应股骨头的主要动脉。

（三）股骨头不同发育阶段的血供变化

如上所述，供应股骨头、股骨颈的血管主要是旋股内、外侧动脉，闭孔动脉，臀上、下动脉及股深动脉等。处于生长发育中的股骨头由于受到骺板的阻碍，血供会发生变化。Trueta 认为，在供应股骨头的 3 组动脉中，从出生到 3～4 岁，股骨头圆韧带动脉不参与股骨头的营养。4 岁后，干骺血管的重要性减弱，最后消失，而股骨头圆韧带动脉尚未参与，唯一的血供源为外侧骨骺动脉。8～9 岁时，股骨头圆韧带动脉参与血供，但干骺的血流仍被阻止。最后，在青春期，干骺动脉活跃，骺板愈合，遂具有成人的血供方式。

五、髋关节神经支配

浅层主要由臀上皮神经、臀下皮神经、股后皮神经支配；深层前方神经来自股神经和闭孔神经，后方来自臀上神经及坐骨神经。

（一）股神经（femoral nerve）

该神经起自腰丛，沿髂筋膜深面经肌腔隙进入股三角，发出肌支支配股四头肌、耻骨肌和缝匠肌，关节支分布于髋、膝关节。其皮支有股中间皮神经及股内侧皮神经，至股前内侧区皮肤。

（二）闭孔神经（obturator nerve）

该神经起自腰丛，出盆后分为前后两支。前支行于短收肌浅面，分支到长收肌、股薄肌、耻骨肌及髋、膝关节，故髋关节病变时，常伴有牵扯性膝关节痛。闭孔神经后支行于短收肌深面，分支支配闭孔外肌和大收肌。其皮支由前支发出，分布于股前内侧区上部的皮肤。

（三）臀上神经（superior gluteal nerve）

该神经为骶丛的分支，分为上下两支。上支沿臀小肌上缘分布于臀中肌，下支行于臀中、小肌之间，供给臀中、小肌及阔筋膜张肌。

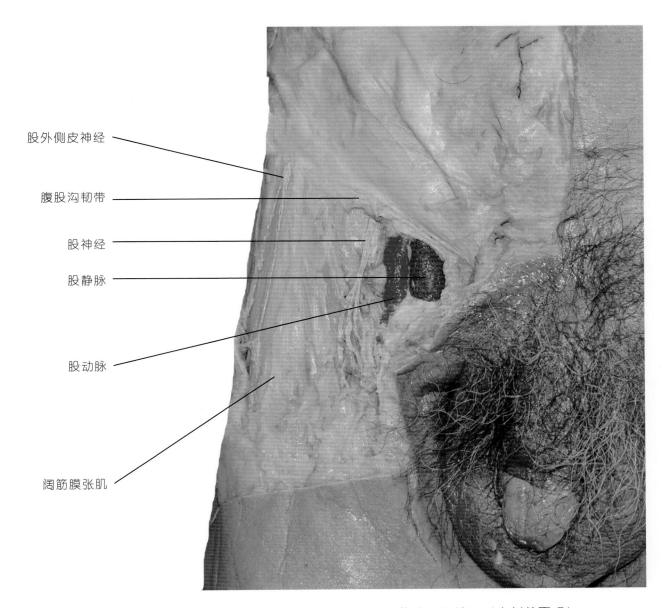

股外侧皮神经

腹股沟韧带

股神经

股静脉

股动脉

阔筋膜张肌

图 6-3-11　股动脉、股静脉、股神经（右侧前面观）

（四）坐骨神经（sciatic nerve）

该神经是人体最粗的神经，由骶丛分出，由腓总神经和胫神经组成。在股骨大转子与坐骨结节之间下行至股后，行于股二头肌长头与大收肌之间。

六、股前区相关解剖结构

（一）股鞘（femoral sheath）

股鞘为腹横筋膜与髂筋膜向下延伸并包绕股动脉、股静脉周围的筋膜鞘，呈漏斗形，长 3～4cm。由两个纵行的纤维隔将鞘分为外、中、内三部分，外部容纳股动脉，中间部容纳股静脉，内侧部即股管。

（二）股三角（trigonum femorale）

股三角位于股前区上 1/3 段。上界为腹股沟韧带，外侧界为缝匠肌内侧缘，内侧界为长收肌外侧缘。内容股神经、股动脉及其分支、股静脉及其属支，还有股静脉周围的腹股沟深淋巴结和脂肪组织等。其中股动脉居中，外侧为股神经，内侧为股静脉（图 6-3-11）。

1. 股动脉（femoral artery）

该动脉是髂外动脉的延续，在腹股沟韧带深面的血管腔隙以下，即股动脉，下行到股三角尖进入收肌管。股动脉在腹股沟处位置较浅表，易触及搏动。

2. 股深动脉（femoral profound artery）

该动脉在腹股沟韧带下方约 3cm 处发出的粗大分支，自后行向内下，该动脉在起始部发出旋股内、外侧动脉，均参与构成髋周围、膝关节动脉网。

3. 股静脉（femoral vein）

该静脉是腘静脉向上的延续，由收肌腱裂孔处起始，行经股三角时在动脉内侧。

4. 股神经（femoral nerve）

该神经见"髋关节神经支配"相关内容。

七、髋关节生物力学

（一）髋关节负重静力学

髋关节是人体最大的负重关节，由凹状的髋臼与凸状的股骨头构成，属于球窝结构，具有内在稳定性。髋关节通过髋关节头、臼软骨面相互接触传导重力，支撑人体上半身的重量及提供下肢的活动度。在众多的可动关节中，髋关节是最稳定的，其结构能够完成日常生活中所需的大范围动作，如行走、坐和蹲等。球窝关节排列紊乱可导致关节软骨和骨内的应力分布发生改变，引起退行性关节炎等损害，并因关节承受巨大的力而逐渐加剧。

股骨颈与股骨干之间的角度即颈干角，可以扩大下肢的运动范围，并使躯干的力量传递至较宽的基底部。股骨干偏斜所致的髋外翻和髋内翻都将改变与髋关节有关的力。

股骨颈长轴与股骨远端两髁横轴之间的夹角为股骨颈前倾角，通常在 12°～15°，前倾角过大会使一部分股骨头失去髋臼的覆盖。

股骨矩位于股骨颈干连结部的内后方，在小转子的深部，是多层致密骨构成的骨板，是股骨干后内侧骨皮质的延伸部分。股骨矩是股骨上段偏心受力的着力点，为竖立负重时最大的压应力部位，同时也受到弯矩和扭矩的作用，其存在增加了颈干连结部对应力的承受能力。

在正常状态下，髋关节各个方向的力保持平衡。双足对称站立时，体重平均分布到双下肢，每髋承担除下肢重量之外体重的 1/2。单足站立时，在负重髋关节股骨头上部一处形成类似平衡杠杆系统中的支点，为了保持身体平衡，需要外展肌紧张，发挥平衡作用。

（二）髋关节的运动学

髋关节是一个球轴承的运动结构，主要动作可分解为在三个互相垂直平面上的运动，即矢状面上的屈伸、冠状面上的内收外展，以及横断面上的内外旋转。这三个平面动作的范围不同，髋关节最大幅度的活动在矢状面，前屈幅度为 $0° \sim 140°$，后伸幅度为 $0° \sim 15°$。在冠状面，外展幅度为 $0° \sim 30°$，内收幅度为 $0° \sim 25°$。在横断面，当髋关节屈曲时外旋 $0° \sim 90°$、内旋 $0° \sim 70°$。髋关节伸直时由于软组织的约束功能而使旋转角度较小，内外旋则分别为 $45°$，行走时髋关节屈伸动作为 $40° \sim 5°$。内收、外展及内、外旋动作约为 $5°$。上楼梯时活动范围较大，屈伸活动范围为 $67°$，内收、外展及内、外旋动作分别为 $28°$ 及 $26°$。在跑步时，矢状面上的屈伸动作范围会增加。髋关节的关节表面活动可以认为是股骨头在髋臼内的滑动。球与窝在三个平面内围绕股骨头旋转中心的转动产生关节表面的滑动。假如股骨头与髋臼不相适应，滑动将不平行于表面或不沿表面切向，而使关节软骨受到异常应力导致压缩或分离。

（三）作用于髋关节的力及其生物力学特征

髋关节在不同位置时受力情况不同：站立时同时受重力及外展肌的拉力。单足站立和行走时，由于人体重心在两侧股骨头连线之后，重力对关节产生扭矩作用，此时外展肌产生反向力矩以维持平衡，股骨近段不仅受到压应力和张应力，还接受横向环行应力和剪切应力。做各种动作时，常需要髋部肌肉平衡体重，因此会对髋关节产生相当大的压力。因为在此过程中，若以髋关节为支点，则从支点到身体重心的力臂远大于支点到髋部肌肉的力臂，髋部肌肉的力量远大于人体重量，因此关节受力便会大于体重。髋部肌肉除了增加稳定性外，还可以调节股骨的受力状态。正常人站立时，若肌肉未紧张，股骨颈将受到一个弯曲力矩，会在上方产生张应力，在下方产生压应力。因此，若负荷过大，很容易发生张应力的破坏。而肌肉产生的收缩作用，会抵消上方张应力部分，避免股骨颈骨折。正常行走时髋关节的动作平衡且有节奏，耗能最低，双髋轮流负重。髋关节在步态周期过程中会有两个受力波峰，分别为足后跟着地及趾尖离地时。缓慢行走时，惯性力作用可不计，视与静力学相同。但髋关节在快速运动时，受加速和减速的作用，受力会增加。合力等于体重加惯性力，包括地面反冲力、重力、加速度、肌力等，一般认为是体重的 $3.9 \sim 6.0$ 倍。在走路时（速度为 1.5m/s），髋关节最大受力约为 2.5 倍体重；而当跑步时（速度为 3.5m/s），关节最大受力为 $5 \sim 6$ 倍体重。

髋关节通过头、臼软骨面相互接触传导重力，负重面为以负重中心为极点的股骨头上半球与半球形臼的重叠部分。具有弹性的关节软骨将应力分散传递到各作用点，股骨颈上部头颈交界处所受张应力最大。静止站立时，重心与双髋的共同轴在同一冠状平面上，位于第 2 骶椎的前方。正常行走时，髋关节双侧轮流负重，重心左右往返移动。因此髋关节会因运动方式的不同而受力不同。有实验表明，当髋关节承受 2000 次载荷时，软骨会遭到严重的振动，形成溃疡，使软骨和骨发生不可逆性变形，造成骨的广泛损伤。老年人髋关节的活动量 1 年约 100 万次，如此高负荷、高频率，产生退行性关节病也是可以理解的。

通常，作用于髋关节的力可分为张应力、压应力、弯曲应力和剪切应力 4 种。这些力的作用通过体重负荷和肌肉收缩作用综合表现。人类髋关节为适应竖立行走、劳动的需要，其力学性能优良，具有下列生物力学特点：

1. 适于人体直立活动。股骨上端形成多平面弯曲角（颈干角、前倾角），与骨盆和下肢呈多曲结构。其骨小梁呈多层网格状，应力分布合理，受力性能最佳，自重轻而负重大，可保持重心稳定。

2. 具有自动反馈控制的特点，以适应张应力和压应力的需要。股骨上端具有独特的扇形压力骨小梁系统和弓形横行的张力骨小梁系统，在转子平面又形成另外的骨小梁系统。可根据受力大小，通过人体自动反馈系统作用增加或降低骨小梁密度，使骨组织以最小的重量获得最大的功效，使骨受力始终保持在一定的生理极限内。

3. 髋关节生物力学结构具有变异性。骨小梁组织结构的数量和质量受个体职业、活动状况、内分泌、物质代谢、营养、年龄、疾病等诸多因素的影响。比如骨质疏松、骨质增生等便形成了病理因素。

4. 股骨干的力学轴线是自股骨头的旋转中心至股骨内外髁的中点，股骨上端承受的剪切应力最大，所以股骨颈多因剪切应力而骨折，大转子以下多因弯曲和旋转应力而骨折。髋关节生物力学体系处于动态平衡之中，随时可以调整保持身体重心的稳定。骨小梁的分布和骨截面外形均适应外力作用的需要，能最大限度地防止弯曲应力的作用。

第二节　病因病理

一、病因

LCP 的病因尚不清楚，可能与多种因素有关，难以全面系统地分类，其中最常见的致病因素如下：

（一）创伤因素

外力撞击引起股骨颈骨折、髋关节脱位、髋关节扭挫伤、股骨头骨折，以及髋关节手术等。创伤是造成股骨头坏死的主要因素。但创伤性股骨头缺血坏死发生与否、范围大小，主要取决于血管破坏程度和侧支循环的代偿能力。

外伤导致股骨头坏死的原因在于供应股骨头的血管受损，如侧方骨骺血管受损。这些血管受损后，股骨头全部或部分失去血运，伤后血运阻断 8 小时后即可造成缺血坏死。由此可见，在有移位的股骨颈骨折中，骨坏死很早即可发生。股骨头缺血坏死占股骨颈移位骨折的 85% 和无移位骨折的 15%～25%。有报告称，在粗隆间骨折穿针后也有股骨头缺血坏死发生，这是由于股骨头穿针过程中可能伤及外侧骨骺血管（穿针由股骨头侧上方或后方进入股骨头）。这个血管的损伤可造成股骨头局部缺血坏死，最后在股骨头上部负重部位发生塌陷。

（二）内分泌因素

大量的流行病学调查发现，LCP 病患者具有以下特征：①好发年龄为 4～7 岁；②男女比例为 4:1；③胎位异常率较高，约为 10%（一般人口为 2.4%）；④出生时体重较低；⑤骨龄发育迟缓，间或有长达 3 年的静止期；⑥骨骼发育延迟，身材矮小，肢体发育不成比例；⑦先天畸形（如泌尿系统畸形）发生率高；⑧多来自收入较低的家庭，父母年龄偏大。

以上这些特征均无法用局部因素来解释。

针对内分泌方面的研究证实：LCP 病患者血浆中 FT3、FT4 浓度升高，使血浆胰岛素生长因子（insulinlike growth factor Ⅰ，IGF-I）浓度下降，从而对软骨基质合成作用减弱，骨龄发育延迟，有可能影响股骨头负重能力，缺血后可能造成应力性骨折。除此之外，研究还发现 LCP 病患儿血浆促生长因子（somatomedin，SM）水平升高，其垂体 GH（生长激素）对胰岛素诱导的低血糖反应明显降低，这可能造成病儿生长缓慢。这些证据固然可以解释 LCP 发病中的部分因素，但临床上 LCP 病患者多为单侧发病这一现实又难以用内分泌因素解释，因此，内分泌因素在 LCP 发病中的作用也并不确定。

（三）机械应力因素

David 通过对 37 例 LCP 病患者进行髋关节造影检查发现，患者股骨头软骨部分明显增大，髋臼软骨增厚，造成髋关节中央间隙增宽，股骨头向外侧移位。由于髋臼外缘和股骨头相互压迫，软骨生长受到抑制，造成髋臼外缘和股骨头顶部软骨部分扁平。Gershuni 通过向幼兔髋关节内注射滑石粉混悬液的方法造成髋关节滑膜炎模型，在不同时期通过测量髋关节中央间隙和直接测量股骨颈的方法观察到与 David 的研究相类似的结果。Gershuni 认为，髋关节滑膜炎使得局部温度升高、酶的活动加强、血液循环加快，这些都可导致软骨细胞代谢增强和生长加速，于是股骨头变大、头臼不符而出现半脱位。突出的股骨头和髋臼外缘相互挤压，软骨生长受到抑制，形成髋臼外缘变钝和股骨头上方扁平。如果此时股骨头通过软骨塑形和水分外渗恢复到原来大小，头臼相符重新实现，则无股骨头坏死发生；而如果头臼不符现象持续存在，应力集中时间过长，则可造成股骨头顶部软骨细胞死亡、软骨塌陷，骨松质骨折，局部骨组织可因缺血而发生坏死。可见扁平髋是 LCP 发病的一个中间环节。

（四）静脉回流受阻于骨内高压

股骨头的髓腔是一个密闭的腔隙，来自动脉毛细血管的动脉血向心性地流入骨髓静脉血窦，再经中心静脉汇合后从股骨头的内外缘穿出，通过股骨颈表面的静脉丛汇入髂静脉。而股骨颈表面静脉丛直接暴露于关节腔内，易受关节内压的影响而出现回流受阻。静脉回流受阻可引起骨内压升高，导致股骨头血流量减少而发生坏死。

（五）激素

因哮喘、类风湿、颈肩腰腿痛、皮肤疾患等，大量或长期使用激素，导致了激素在机体内的积蓄而发病。

（六）酒精刺激

由于长期大量饮酒而造成酒精在体内蓄积，导致血脂升高和肝功能的损害。血脂升高造成了血液黏稠度升高，血流速度减缓，使血液凝固性改变，因而可使血管堵塞、出血或脂肪栓塞，造成骨坏死。临床表现为酒后加重、行走鸭子步、心衰、乏力、腹痛、恶心呕吐等。

（七）脂肪代谢紊乱

血液中脂质的成分过高。血中脂质包括胆固醇、甘油三酯和磷脂。由于血中脂类成分增多，血液本身的黏稠度必然增加，流速减慢，从而形成小栓子而堵塞小动脉和小静脉，导致骨坏死。

（八）血液及血管因素

该因素包括镰状细胞贫血病、动脉硬化、肿瘤压迫营养动脉、戈谢病及某些确定的栓塞性动脉炎等。

1. 镰状细胞贫血病

本病主要是指 Herrick 贫血，是由于血红蛋白结构异常所引起的一种家族性遗传性异常血红蛋白病，属隐性遗传，有种族性，主要发生于热带非洲和移居美洲的黑人。此类患者的血红蛋白均属于多聚血红蛋白，在缺氧情况下，异常血红蛋白被扭曲拉长，溶解度降低，红细胞变为镰刀状，红细胞僵硬，变形能力差，难以通过窦状隙，导致发生血管内梗死，缺氧进一步加重，红细胞进一步镰状化，可连续发生组织血管的梗死，发生在骨血管内则会发生骨缺血坏死。

2. 戈谢病（Gaher's disease）

本病又称为脑苷脂病，是一种葡萄糖苷代谢遗传性缺陷病，为常染色体隐性遗传，由于 β 配糖体的缺乏引起葡萄糖苷脂积蓄，过多的积蓄导致网状内皮细胞变为典型的戈谢细胞。这些细胞多聚集在肝、脾、淋巴结核骨髓组织内，戈谢细胞在骨髓组织内生长变大，使骨内毛细血管管腔受压狭窄，髓内血供减少或阻断，导致骨缺血坏死。

3. 血友病

本病是一组遗传性凝血因子缺乏，有自发或轻微外伤后出血倾向的疾病。病因已经明确，为凝血因子Ⅷ（甲型）、Ⅸ（乙型）、Ⅺ（丙型）缺乏。血友病引起股骨头缺血性坏死的机制是由于发自髋关节囊内或骨内的大量出血，关节内压力和骨内压持续升高，压迫上干骺动脉，影响股骨头内循环，导致股骨头缺血性坏死。

（九）减压病

潜水员、沉箱工人、飞行人员等，在高压情况下，血液和组织中溶解的氮增加，环境压力降低时，已溶解的超量氮需逐渐经由肺部排出。若压力降低过快，氮气来不及排出，即在体内游离出来，形成气泡，产生气体栓塞，气体栓塞在血管，血流受阻，股骨头局部血供变差，缺血坏死。由于环境压力改变，减压不当，即减压速度过快、幅度过大，以致减压前已溶解于体内惰性气体氮脱离溶解状态，形成气泡而栓塞脉管或压迫组织所引起。

（十）髋臼先天性发育不良及扁平髋

由于髋臼发育不良，头臼不对称，使股骨应力分布异常，长期作用导致髋臼坏死与股骨头坏死。

（十一）骨质疏松

因骨组织的内部结构发生改变，骨小梁部分变性，骨的血液循环受阻，易致股骨头坏死。

（十二）某些疾病引起

强直性脊柱炎、类风湿性关节炎、肥胖症、痛风等，也可造成股骨头坏死。

（十三）中毒

中毒导致股骨头坏死主要和酒精中毒及四氯化碳、镉、铅、砷、汽油等物质中毒有关。

急、慢性酒精中毒均可能导致股骨头坏死的发生，最早报道酒精中毒可致股骨头坏死的是 Menkin 和 Brower（1961 年）。酒精中毒导致股骨头缺血性坏死的机制十分复杂，可能是多因素综合作用的结果。长期过度摄入酒精可导致机体产生一系列病理变化：①脂质代谢紊乱：过氧化脂质能够引起细胞膜的中毒损伤，局部缺血。酒精及其代谢产物的直接细胞毒性作用使得原本处于缺血状态的骨细胞出现进一步损害，导致不可逆的变性坏死。②脂肪肝和高脂血症：脂肪肝是酒精中毒患者常见的并发症，Jones 认为酒精源性的 LCP 患者的发病机制是首先由脂肪代谢紊乱引起脂肪肝，然后不断释放出脂肪栓子进入血液，当脂肪栓子滞留于软骨下血管床内时即可引起软骨缺血而坏死。③局部血管炎：有学者认为，某些个体大量饮酒后会导致血中游离脂肪酸含量升高，从而刺激前列腺素水平升高，导致局部血管炎的发生。在股骨头微血管存在病变的情况下，局部血管炎会导致局部血栓的形成。④骨质疏松：饮酒可造成维生素 D 代谢紊乱，甲状旁腺功能减退，骨细胞代谢降低，成骨能力下降，从而发生骨质疏松，导致局部受力面积减少而产生高应力的成骨反应，骨细胞破坏，软骨下出现微小骨折，引起局部骨内压升高和出血，导致股骨头坏死。

二、发病机制

股骨头缺血坏死的病理变化和发病机制并未十分清楚，可能有以下病理机制：

（一）缺血性股骨头坏死

缺血性股骨头坏死主要是股骨头及其动脉系统发生了病变，而造成动脉供血障碍，最后导致了缺血坏死。混合性股骨头坏死即动静脉均发生了病变，动脉不能供血、静脉又不能回血，出现了既缺血又瘀血的双重病理改变；瘀血性股骨头坏死，主要是股骨头的静脉系统发生了病变，引起静脉回流障碍，形成瘀阻，压力升高，动脉血不能供给，继而也会发生缺血。

（二）激素类药物所致的股骨头坏死

激素导致的股骨头坏死其发病机制更为复杂。有学者认为，激素导致股骨头坏死是由于"脂肪栓塞"，即应用激素后，使人体内脂肪代谢紊乱，形成高脂血症；同时，使股骨头内脂肪细胞膨胀，致血管栓塞或受挤压，造成股骨头内骨细胞缺血而坏死。

近期有学者认为，股骨头坏死的发生与激素使用的种类、剂型、给药途径有直接关系，与激素的总量及时间并不成正比。但长期大量使用激素或日用量过大、剂量增减突变也是发生股骨头坏死的原因之一。

有研究者指出，激素因素可能是股骨头坏死的第 1 病因，超过总发病率的 57%。股骨头坏死的发生与摄入激素的途径和剂量有关，也与每个人个体差异和敏感性有关。长期大剂量应用糖皮质激素，总剂量过大，或短期过大剂量使用肾上腺皮质类固醇激素，均能引起股骨头坏死。有报道称，患者摄入总剂量超过相当强的松总剂量 200mg 以上时，其股骨头坏死发生率明显升高。摄入途径与坏死的关系为关节腔注射＞静注＞口服，但也有个体差异。而大量饮酒者，以及糖尿病、类风湿病患者，再大量应用激素，其股骨头坏死发病率会更高。有研究证明：短期大剂量应用激素导致股骨头坏死的发生率≤5%，应用激素量超过 20mg/d 即可能导致股骨头缺血性坏死。

股骨头的生物力学特点，尤其是关节软骨下的微循环特点，即股骨头营养血管缺乏吻合支也是病理机制之一。当某些分支病变后便无法得到代偿，而且股骨头关节软骨区负荷最大，因而易发生股骨头缺血坏死。在骨细胞已经有坏死时，骨小梁因为不能承受躯干的压力而骨小梁骨折是必然的结果。

三、分期

（一）病理分期

1. 早期

有关 LCP 早期病理改变的资料大多来自动物实验或新鲜的股骨颈骨折标本。研究表明，Woodhouse 实验中采用暂时阻断血液供应 12 小时即可造成股骨头缺血性坏死。骨坏死在组织学上的表现是骨陷窝变空、红骨髓改变。受伤后 4 天出现细胞死亡，核消失，呈嗜酸染色。血液循环破坏后 2 周开始出现骨小梁死亡，3～4 周时病变明显，其指征是陷窝中骨细胞消失。

LCP 早期未见关节软骨改变，髋臼软骨面无改变，其原因是滑液尚能够提供必要的营养。

在创伤所致的 LCP，损伤后数周可见骨质修复现象，表现为自血液循环未受破坏的区域（即圆韧带血管供应区和下干骺动脉供应的一小部分区域）向坏死区域长入血管纤维组织。坏死的骨髓碎片被移除，新生骨附着在坏死的骨小梁上，之后坏死骨被逐渐吸收。如果修复不能完成，则发展为典型的缺血性骨坏死。

2. 发展期

（1）**肉眼观察**　髋关节滑膜肥厚、水肿、充血，关节腔内关节积液。股骨头软骨较完整，随着病程进展可出现软骨表面压痕、关节软骨下沉，触之有乒乓球样浮动感，甚至软骨碎裂、撕脱，骨质外露、股骨头塌陷甚至股骨头变形，头颈交界处明显骨质增生。髋臼软骨面不平整，髋臼边缘骨质增生，呈退行性骨关节炎改变，个别病例关节腔内出现游离体。

股骨头断面上可见股骨头坏死部分分界清楚，其深面附有一层骨质，其下可见一裂隙，再深面为白色坚实的骨质，周围可见一层粉红色的组织将其包绕，股骨颈骨质呈黄色。

（2）**光镜下改变**　可将股骨头缺血性坏死区分为 5 层：第 1 层为关节软骨，可见股骨头部分区域软骨表面粗糙不平，细胞呈灶状坏死，软骨基质变为嗜酸性。有的软骨呈瓣状游离，但软骨细胞并未死亡，可能滑液仍能部分提供营养。第 2 层为坏死的骨组织，镜下可见骨质已坏死，陷窝中骨细胞消失，髓细胞被一些无细胞结构的坏死碎片所代替，坏死区可见散在的钙化灶。第 3 层为肉芽组织，镜下可见肉芽组织包绕在坏死骨组织周围，边缘不规则，炎性肉芽组织内可见泡沫样细胞及异物巨噬细胞。纤维组织分布不均，有的区域致密、缺少血管，有的区域疏松、有血管分布。靠近坏死骨的区域可见大量破骨细胞侵蚀坏死骨表面，并可见新形成的软骨。第 4 层为反应性新生骨，镜下可见坏死骨的修复，表现为在坏死骨小梁支架上有新骨沉积，大量新生骨形成，骨小梁增粗。第 5 层为正常骨组织，与反应性新生骨相比，正常骨组织的骨小梁相对较细，含有丰富的髓细胞。

（二）Conway 放射性核素分期、Catterall X 线分型和相应的病理变化

1. 闭塞血管再通期

（1）**Ⅰ A 期**　指 LCP 症状出现后 2 周。病侧整个股骨头放射性核素密度稀疏，但 X 线片完全正常。

病理改变：相当于初期或滑膜炎阶段，关节囊肿胀，滑膜充血水肿，关节液渗出增多。

（2）**Ⅱ A 期（Catterall Ⅰ型）**　指 LCP 症状出现后 5 个月。股骨头外侧方放射性核素密度缺失，说明部分血管再通而供应股骨头外侧方的血管尚未畅通。X 线片表现为股骨头部骨骺密度增加，蛙式位可发现骨骺骨折。缺血区骨质疏松使得临近骨骺密度增加，骨吸收增加，软骨负重脆弱，易于骨折。

病理改变：相当于早期缺血坏死期，骨小梁碎裂，陷窝空虚，骨髓成分坏死，骨质软化。

（3）**Ⅲ A 期（Catterall Ⅱ型）**　股骨头前外侧方放射性核素密度由缺失逐渐增加、范围扩大，说明血管再通范围扩大，可见空洞和骨吸收。在坏死骨吸收的同时，血管再通加速，骨骺更脆弱，易于塌陷。若前外侧方放射性核素密度较Ⅱ A 期缺失或稀疏范围扩大则说明预后不良，因为新生血管的再生需要很长时间。

病理改变：缺血坏死范围进一步扩大。

（4）**Ⅳ A 期**　整个患侧股骨头放射性核素密度与健侧相比无异常，说明血管再通全部完成。X 线片

出现股窝与髋臼间隙轻度变密，股骨头有轻中度畸形，源于缺血区骺软骨轻度增生。

2．新生血管形成期

（1）ⅠB期（CatterallⅡ、Ⅲ型）　整个股骨头再次出现放射性核素密度缺失，说明血管再通延迟，临床症状恶化。

（2）ⅡB期（CatterallⅡ、Ⅲ型）　股骨头骺板出现放射性核素活性，说明来自于干骺端侧方动脉环新生血管侵入骨骺。X线片示病变较前好转。

病理改变：相当于碎裂或再生期，由于死骨刺激，破骨细胞、成骨细胞活跃，新生血管侵入。

（3）ⅢB期（CatterallⅣ型）　从ⅡB期到ⅢB期需数月至数年。放射性核素呈蘑菇云状（mushrooming）。

病理改变：相当于愈合期，新形成的骨小梁是不成熟的板层骨，纤细脆弱，有局限性压缩区，出现蘑菇样外观，最终形成扁平状股骨头。

（4）ⅣB期（CatterallⅣ型）　放射性核素活性均匀分布于畸变的股骨头。

病理改变：股骨颈缩短，股骨头增大、不规则。

四、股骨头坏死时髋关节周围软组织的变化

股骨头坏死时软组织的变化包括关节囊的过度肥厚，髋关节的屈肌、内收肌、外旋肌的严重挛缩等表现，这些变化大多在股骨头坏死之前就已经存在。软组织病变与股骨头病变相互影响、相互作用、互为因果。

五、中医学认识

中医认为与股骨头坏死病变关系最为密切的是肝、脾、肾三脏。肾为先天之本，主骨生髓，肾健则髓充，髓满则骨坚，反之则髓枯骨萎，失去应有的再生能力。肝主筋藏血，与肾同源，两脏荣衰与共，若肝脏受累，藏血失司，不能正常调节血量，心主血，肝藏之，人动则血运于诸经，人静则血归于肝脏。若血液藏运不周，营养不济，亦是造成缺血性股骨头坏死的重要因素。脾胃为后天之本、万物生化之源，脾健胃和则五谷腐熟，化气化血，以行营卫；若脾胃失其健运，生化气血无源，则筋骨肌肉皆无气以生。

1．外伤所致

由外力作用于髋关节局部，轻者皮肉受损，严重者出现骨断筋伤，使经络、筋脉受损而气滞血瘀，气血不能蓄养筋骨而出现骨痹、骨萎。

2．六淫侵袭

六淫中以风、寒、湿邪最易侵袭人体。风寒湿邪侵袭人体经络，使气血不通，出现气滞血瘀，筋骨失于温煦，筋脉挛缩、屈伸不利，久之出现股骨头坏死。

3．邪毒外袭

外来邪毒侵袭人体，如应用大量激素及辐射病、减压病等，使经络受阻，气血运行紊乱，不能正常营养筋骨，出现骨萎、骨痹。

4．先天不足

先天之本在于肾，肾主骨生髓。先天不足，肝肾亏损，股骨头骨骺发育不良或髋臼发育不良及髋关节先天脱位，均可导致股骨头坏死。

5．七情所伤

七情为喜、怒、忧、思、悲、恐、惊，七情太过，情志郁结，脏腑功能失调，导致气机升降出入失调，久之肝肾亏损，不利筋骨，使筋弛骨软。

第三节 临床表现

一、病史

股骨头坏死患者的临床表现往往很隐蔽，在缓慢的发病过程中早期诊断常常被延误。采集病史时要特别关注：

1．髋关节外伤史。

2．激素类药物使用史。以下疾病使用激素易引起股骨头缺血性坏死：①结缔组织病：系统性红斑狼疮、类风湿性关节炎、皮肌炎、结节性动脉周围炎、硬皮病、风湿性关节炎；②皮肤疾患：天疱疮、湿疹、荨麻疹、手足癣、剥脱性皮炎、多形性红斑症；③血液病：白血病、紫癜症；④呼吸系统疾患：哮喘病、支气管肺炎、慢性气管炎、结核性胸膜炎；⑤肾病、肾炎、肾移植术后、骨髓移植术后、急慢性肝炎等。

3．长期酗酒史。

4．遗传、发育、代谢等病史。

5．特殊职业如高空飞行、潜水作业、与毒性药品接触等。

二、症状

LCP 早期以疼痛为主，伴有功能受限；晚期以功能障碍为主，伴有疼痛。

在临床症状出现之前，患者常有一段时间的前驱期。在前驱期内，临床症状不典型，但常可出现一些特异性表现：①髋部隐隐作痛或酸软不适。②大腿内侧及腹股沟部酸痛或有牵拉感。③膝关节无规律性疼痛。④患侧卧位时疼痛，很难摆出一个舒适的姿势。⑤髋外展轻度受限。⑥以上症状常间歇性发作，活动后加重。

1．疼痛：疼痛是 LCP 的早期症状。首发症状分别有髋关节、膝关节及大腿内侧的疼痛，其次为大腿前侧、臀后、小腿外侧等处的疼痛；最严重时表现为患肢剧痛，患者无法确定疼痛部位。晚期其疼痛则固定在髋部、腰骶部、腹股沟、大腿内侧及膝关节处。早期疼痛开始为隐痛、钝痛，疼痛可为间歇性或持续性，行走活动后加重，有时为休息痛。疼痛多为针刺样、钝痛或酸痛不适等，常向腹股沟区、大腿内侧、臀后侧和膝内侧放射，并有该区麻木感。

随着病情的进展，疼痛逐渐加重。在这一时期，X 线片虽然没有明显的形态异常改变，但髋关节已有不同程度的功能受限，比如患者患侧髋关节外展、旋转受限，下蹲不到位等。

病程的晚期，股骨头出现塌陷、碎裂、变形，有的可造成髋关节半脱位，此时的疼痛与髋关节活动、负重有直接关系。活动时关节内因骨性摩擦而疼痛，静止时头臼之间不发生摩擦，疼痛可减轻，即动则即痛，静则痛止或减轻。

2．关节僵硬与活动受限：患侧髋关节屈伸不利，下蹲困难，不能久站，行走呈鸭子步，不能"跷二郎腿"或盘腿。早期症状为外展、外旋活动受限明显，髋关节活动受限（特别是内旋）。

3．跛行：LCP 的跛行有多种表现，如痛性跛行、间歇性跛行、短缩性跛行、混合型跛行等。

（1）痛性跛行是指其跛行与疼痛同时存在。因疼痛影响患肢的行走功能，行走时需要拖拽患肢，从而形成特殊的痛性拖拽样跛行或借助支具行走。

（2）间歇性跛行表现为突然发生又突然消失，同时伴有间歇性疼痛。

（3）短缩性跛行系由髋痛及股骨头塌陷，或晚期出现髋关节半脱位等原因导致下肢短缩所致。早期往往出现间歇性跛行。儿童患者则更为明显。

（4）混合型跛行是指在疾病的中晚期出现痛性跛行和短缩性跛行同时并存，是由于股骨头病变的进一步发展所致，患者行走更加困难，需要双拐才能行走。

4．下肢无力、畏寒（怕冷），皮肤干燥苍白、发凉无汗，肌肉松软萎缩等。

5．下蹲、展腿困难：下蹲时髋关节疼痛，下蹲幅度越来越小。下肢外展距离逐渐缩小，以致丧失外展功能。

6．髋弹响：一般在病变晚期出现。表现为髋关节活动到一定方位（常见于屈曲稍外展位）时发出一种"咔咔"的响声，无疼痛或明显不适感，但会给患者带来心理压力。髋弹响的出现与股骨头和髋臼变形、关节软骨及滑膜变异有关，是形成骨性关节炎的标志，可持续数月乃至年余，可通过股骨头病变的修复、改建而逐渐消失。

三、体征

1．髋关节无明显红、肿、热、畸形，有或无跛行步态，有或无肌肉萎缩（股四头肌及臀大肌）。

2．局部深压痛，大转子叩痛阳性，腹股沟中心区压痛阳性，内收肌止点压痛阳性，患肢轴向叩痛阳性。

3．患肢短缩，患肢轴向叩痛阳性。

4．托马（Thomas）征，即髋屈曲畸形试验阳性。

检查方法：患者取仰卧位，健腿尽量屈髋、屈膝，使腰凸消失，腰部紧贴床面。如果患腿髋、膝关节出现屈曲则为阳性，患腿髋、膝关节不出现屈曲则为阴性。

5．"4"字试验阳性。

检查方法：患者取仰卧位，患侧屈髋、屈膝，大腿外展、外旋，并将小腿踝部置于健侧大腿膝上部，呈"4"字。正常时受检大腿可外旋贴近床面，为阴性；髋关节病变时则不能贴近床面并产生疼痛。虽能贴近床面但有疼痛出现，也应高度怀疑。

6．Allis试验，即下肢短缩试验阳性。

检查方法：患者取仰卧位，双侧髋、膝关节屈曲，两足并齐平放于床面上，正常人双膝最高平面应等高，患侧低于健侧为阳性。Allis试验阳性常见于LCP晚期患者。

7．单腿独立试验（trendelenburg），即臀中肌试验阳性。

检查方法：患者取站立位，检查者站于患者背后观察，嘱患者先以健侧下肢单腿站立，患侧下肢抬起，患侧骨盆向上抬起，该侧臀皱襞上升为阴性；再嘱患侧单腿站立，健腿屈膝离地，此时患侧骨盆（臀皱襞）下降为阳性。

8．欧伯尔（Ober）试验阳性。

检查方法：患者侧卧，受检侧在上，如检查左侧，嘱患者屈右髋或用双手将右膝抱在胸前。检查者立于背后，右手扶住患者骨盆，左手握其左踝部使左膝屈曲成直角并向后方牵引使左髋完全伸直，在此体位下嘱患者内收左大腿。正常时，左膝可接触床面。髂胫束痉挛时内收受限，左膝不能接触床面或内收时引起腰椎向左侧凸（即向上方凸），此称欧伯尔试验阳性。

9．肢体测量：肢体长度测量可能稍短，肢体相对应部位的周径测量可能较细，说明有肌萎缩。

四、影像学检查

不同影像学检查方法对于LCP的分期有不同的描述。

（一）X线表现

X线检查是对骨内钙质含量的反映，只有LCP患者出现坏死骨组织修复，引起骨坏死区及周围的钙质含量有较大变化时才能在X线片上有所显示，而LCP早期只有骨组织的死亡而没有骨组织的修复过程，所以X线检查对于LCP的早期诊断意义不大。

LCP的股骨头X线表现可有骨纹理细小或中断，股骨头囊肿、硬化、扁平或塌陷等。LCP在X线片影像学诊断中的分期如下：

Ⅰ期（超微结构变异期）：X线片显示股骨头承载系统中的骨小梁结构排列紊乱、断裂，出现股骨头边缘毛糙，临床上伴有或不伴有局限性轻微疼痛。

Ⅱ期（有感期）：X线片显示股骨头内部会出现小的囊变影，囊变区周围的环区密度不均。骨小梁结构紊乱、稀疏或模糊；也可出现细小的塌陷，塌陷面积可在 $10\% \sim 30\%$，临床伴有疼痛明显、活动轻微受限等。

Ⅲ期（坏死期）：X线片显示股骨头形态改变，可出现边缘不完整、虫蚀状或扁平等形状，骨小梁部分结构消失，骨密度很不均匀，髋臼及股骨头间隙增宽或变窄，也可有骨赘骨的形成，临床表现为疼痛、间歇性跛行、关节活动受限、患肢有不同程度的缩短等。

Ⅳ期（致残期）：X线片显示股骨头的形态、结构明显改变，出现大面积不规则塌陷或变平，骨小梁结构变异，髋臼与股骨头间隙消失等。临床表现为疼痛、功能障碍、僵直不能行走，出现脱位或半脱位，牵涉膝关节功能活动受限。

（二）CT 表现

LCP 在 CT 影像学诊断中的分期与表现如下：

早期：骨小梁缺少，或有部分骨小梁增粗、增多、融合；股骨头骨性关节面出现部分吸收、中断或增厚；髋臼缘有轻微的骨质增生。

中期：CT 可显示出三层结构：中心为死骨，且被一透亮的骨吸收带所环绕，最外围则是新生骨硬化带；同时从 CT 上还可见股骨头骨性关节面的破坏、中断和增生硬化，关节间隙宽窄不等，髋臼底及其外围有骨质增生、皮质增厚现象。

晚期：股骨头出现塌陷变形，中心有较大低密度区；关节软骨下出现壳状骨折片；髋臼盂唇化突出，整个关节变形。

CT 检查的原理与 X 线检查一样，也要骨组织中的钙质含量出现变化时才能表现为影像的密度改变，因此同样不适合 LCP 的早期诊断。

（三）MRI 表现

对于 LCP 诊断而言，MRI 的敏感性优于 CT 及 X 线检查。这是因为股骨头发生坏死后，修复组织不断伸入坏死区上方，骨髓的变化早于骨质变化，MRI 可以在骨质塌陷及修复以前反映出骨髓细胞的变化。所以，MRI 应作为早期检查诊断骨坏死的主要手段。LCP 在 MRI 影像学诊断中的分期与表现如下：

0 期：一般患者无症状，病理表现为造血骨髓的丢失、胞浆滞留并有窦状小管、间质内积液和骨髓脂肪细胞的坏死。MRI 可表现正常，在骨扫描时局部呈现一示踪剂缺血性冷点。只在 MRI 动态扫描时上述冷点可表现为增强或减弱。

Ⅰ期：股骨头不变形，关节间隙正常，X 线平片、CT 多不能显示明显的骨质病变，称 X 线前期。T_1 加权股骨头负重区（根据关节软骨结构和功能的特点，将股骨头软骨面分为三个部分，即外上方与髋臼软骨面相差的压负重区、压力负重区内侧的非压力负重区和外侧周围的非压力负重区）显示线样低信号。T_2 加权呈高信号病理特征，是骨和骨髓的坏死无修复，以骨髓水肿、骨细胞坏死、骨陷窝空虚为主要改变。

Ⅱ期：股骨头不变形，关节间隙正常。T_1 加权为新月形边界清楚的不均匀信号，T_2 加权显示中等稍高信号，周围有不均匀稍低信号环绕，呈典型的双线征，位置基本与 CT 的条状骨硬化一致。病理上为病灶中心大量不规则的细胞碎片坏死，周边纤维化，新骨形成和肉芽组织增生。

Ⅲ期：股骨头变形，软骨下骨折、塌陷、新月体形成。T_1 加权呈带状低信号，T_2 加权示中等或高信号，为关节积液进入软骨下骨折线的裂隙。新月形坏死骨发生应力性软骨下骨折、塌陷并与关节软骨分离。由于纤维组织长入形成致密的无血管墙，使修复被阻挡，进入坏死骨的修复受限。

Ⅳ期：关节软骨被完全破坏，关节间隙变窄，股骨头显著塌陷变形，髋臼出现硬化、囊性变及边缘骨赘等非特异性继发性骨关节炎。

五、早期易误诊现象

股骨头无菌性坏死（简称股骨头坏死）由于本身起病缓慢，病因易被忽略（如激素等），早期定位症状、体征不典型，尤其是医生的警惕性不高等原因，有许多患者多次就诊甚至历时 2～3 个月直到定位症状体征出现、股骨头已塌陷变形才得以确诊，此时已延误了治疗的最佳时机，有的甚至给患者造成终生残疾。

由于本病早期唯一症状就是疼痛，常常误诊为坐骨神经痛、腰椎间盘膨（脱）出症、梨状肌综合征、膝关节炎、风湿病等。股骨头发生缺血坏死时，因无菌性炎症而导致其骨髓内压升高和关节腔内压升高，周围组织和神经被牵拉挤压而出现各种各样的疼痛。尤其有以下几点要引起注意：

1. 髋病膝痛，又称异位性疼痛，是早期股骨头缺血症状的主要表现．因其"远离"髋关节常被忽视，易被误诊为关节炎或关节损伤，实则是股骨头坏死相关的放射症状。这种疼痛可因劳累、外伤、大量饮酒、过度活动、上下楼梯等诱因而加重。早期即急性期为向后沿坐骨神经的放射痛，向前可出现沿股神经、内收肌的放射痛（患者常误为膝关节痛），中晚期以髋关节局部的隐痛、钝痛、胀痛、针刺样痛为主。临床上对腰腿痛患者，特别是臀后放射痛和膝关节痛患者，往往忽略髋关节疾患，且常规的骨盆正位片不易发现 X 线的微细改变，这是股骨头坏死误诊、漏诊常见的两种情况。

2. 3～10 岁的儿童，发病前有轻微外伤或上感史。突然发病，患儿指膝关节及大腿内侧痛，几天后转为髋痛，后引起跛行，体温不高和低热，髋关节有压痛，患髋维持在微屈、内收位，髋关节内旋、外展活动明显受限，患侧髋关节照片对比，骨骺及软骨面不光滑。

3. 皮肤疾病（如牛皮癣、多形性红斑症等）使用类固醇药物治疗的患者，可使成骨细胞的骨胶质合成减慢，阻碍前成骨细胞向成骨细胞转变，影响钙从肠道的吸收，发生骨质疏松。外伤后可发生骨骼的细微骨折，对抗力减低，引起骨质压缩或塌陷，因压缩髓细胞和毛细血管，血运受阻可导致骨坏死，若发生在股骨头则为股骨头坏死。当发现走路时跛行、休息后减轻、下坐时有髋部不适或酸困感觉时，多数提示应警惕本病。激素性股骨头坏死患者中，大多是因眼科疾病、神经系统疾病、肾病、皮肤病、脑部疾患或发热不退而应用了大量激素，短则 1 周，长至数月或数年，会出现膝部或髋部隐痛，并进行性加重，渐跛行，伴有髋关节功能不同程度的受限，经 X 线片、CT 或核磁检查，即可明确诊断。因该病早期症状不典型易造成误诊。常见的误诊原因有：早期膝关节疼痛误诊为关节炎、髋及下肢痛误诊为腰椎间盘突出症、早期发病误诊为髋关节结核等，应引起注意。故对于有上述症状、体征者，应尽快到医院检查，以便及时治疗。

4. 长期过量饮酒后出现的高脂血症，目前日益增多。据统计，男士每日饮酒量超过 250g（半市斤），会出现血中游离脂肪酸升高，能够发生骨内血管栓塞，最后导致骨坏死。早期感觉髋膝痛，以夜间或劳累后尤甚，有时觉大腿内侧或膝关节痛，多诊为风湿病。这种异常感觉，就是早期"髋关节冠心病"，延误治疗会造成难以补救的残疾后遗症。

5. 骨组织细胞减少，起负荷作用的髋骨质结构疏松，骨的物理强度减弱，因反复发生微小骨折而造成骨缺血，因患者自己并不知道，数年后才有症状发生，故称为"无声的疾病"。城市老年人发病率高于农村老年人。髋关节易发生股骨不完全性骨折，早期患者也不易发现，走路过久仅感酸困无力或跛行、大腿肌肉逐渐萎缩变细。

第四节　针刀治疗及其他

如前所述，LCP 的病理机制包括骨髓内压升高和关节腔内压升高及周围组织和神经被牵拉挤压等一系列病理改变。针对这些病理改变，针刀治疗 LCP 也应分为软组织松解治疗和股骨头减压治疗两项。对于早期的 LCP 患者，软组织松解治疗即可有效缓解临床症状；但对于晚期 LCP 患者，单纯软组织松解可能已不足以对其病理改变构成有效影响，因此，骨减压治疗也成为一项必要的选择。

一、髋关节软组织松解治疗

（一）定点

1．关节囊前侧点（图6-3-12）

定位方法：腹股沟韧带与股动脉搏动处的交点向下25mm，然后再向外侧25mm。

2．关节囊外侧点（图6-3-13）

定位方法：股骨大转子体表最高点（大转子外侧下缘）向上45mm，向前15mm。

3．关节囊后外侧点（图6-3-14）

定位方法1：股骨大转子体表最高点（大转子外侧下缘）向上45mm，向后50mm。

定位方法2：髂后下棘与大转子外侧下缘点连线的中外1/3交界点。

4．转子间嵴点（图6-3-15）

令患者做提臀动作，先扪及大转子，然后沿大转子向下可触及一骨嵴，即为转子间嵴，取转子间嵴后缘1～2点作为进针点，该点相当于股骨大转子体表最高点下方15～20mm，再向后内侧60mm左右。

5．内收肌腱点（图6-3-16）

令患者大腿外展，暴露会阴部，沿耻骨联合外侧缘触到其向下方延续的骨性结构，此为耻骨下支，术者以手按在此处，同时令患者做内收大腿的动作时可感觉到内收肌群（短收肌、大收肌、股薄肌）肌腱附着处的紧张，在此处取1～2点作为内收肌群的进针点。

6．闭孔点（图6-3-17）

令患者大腿外展，暴露会阴部，在耻骨联合外侧缘扪及耻骨结节，以拇指在耻骨结节外下方约20mm处扪及闭孔内下方边缘骨缘（图6-3-16），确定该点为进针点。

（二）消毒与麻醉

常规碘伏（或碘酊、酒精）皮肤消毒，消毒范围为定点周围100mm区域，铺无菌洞巾，1%利多卡因局部麻醉，进针方法同针刀松解，每点注射麻药2～4mL，退针时边退边注药以获得进针路径全程麻醉。

麻醉进针时，要求每针都要到达骨面才能注药。由于髋关节位置深在，一般中等以上体型者均应选择长针头（7号）。

（三）针刀松解

1．关节囊前侧点（图6-3-18、图6-3-19、图6-3-20、图6-3-21、图6-3-22、图6-3-23、图6-3-24）

切割目标：股骨颈前侧的髋关节囊。

入路层次：皮肤→浅筋膜→阔筋膜→缝匠肌→股直肌→髂腰肌→髋关节囊→股骨颈（前侧面）骨面。

松解方法：术者左手持无菌纱布，右手持 I 型3号（体瘦者可选4号）针刀，针身与进针点处皮肤垂直，刀口线与矢状面平行刺入皮肤，缓慢探索进针直至骨面。到达骨面后轻提针刀4～5mm至关节囊外，再穿透关节囊切至骨面，呈线形切割关节囊3～4下。出针，压迫止血，无菌辅料包扎。

针刀自此点穿经浅筋膜处，向外距股外侧皮神经18mm，向内距股神经25mm。在此点深处穿过髂腰肌处，向外下方约15mm处可见旋股外侧动脉呈水平方向走行，明确这些位置关系有助于临床操作时避免医源性伤害的发生。

总体来讲，该点距神经、血管的距离均较远，为比较安全的进针点。

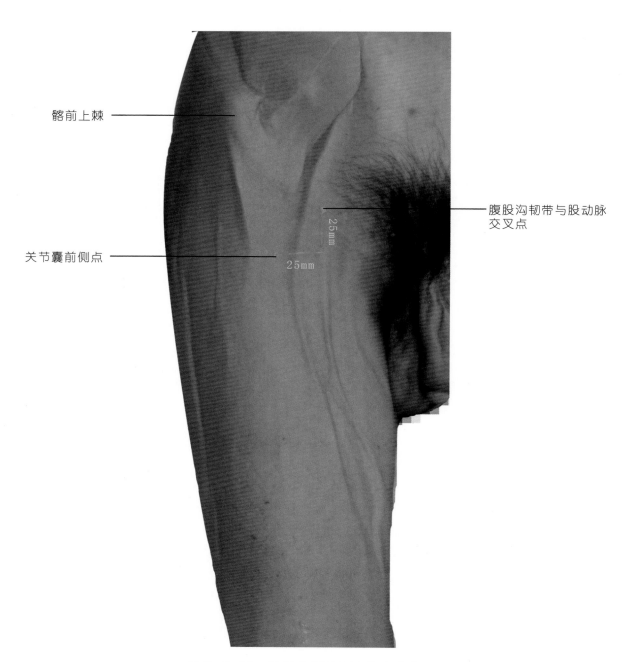

髂前上棘

关节囊前侧点

腹股沟韧带与股动脉
交叉点

25mm

25mm

图 6-3-12　髋关节囊前侧点体表定位

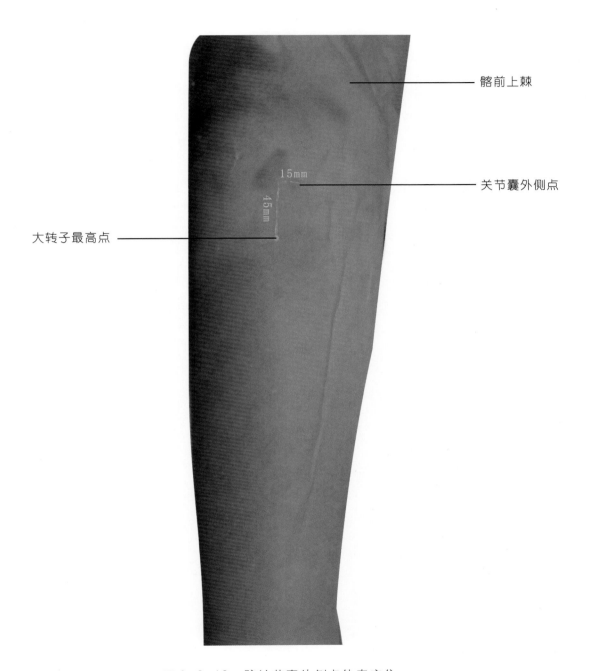

髂前上棘

15mm

45mm

关节囊外侧点

大转子最高点

图 6-3-13　髋关节囊外侧点体表定位

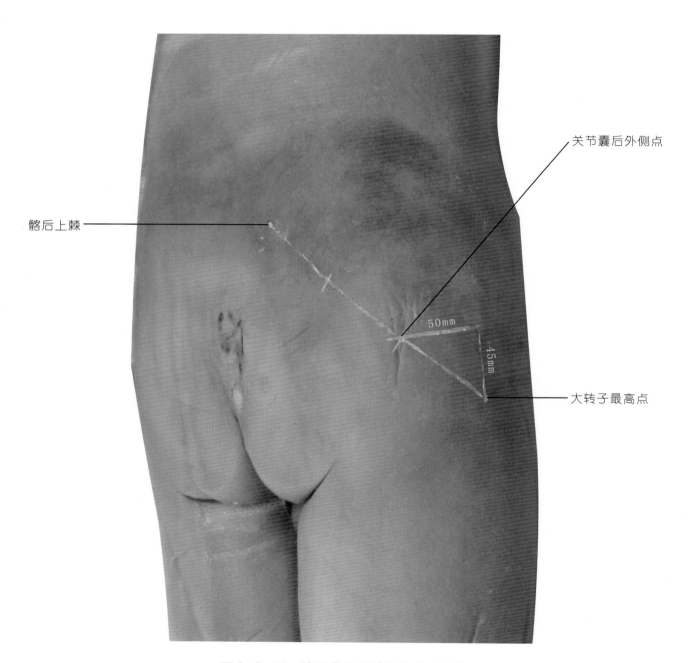

关节囊后外侧点

髂后上棘

50mm

45mm

大转子最高点

图 6-3-14　髋关节囊后外侧点体表定位

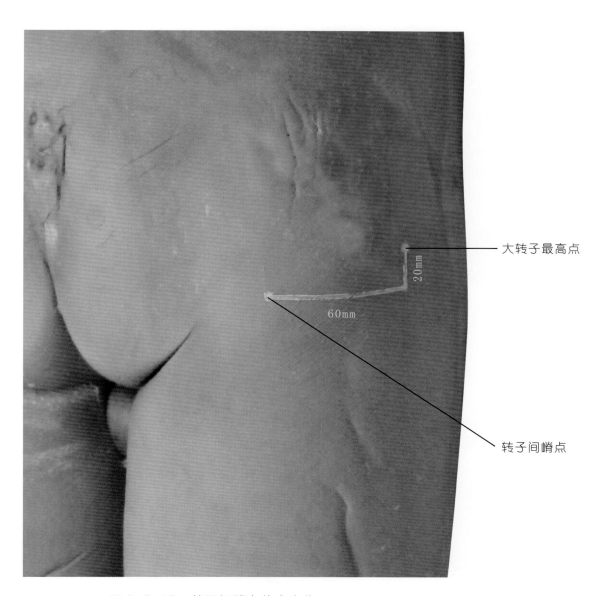

大转子最高点

20mm

60mm

转子间嵴点

图 6-3-15　转子间嵴点体表定位

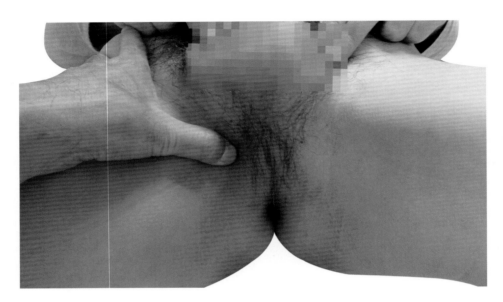

图 6-3-16　术者在耻骨结节外下方扪及闭孔内下方边缘骨缘

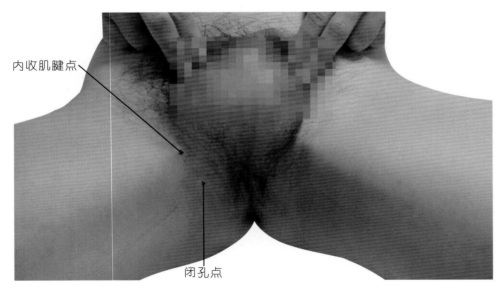

内收肌腱点

闭孔点

图 6-3-17　内收肌腱点及闭孔点的体位及定点

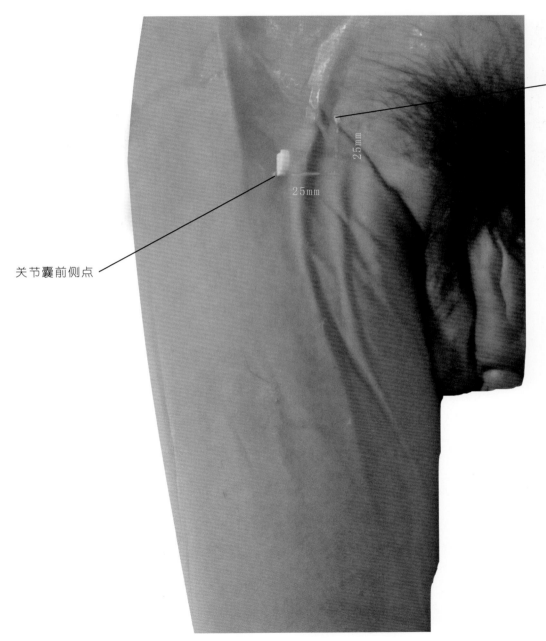

腹股沟韧带与股动脉
交叉点

25mm

25mm

关节囊前侧点

图 6-3-18 髋关节囊前侧点——针刀刺入皮肤层（右侧）

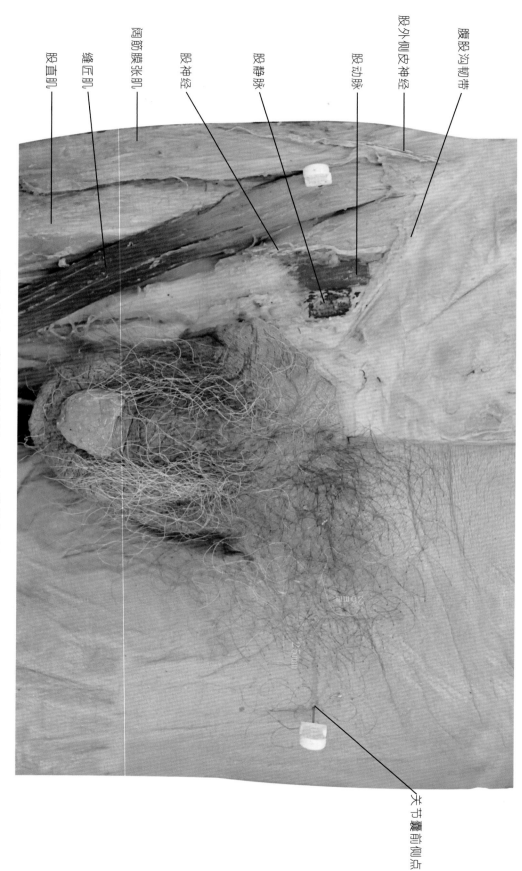

腹股沟韧带

股外侧皮神经

股动脉

股静脉

股神经

阔筋膜张肌

缝匠肌

股直肌

关节囊前侧点

图 6-3-19　髋关节囊前侧点——针刀进针点毗邻关系（右侧）

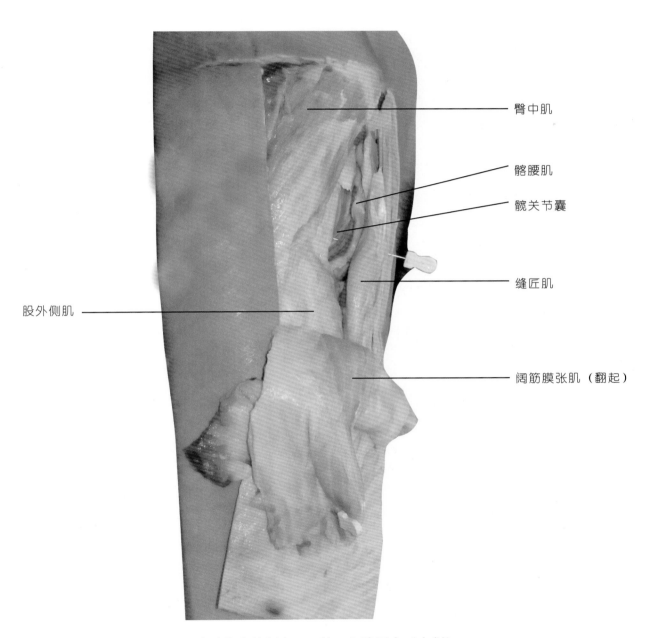

臀中肌

髂腰肌

髋关节囊

缝匠肌

股外侧肌

阔筋膜张肌（翻起）

图 6-3-20　髋关节囊前侧点——针刀入路层次（右侧）

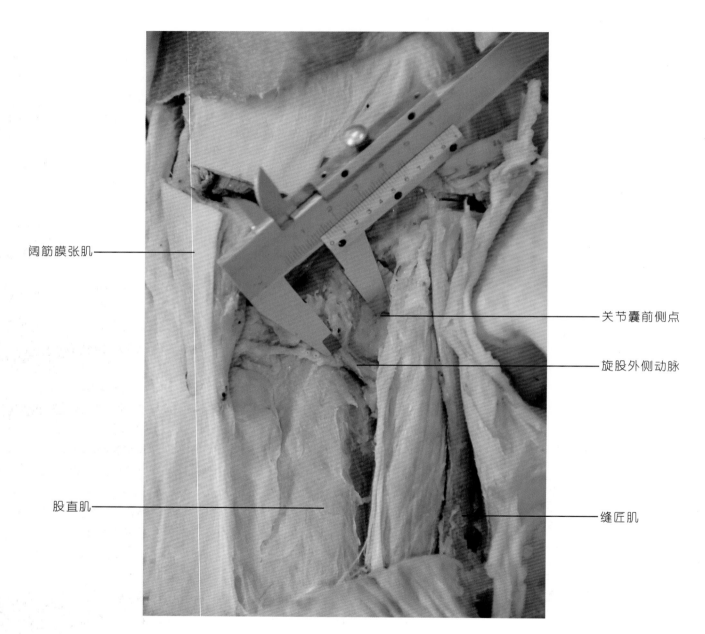

阔筋膜张肌

关节囊前侧点

旋股外侧动脉

股直肌

缝匠肌

图 6-3-21　关节囊前侧点与旋股外侧动脉的位置关系

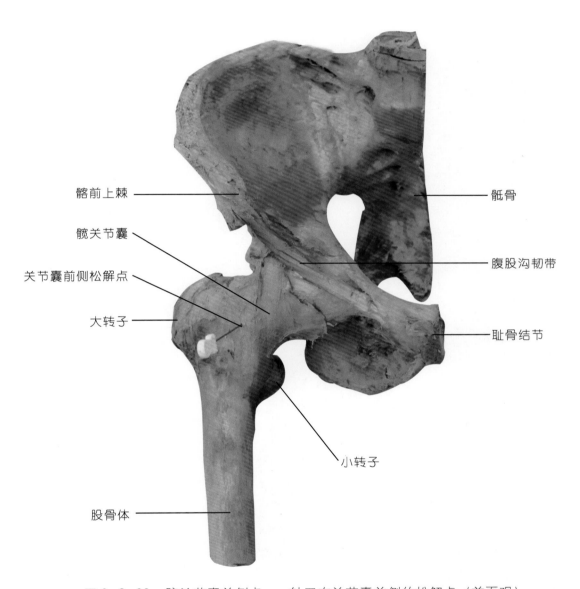

髂前上棘

髋关节囊

关节囊前侧松解点

大转子

骶骨

腹股沟韧带

耻骨结节

小转子

股骨体

图 6-3-22　髋关节囊前侧点——针刀在关节囊前侧的松解点（前面观）

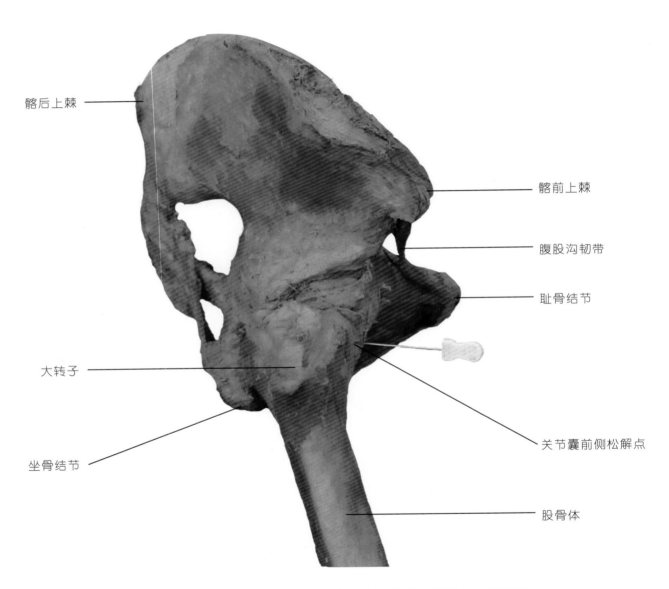

髂后上棘

髂前上棘

腹股沟韧带

耻骨结节

大转子

关节囊前侧松解点

坐骨结节

股骨体

图 6-3-23　髋关节囊前侧点——针刀在关节囊前侧的松解点（侧面观）

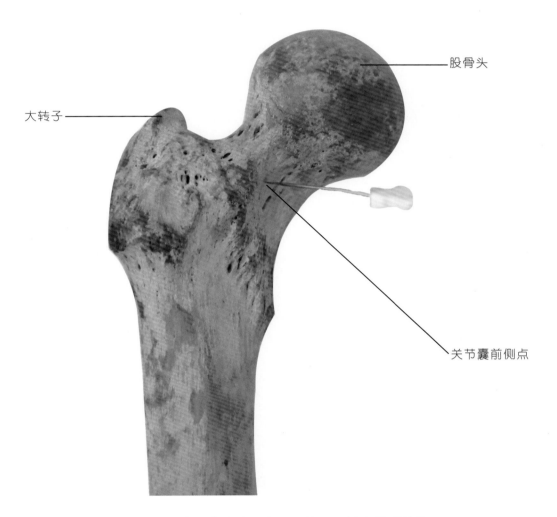

股骨头

大转子

关节囊前侧点

图 6-3-24 髋关节囊前侧点——针刀入抵股骨颈的位置

2．关节囊外侧点（图 6-3-13、图 6-3-25、图 6-3-26、图 6-3-27、图 6-3-28、图 6-3-29）

切割目标：股骨颈外侧的髋关节囊。

入路层次：皮肤→筋膜→阔筋膜→臀中肌和臀小肌（前侧部）→髋关节囊→股骨颈的外侧骨面。

松解方法：术者左手持无菌纱布，右手持Ⅰ型 3 号（体瘦者可选 4 号）针刀，针身与额状面平行，与矢状面轴垂直或稍斜向内下方（与矢状面呈约 80° 角），缓慢探索进针直至骨面。到达骨面后轻提针刀 4 ～ 5mm，再切向骨面，刀口线与身体纵轴垂直，垂直于矢状面呈线形切割 3 ～ 4 下（切割关节囊）。出针，压迫止血，无菌辅料包扎。

3．关节囊后外侧点 （图 6-3-30、图 6-3-31、图 6-3-32、图 6-3-33、图 6-3-34、图 6-3-35、图 6-3-36）

切割目标：股骨颈后侧的髋关节囊及外旋肌附着部。

入路层次：皮肤→浅筋膜→臀大肌→臀中肌和臀小肌（中部）→髋关节囊后侧部→股骨颈的后侧面骨面。

松解方法：术者持Ⅰ型 3 号针刀在定点处进针，针身与定点处皮肤表面垂直，刀口线与身体纵轴垂直，平行于矢状面或稍向外侧倾斜约 15° 角，缓慢探索进针。到达骨面后轻提针刀 4 ～ 5mm 至关节囊表面，再穿透关节囊重新切至骨面，呈线形切 3 ～ 4 下。此点下方即为转子窝，在转子窝内，有外旋肌（梨状肌、上孖肌、闭孔内肌、下孖肌）的止点。对关节囊的松解操作完毕后，将刀锋沿股骨颈向外下移动（针身向上、向内倾斜角加大）至转子窝，在转子窝处再切割 4 ～ 5 下，以对诸外旋肌的止点进行松解。操作完毕后出针，压迫止血，无菌辅料包扎。

4．转子间嵴点（图 6-3-15、图 6-3-37、图 6-3-38）

切割目标：股方肌止点。

入路层次：皮肤→浅筋膜→臀大肌→股外侧肌→转子间嵴骨面。

松解方法：术者持Ⅰ型 4 号针刀在定点处进针，针身与定点处皮肤表面垂直，刀口线平行于躯体纵轴并与转子间嵴骨面（可扪及）垂直，沿骨面慢慢向内移动刀锋至转子间嵴边缘，沿骨缘切割 3 ～ 4 下，以松解股方肌纤维，降低其张力。操作完毕后出针，压迫止血，无菌辅料包扎。

另外，在大转子的表面，有一滑膜囊，大小约为 17mm×22mm。如大转子表面有压痛，可在该处进针对该滑囊进行松解：确定压痛位置并标记，将针刀刺入皮肤直达大转子骨面，再提针刀至皮下，重新"十"字切割至大转子骨面，重复 3 ～ 4 下以充分切开滑囊。

5．内收肌腱点（图 6-3-39）

切割目标：内收肌腱。

入路层次：皮肤→浅筋膜→内收肌腱。

松解方法：令患者大腿外展，暴露会阴部，术者左手食指按于定点处，令患者做内收大腿的动作以感知内收肌腱附着处的紧张，确定进针位置。进针时，术者右手持Ⅰ型 4 号针刀，针身与进针点皮肤表面垂直，刀口线平行于矢状面刺入皮肤，穿过皮肤、浅筋膜，抵于内收肌腱表面（针下有强韧的阻力感），调转刀口线 90°，使之与内收肌腱纤维方向垂直，切割肌腱 3 ～ 4 下以降低其张力，切割肌腱时手下有明显的穿透感或落空感。

松解内收肌腱的目的是改善患者的大腿外展功能，是否需要继续松解可视初次治疗后的情况而定。

6．闭孔点（图 6-3-39、图 6-3-40）

切割目标：闭孔膜。

入路层次：皮肤→浅筋膜→闭孔。

松解方法：令患者大腿外展，暴露会阴部，在耻骨联合外侧缘扪及耻骨结节，于耻骨结节外下方约 20mm 处进针。进针时，术者左手按于定点处，右手持Ⅰ型 4 号针刀，针身与进针点皮肤表面垂直，刀口线平行于与矢状面刺入皮肤，穿过皮肤、浅筋膜，抵于闭孔的内侧部（耻骨下支）骨面，沿骨面向外下方慢慢移动刀锋至闭孔骨缘（耻骨下支外侧缘），此处为闭孔膜附着部，沿闭孔内侧界边缘切割闭孔膜 2 ～ 4 下（有落空感）以松解其张力。闭孔膜为一十分纤薄的膜状结构，松解时必须严格控制切割幅度小

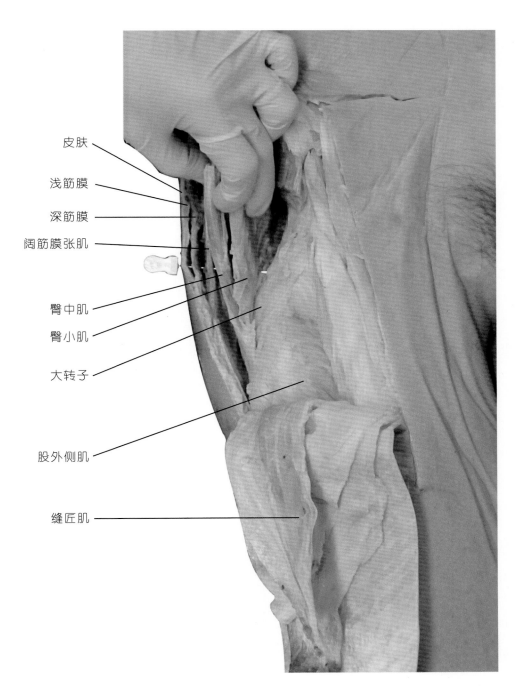

皮肤

浅筋膜

深筋膜

阔筋膜张肌

臀中肌

臀小肌

大转子

股外侧肌

缝匠肌

图 6-3-25 髋关节囊外侧点——针刀入路层次（右侧）

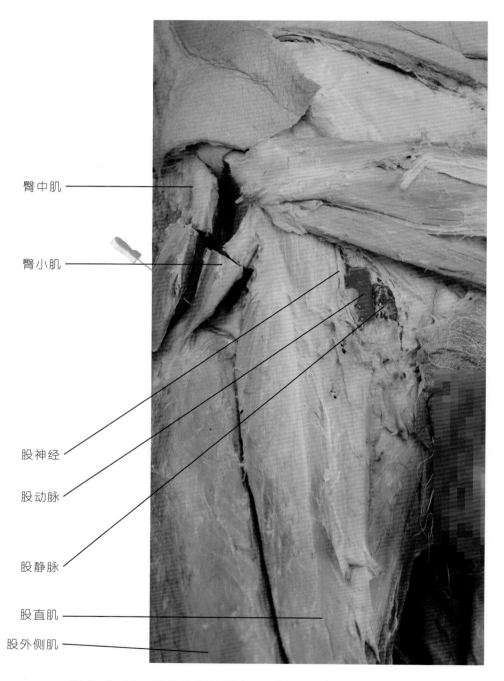

臀中肌

臀小肌

股神经

股动脉

股静脉

股直肌

股外侧肌

图 6-3-26 髋关节囊外侧点——针刀入路层次：臀中肌与臀小肌（右侧）

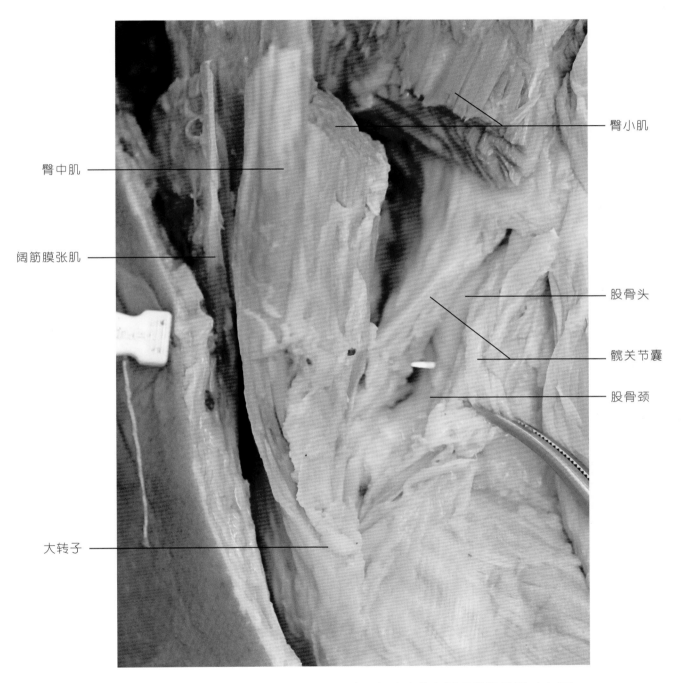

臀小肌

臀中肌

阔筋膜张肌

股骨头

髋关节囊

股骨颈

大转子

图 6-3-27　髋关节囊外侧点——针刀穿过关节囊抵股骨颈骨面（右侧）

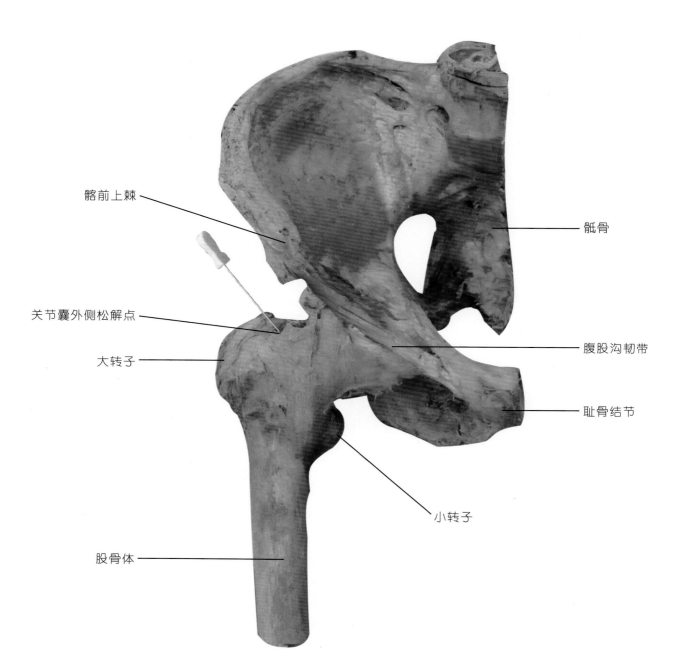

髂前上棘

关节囊外侧松解点

大转子

股骨体

骶骨

腹股沟韧带

耻骨结节

小转子

图 6-3-28　髋关节囊外侧点——针刀在关节囊外侧的松解点（右侧前面观）

关节囊外侧点

股骨头

大转子

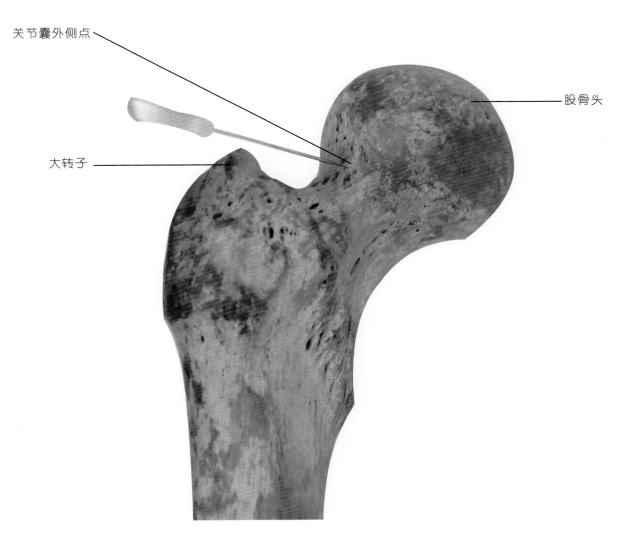

图 6-3-29 髋关节囊外侧点——针刀入抵股骨颈表面的位置

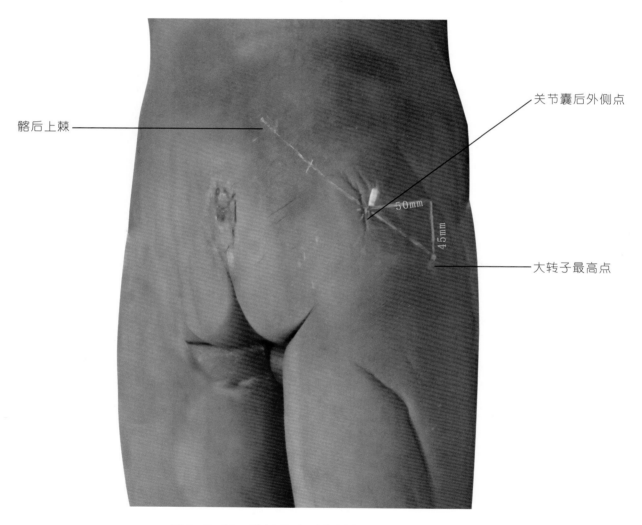

髂后上棘

关节囊后外侧点

50mm

45mm

大转子最高点

图 6-3-30　髋关节囊后外侧点——针刀体表进针

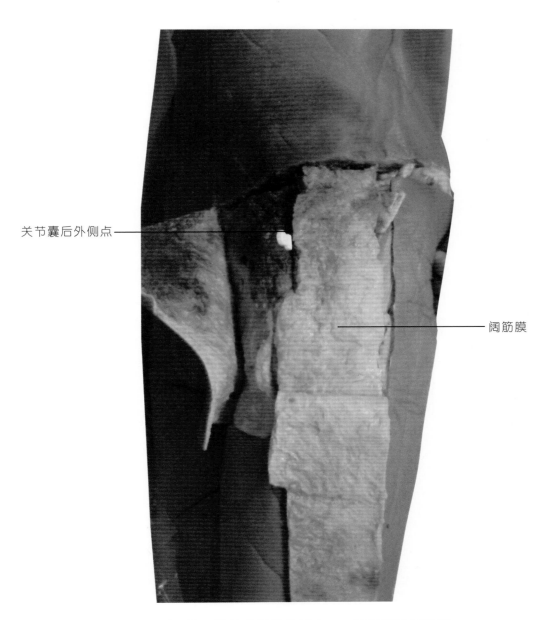

关节囊后外侧点

阔筋膜

图 6-3-31 髋关节囊后外侧点——针刀穿过阔筋膜

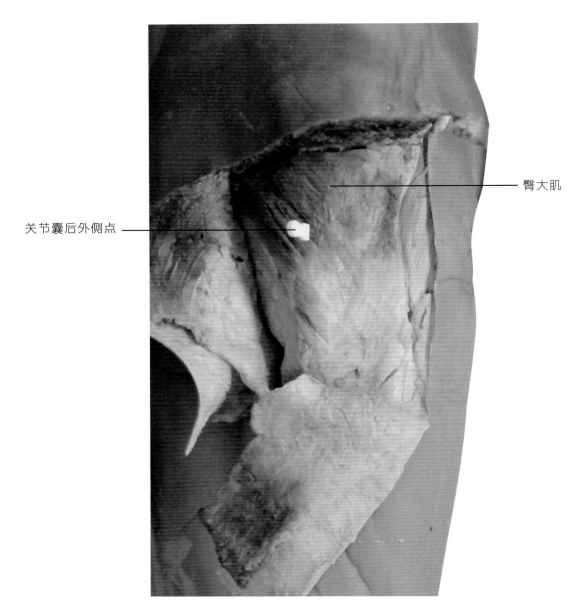

臀大肌

关节囊后外侧点

图 6-3-32   髋关节囊后外侧点——针刀穿过臀大肌

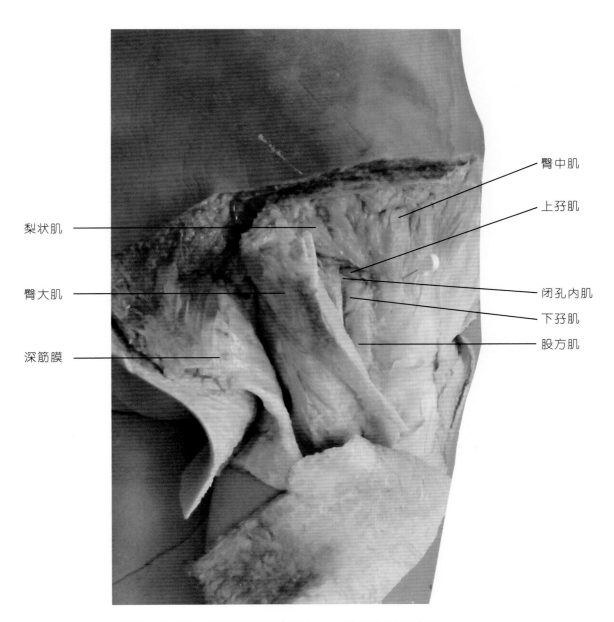

图 6-3-33　髋关节囊后外侧点——针刀穿过臀中肌

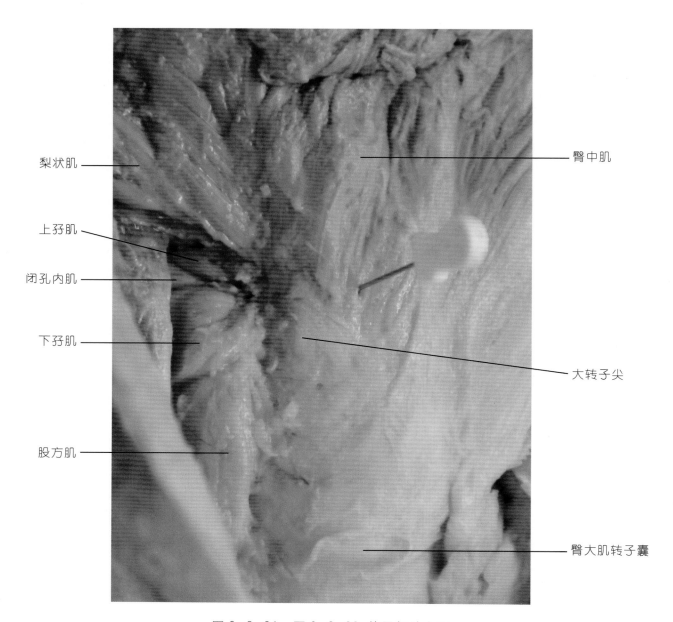

梨状肌

上孖肌

闭孔内肌

下孖肌

股方肌

臀中肌

大转子尖

臀大肌转子囊

图 6-3-34　图 6-3-33 的局部放大图

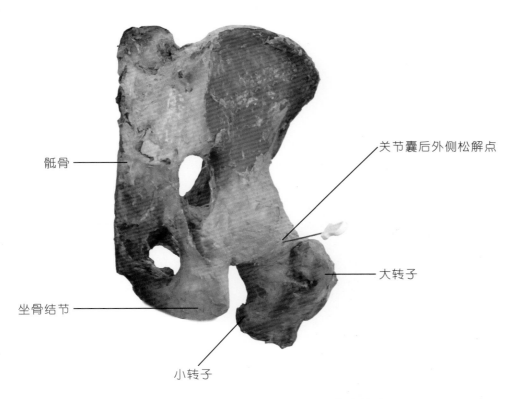

骶骨

关节囊后外侧松解点

大转子

坐骨结节

小转子

图 6-3-35 髋关节囊后外侧点——针刀松解关节囊的位置

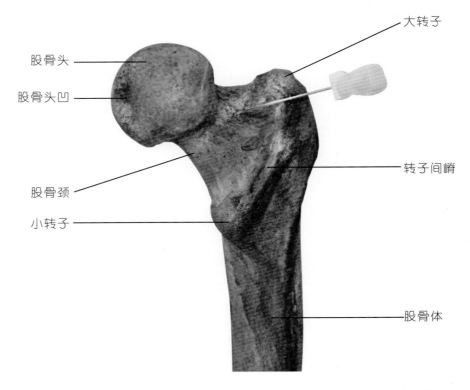

大转子

股骨头

股骨头凹

转子间嵴

股骨颈

小转子

股骨体

图 6-3-36 髋关节囊后外侧点——针刀入抵股骨颈表面的位置（右侧后面观）

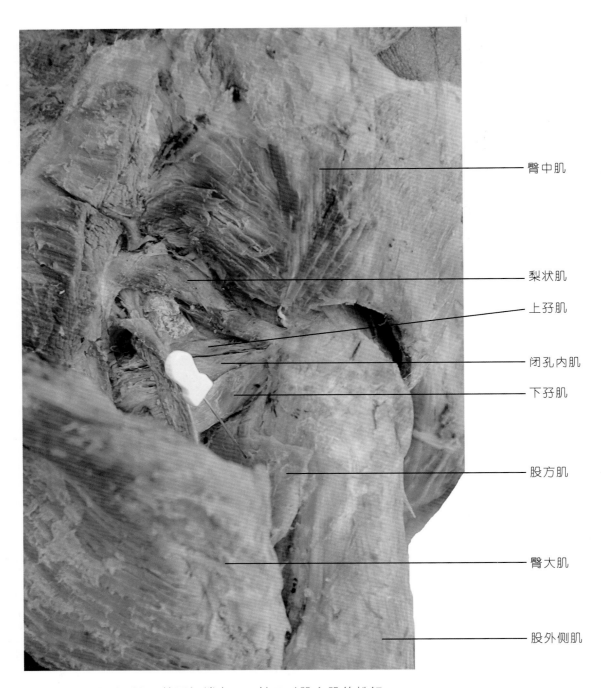

臀中肌

梨状肌

上孖肌

闭孔内肌

下孖肌

股方肌

臀大肌

股外侧肌

图 6-3-37　转子间嵴点——针刀对股方肌的松解

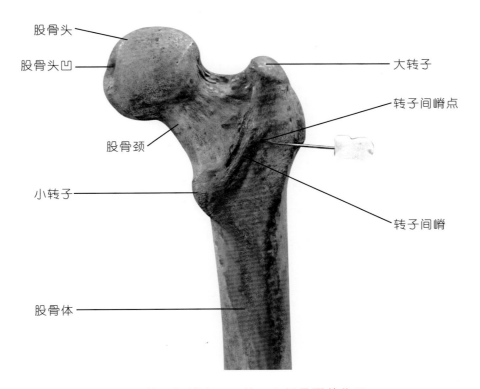

图 6-3-38 转子间嵴点——针刀入抵骨面的位置

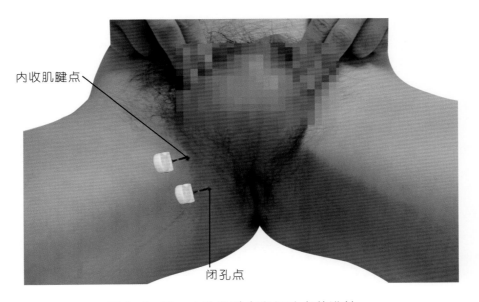

图 6-3-39 内收肌腱点和闭孔点的进针

于 2mm，并始终保持刀锋不离骨缘。绝不可松解过深，以免进入盆腔造成脏器损伤；也不可靠近闭孔管（闭孔上缘），以免损伤闭孔动脉而造成血肿。

松解闭孔膜的目的是缓解闭孔神经的卡压，因为股骨头缺血性坏死患者的闭孔神经牵涉痛（表现为牵涉性膝关节痛）症状十分常见且难以解决，而松解闭孔膜则对缓解这一症状有效。

二、股骨头骨减压治疗

对于临床症状中以髋关节休息痛、夜间痛为主者，或经 3 ~ 5 次髋关节软组织松解治疗后效果不理想者，可考虑施行股骨头骨减压术。

股骨头骨减压术通常需要在 C 型臂 X 线影像监视下进行，以保证钻孔的位置、深度的准确性。一般在大转子下缘呈"品"字形定三点，严密消毒，局部麻醉，以骨钻或骨减压针快速刺入皮肤直达骨面，确定钻孔方向，旋动减压针徐徐钻进，直达股骨头的中心稍上方、距股骨头骨面 5mm 处止，然后减压针沿原路反方向旋转退回。止血，无菌辅料包扎。术后卧床休息 7 天，8 周内避免负重。

三、术后手法

（一）改善髋关节活动度的手法

术后，可用下列以被动运动方式为主的手法来改善髋关节活动度。手法的目的是牵张髋关节周围韧带与肌肉，改善髋关节屈伸活动度。施行手法时，患者髋关节活动的范围和幅度要依活动时患者的疼痛反应而定，疼痛明显时应立即停止。活动髋关节的手法有直膝式与屈膝式两种。

1. 直膝式髋关节活动法

患者仰卧，双下肢自然放平，术者立于患肢一侧，下方手握住患肢踝部，上方手稍用力顶住膝盖处，将患肢在关节活动的可能范围内移至身体前部即为屈，恢复原位即为伸，反复进行屈伸活动 8 ~ 10 次。

2. 屈膝式髋关节活动法

患者仰卧，双下肢自然放平，术者立于患肢一侧，下方手握住患肢踝部，上方手托在腘窝处，将患肢在关节活动的可能范围内移至身体前部即为屈，恢复原位即为伸，反复进行屈伸活动 8 ~ 10 次。

（二）促进关节软骨生长的手法——研磨生骨法

研磨生骨法是针刀术后的一种长期康复治疗方法，对于促进类软骨细胞核类成纤维细胞增殖、促进关节软骨组织的修复具有积极意义。

方法：患者仰卧，术者立于患肢一侧，双手握住患肢小腿，令其屈膝、屈髋，屈膝屈髋的角度要因患者病情而异，术者不可强行以外力增加其膝关节及髋关节的屈曲角度。术者以肘部按压于其患肢膝部向髋部适度顶压，同时令其髋关节分别沿顺、逆时针方向各旋转 10 圈左右，反复 4 ~ 5 个回合。旋转活动的范围和幅度要依活动时患者的疼痛反应而定，疼痛明显时应立即停止。每日 1 ~ 3 次，圈数逐渐增加，坚持 1 ~ 3 个月。

四、疗程安排

LCP 的针刀治疗一般每 5 次为 1 个疗程，每次之间间隔 1 周。两个疗程之间间隔 2 ~ 3 个月，连续观察 2 ~ 3 年。在此期间，每 6 个月进行 1 次影像学复查。

五、股骨头缺血坏死的其他治疗方法

并非所有的 LCP 患者都需要积极治疗，尤其是 I A 期、II A 期和 Catterall I 型病儿和 7 岁以下 Catterall II 型的大多数病儿。早期阶段限制髋关节活动是所有治疗的基础，所有治疗的根本目的均在于

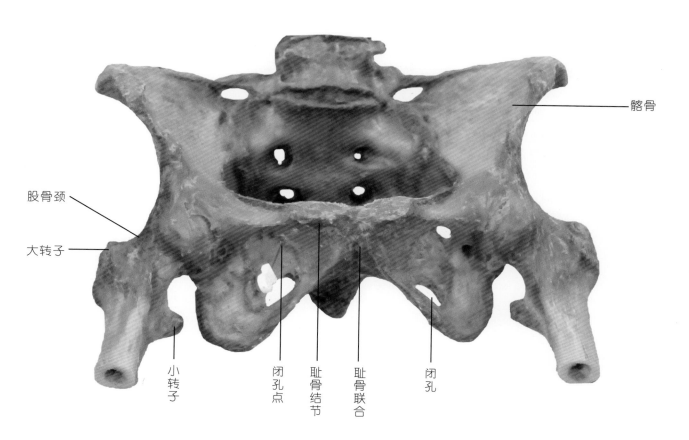

图 6-3-40　闭孔点——针刀入抵骨面的位置

使股骨头能获得髋臼和谐"包容"（containment），获得良好的"生物学塑形"，防止或减轻股骨头继发畸形和日后的退行性关节炎。

随着科学技术的进步，人们对本病的成因机制及诊断治疗逐渐由宏观感性的认识和研究进入到生化等微细病理改变的探索，并且治疗也由最初的单一药物或手术简单治疗，进展到包括人工关节置换在内的多种系统治疗之中。概括而言，LCP 的治疗分为非手术治疗和手术治疗两大类。

（一）非手术治疗

1. 卧床休息和牵引

一般采用牵引或单纯卧床休息 3～4 周，可以减轻滑膜炎症和肌痉挛所引起的疼痛。牵引时两下肢各外展 45°、内旋 5°～10°，牵引重量为 15～30kg，时间为 2 小时／次，每日 1 次。牵引期间可做放射性核素扫描等检查，以做到早日确定诊断和分型。

2. 矫形支具的应用

对于已明确诊断、不伴有股骨头半脱位的 LCP 患儿，均可采用支具治疗。

要求：髋关节外展 40°～50°、内旋 10°～15° 时股骨头能得到最佳覆盖，这能尽量使关节接触面均匀，压力平衡，避免承重力集中于某一处，有利于股骨头的"生物学塑形"。

Scottish Rite 支具符合上述要求，使用简单，并在较大范围内允许髋关节活动；缺点是限制髋关节旋转。治疗期间不间断使用 CPM 机（continus passive motion）可克服支具治疗的弊端，提高疗效。

支具治疗的时间通常为 12～16 个月。

3. 石膏固定

一般采取短期固定，以便于进一步观察并确定下一步的治疗方法。Petrie 两下肢长腿外展内旋石膏管型，结合主动髋活动操练，有利于重塑及保持良好的活动范围。

石膏固定时间为每次 2～3 个月，拆除石膏后休息数日后再行下一次石膏固定以防止膝关节僵硬的出现。

4. 中医治疗

中医外治法源远流长，千百年来，与针灸、汤醴相媲美，是中医治疗学的重要组成部分。

临床应用较多的按摩是我国比较传统的股骨头坏死治疗方法，运用揉、捏、推、挤、旋转、摇晃、拨络、击打等手法作用于体表的相关部位，通过刺激穴位来达到治疗股骨头坏死的目的。其中应用重手法刺激，起疏散、通络和抑制作用称"按法"；轻手法刺激，起激发、兴奋作用称"摩法"。

很多医生认为，可以给股骨头坏死的患者做按摩，按摩可以起到减轻局部疼痛、疏通经络、松解粘连、促进血液循环、改善髋关节功能、调整阴阳等作用；按摩还可以改善肢体功能，增加肌力，防止关节功能完全丧失。虽然按摩是股骨头坏死的一种治疗方法，但并非所有股骨头坏死患者都能使用。股骨头坏死患者的病情不同，按摩的手法也要注意区分，否则按摩不当会导致病情恶化。很多患者选择在家中进行按摩，切忌不要哪里疼就按哪里，一定要在医生指导后方可进行操作，而且特别需要注意：

（1）在按摩的时候，一定要分清病情轻重。对于病情轻的患者，按摩时要在股骨头坏死周围施加力量，可做外展、内收功能活动，以帮助改善关节活动障碍；而对于病情重的患者，因为股骨头坏死面积比较大、关节强直重，所以在按摩时一定要轻柔，用力不要过猛，不要过力压迫髋关节，以免加重病情。

（2）如果患者患有感冒，或者是局部有炎症时，最好不要进行按摩。

（3）患血友病的股骨头坏死患者不适合进行按摩治疗。

（4）对于股骨颈骨折患者，不可进行按摩。

（二）手术治疗

针对 LCP 早期坏死的姑息手术一般有核心减压术、带血管骨移植术、血管植入术、骨支架术等，晚期 LCP 需进行人工关节置换术。

1. 钻孔减压术

有人将骨坏死称之为骨内高压症，于是便有了钻孔减压的疗法。该疗法目前是股骨头塌陷前医生最为普遍采用的方法，有效率为80%左右。它主要适合于早期塌陷前的患者。

2. 全髋关节置换术

全髋关节置换手术被誉为20世纪最伟大的外科进展之一。该方法为塌陷后最有效的疗法，其适应证范围宽、效果好，已经成为股骨头坏死晚期治疗的金标准。

（1）年龄界限：以往考虑到材料的耐磨性，多用于50岁以上人群。但随着材料的改进，如金属对金属、金属对陶瓷、陶瓷对陶瓷摩擦界面假体的出现，目前已经没有年龄限制，即使20岁也可以考虑关节置换手术（但必须是大的医学中心，采用上述改进假体），目前已有使用40年的报道。

（2）现在的金属对金属、金属对陶瓷、陶瓷对陶瓷摩擦界面的假体一般都能使用20～30年以上，过了这个时间，大多数都还可以用，所以"年轻人不能做此手术"是一个误导。

（3）并发症：术后疼痛、活动受限、髋臼磨穿、假体断裂、假体感染、脂肪栓塞、肺栓塞等。但其发生率在大的关节置换中心发生率不足0.5%，而在不正规小医院却可能高达10%以上，一旦发生，后果严重。

（三）微创介入疗法

该疗法是将药物直接注入动脉血管。此方法也是一种间接疗法，通过药物对栓塞的溶解而起作用。该疗法能够充分发挥药物的作用，治疗效果有保证。

六、思考与体会

（一）针刀治疗 LCP 的机制

股骨头的髓腔是一个密闭的腔隙，来自动脉毛细血管的动脉血向心性地流入骨髓静脉血窦，再经中心静脉汇合后从股骨头的内外缘穿出，通过股骨颈表面的静脉丛汇入髂静脉。而股骨颈表面静脉丛直接暴露于关节腔内，当髋关节周围的软组织（尤其是髋关节囊）处于紧张甚至痉挛状态时，可能导致关节腔内的压力升高，从而压迫股骨颈表面的静脉丛使之出现回流受阻，静脉回流受阻可引起骨内压升高，导致股骨头血流量减少而发生坏死。

一般认为，针刀治疗LCP的机制主要有两个方面：一是通过松解髋关节囊等软组织结构，降低关节内压，缓解股骨颈表面静脉丛的回流受阻现象，进而降低骨内压，改善股骨头血流量；另一个是通过股骨头减压，直接降低骨内压，改善股骨头血流量。

减压是针刀治疗LCP的核心，无论是囊内减压还是骨减压，首先都可以使髋关节和股骨头内的静脉系统及微循环系统的回流得到明显改善，继而提高股骨头的动脉供血量，改善股骨头的营养状态，使坏死股骨头组织的修复成为可能。

（二）LCP 的预防保健

1. 一定要加强髋部的自我保护意识。

2. 走路时要注意脚下，小心摔跤，特别在冬季冰雪地行走时要注意防滑摔倒。

3. 在体育运动之前，要充分做好髋部的准备活动，以身体发热、四肢灵活为度。

4. 在扛、背重物时，要避免髋部扭伤，而且所承担的负荷要与自身力量相符。

5. 髋部受伤后应及时治疗，切不可在病伤未愈情况下过多行走，以免反复损伤髋关节。

6. 在治疗某些疾病，特别是一些疼痛性疾病时尽量不用或少用激素类药物。

7. 戒除长期大量饮酒陋习，脱离致病因素的接触环境，清除酒精的化学毒性，防止组织吸收。

8. 对股骨颈骨折采用坚强内固定，同时应用带血管蒂骨瓣头植骨，促进股骨颈愈合，增加头部血运，防止骨坏死。术后应定期随访，适当口服促进血运的中药和钙剂，预防股骨头缺血的发生。

9. 因为相关疾病必须应用激素时，要掌握短期适量的原则，并配合扩血管药、维生素D、钙剂等，切勿滥用激素类药物。

10．对职业因素如深水潜水员、高空飞行员、高压工作环境中的人员应注意劳动保护及改善工作条件，确已患病者应改变工种并及时就医。

（三）LCP 患者的饮食调护

1．主食需搭配适宜

LCP 患者主食应以米、面、杂粮为主，但要注意做到品种多样，粗细搭配适宜。

2．不宜吃辛辣食物

LCP 患者不宜吃辛辣食物，应戒烟，多食用新鲜蔬菜和水果等。

3．减少肥甘厚味食物

如果过食肥甘厚味，活动量又少，可使体内血脂升高，血液黏稠度增加，血流缓慢，不利于股骨头的修复。

4．戒除酒类的摄入

酒精对于 LCP 患者而言有百害而无一利，必须予以戒除。

5．多食含钙的食物

多吃一些含钙高的食物，注意钙质的补充。LCP 患者会伴有不同程度的缺钙现象，故每日给予充足的钙质，可以弥补骨骼中矿物质成分的丢失。在日常食物中，含钙最丰富的是乳制品，如牛奶、酸奶、冰淇淋；还有海产品中的鱼、虾等也是含钙丰富的食物。

（四）LCP 的生活调护

1．重视精神调养，避免不良刺激

（1）尽量避免外界环境的不良刺激对人体的影响。一个优美的自然环境、良好的社会环境、幸福的家庭氛围，有利于精神的调养，因而要积极创建这种环境和氛围，尽量避免来自自然环境、社会环境、家庭因素等方面的不良刺激。家庭成员和患者要积极配合医生治疗本病，防止因外源性的精神刺激又间接地形成了内源性因素，对机体产生不良的刺激。精神负担可间接影响机体有序的生理功能，也可因异常的情志变化，加重病情，影响身心健康。

（2）提高自我心理调摄能力。过激过久的情志刺激，只有在超越人的心理调节范围时，才能成为致病因素，亦即《灵枢•本脏》所说的"志意和则精神专直，魂魄不散，悔怒不起，五脏不受邪矣"。因而要求患者能通过养生保健手段，达到自我心理调节，以提高人的精神正气，给机体创造一个能产生抗病治病能力的条件。

对于不同心理类型的患者要有不同的心理调护方法：

①自怨自艾型：这是股骨头坏死患者心理内向投射的后果。患者消极沮丧，丧失信心，感到自己成了家庭的包袱、单位的负担，认为自己的伤病、残疾拖累了家人，产生深切的内疚和自责。这类患者不愿意接受治疗，拒绝执行治疗方法。对他们最重要的是给予安慰、支持，讲清股骨头坏死经过治疗会获得较好疗效，坚定战胜疾病的信心，使他们重新认识到自己的价值，解除心理负担，医护人员真正做到与患者心灵上的交流。

②怨天尤人型：这是股骨头坏死患者心理外向投射表现为主的类型。尤其是激素性股骨头坏死患者、外伤性股骨头坏死患者，他们焦躁不安、动辄发怒，责怪家人未全力照料，埋怨医护人员未尽心尽责，常因一些小事与家人或他人发生冲突。反复冲突的结果是使人际关节恶化。人际关系中的矛盾又反过来影响患者的情绪，使之更觉得人们对不起自己。这类患者心理改变的关键还是对疾病的好转缺乏信心，从而产生焦躁情绪。因此，周围的人要努力改善同患者的关系，以理解和同情的心理，帮助和稳定他们的情绪。

③服从依赖型：这是股骨头坏死患者习惯化的表现。这类患者按时诊治，把每天治疗作为例行公事，执行医嘱一丝不苟，老老实实地卧床休息，整天与床为伴，看病、服药和休息便是全部的生活内容，似乎是十分模范的患者。但是他们太安心于做一个患者，全心全意地相信医生，依赖治疗，不相信也不发挥自己的力量，习惯于休养生活，心安理得地接受他人的照顾，不愿意进行髋关节的功能锻炼和各种康复性治

疗。对这类患者，在病情许可的情况下，应该鼓励他们活动和锻炼，鼓励他们对自己提出一定的要求，相信自己的力量和机体的抗病能力，主动与疾病作斗争。

2．房事有节

对于成年已婚的患者，要节制性欲和性生活。中医学认为，性生活要消耗肾精，对治疗本病极为不利。因此在治愈前，必须加以节制。如果消耗过度或不加以节制，必致肾虚，肾虚不能充养其骨，以致使骨质松软脆弱，抗病能力下降。

3．适度的运动

如五禽戏、太极拳、易筋经、八卦掌等。有的以动为主，旨在运动健身，使人体各部位的关节筋骨肌肉得到充分的锻炼，使百脉通畅，气血调和，各系统功能活跃。有的以静为主，主动地练意、气、形，强调自我的身心锻炼，从而更好地发挥其保健抗病的功效。所以，在股骨头各期治疗中的下地活动期，可以根据病情需要，坚持做以动为主或以静为主的运动辅助治疗，以增加肌肉骨骼的应变调节能力。

（五）拐杖的使用

拐杖能有效地减轻下肢负荷，原则上 LCP 患者应使用双拐杖。用上肢和手控制拐杖，适宜的高度是从足底到腋窝的高度，比身高少 40cm，站立时从足小趾前外侧 15cm 到腋下 2～3 横指的高度。

扶拐杖行走法有：①二点步行：右足和左拐、左拐和右足互相交替行走；②三点步行：两拐和患侧足三点行走，健侧足独立行走；③四点步行：先把左拐前移，后迈右下肢，再前移右拐，最后迈左下肢。

应用拐杖时的注意事项：

1．上楼时，应先迈健侧下肢，后迈患肢，最后双拐再上去；下楼时，应先让双拐下，后下患肢，最后下健肢。

2．如果需要用单拐时，切记必须将拐杖放在健侧腋下，并与患肢同时行走,这样可以消除患侧臀肌疲劳,减轻患髋的受力，并增加稳定性。

3．如果需要用手杖，应注意手杖的高度，不能高于本人的左粗隆顶端。

4．选择拐杖时以木制（水曲柳木较好）和金属制（铝合金）的最常用。要选择无裂隙、疤结等质优的拐杖，柄部要有足够的海绵保护。高度的选择应以本人腋前缘至足底外缘的长度外加 5cm 为宜，也可用本人身高减去 40cm 为准。着力时要以手握拐杖横柄，不要把身体重量压在腋窝的拐柄区，有时可造成"拐杖性腋神经麻痹"。使用拐杖的时间，要根据病情、遵照医嘱进行。

（六）LCP 的预后

在股骨头缺血性坏死的 I、II 期，股骨头是没有塌陷的，经治愈后股骨头可以恢复，可能取得最满意的疗效。如果出现股骨头塌陷，则病程进入III期，无论手术如何矫正，均无法使股骨头完全恢复，经年后可能出现骨性关节炎，产生一定的后遗症。

第四章　股外侧皮神经卡压综合征

股外侧皮神经（lateral femoral cutaneous nerve）在髂前上棘内侧下方穿出腹股沟韧带的纤维性管道时，容易受到周围组织的推挤和卡压，从而引起大腿部麻木疼痛等一系列症状，称为股外侧皮神经卡压综合征（lateral femoral cutaneous nerve compression syndrome）。该综合征少见，易被忽视而漏诊或误诊。患者以中老年多见，可能与老年患者肌肉退化，纤维组织、腱性组织相对增多，易对神经产生压迫有关。

第一节　解剖学基础

一、股外侧皮神经及其走行及分布

腰神经出椎间孔后即分为腰神经前支和腰神经后支，后支分布至脊柱部肌肉及皮肤。$L_1 \sim L_4$ 神经的前支在腰大肌中组成腰丛，位于横突前方。腰丛又分成前后两股，其中后股较大，股外侧皮神经即大多起自 $L_1 \sim L_3$ 神经前支的后股，也可起自 $L_1 \sim L_3$ 神经前支的后股，穿出腰大肌外缘后斜向外下方，跨过髂肌前面，位于髂筋膜后面，行至近腹股沟韧带处则位于髂筋膜中，至髂前上棘内侧越过旋髂深动、静脉，在髂前上棘内下方约 10mm、腹股沟韧带的外端附着点后下方穿过由腹股沟韧带和髂前上棘构成的骨纤维性管道进入大腿部。进入大腿部后，股外侧皮神经行经缝匠肌的前面，分为前、后两支，在髂前上棘下方 $25 \sim 100mm$ 的范围内分别穿出阔筋膜。前支在阔筋膜形成的管道中下行，出阔筋膜后又分为两支，分布于股部前外侧，直到膝关节的皮肤。前支有 67% 是从髂前上棘下 $60 \sim 100mm$ 穿出阔筋膜，在 100mm 处，前支走行同髂前上棘至髌骨中点的连线基本一致，其终末支偶可与股神经的股前皮神经及隐神经的髌下支形成髌神经丛；后支在前支的稍上方穿出阔筋膜，继而又分支，分布于大腿外上部（自髂嵴至股中部）的皮肤。

二、股外侧皮神经的出盆部位及其与髂前上棘的位置关系

股外侧皮神经的出盆部位及其与髂前上棘的位置关系并不恒定，高明堂等（2006 年）对 20 例标本 40 侧股外侧皮神经的解剖显示，根据出骨盆时的行径及其与髂前上棘的位置关系，股外侧皮神经可分为 4 型：A 型：自髂前上棘后 20mm 以外通过髂嵴（2.5%）；B 型：自髂前上棘后 20mm 内通过髂嵴（10.0%）；C 型：经髂前上棘通过（32.5%）；D 型：经髂前上棘前（内）侧、腹股沟韧带外 1/3 深面通过髂筋膜与腹股沟韧带（或韧带外侧端两层）之间的骨纤维管道出骨盆入股部（55.0%），该管道长 $25 \sim 40mm$。D 型股外侧皮神经经盆壁前（上）行出骨盆转向下入股部时形成近直角的角度；A、B 及 C 型股外侧皮神经经深筋膜与髂骨构成的骨纤维管道或经髂骨出盆，也存在近似直角转折。股外侧皮神经通过骨盆出口处均为 1 支，29/40 例（72.5%）神经呈圆形，横径为 $(1.87 \pm 0.46)mm$；11/40 例（27.5%）神经呈椭圆形，横径 × 前后径为 $(2.51 \pm 0.52)mm \times (1.49 \pm 0.56)mm$。

第二节　病因病理

股外侧皮神经为感觉神经，来自 $L_2 \sim L_3$ 脊神经后根，在腰大肌外缘向下跨过髂窝于髂筋膜中向大腿部走行。在其全程走行过程中，由于要行经位于骨面的表浅部位及受到坚韧筋膜的固定，所以当遭遇某些外在因素损伤时，容易形成卡压。

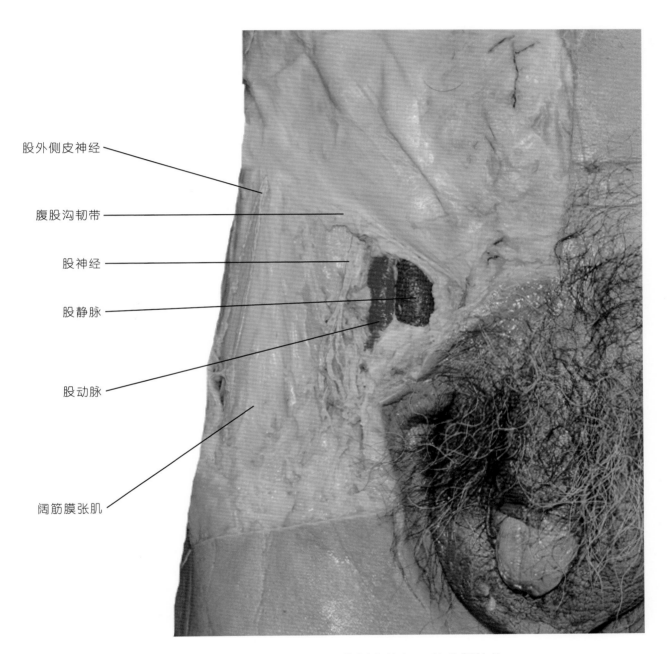

股外侧皮神经

腹股沟韧带

股神经

股静脉

股动脉

阔筋膜张肌

图 6-4-1 股外侧皮神经及其毗邻结构

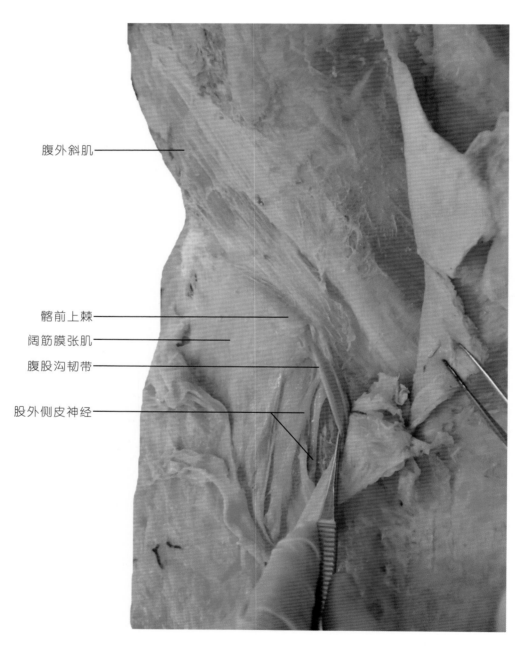

腹外斜肌

髂前上棘

阔筋膜张肌

腹股沟韧带

股外侧皮神经

图 6-4-2　股外侧皮神经与腹股沟韧带

如前所述，股外侧皮神经在经过髂前上棘内下 10～15mm 处，在腹股沟韧带深面而进入股前外侧时，须经过髂筋膜及腹股沟韧带构成的、长 25～40mm 的骨纤维管道。解剖学上，此管道于盆腔的水平部与股部的垂直部之间呈直角弯曲。骨盆骨折、髂骨取骨或因外伤、炎症等引起此管后壁的髂筋膜增厚，均可导致神经在此管道中被挤压。另外，股外侧皮神经出腹股沟韧带的纤维管道后行于髂前上棘下方 30mm 左右穿出阔筋膜，此处神经被筋膜严密包绕而固定。由此可见，股外侧皮神经在出腹股沟韧带深面及穿深筋膜处两处较固定，加之可能的解剖变异，因此，当肢体（主要是髋关节）活动或体位不当时，该神经即有可能受到持续的挤压、牵拉或摩擦等刺激，神经周围的软组织也可因为挤压刺激而出现水肿、渗出甚至瘢痕形成，肌筋膜鞘管增厚，进而导致股外侧皮神经受到卡压。

临床上常见的病因有：

1. 牵拉损伤：如跨栏运动、体操舞蹈等跨腿运动所致该神经牵拉伤。

2. 慢性压迫损伤：如穿戴紧身腰围或腰带、硬物局部顶压于髂前上棘处（如侧卧于硬板床等）。

3. 盆腔内压迫损伤：如巨大肿瘤、骨盆骨折、妊娠、骨疣、腹横肌游离缘处外伤后纤维化等因素对股外侧皮神经的卡压等。

4. 医源性损伤：如腰椎前后路手术、髂骨植骨术、髋关节置换术、普外疝修补术、肾移植术等术中操作或术后瘢痕形成对股外侧皮神经的损伤或卡压。

凌志恒等（2001 年）报道了 4 例股外侧皮神经卡压综合征的手术治疗结果。术中观察到，其中的 3 例表现为股外侧皮神经于腹股沟韧带下方卡压，神经局部水肿明显，行彻底松解减压术，对神经外膜增厚者，将外膜切开减压并行神经移位术，6 个月后随访，症状消失；1 例为股外侧皮神经在出深筋膜处与周围筋膜广泛粘连，分离困难，术中仔细分离出主支 2 支后，将髂前上棘至穿出深筋膜处之间 20～30mm 长的神经束予以切断，6 个月后随访，遗留片状感觉减退区。

第三节　临床表现

一、症状

本病主要症状为大腿外侧麻木疼痛，活动时显著加剧，休息时减轻。可伴有股四头肌萎缩，其原因可能与疼痛使患肢活动减少有关。

二、体征

1. 痛、触觉减退或过敏：慢性起病者可见自髂前上棘下方至股前外侧区 80mm×100mm 大小区域痛觉、触觉减退，急性发病者则表现为感觉过敏。

2. 髂前上棘内下方压痛：髂前上棘内下方 15～30mm 处有显著压痛点。

3. 主动前屈、后伸髋关节，或被动屈膝、屈髋和直腿后伸，均易使麻木疼痛症状加重。

4. 髂前上棘内侧 10～20mm 股外侧皮神经走行处 Tinel 征阳性。

试验方法：在髂前上棘内侧 10～20mm 处按压时出现麻痛感向大腿外侧区域放散，即为阳性。

5. 利多卡因封闭试验阳性。

试验方法：在髂前上棘内侧 10～20mm 以 5mL 利多卡因封闭后疼痛消失即为阳性。

Tinel 征阳性和利多卡因封闭试验阳性是确诊本病的关键。

三、辅助检查——皮层体感诱发电位检查

该检查显示受累侧 P1、N1 波潜伏期较健侧延长，说明患侧局部神经纤维有异常病变。

四、鉴别诊断

本病症状出现于严格明确的股外侧皮神经分布区，且无其他任何混杂的症状与体征。在鉴别诊断方面主要是与神经根受刺激的病变相区别。神经走在髂筋膜后面的行程中不易出现外来刺激，但偶见的肿瘤不能完全排除，此类情况下症状应以肿瘤为主，不难查见。如病变在进入腰丛的腰神经前支，则应尚有其他 L_2、L_3 前支分布区的症状，如股前皮神经分布区。如果病变是在各神经根未分支以前的部分，则应同时有后支分布区的症状。

主要鉴别诊断——腰椎间盘突出症：多发于中青年，有腰部受凉、扭伤史，休息后疼痛可减轻，部分患者有跛行及脊柱侧凸改变，增加腹压的因素（如咳嗽、打喷嚏）使症状加重。患肢直腿抬高试验阳性，加强试验阳性，可有跟腱反射减弱及伸第 1 趾无力，小腿外侧及足外侧皮肤刺痛、感觉减退，相应脊椎椎间隙旁压痛。CT、MRI 及椎管造影检查可发现髓核向椎管内突出。

第四节　针刀治疗及其他

一、体位

仰卧位。

二、定点、消毒与麻醉

术者以拇指在患者髂前上棘内下方 15～30mm 处按压寻找压痛同时有麻痛感向大腿外侧放射的反应点并予以标记（图 6-4-3），常规手术消毒，铺无菌洞巾。以 1% 利多卡因局部麻醉，进针方法同针刀松解。

三、针刀松解（图 6-4-4）

切割目标：腹股沟韧带在髂前上棘的附着部分。

入路层次：皮肤→浅筋膜→腹股沟韧带→髂前上棘。

松解方法：术者左手拇指按压于髂前上棘定点位置，右手持 I 型 4 号针刀，使针身垂直于髂前上棘骨面（以左手按压手感判断），刀口线方向与身体矢状面平行，将针刀刺入皮肤后谨慎深入并慢慢到达髂前上棘骨面，询问患者是否有触电感出现（碰触股外侧皮神经），如有则立即向侧方稍移刀锋以避开神经。到达骨面后轻提针刀 2～3mm，使刀锋移至腹股沟韧带表面，然后再切至骨面以将腹股沟韧带少量松解，每点切割 3～4 下，手下有松动感时出针。术毕压迫止血，无菌敷料包扎。

四、其他治疗

（一）局部封闭

对于早期的股外侧皮神经卡压综合征来说，由于病程尚短，虽然股外侧皮神经可能由于卡压、牵拉等刺激而存在水肿现象，但其神经外膜的增厚现象往往并不严重，因此可以应用局部激素封闭治疗。糖皮质激素直接作用于病变部位的神经组织后可明显减轻其水肿程度，从而减轻其所受到的被动卡压程度，改善神经的微循环以利于神经的修复与再生。

方法：患者取平卧位，进针点为髂前上棘内侧 10～15mm、腹股沟韧带深面及髂前上棘下方 30mm 叩痛最显著处，注药以进针后诱发麻痛为度。

（二）手术治疗

少部分病程较长、症状较重而保守治疗又无效的患者应进行手术治疗。

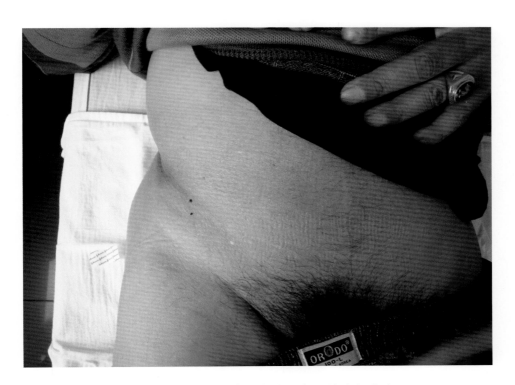

图 6-4-3 股外侧皮神经卡压综合征定点

　　手术方法：取髂前上棘内侧 10mm 处直切口，上起自腹股沟韧带上方 20mm，下达髂前上棘下方 30mm 处，共长 50mm。自腹股沟韧带深面、髂前上棘内侧 1.5cm 处可寻及股外侧皮神经，向下方分离至其穿出深筋膜处。表现为腹股沟韧带下方卡压者，行彻底松解减压术；对神经外膜增厚者，行外膜切开结合神经移位术；对股外侧皮神经与周围筋膜粘连明显、分离困难者，需仔细分离出主支 2 支后，将髂前上棘至穿出深筋膜处之间 20～30mm 的神经段予以切除。术中放置几丁糖防止局部粘连。

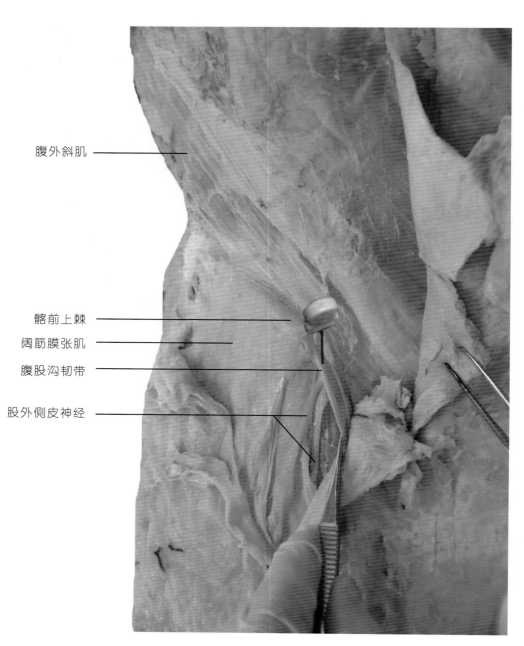

腹外斜肌

髂前上棘

阔筋膜张肌

腹股沟韧带

股外侧皮神经

图 6-4-4　针刀松解腹股沟韧带

第 七 篇

膝部疾病

针刀临床所涉及的膝部疾病一般是指膝关节周围软组织损伤，即构成膝关节的软组织（包括肌肉在膝关节处的起止点、膝关节表浅部韧带、膝关节的脂肪垫、膝关节周围的滑液囊等）所发生的应力性损伤，其主要表现是膝部的疼痛，严重者影响膝关节功能甚至发生关节畸形。膝关节的应力性损伤有急性和慢性两种，急性损伤多有明显病因，如运动损伤等，且起病急骤、疼痛剧烈，一般不适用针刀治疗；慢性损伤大多起病缓慢，或由急性损伤迁延而成，是针刀治疗的主要适应证之一。

膝关节周围慢性软组织损伤可以发生在任何年龄段的人群，中年以上肥胖者多见，更是老年女性的常见疾病。

膝关节周围慢性软组织损伤常与膝关节骨性关节炎并发，也可能互为因果。软组织损伤后再修复过程中所产生的瘢痕、挛缩等病变有可能造成膝关节的动力装置平衡失调，改变其力线结构，造成内、外翻或屈曲畸形，进一步增加膝关节内的应力负担，加重其骨性关节炎进程。膝关节周围软组织大多位置表浅，针刀治疗可直接作用于病变部位，使瘢痕、挛缩等病变得到松解，直接的临床效果是膝部疼痛缓解或消失，间接作用是恢复膝关节动力装置的平衡，恢复力线结构，有利于纠正内、外翻和屈曲畸形及缓解骨性关节炎病变。

常见的膝关节周围慢性软组织损伤有：胫侧副韧带及髌内侧支持带损伤、腓侧副韧带及髌外侧支持带损伤、髌下脂肪垫损伤、鹅足滑囊炎、髌韧带损伤、髌下滑囊炎、髂胫束摩擦综合征等。

第一章　膝关节解剖

膝关节是人体最大、最复杂的关节。它由股骨下端、胫骨上端和髌骨组成；腓骨不参加膝关节的组成。膝关节的活动主要是屈和伸，但可有微量的旋转运动。膝关节上下杠杆长、周围肌肉少，是运动外伤中最易损伤的关节。了解膝关节的实际范围有重要的临床意义，其范围较一般人的想象要大一些。上界为髌上囊的顶部，相当于髌骨上四横指处，关节内有积液时此处必肿，关节外肿物或肿块此处不肿，是诊断的重要标志。膝关节的下界略低于胫股关节间隙。膝关节正面观像一个大象头，髌骨相当额部，髌韧带如象鼻，脂肪垫如象眼，侧方的关节间隙似象牙（半月板部），股四头肌的股内侧头似象耳。掌握这些解剖标志便于临床检查和治疗。

第一节　构成膝关节的骨

构成膝关节的骨包括股骨下端、胫骨上端和髌骨。

一、股骨下端（图 7-1-1、图 7-1-2、图 7-1-3、图 7-1-4、图 7-1-5）

股骨下端膨大形成内侧髁和外侧髁（medial condyles and lateral condyles）。两髁在后方被髁间窝（intercondylar fossa）分开；在前面彼此相连形成髌面（patellar surface），与髌骨接触，两髁的下面和后面都有突起的关节面，与胫骨上端相关节。内侧髁内侧面和外侧髁外侧面的突出部分，分别称为内上髁、外上髁（medial epicondyle and lateral epicondyle），位于内上髁上方的小突起叫收肌结节（adductor tubercle）。内、外上髁和收肌结节都是重要标志，可在体表扪到。

股骨内侧（上）髁附着组织：后交叉韧带（posterior cruciate ligament），髌内侧支持带（medial patellar retinaculum）的横行纤维，胫侧副韧带（tibial collateral ligament）前部的长纤维、较短的上后部纤维，腓肠肌内侧头（caput mediale of gastrocnemius）（内侧），大收肌（adductor

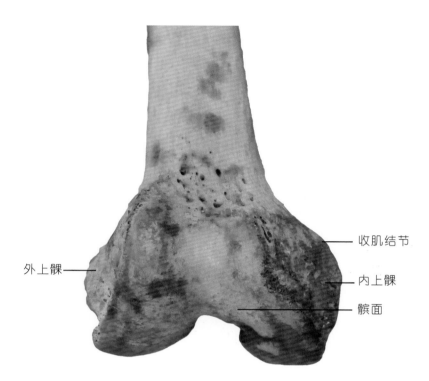

图 7-1-1　股骨下端前面观（右侧）

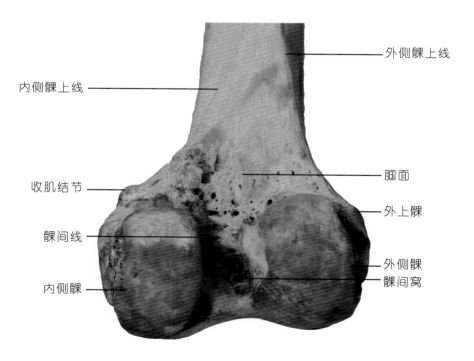

图 7-1-2　股骨下端后面观（右侧）

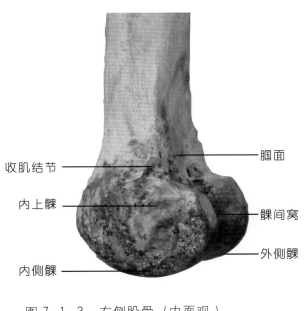

收肌结节

内上髁

内侧髁

腘面

髁间窝

外侧髁

图 7-1-3　右侧股骨（内面观）

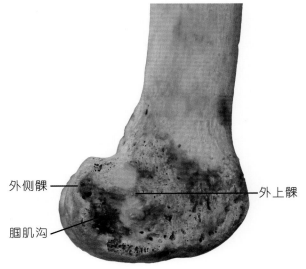

外侧髁

腘肌沟

外上髁

图 7-1-4　右侧股骨（外面观）

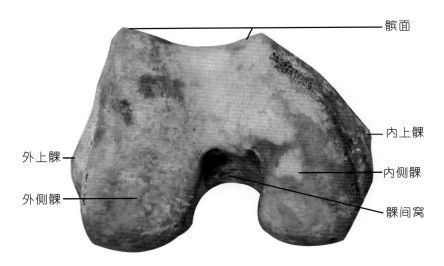

髌面

外上髁

外侧髁

内上髁

内侧髁

髁间窝

图 7-1-5　右侧股骨下端（远侧观）

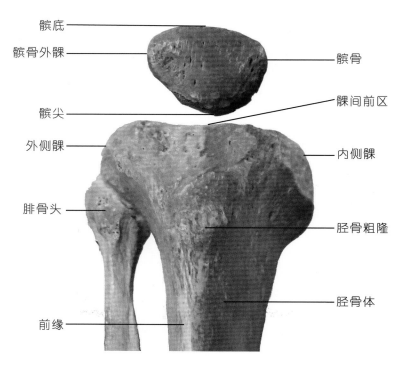

髌底
髌骨外髁
髌骨
髌尖
髁间前区
外侧髁
内侧髁
腓骨头
胫骨粗隆
胫骨体
前缘

图 7-1-6　右侧胫、腓、髌骨前面观

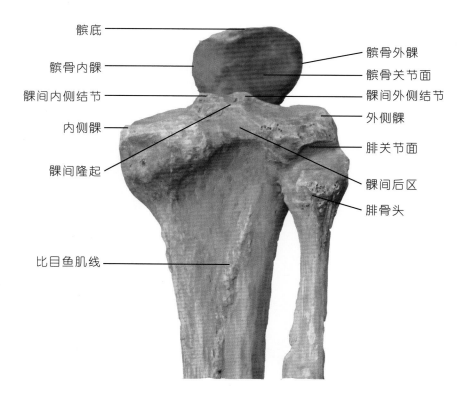

髌底
髌骨内髁
髌骨外髁
髌骨关节面
髁间内侧结节
髁间外侧结节
内侧髁
外侧髁
腓关节面
髁间隆起
髁间后区
腓骨头
比目鱼肌线

图 7-1-7　右侧胫、腓、髌骨后面观

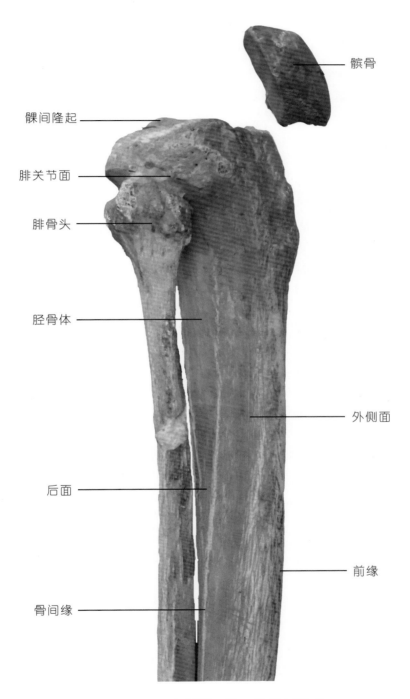

髌骨

髁间隆起

腓关节面

腓骨头

胫骨体

外侧面

后面

前缘

骨间缘

图 7-1-8　右侧胫、腓、髌骨侧面观

magnus）（止于收肌结节）。

股骨外侧（上）髁附着组织：前交叉韧带（anterior cruciate ligament）；腓侧副韧带（fibular collateral ligament）（外上髁）；跖肌（plantaris）；腓肠肌外侧头（caput laterale of gastrocnemius）；腘肌（popliteus）。

二、胫骨上端（图7-1-6、图7-1-7、图7-1-8）

胫骨上端明显膨大，构成内侧髁与外侧髁（medial condyles and lateral condyles）。上面都有微凹的上关节面，与股骨内、外侧髁相关节。两髁的上关节面之间有一向上突起的髁间隆起（intercondylar eminence）突向股骨的髁间窝。在外侧髁后下方有一小而平坦的腓关节面（fibular articular facet），与腓骨头相关节。在两髁的前下方有一大的隆起，称为胫骨粗隆（tibial tuberosity），是髌韧带的附着处。

三、髌骨（图7-1-6、图7-1-7、图7-1-8）

髌骨（patella）是全身最大的籽骨，长47～58mm，宽51～57mm，最厚处可达20～30mm，呈扁平三角形，分为髌底、髌尖、前后两面和内外两缘。

髌骨被包围在股四头肌腱之中，上缘宽阔肥厚称髌底，有股四头肌腱附着；内外两缘较薄，有股四头肌腱和髌内、外支持带附着；内外两缘向下移行为髌尖，有髌韧带附着。

髌骨后面光滑，有软骨关节面。

髌骨前面粗糙无骨膜，髌骨包于股四头肌腱内，髌底有股直肌腱和股外侧肌腱附着；而股内侧肌及其腱膜及髌内侧支持带则附着于髌骨的侧缘，并参与构成膝关节囊。股四头肌腱向下延伸为髌韧带，并形成髌内、外支持带。

髌骨及髌韧带的两侧为髌内、外侧支持带（髌副韧带），是坚强而有力的支持结构，能加强关节囊，并防止髌骨向侧方脱位。髌内、外侧支持带又分为深、浅两层：浅层垂直走向，向远端止于胫骨髁表面的结节和胫骨内侧面；深层呈水平走向，连接于髌骨和胫骨的两侧。

在髌内、外侧支持带的浅面有股四头肌的延续，止于胫骨内、外侧髁，形成髌骨内、外侧斜束支持带。该支持带宽约10mm，有时增厚形成条索，可引起弹响，以外侧多见。

在上述支持带的表面有膝部固有筋膜，后者在外侧由于与髌外侧支持带相连，使髂胫束增厚，在内侧与髌内侧支持带相连而使缝匠肌腱增厚，这些组织愈合为一体共同对髌骨形成保护。

四、膝关节X线解剖

（一）前后位片（图7-1-9）

前后位片又称正位片，可见股骨内侧髁形成的隆起较外侧髁明显，两髁的关节面一端稍圆隆。

髌骨阴影重叠在股骨阴影上，下缘距关节间隙约为15mm。髌骨轴线与股骨轴线相对应，髌骨外缘不超过股骨外缘（若超出5mm则为髌骨外移）。

膝关节间隙代表关节软骨的厚度，正常成人为3～8mm，两侧对称、等宽，关节面边缘整齐、光滑。

胫骨小头位于外侧，且明显低于膝关节水平腓骨头的1/3～1/2，与胫骨重叠。

（二）侧位片（图7-1-10）

由于股骨内、外侧髁直径不同，因此其前、后缘在侧位片上不能同时都重叠，故可以看到两个阴影：内侧髁影像大，前后径宽，下面较圆；外侧髁影像较小，前后径较短，下面较平，内侧髁关节面投影在外侧髁下方。

腓骨豆：是位于腓肠肌（一般为外侧头）内的一块小籽骨，直径为5mm左右。

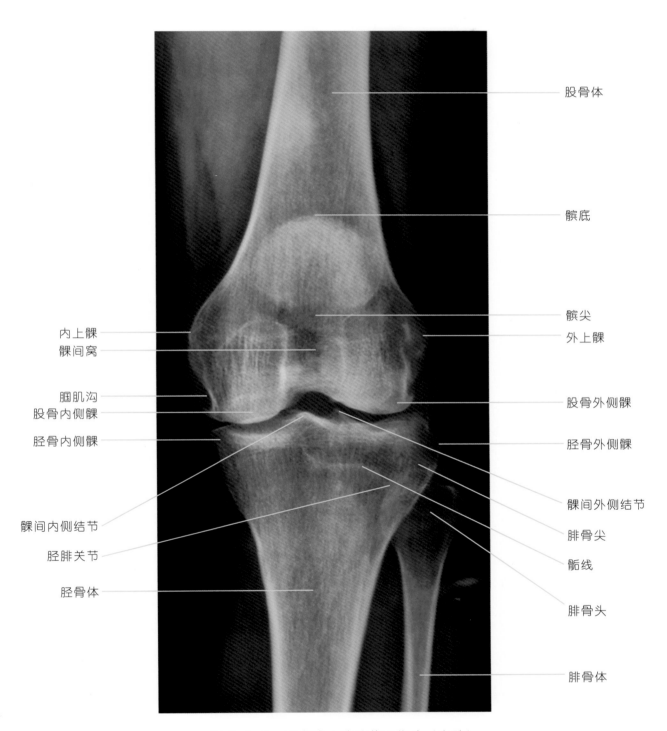

股骨体

髌底

髌尖

外上髁

股骨外侧髁

胫骨外侧髁

髁间外侧结节

腓骨尖

骺线

腓骨头

腓骨体

内上髁

髁间窝

腘肌沟

股骨内侧髁

胫骨内侧髁

髁间内侧结节

胫腓关节

胫骨体

图 7-1-9　正常成人膝关节正位片（左膝）

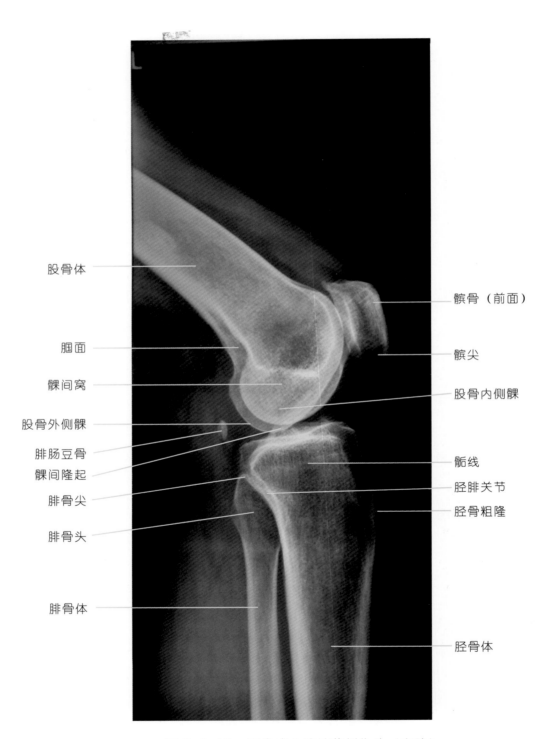

股骨体

腘面

髁间窝

股骨外侧髁

腓肠豆骨

髁间隆起

腓骨尖

腓骨头

腓骨体

髌骨（前面）

髌尖

股骨内侧髁

骺线

胫腓关节

胫骨粗隆

胫骨体

图 7-1-10　正常成人膝关节侧位片（左膝）

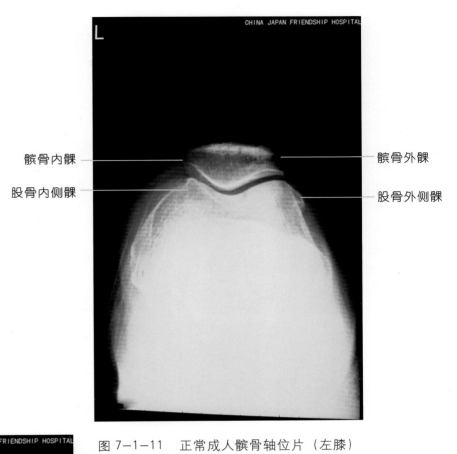

髌骨内髁 ——————— ——————— 髌骨外髁

股骨内侧髁 ——————— ——————— 股骨外侧髁

图 7-1-11 正常成人髌骨轴位片（左膝）

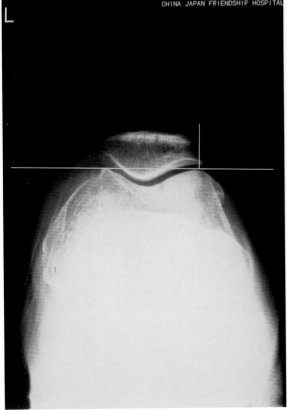

图 7-1-12 髌骨外侧缘测量线

（三）髌骨轴位片（图7-1-11）

髌骨轴位片又称髌骨上位或下位片，是判断髌骨偏移或倾斜的重要依据。

1．髌骨外移

从髌骨外髁顶端引一条与股骨髁连线的垂直线（图7-1-12）。正常髌骨外侧缘不超出此线，若超出5mm以上则为异常。

2．髌股倾斜角（图7-1-13）

髌股倾斜角是指股骨内外髁前缘连线与髌骨内外侧缘连线相交的夹角。正常情况下小于15º，若大于15º则为髌骨倾斜。

3．髌股外侧角（图7-1-14）

髌股外侧角是指股骨内外髁前缘连线与髌骨外侧面延长线相交所成的角。正常情况下该角应开口向外侧，若两线平行或成角开口向内则为髌骨向外倾斜。

4．髌股吻合角（图7-1-15）

髌股吻合角是指股骨髁间角的分角线与髌骨中嵴到股骨髁间角顶点的连线所形成的夹角。正常情况下后一条线应在前者的内侧，定为负值，夹角大于6º为正常，写为 -6º。若夹角小于6º或为正值（即该线位于股骨髁间角分角线的外侧）均属异常，为髌骨外移，大于11º为髌骨向外侧半脱位。

第二节　运动膝关节的肌

运动膝关节的肌按其功能可分为屈肌、伸肌、旋内肌和旋外肌。屈肌包括半腱肌、半膜肌、股二头肌、缝匠肌、腘肌、股薄肌、腓肠肌。伸肌为股四头肌。旋内肌包括半腱肌、半膜肌、缝匠肌、股薄肌、腘肌。旋外肌为股二头肌。

一、半腱肌（semitendinosus）（图7-1-16）

起点：坐骨结节。

止点：胫骨粗隆内侧。

行径：该肌位于大腿后内侧的皮下（其深面为半膜肌），为三角形扁肌，其外侧与股二头肌毗邻，肌束向下逐渐集中移行于一长腱。该腱经过股骨内侧髁后面（腓肠肌内侧头的内侧），在股薄肌和缝匠肌的肌腱深面及下方。在其止点处，半腱肌与股薄肌、缝匠肌的止端腱相互愈着，其外形如鹅掌，在这三个肌腱的深面与胫侧副韧带之间有鹅足囊存在。

作用：伸大腿、屈小腿，并使小腿旋内。

二、半膜肌（semimembanosus）（图7-1-16）

起点：坐骨结节。

止点：有三个即腘斜韧带、胫骨内侧髁下缘、腘肌筋膜。

行径：该肌位于大腿后侧皮下（半腱肌的内侧），为梭形肌，肌束向下集中于一短的肌腱（中途发出一些纤维附着于内侧半月板后缘），经膝关节后内侧、半腱肌肌腱的深面至小腿，至上述三个止点。止点处有半膜肌囊，此囊常与膝关节囊相通。

作用：伸大腿、屈小腿，使小腿旋内，膝屈曲时还可拉拽内侧半月板向后方移动，并向前牵引膝关节囊。

三、股二头肌（biceps femoris）（图7-1-16）

起点：长头起自坐骨结节，短头起自股骨粗线的外侧唇和外侧肌间隔。

止点：腓骨头。

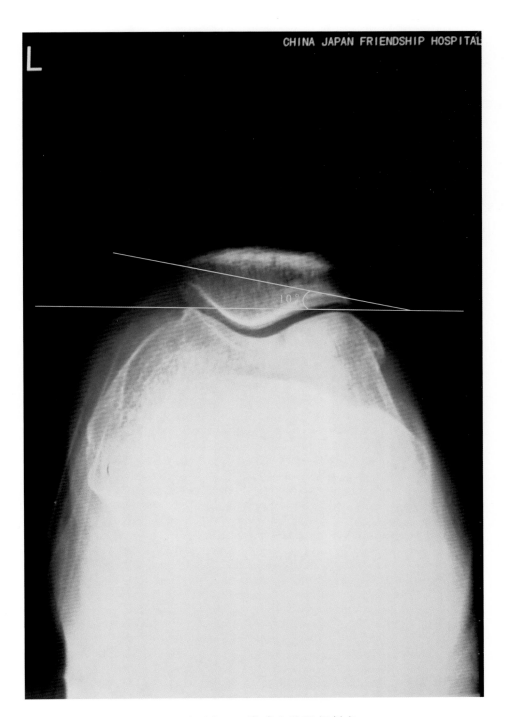

图 7-1-13　正常成人髌股倾斜角

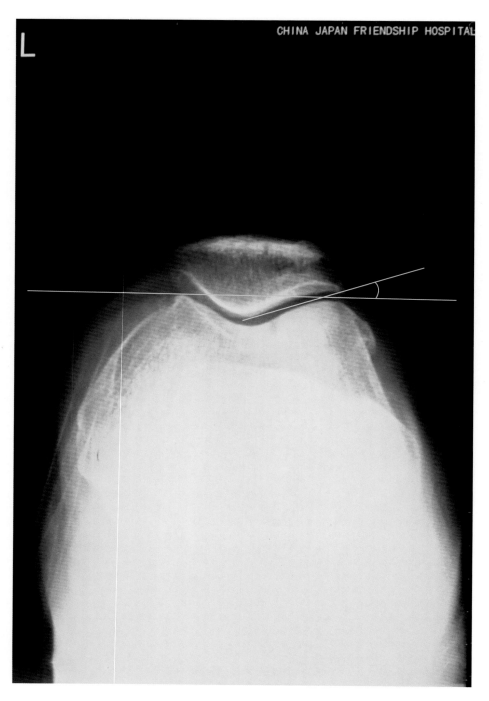

图 7-1-14　正常成人髌股外侧角

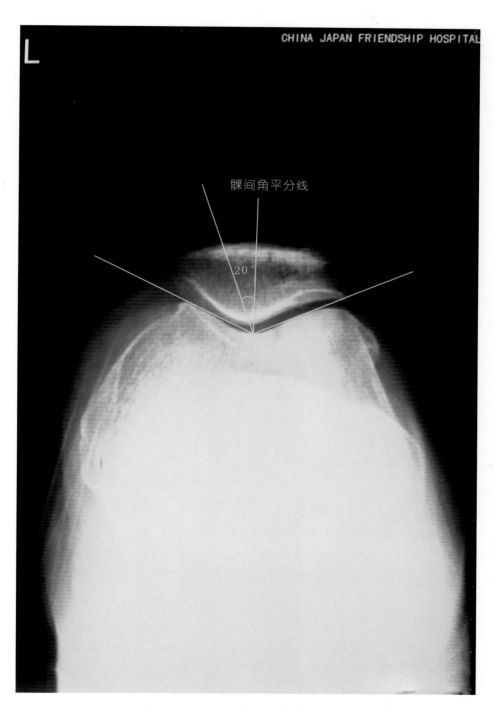

图 7-1-15　正常成人髌股吻合角

行径：该肌位于大腿后外侧的皮下，其内侧为半腱肌。肌束向下方移行于肌腱，肌腱越过腓侧副韧带的外侧，止于上述止点。肌腱与腓侧副韧带之间有股二头肌下腱下囊。

作用：伸大腿、屈小腿，并使小腿旋外。

股二头肌腱是膝关节外侧重要的稳定结构。

四、缝匠肌（sartorius）（图 7-1-17）

起点：髂前上棘。

止点：胫骨粗隆内缘、胫骨前缘上端内侧和小腿筋膜。

行径：该肌位于大腿前面及内侧面皮下，是全身最长的肌肉，为细长的带状肌。肌纤维自外上方斜向内下方，绕过股骨内收肌结节的后方至小腿，止于上述止点。止点处有缝匠肌腱下囊。

作用：使大腿旋外、外展和前屈，并使小腿旋内和屈曲。该肌收缩时产生姿势很像鞋匠缝鞋时采取的姿势，故名。

神经支配：受股神经的分支支配。

五、腘肌（popliteus）

起点：股骨外上髁、膝关节囊。

止点：胫骨上端后面。

行径：腘肌位于腓肠肌深面，胫骨上端后面，为扁平的小三角形肌。肌束斜向内下方，经腓侧副韧带和外侧半月板之间到达胫骨上端后面。止于胫骨比目鱼肌线以上的骨面。在胫骨外上髁起点处与膝关节囊之间有一恒定的腘肌囊，此囊常与膝关节囊相通。

作用：屈膝关节、使小腿旋内、使膝关节囊紧张。在膝关节半屈旋外状态时处于紧张状态，如登高、下坡时，此肌皆有明显的作用。

神经支配：受胫神经支配。

六、股薄肌（gracilis）（图 7-1-17）

起点：耻骨下支的前面（耻骨联合附近）。

止点：胫骨粗隆内侧，腱的深面为鹅足囊。

行径：该肌位于大腿最内侧的皮下，为带状长肌，肌束向下移行于长腱，经股骨内上髁和膝关节后方内侧，在缝匠肌的深面止于上述止点。

作用：此肌收缩时，使大腿内收，屈小腿并使屈曲的小腿旋内。

七、大收肌（adductor magnus）（图 7-1-16）

起点：有三个，即坐骨结节、坐骨下支、耻骨下支前面。

止点：有两个，即股骨粗线内侧唇、股骨内上髁（收肌结节）。

行径：本肌肌束呈放射状，斜向外下方，上部肌束几乎呈水平方向，越向下越倾斜，分为前后两层：前层止于股骨粗线内侧唇全长，后层移行于短腱向下止于股骨内上髁（收肌结节）。

作用：此肌收缩时使大腿内收，上部肌束还有使大腿旋外的作用。

神经支配：受闭孔神经后支（$L_2 \sim L_3$）和坐骨神经的分支（$L_4 \sim L_5$）支配。

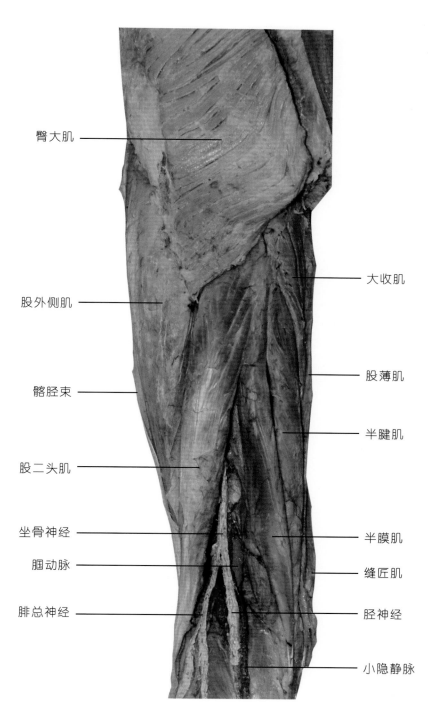

臀大肌

股外侧肌

髂胫束

股二头肌

坐骨神经

腘动脉

腓总神经

大收肌

股薄肌

半腱肌

半膜肌

缝匠肌

胫神经

小隐静脉

图 7-1-16 左侧大腿肌肉（后面观）

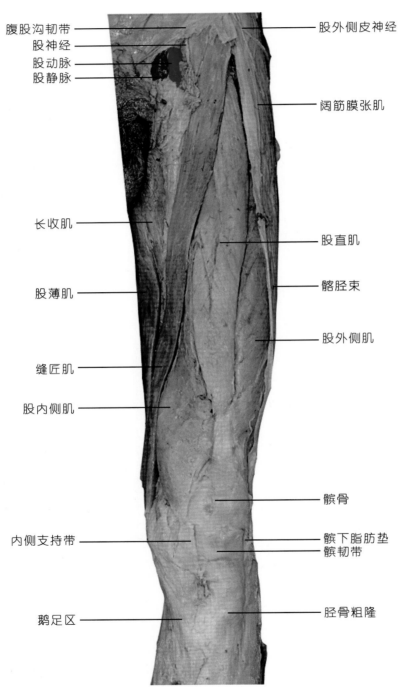

腹股沟韧带

股神经

股动脉

股静脉

股外侧皮神经

阔筋膜张肌

长收肌

股直肌

股薄肌

髂胫束

股外侧肌

缝匠肌

股内侧肌

髌骨

内侧支持带

髌下脂肪垫

髌韧带

鹅足区

胫骨粗隆

图 7-1-17　左侧大腿肌肉（前面观）

八、股四头肌（quadriceps femoris）

起点：由4个头组成，其中1个头（股直肌）起自髂前下棘、髋臼上方沟内及髋关节纤维囊，其余3个头（股外侧肌、股内侧肌、股中间肌）均起自股骨。

止点：4个头于股骨下端合成一扁腱，跨过膝关节前面止于胫骨粗隆。在扁腱的深面，正对股骨下端的前面，腱内包绕1个全身最大的籽骨，即髌骨。肌腱的髌上部叫股四头肌腱，髌骨下部叫髌韧带（patellar ligament）。

行径：股四头肌由股直肌、股外侧肌、股内侧肌、股中间肌4部分组成，为全身最大的肌肉，位于大腿前面及外侧的皮下，自四面包绕股骨全长的绝大部分。

作用：伸小腿（股直肌还有前屈大腿的作用）。股四头肌腱、髌骨及髌韧带共同构成膝关节的伸直装置。

神经支配：受股神经的分支支配。

该肌在髌骨前、下方的止点（或行经）处有多个滑液囊，包括髌前皮下囊、髌前腱下囊、髌下深囊、髌下皮下囊、胫骨粗隆皮下囊及髌上囊。

九、髂胫束（iliotibial tract）（图7-1-18、图7-1-19）

起止点：上方起自髂嵴，向下止于胫骨外侧髁，一部分纤维延续于髌骨外侧支持带。

行径：髂胫束是大腿深筋膜的延续，它由两层较薄的环形纤维当中夹以坚强的纵行纤维构成。髂胫束的前部纤维是阔筋膜张肌的腱膜，后部纤维为臀大肌肌腱的延续部分，其在胫骨上端的附着点为一个骨性隆起，即髂胫束粗隆，其位置在胫骨髁的前面与外侧面之间。

作用：髂胫束的强大纤维的止点位于皮肤与骨膜之间，有力地加强膝关节囊的外侧，是膝外侧重要的稳定结构，对维持人体的直立姿势十分重要。

十、腓肠肌（gastrocnemius）

起点：外侧头起自股骨外上髁，内侧头起自股骨内上髁。

止点：跟骨结节。

行径：由两个头起始的肌束向下，于小腿的中部相互愈着，移行于较厚的腱膜，此腱膜再与比目鱼肌腱膜愈着，构成一个粗大的肌腱，即跟腱（tendon calcaneus），抵止于跟骨结节。在其两个起点的深面各有一滑膜囊，内侧头深面的滑膜囊常与膝关节滑膜囊相交通，故膝关节内的积液或脓液可进入此囊。外侧头内常发现一籽骨（内侧头内较少见），X线检查时要避免误认为异物或膝关节内的游离体或关节鼠。跟腱的浅面可有一皮下滑膜囊。

作用：屈小腿，使足跖屈并稍使足内翻。

神经支配：受胫神经支配。

十一、跖肌（plantaris）

起止点：在腓肠肌外侧头的上方，起自股骨外上髁及膝关节囊，向下移行于跟腱的内侧或单独抵止于跟骨。

行径：跖肌位于腓肠肌外侧头与比目鱼肌之间，肌腹呈细小的梭形，但腱可达一足之长。

作用：在哺乳动物如猴、兔、犬等，此肌是一个很大的肌肉，其肌腱行于跟骨后面的沟内，抵止于各趾，有屈趾作用。在人类该肌已经退化并被分为小腿部及趾部：①小腿部分即跖肌，与上肢掌长肌相似，止点常有变化，也可全肌缺如。②趾部为足底腱膜。此肌的功能意义不大，当膝关节屈曲时，可向后牵引膝关节囊。

神经支配：受胫神经支配。

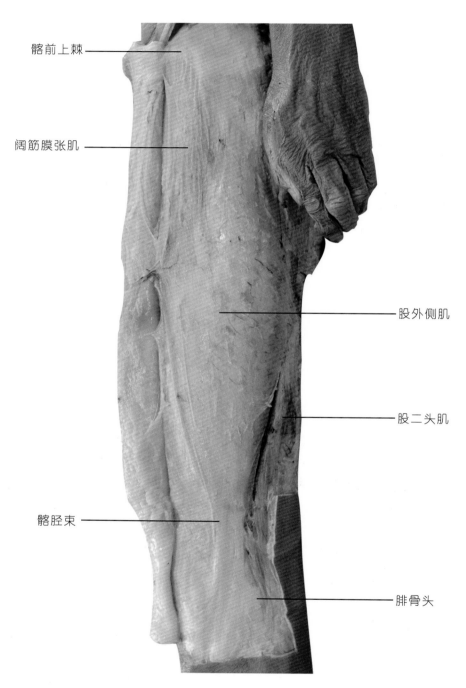

髂前上棘

阔筋膜张肌

股外侧肌

股二头肌

髂胫束

腓骨头

图 7-1-18　左侧大腿肌肉（外侧观）

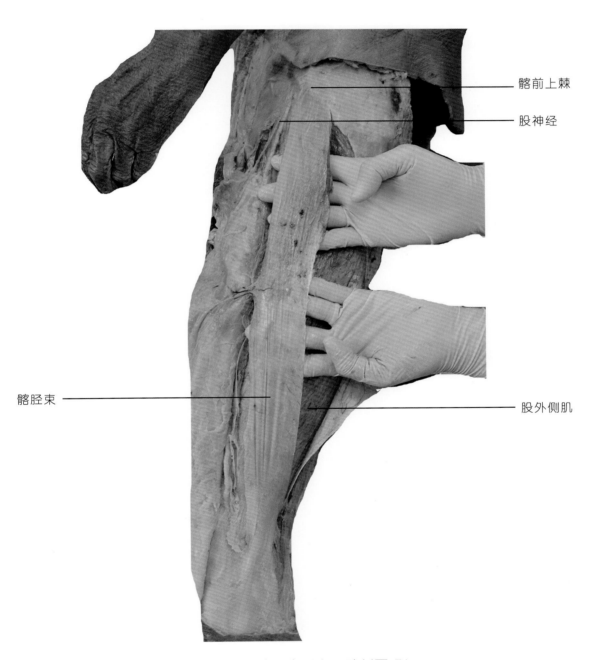

髂前上棘

股神经

髂胫束

股外侧肌

图 7-1-19　髂胫束（左下肢侧面观）

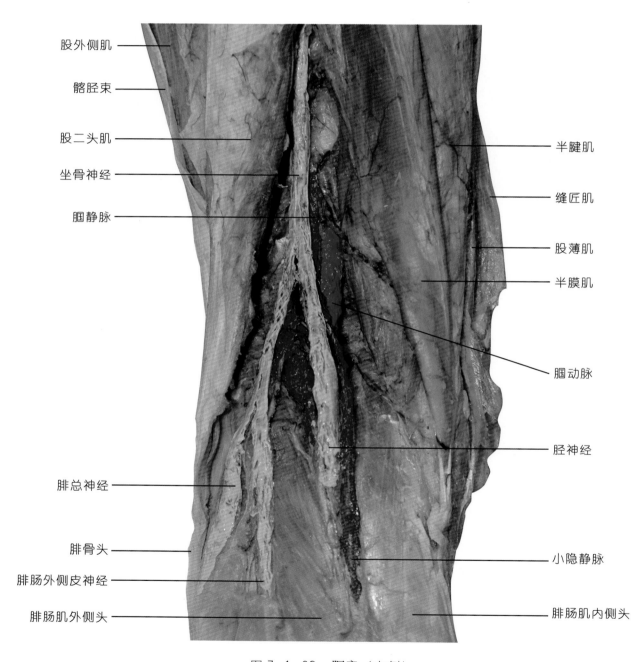

股外侧肌

髂胫束

股二头肌

坐骨神经

腘静脉

半腱肌

缝匠肌

股薄肌

半膜肌

腘动脉

胫神经

腓总神经

腓骨头

腓肠外侧皮神经

腓肠肌外侧头

小隐静脉

腓肠肌内侧头

图 7-1-20 腘窝（左侧）

第三节　腘窝

腘窝 (popliteal fossa) 为一菱形窝 (图 7-1-20), 位于膝的后部, 其界限上外侧为股二头肌, 上内侧为半腱肌、半膜肌, 缝匠肌、股薄肌及大收肌腱亦为其一部分, 下外侧为腓肠肌外侧头, 下内侧为腓肠肌内侧头。半膜肌腱下端在平齐膝关节线处分为 3 束: 1 束转向外上方, 移行为腘斜韧带; 第 2 束最强, 抵止于胫骨髁下缘, 第 3 束续于腘肌筋膜。3 束的分布情况犹如鹅足。

腘窝的底为股骨腘面、腘斜韧带、腘肌及其筋膜, 其顶为筋膜所覆盖, 有小隐静脉、淋巴管及股后皮神经穿过, 前者行于腓肠肌两头间, 其深面即为胫神经的皮支。腘筋膜是大腿阔筋膜的延续, 向下移行于小腿筋膜, 从它的内面向股骨发出间隔, 附着于粗线内外侧唇, 形成股后肌群各腱性部分的鞘。腘筋膜与这些鞘紧密相连, 筋膜尚形成血管和神经的鞘。此筋膜非常致密, 由纵行与横形纤维编织而成。腘窝部如有脓肿, 因腔隙不能扩张, 压力增大, 而压迫其内的神经, 极为疼痛。

腘窝内围绕血管、神经充填以脂肪组织, 向上沿坐骨神经周围的疏松组织与股后蜂窝组织相交通, 向下经过比目鱼肌腱弓围成的孔, 与小腿后面深部间隙的蜂窝组织相交通。

腘窝内侧移行于一凹陷, 称为 Jober 窝, 屈膝时半腱肌腱、半膜肌腱与大收肌腱构成一个三角。此窝的前面为大收肌腱, 后面为半腱肌腱、半膜肌腱与股薄肌腱, 上方为缝匠肌边缘, 下方为腓肠肌内侧头和股骨内侧髁。

第四节　膝部的韧带

一、髌韧带 (patellar ligament) (图 7-1-21、图 7-1-22)

髌韧带肥厚而坚韧, 位于关节囊的前部, 为股四头肌肌腱延续的部分。上方起自髌尖和髌关节面的下方, 向下止于胫骨粗隆及胫骨棘的上部; 其内外两缘分别移行于髌内侧支持带和髌外侧支持带。韧带与关节囊的滑膜之间, 有膝脂体, 与胫骨之间则以髌下深囊相隔。伸膝时, 此韧带松弛; 屈膝时则紧张。

二、髌内侧支持带 (medial patellar retinaculum) (图 7-1-21)

该韧带为股内侧肌肌腱的一部分。它起自股内侧肌肌腱及髌底, 沿髌韧带的内侧向下, 止于胫骨上端的内侧面。

三、髌外侧支持带 (lateral patellar retinaculum) (图 7-1-22)

该韧带为股外侧肌肌腱的一部分。它起自股外侧肌肌腱及髌底, 沿髌韧带的外侧向下, 止于胫骨上端的外侧面。此韧带的外侧与髂胫束愈合。

髌内、外侧支持带, 可防止髌骨向外脱位, 其中以髌内侧支持带的作用更为重要。髌内、外侧支持带也称髌副韧带。

四、内侧副韧带 (medial collateral ligament) (图 7-1-23)

内侧副韧带又称胫侧副韧带, 扁宽而坚韧, 位于关节的内侧。上方起自股骨内上髁, 向下止于胫骨内侧髁及胫骨体的内侧面。韧带的前部与髌内侧支持带愈合, 其与关节囊之间有黏液囊相隔; 其后部则与关节囊及内侧半月板愈合。

该韧带呈扁宽三角形, 基底在前, 为关节囊纤维层的加厚部分。内侧副韧带分浅、深两层, 两层紧密结合,

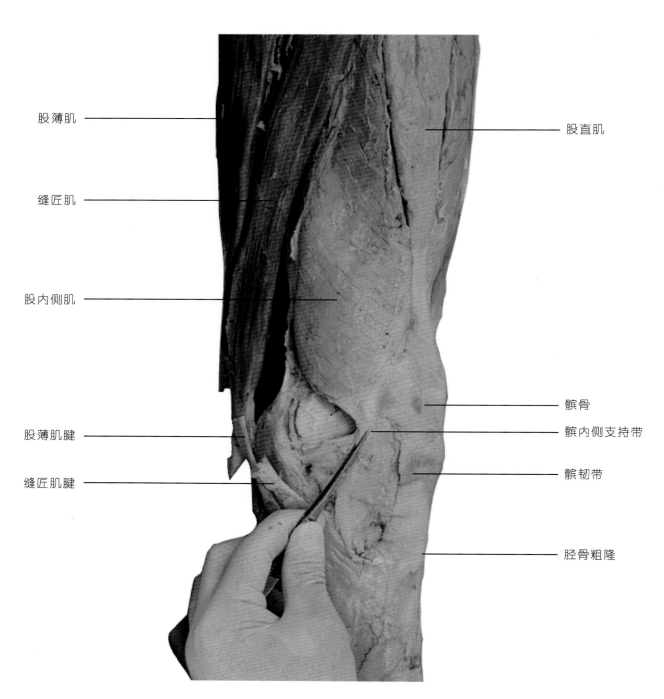

股薄肌

缝匠肌

股内侧肌

股薄肌腱

缝匠肌腱

股直肌

髌骨

髌内侧支持带

髌韧带

胫骨粗隆

图 7-1-21　膝部的韧带（左下肢内侧面观）

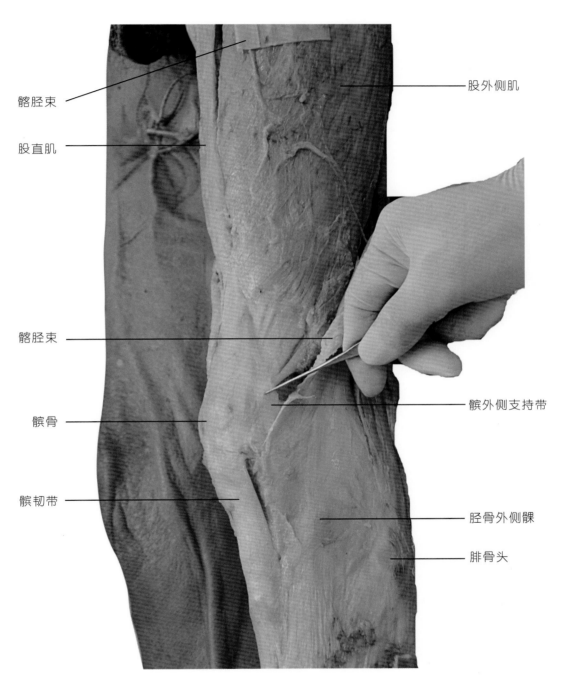

髂胫束

股直肌

髂胫束

髌骨

髌韧带

股外侧肌

髌外侧支持带

胫骨外侧髁

腓骨头

图 7-1-22 膝部的韧带（左下肢外侧面观）

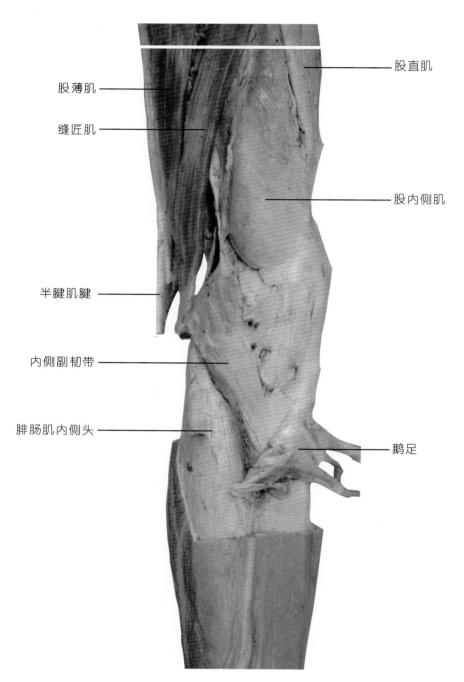

股直肌

股薄肌

缝匠肌

股内侧肌

半腱肌腱

内侧副韧带

腓肠肌内侧头

鹅足

图 7-1-23　内侧副韧带（左膝内侧面观）

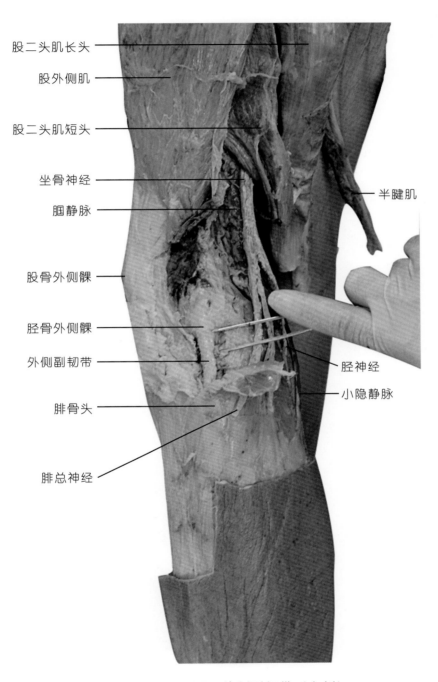

股二头肌长头

股外侧肌

股二头肌短头

坐骨神经

腘静脉

股骨外侧髁

胫骨外侧髁

外侧副韧带

腓骨头

腓总神经

半腱肌

胫神经

小隐静脉

图 7-1-24 外侧副韧带（左侧）

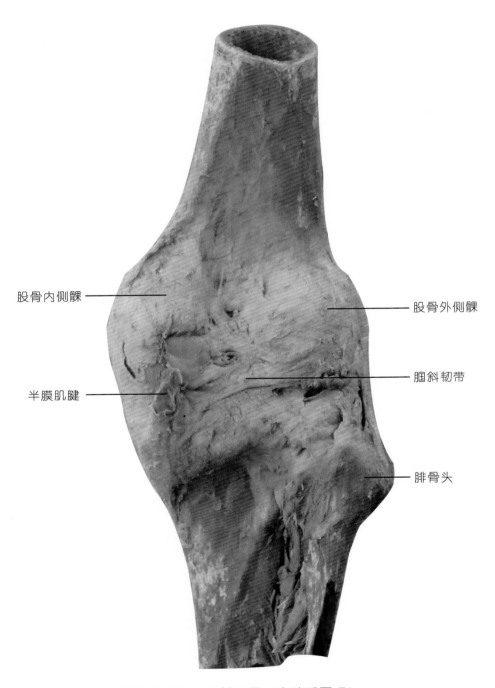

股骨内侧髁

股骨外侧髁

腘斜韧带

半膜肌腱

腓骨头

图 7-1-25　腘斜韧带（右膝后面观）

无间隙。深层纤维较短，架于关节间隙的上下，附着于股骨与胫骨内侧关节面的边缘。其纤维起于股骨内上髁，止于胫骨干内面和关节边缘，内面与内侧半月板的中后部紧密相连，构成关节囊的一部分，亦称内侧关节囊韧带。浅层纤维较长，可分为前纵部和后斜部两部分，起于股骨内上髁顶部的收肌结节附近，止于胫骨上端的内面，距胫股关节面 20～40mm。此韧带又可分为前、中、后三部分。

前纵部，即膝内侧副韧带的前部纤维，亦称前纵束。韧带呈纵向上下走行，此纤维较长，约 100mm，止于鹅足下 20mm 处。韧带与胫骨上端之间有滑液囊，关节活动时，有利于韧带的滑动。该部纤维经常呈紧张状态，只有屈膝 150°时稍有松弛，其作用是防止膝外展。

后斜部，即膝关节内侧后 2/3 部纤维，亦称后斜韧带。后斜部又可分为两部分：后上斜束起于前纵束起点的后部，下行止于胫骨内侧髁后缘，并延伸止于半月板；后下斜束为半膜肌腱的一个纤维束构成，斜向后上，融合于后上斜束内。后斜束在屈膝时呈松弛状态，而在伸直位时呈紧张状态，故后斜束可以增强膝关节旋转动作时的稳定性，有防止膝关节旋转不稳的作用。

五、外侧副韧带（lateral collateral ligament）（图 7-1-24）

外侧副韧带又称腓侧副韧带，为索状坚韧的纤维束，位于关节的外侧。上方起自股骨外上髁（起点处宽度约 10mm），向下止于腓骨头外侧面的中部（止点处宽度约 5mm），长度约为 37mm。此韧带与关节囊之间有疏松结缔组织相隔，与半月板之间以腘肌腱相隔，二者不直接相连。当屈膝及小腿旋内时，胫骨与外侧副韧带均松弛；相反，伸膝及小腿旋外时则紧张。因此，该韧带有限制膝关节过度伸展及旋外的作用。

六、斜韧带（oblique popliteal ligament）（图 7-1-25）

该韧带扁宽，位于关节面的后面，为半膜肌腱的延续部分。它起自胫骨内侧髁的后部，沿关节囊的后部斜向外上方，止于股骨外上髁。有一部分纤维与关节囊后部的纤维层愈合。该韧带有防止膝关节过度前伸的作用。

七、弓状韧带（arcuate popliteal ligament）

该韧带位于关节的后外侧。它起自腓骨头后面斜向后上方，分为前后两部：前部与腓肠肌的外侧头愈合；后部则附着于胫骨髁间后区的后缘。

八、膝交叉韧带（cruciate ligaments of knee）（图 7-1-26、图 7-1-27）

膝交叉韧带位于关节囊内，为连接股骨与胫骨之间坚强的韧带，可分为前、后交叉韧带，它们彼此相互交叉。前交叉韧带起自胫骨髁间前区的一侧，斜向后外上方，止于股骨外侧髁内侧面的上部。此韧带分别与内侧半月板的前端和外侧半月板的前端相愈合。后交叉韧带居前交叉韧带的后内侧，较前交叉韧带短而强韧。它起自胫骨髁间后区与外侧半月板的后端，斜向内上方，止于股骨内侧髁的外侧面。膝交叉韧带的主要功能是使胫、股两骨紧密相接，防止胫骨沿股骨下端向前后方移位。前交叉韧带限制胫骨前移；后交叉韧带有制止胫骨后移的作用。

九、膝横韧带（transverse ligament of knee）

该韧带呈圆索状，横行连结两个半月板的前端。

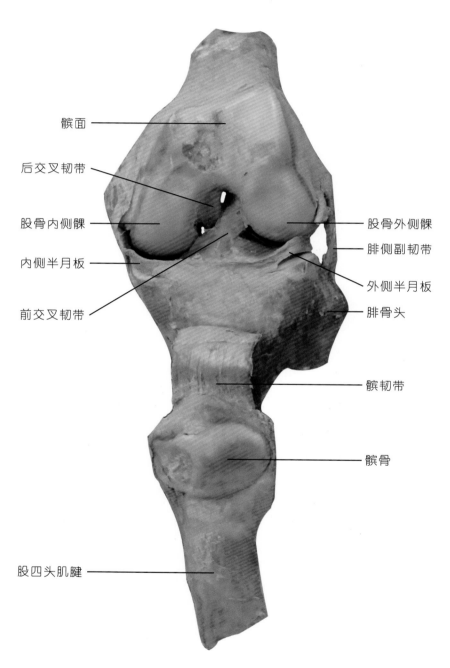

髌面

后交叉韧带

股骨内侧髁

内侧半月板

前交叉韧带

股骨外侧髁

腓侧副韧带

外侧半月板

腓骨头

髌韧带

髌骨

股四头肌腱

图 7-1-26　膝交叉韧带（左膝打开，前面观）

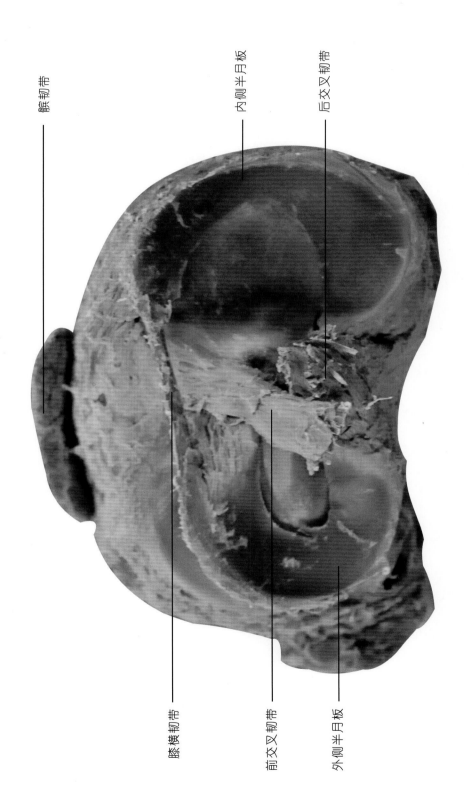

髌韧带

内侧半月板

后交叉韧带

膝横韧带

前交叉韧带

外侧半月板

图 7-1-27　膝关节内部结构（左膝）

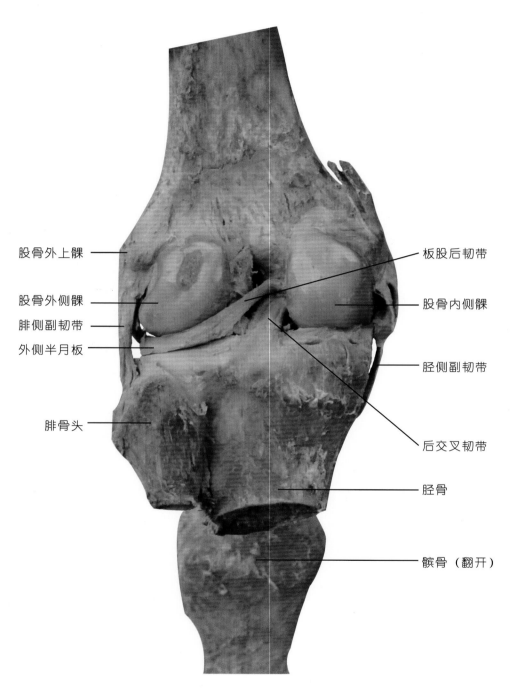

股骨外上髁

股骨外侧髁

腓侧副韧带

外侧半月板

腓骨头

板股后韧带

股骨内侧髁

胫侧副韧带

后交叉韧带

胫骨

髌骨（翻开）

图 7-1-28　板股后韧带（左膝打开，后面观）

十、板股前、后韧带（anterior meniscofemoral ligament and posterior meniscofemoral ligament）

板股前韧带起自外侧半月板的后部，沿后交叉韧带的前方，斜向内上方，止于股骨内侧髁；板股后韧带（图7-1-28）起自外侧半月板的后缘，沿后交叉韧带的后方，斜向内上方，止于股骨内侧髁。

作用：当足固定而屈膝时，板股前、后韧带可共同推动外侧半月板的后端向前内方移动以减少股骨外侧髁对外侧半月板的压迫。板股前、后韧带还有防止腘肌收缩时向后方牵拉外侧半月板的作用。

十一、内侧关节囊韧带（medial capsular ligament）

该韧带是关节囊的一部分。它起自股骨内侧髁，止于胫骨内侧髁内面和关节边缘，分为前、中、后三部分。前部在伸膝时略松弛，屈膝时紧张；中部与内侧半月板相连，分为半月板股部和半月板胫部，前者将半月板与股骨紧密相连，后者稍松弛；后部与内侧半月板后角相连可允许半月板和胫骨平台之间有少许活动幅度。

十二、后斜韧带（posterior oblique ligament）

后斜韧带的近端连接于收肌结节，远端连于胫骨和关节囊的后面，它由3个部分构成，称为3个臂：上臂与后关节囊和腘斜韧带相接续；中臂连于胫骨后关节缘及半膜肌上缘的中点；下臂附着于半膜肌腱的腱鞘。

后斜韧带对稳定膝关节有重要作用：当膝关节屈曲时，半膜肌收缩，使后斜韧带（尤其是其中臂）紧张，可将膝关节稳定于屈曲姿势，并向外牵拉内侧半月板后角，使其避免嵌于两髁中间。

第五节　膝关节囊与关节腔

一、膝关节囊（knee articular capsule）

膝关节囊薄而松弛，大部分被其周围的韧带、肌腱和肌肉增强，所以虽薄但很坚韧。与其他滑膜关节的关节囊一样，膝关节囊的结构也可分为内外两层：外层为纤维膜，内层为滑膜。

关节囊的纤维膜，上方起自股骨两髁关节面的周缘与髁间窝的后缘，向下止于髌骨的上面及其内外侧缘，并延伸至胫骨两髁的前缘。外侧与腘腱相连；内侧与胫侧副韧带愈合。纤维膜深面的部分纤维，与半月板的周缘及邻近的胫骨两髁边缘相连，称此连结部为冠状韧带。

关节囊的滑膜宽阔，附着于关节软骨的周缘、关节囊纤维层内面、半月板及交叉韧带的表面、髁间窝和髁间隆起等处，其面积远远超过纤维层。因此，滑膜层或折叠成皱襞，或突至纤维层外形成滑膜囊。膝关节的滑膜在全身关节中面积最大，其表面的皱襞和绒毛具有分泌滑液的功能。滑膜上分布着丰富的感觉神经末梢，受到刺激时会产生疼痛感。

膝关节滑膜在各部的附着情况如下：前上部沿股骨下端的前面，向上方呈囊状膨出，称为髌上囊；后上部附着于股骨两髁关节面的周缘；下部与胫骨两髁的关节面周缘和半月板的周缘相连；两侧部被覆于纤维膜的内面，于髌下部的两侧突入关节腔内，形成滑膜皱襞，称为翼状襞。两侧的翼状襞向上方逐渐愈合成一条带状的皱襞，称髌滑膜襞，经关节腔斜达股骨髁间窝的前缘。于关节囊的后部，滑膜向后方形成左右两个囊状突起，分别位于股骨两髁与腓肠肌的内、外侧头之间。

二、膝关节腔（knee articular cavity）

膝关节腔由股骨、胫骨与髌骨的关节面和周围的滑膜构成。关节腔宽广，由交叉韧带及髌滑膜襞、半

髌前皮下囊 ——

髌骨（前面）

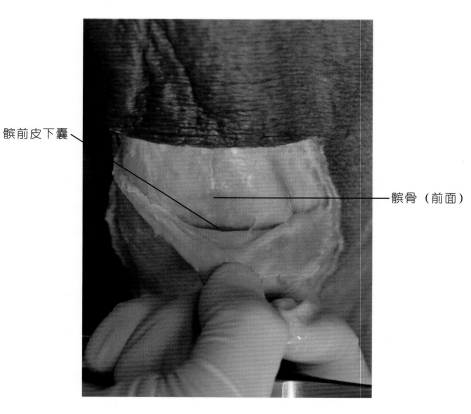

图 7-1-29　髌前皮下囊（右侧）

髌下皮下囊 ——————

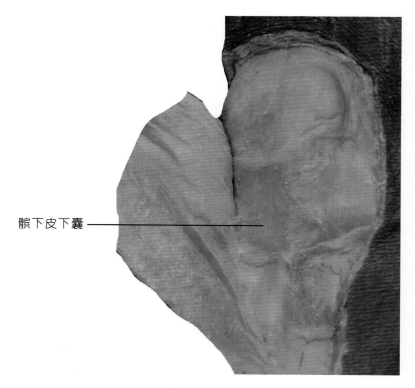

图 7-1-30　髌下皮下囊（右侧）

月板等结构将其分隔成若干个区域，彼此间均互相交通。关节腔与附近的一些黏液囊也相通。膝关节腔中充有滑液以保持关节面的润滑和软骨的营养。正常情况下关节腔内处于负压状态；在病理条件下由于关节腔内的炎症、积血等原因，关节腔可增大，液体可蓄积于髌上囊等处并随膝关节的位置变化而变化。

附：滑膜关节

骨与骨之间的间接连结称为滑膜关节，简称关节。它们都有关节面、关节囊和关节腔。

1. 关节面

构成关节的骨面光滑，都由一层关节软骨覆盖着，关节软骨多为透明软骨。关节面的形状与关节的运动性质和范围有关。凸形关节面的关节软骨往往是周缘较薄，中央较厚；凹形关节面的关节软骨则相反。关节软骨有减轻摩擦、吸收震荡和使骨的关节面更为符合的作用。

2. 关节囊

关节囊是由致密结缔组织形成的包囊，附于关节面周围的骨面并与骨膜融合，像一个袖筒把构成关节的各骨连结起来。关节囊的松紧和厚薄并不相同，活动较大的关节，其关节囊较松弛而薄。关节囊可（人工地）分为两层：外层为纤维层，厚而坚韧，在某些部位特别增厚，成为韧带，以增强关节的稳固性；内层为滑膜层，薄而滑润，分泌滑液，以减轻关节的摩擦，有利于灵活运动，并营养关节软骨。

脂肪垫：有些关节的滑膜褶皱成襞（滑膜襞），襞内含脂肪，称为滑膜脂垫。关节活动，关节腔的形状、容积发生改变时，脂肪垫可起调节作用。

3. 关节腔

关节腔是位于关节囊滑膜层以内的潜在间隙，即由关节囊的滑膜层和关节软骨共同围成的腔隙。腔内含有少量滑液。相邻的关节软骨借滑液相隔并相互吸附。

第六节　膝关节周围的滑液囊

膝关节部韧带甚多，运动频繁且幅度又大。为了适应膝关节的功能活动，人类在进化过程中便在膝关节周围出现了众多的滑液囊。这些滑液囊大多存在于肌腱与肌腱、肌腱与骨骼或肌腱与皮肤之间，其作用就是在膝关节活动时减少肌腱与肌腱等组织之间的摩擦，以免产生损伤。这些滑液囊可互相串通，有的也与关节腔相通（髌上囊、腘肌囊、腓肠肌内侧头下囊），膝关节滑液囊的数量在不同个体存在差异。当滑液囊因损伤发生无菌性炎症、粘连等病理改变时，就会失去原来的润滑作用，并且会出现疼痛、膝关节功能障碍等症状。膝关节周围主要的滑液囊如下：

1. 髌上囊（suprapatellar bursa）：

髌上囊是膝部最大的黏液囊，位于髌底的上方及股四头肌腱的内面。于胎儿时期及大部分儿童中，均为独立的黏液囊，与关节腔不通；成年后，与关节腔之间则广泛相通，构成关节腔的一部分，髌上囊从髌底向上可延伸达髌上方 7～8cm 处。

2. 髌前皮下囊（subcutaneous prepatellar bursa）（图7-1-29）、髌前筋膜下囊（subfascial prepatellar bursa）、髌前腱下囊（subtendinous prepatellar bursa）：

髌前皮下囊较大，位于髌骨前面的皮下、髌韧带与皮肤之间，约 22×22mm，位于髌骨中上部表面，髌韧带与深筋膜之间，与关节腔不通。当膝前部经常受摩擦时，此囊可因刺激过度而肿大。该囊也可分为两个，即髌前筋膜下囊和髌前腱下囊。前者位于阔筋膜与股四头肌肌腱之间，后者位于股四头肌肌腱与髌骨骨膜之间，二者常有纤维带相连。

髌前皮下囊的深浅位置在不同的个体存在差异，因此名称也有不同。当它位于髌骨前面的皮下、髌韧带与皮肤之间时称为髌前皮下囊；当它位于阔筋膜与股四头肌肌腱之间时便称为髌前筋膜下囊；当它位于股四头肌肌腱与髌骨骨膜之间时便称为髌前腱下囊。

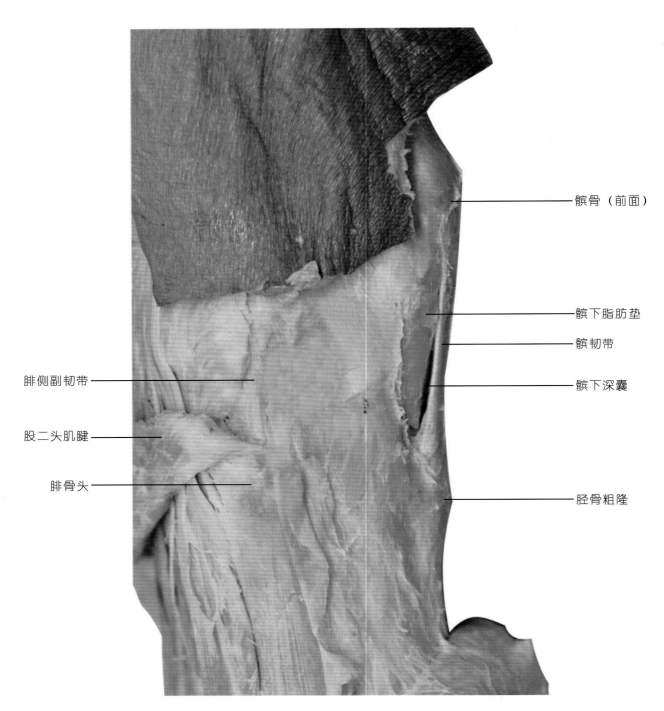

髌骨（前面）

髌下脂肪垫

髌韧带

髌下深囊

腓侧副韧带

股二头肌腱

腓骨头

胫骨粗隆

图 7-1-31　髌下深囊（右膝外侧）

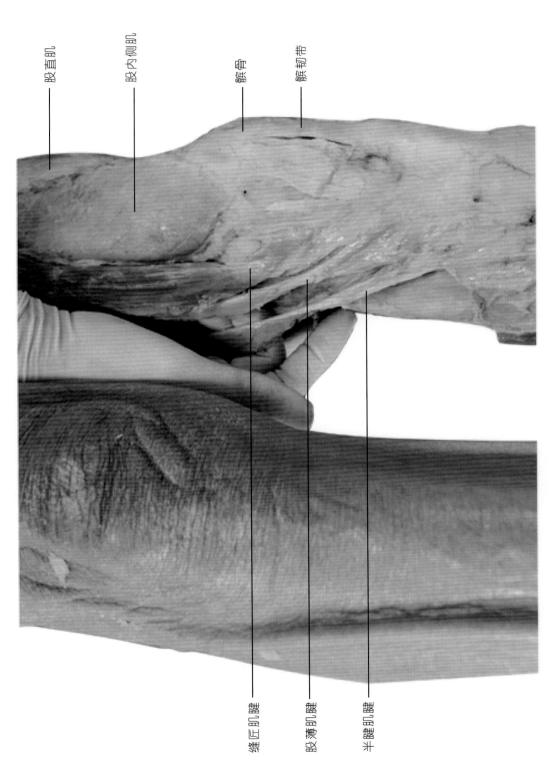

图 7-1-32 鹅足（左膝内侧）

股直肌

股内侧肌

髌骨

髌韧带

缝匠肌腱

股薄肌腱

半腱肌腱

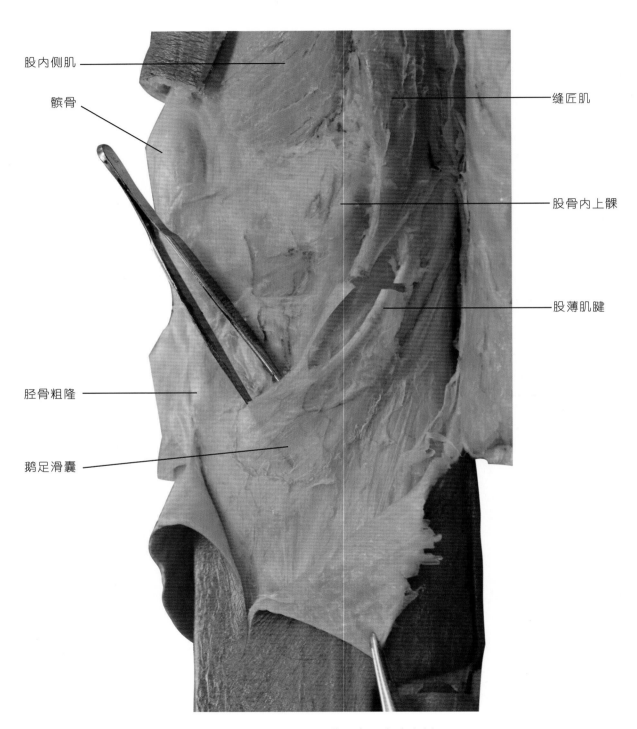

股内侧肌

髌骨

缝匠肌

股骨内上髁

股薄肌腱

胫骨粗隆

鹅足滑囊

图 7-1-33　鹅足囊（右膝内侧）

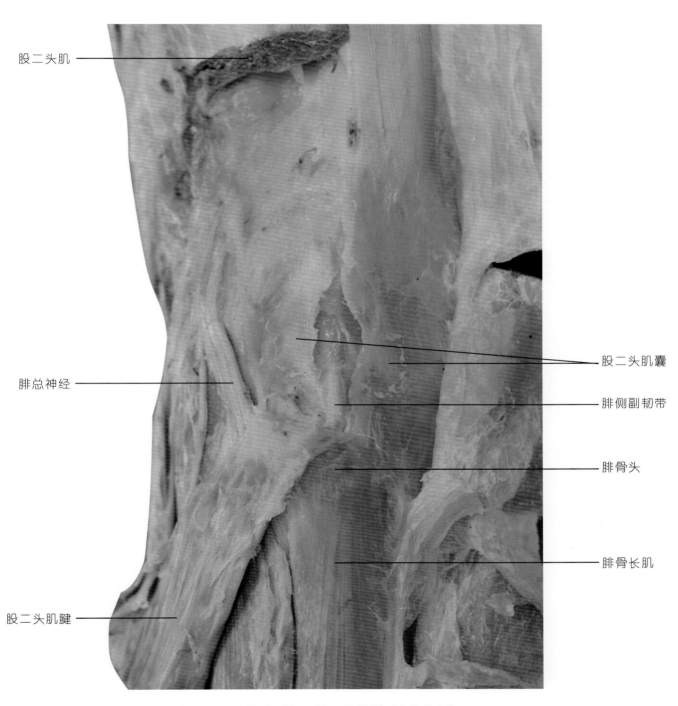

股二头肌

腓总神经

股二头肌腱

股二头肌囊

腓侧副韧带

腓骨头

腓骨长肌

图 7-1-34   股二头肌囊（右膝外侧）

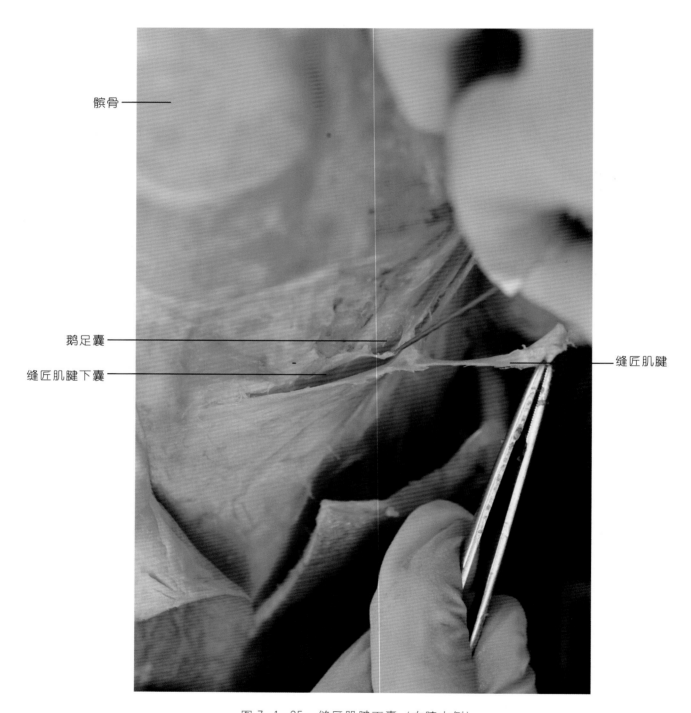

髌骨

鹅足囊

缝匠肌腱下囊

缝匠肌腱

图 7-1-35　缝匠肌腱下囊（右膝内侧）

3．髌下皮下囊（subcutaneous infrapatellar bursa）（图7-1-30）：

该结构位于胫骨粗隆的上缘与髌韧带与皮肤之间．有无不定，与关节腔不交通。实测显示，该囊呈卵圆形，大小约为35×22mm。

4．髌下深囊（deep infrapatellar bursa）（图7-1-31）：

该结构也称髌下囊，位于髌韧带内侧面、髌下脂肪垫与胫骨之间，体积较大。

5．胫骨粗隆腱下囊（subtendinous bursa of tibial tuberosity）：

该结构位于胫骨粗隆与髌韧带之间，是一个恒定的较大的滑液囊。

6．腓肠肌内侧囊（medial bursa of gastrocnemius）：

该结构位于腓肠肌内侧头起始部的深部，与关节腔及半膜肌囊相交通。

7．腓肠肌外侧囊（lateral bursa of gastrocnemius）：

该结构位于腓肠肌外侧头与关节囊之间，有时与关节腔相交通。

8．半膜肌囊（bursa of semimembranosus）：

该结构位于半膜肌的附着部与胫骨内侧髁和腓肠肌内侧头之间，部分与关节腔相通。

9．鹅足囊（anserine bursa）：

鹅足区的概念：鹅足区（图7-1-32）是指前以胫骨粗隆内缘为界，后至胫骨内侧缘，上距胫骨平台5cm，下距胫骨平台9cm之间的区域。在此区域内有大腿肌前群的缝匠肌、内侧群的股薄肌、后群的半腱肌和胫侧副韧带附着。3条肌腱逐渐愈合为一体，共同附着于胫骨粗隆的内侧，愈合端的3条肌腱与愈合后的腱膜形成一鹅掌状的结构，故将此处命名为鹅足区。愈合后的肌腱分为两层：浅层是缝匠肌腱膜，深层为互相连结的股薄肌和半腱肌腱。该肌腱菲薄，覆盖两个滑液囊，即鹅足囊和缝匠肌腱下囊。

鹅足囊（图7-1-33）大而恒定，既往文献报道其体积约为32mm×25mm，但我们的观测显示其体积为45×35mm，形状为卵圆形。鹅足囊的滑膜后层紧贴于胫侧副韧带的表面，前层多数紧贴于股薄肌和半腱肌腱的深面，少数前层滑膜覆盖于股薄肌腱的前、后和外侧面，使股薄肌腱的鹅足囊段形成腱滑液鞘的形式。

10．股二头肌囊（bursa of biceps femoris）（图7-1-34）：

该结构位于股二头肌腱与腓侧副韧带之间，该处有三个直径约为15mm的小滑液囊，分别位于腓侧副韧带的表面、内侧及外侧。三个滑囊包绕腓侧副韧带，互相之间不相通。

11．腘肌囊（bursa of popliteus）：

该结构位于腘肌的起始部与胫骨外侧髁及胫腓关节之间，与关节腔相交通。

12．胫侧副韧带深面的滑液囊：

在胫侧副韧带的深面，有两个滑液囊，其中一个位于胫侧副韧带与胫骨之间，另一个在胫侧副韧带与关节囊和半月板之间，以缓冲膝关节运动时胫侧副韧带所受到的摩擦。这些滑液囊分布在胫侧副韧带与关节囊、内侧半月板及胫骨之间的间隙内。

13．腓侧副韧带与腘肌腱之间也存在滑液囊。

14．缝匠肌腱下囊（subtendinous bursa of sartorius）（图7-1-35）：

该结构位于缝匠肌腱与半腱肌和股薄肌的上端肌腱之间，呈圆形，直径约为12mm。该囊与鹅足囊是否交通并不恒定，我们的观测结果是二者不相交通。

上述滑囊中，髌上囊、髌前皮下囊、髌前筋膜下囊、髌前腱下囊、髌下皮下囊、髌下深囊位于髌骨前、下方；肱二头肌囊、腓肠肌外侧囊、腘肌囊、腓侧副韧带与腘肌腱之间的滑液囊位于膝关节外侧；鹅足囊、半膜肌囊、缝匠肌腱下囊、腓肠肌内侧囊、胫侧副韧带深面的滑液囊等位于膝关节的内侧面。

第七节　膝关节内的脂肪垫

脂肪垫（fat pad）是腱围结构的一种，它广泛存在于肌腱末端。在膝关节，脂肪垫存在于关节囊的

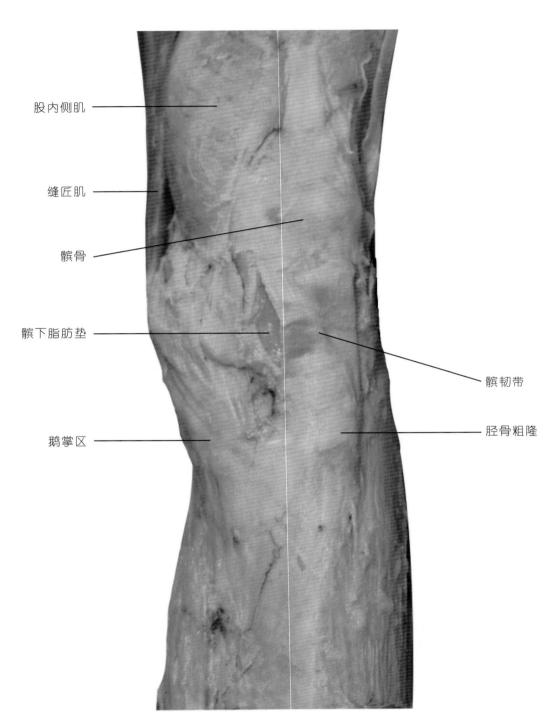

股内侧肌

缝匠肌

髌骨

髌下脂肪垫

髌韧带

鹅掌区

胫骨粗隆

图 7-1-36　髌下脂肪垫（左膝前面）

纤维层和滑膜层之间。这些脂肪垫的存在对膝关节的运动可以起到衬垫、缓冲等作用，对保护膝关节免受运动损伤具有重要意义。膝关节的脂肪垫共有 4 个，分别是髌下脂肪垫、前髌上脂肪垫、后髌上脂肪垫、腘脂肪垫。其中，髌下脂肪垫是全身最大的脂肪垫之一，出现损伤的机会最多。髌下脂肪垫损伤是针刀临床的常见疾病，而其他脂肪垫的损伤十分少见。

髌下脂肪垫（infrapatellar fat pad）（图 7-1-36）位于髌骨下面，髌韧带后面与关节囊之间，即充填于髌韧带之后、股骨与胫骨的间隙内，呈三角形，位居膝前滑膜囊之外，髌韧带的深面。脂肪垫向两侧延伸，体积逐渐变薄，超出髌骨两侧缘约 10mm。在髌骨两侧向上延伸，形成翼状皱襞。髌下脂肪垫的上面呈凹形，朝后并微朝上，与半月板的凹面相连续。脂肪垫的下面比较平坦，附于胫骨表面，部分覆盖半月板的前部，具有活动性。髌下脂肪垫将关节囊的纤维层与滑膜分开，并将滑膜推向软骨面。因此，髌下脂肪垫属于关节内滑膜外结构。该处滑膜有许多悬垂突出物或翼状突起，其中最大者是翼状皱襞，翼状皱襞继续向髁间窝前部延伸，将髌下脂肪垫固定于股骨髁间窝上，继续延伸的部分称为黏膜韧带。

髌下脂肪垫具有以下作用：其一是衬垫作用。屈膝时膝关节腔前方空虚，脂肪垫被吸入而充填空隙，当股四头肌强力收缩时，脂肪垫内压升高，成为坚硬的实体，充填于关节面不相适合的多余空间，以限制膝关节的过度活动，可以遏制关节过伸。其二是润滑关节，防止摩擦、刺激并能吸收震荡。

膝关节的其他脂肪垫：①前髌上脂肪垫：在股四头肌腱之后及髌上囊前壁之间。②后髌上脂肪垫：在股骨下端前面骨膜及髌上囊后壁之间。③腘脂肪垫：位于腘肌囊之前。

第八节 膝关节半月板与关节软骨

一、半月板（图 7-1-26、图 7-1-27）

半月板（meniscus）是膝关节中的缓冲装置，同时，它可以弥补膝关节在运动时所产生的关节面不相适应的情况。半月板主要由纤维组织构成，包括大量的弹力纤维和胶原纤维，而其表面则以纤维软骨覆盖。纤维的排列方式与半月板的功能直接相关，绝大多数的纤维呈环形排列，少量的纤维呈放射状排列而垂直于股骨及胫骨的关节面，从而使半月板既具有抗剪力又具有抗压力的特性。

膝关节的半月板分为内侧半月板与外侧半月板，分别位于胫骨内侧髁与外侧髁的关节面上。内、外侧半月板的外缘肥厚而凸隆，其借冠状韧带与胫骨两髁的周缘相连；内缘锐薄而凹陷；上面光滑而微凹，与股骨的两髁相接；下面平坦，覆盖在胫骨两髁的关节面上。

内侧半月板呈"C"字形，比外侧半月板大而较薄，后部宽阔，前部狭锐。前端于前交叉韧带的前方附着于胫骨髁间前区；后端于外侧半月板与后交叉韧带附着部之间，并与胫骨髁间后区相连；周缘与关节囊的纤维膜及胫侧副韧带相愈合。

外侧半月板近似环形，较内侧半月板小而略厚。中部宽阔；前后部则较狭窄。前端于前交叉韧带的后外侧附着于胫骨髁间外侧结节的前方，有一部分与前交叉韧带愈合。

半月板的功能有以下 4 个方面：使股骨髁和胫骨髁的关节面更相适应；对股骨髁和胫骨髁的关节面起保护作用；增强润滑，减少摩擦；调节关节内压力。

半月板的损伤常见于在膝关节屈曲或半屈状态下突然承受扭转暴力，内侧半月板损伤多见。不过，针刀治疗半月板损伤的报道尚不多见。

二、关节软骨

与其他滑膜关节一样，在膝关节内的各部关节面上，都覆盖着一层关节软骨，它的主要功能是：①分散载荷，将关节面所承受的重力分散，以免局部承重过度；②减少关节面之间的摩擦。

关节软骨（articular cartilage）由胶原纤维、糖蛋白凝胶、软骨细胞和大量水分构成，其中，水分占其总重量的 60%～80%。关节软骨具有很好的弹性和渗透性，膝关节承重而使关节软骨受压时，关节软骨中的部分水分可被挤压出去；关节软骨不受压时，水分又可重新进入其中。在膝关节活动时，关节软骨面之间产生相互压缩后放松作用，关节软骨的这种特征也是其内部所含软骨细胞的营养供给途径。如果这种营养途径遭到破坏，软骨细胞便会发生退化和死亡，从而产生骨性关节炎病变。

第九节　膝关节的血供和神经支配

一、血液供应

膝关节的血液由股动脉、腘动脉、胫前动脉和股深动脉供给。这些血管分支在膝关节区构成动脉网，包括髌网、股骨外侧髁网和内侧髁网、髌下网、半月板周围网、髌韧带网和滑膜网等。其中，最主要的血供来源于腘动脉发出的膝上内侧和外侧动脉、膝中动脉及膝下内外侧动脉；另外，还有股动脉发出的膝最上动脉、旋股外侧动脉发出的降支及胫前返动脉。

膝上内侧动脉自腘动脉发出，可与膝上外动脉共干，或膝上内、外和膝中动脉三者合干发出，在股骨内侧髁上方紧贴骨面内，经半腱肌、半膜肌和大收肌腱与骨面之间至膝关节前面，参加膝关节网。

膝上外侧动脉常与膝中动脉共干自腘动脉发出，膝上内、外侧和膝中动脉三者合干比较少见。分出后，经股骨外侧髁上方，股二头肌腱与骨面之间至膝关节前面，参加膝关节网。此动脉于经过中除发支至股二头肌外，并与旋股外侧动脉降支及膝下外侧动脉吻合。

膝中动脉多为1～2支，3支以上者较少见。膝中动脉大部分与其他关节支共干自腘动脉分出（与膝上外动脉合干的较多），穿腘斜韧带和膝关节囊，营养交叉韧带、半月板及滑膜皱襞等。

膝下内侧动脉自腘动脉发出，可与膝中动脉或膝下外动脉共干起始，分出后，向内下行进，被腓肠肌内侧头遮盖，自胫侧副韧带与胫骨内侧髁之间至膝关节前面，参加膝关节网，并发支营养胫骨。

膝下外侧动脉自腘动脉发出，亦可与膝中动脉或膝下内侧动脉共干起始，向外行，被腓肠肌外侧头遮盖，再经腓侧副韧带与胫骨外侧髁之间至膝关节前面，参加膝关节网。在腓骨头上方，与膝下内侧动脉及胫前返动脉吻合。

二、神经支配

膝关节前部由股神经的肌支、闭孔神经前支及隐神经支配；后部由坐骨神经及其分支胫神经和腓总神经及闭孔神经的后支支配。在膝关节前内侧和后外侧有很多分支，但在关节前面的上外侧部，神经分支极少。总体来讲，除腘窝以外，膝关节内、外、前侧都是针刀治疗较为安全的区域。

第二章　膝关节内侧韧带与鹅足区损伤

第一节　病因病理

膝关节周围的肌肉和韧带等组织起着稳定膝关节的作用，膝关节内侧的韧带包括胫侧副韧带、髌内侧支持带等，它们在胫骨内侧髁上都有止点。胫骨内侧髁包括在鹅足区的范围内，在这个区域内还有大腿肌前群的缝匠肌、内侧群的股薄肌、后群的半腱肌和胫侧副韧带附着。3 条肌腱互相连结成两层，浅层是缝匠肌腱膜，深层为互相连结的股薄肌和半腱肌肌腱。紧贴骨面的胫侧副韧带在此区域有数个滑液囊。这些组织在结构上互为愈着，功能上密不可分，因此，当发生损伤时也常一并出现。

膝关节内侧韧带与鹅足区的损伤常发生于肥胖者、体力劳动者与运动爱好者或以运动为职业者。其损伤发生的机制是：①在体重超重或负重时，作为主要承重结构的膝关节周围软组织（包括膝内侧肌肉和韧带）处于应力超负荷状态，在这种情况下，当患者改变身体姿势时，会导致膝周稳定装置的受力瞬间升高，造成韧带的撕裂伤。另外，膝周稳定装置长期超负荷工作本身也可能会造成慢性损伤的出现。②当膝关节处于屈曲位时，膝关节外侧受到打击或压迫，使膝关节被迫外翻，膝关节内侧间隙瞬间被拉宽，可造成胫侧副韧带出现撕裂伤。③在某些运动项目（如足球）中，当运动者因身体接触造成膝关节内侧拉应力瞬间增大时（如足球运动中出现双方"对脚"）可造成胫侧副韧带与鹅足区的急性撕裂伤。无论是哪种情况造成的瞬间拉应力改变，最大的受力部位一般都位于韧带或肌肉的起止点处，比如胫侧副韧带在股骨内侧髁和胫骨内侧髁的附着点，因此，起止点处也是损伤最常见的部位。

韧带的撕裂伤程度可以相差很大，轻微的撕裂伤可能仅有短暂而轻度的疼痛，而严重的撕裂伤则可能需要手术修补。无论程度轻重，在撕裂伤发生时，损伤局部都可能出现不同程度的内出血或渗出。在损伤的修复过程中，撕裂的部位会慢慢愈合，形成瘢痕。在胫侧副韧带的起止点处，韧带还会和骨（膜）形成粘连病变。出现瘢痕和粘连病变的韧带局部弹性降低，不能自由滑动，便会影响膝关节的功能。如果勉强行走，尤其是膝关节负重增加的行走，如上下楼梯、爬山等，则会造成瘢痕和粘连部位受到牵拉，出现疼痛加重，并可能造成新损伤的发生。

另外，从临床实践来看，胫侧副韧带的中间部位也是常见的损伤点，这可能与胫侧副韧带的受力特点有关。在膝关节做屈伸活动时，胫侧副韧带都要向前后滑动，韧带中部的纤维会随之出现扭转、卷曲或突出等变形运动，增加韧带和胫骨之间的摩擦，从而出现损伤。

在鹅足区内，股薄肌和股骨内上髁处互相接近，在绕胫骨内侧髁时，两肌腱均贴近骨面。当肌肉收缩时，两肌腱均有可能与骨面发生摩擦，尤其是股薄肌。因此，胫骨内侧髁下方的股薄肌和半腱肌肌腱，是鹅足区最易发生损伤的部位。

第二节　临床表现

一、症状

行走时，尤其是上下楼梯时膝关节疼痛，疼痛位置位于膝关节内侧或无法确定准确位置，下蹲或由蹲（坐）位站起时疼痛加重，严重者出现跛行。

二、体征
1. 局部压痛（图 7-2-1 ～图 7-2-5）
膝关节内侧多点压痛，压痛点多位于股骨内侧髁至胫骨内侧髁之间的区域内（包括鹅足区）。

2. 胫侧副韧带分离试验（又称侧压试验）

令患者取仰卧位，伸直膝关节，检查者站立于患者患肢一侧床旁，一手握于伤肢踝关节上方，以另一手之手掌顶住膝关节外侧，自膝外侧向其内侧持续推压，强力使小腿被动外展，此时膝内侧出现疼痛者为阳性。

三、辅助检查

X线检查一般无异常，部分患者可见韧带钙化表现，严重者可见内侧关节间隙变窄。

第三节　针刀治疗及其他

一、体位

患者平卧，膝下垫枕，使膝关节屈曲成 150° 左右。

二、定点与消毒、铺无菌洞巾

术者以拇指在膝关节内侧股骨内侧髁至胫骨内侧髁之间的区域内（包括鹅足区）按压寻找压痛点，压痛点的分布可因人而异。

定点后，以碘酊消毒 3 遍，75% 酒精脱碘 3 遍，消毒范围为定点周围 10cm 左右皮肤区域。铺无菌洞巾，暴露定点周围之皮肤区域。

三、麻醉

以 0.5% ～ 1% 利多卡因注射液局部麻醉。

在定点处垂直进针，使针头快速穿过皮肤，然后缓慢探索进针，保持针体与皮肤表面垂直，当针尖触及骨面时术者持针手可有明显感觉。轻提针头约 1mm，回抽无回血，缓慢注射麻醉液，注射剂量为每个定点 0.5 ～ 1mL。

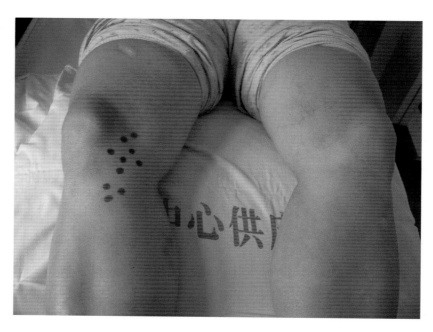

图 7-2-1　右膝胫侧副韧带与鹅足区压痛点分布

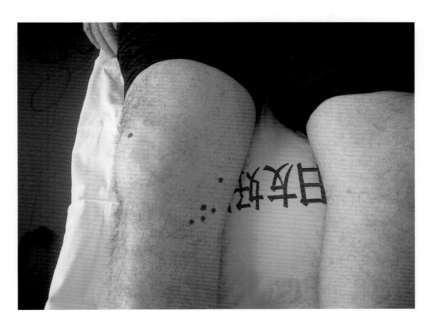

图 7-2-2　右膝胫侧副韧带与髌骨上缘压痛点分布

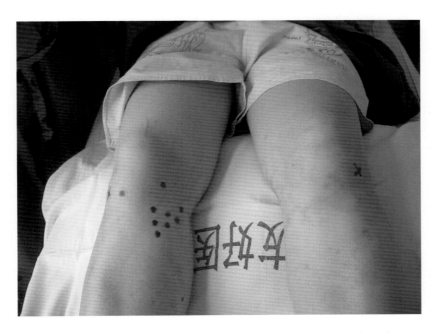

图 7-2-3　右膝胫侧副韧带、髌骨下缘与鹅足区压痛点分布

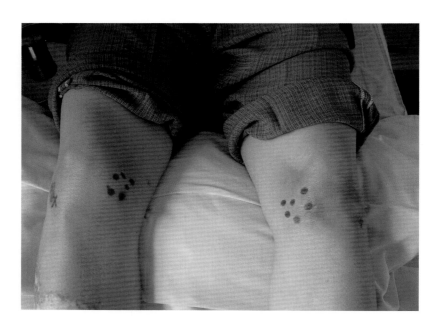

图 7-2-4　双侧胫侧副韧带压痛点分布

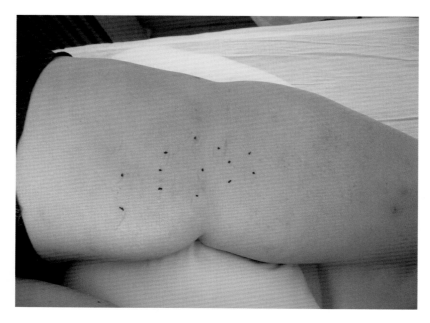

图 7-2-5　左下肢胫侧副韧带与鹅足区压痛点分布

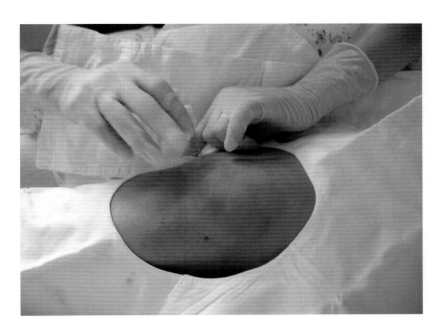

图 7-2-6　左膝胫侧副韧带损伤针刀松解——纵向切割

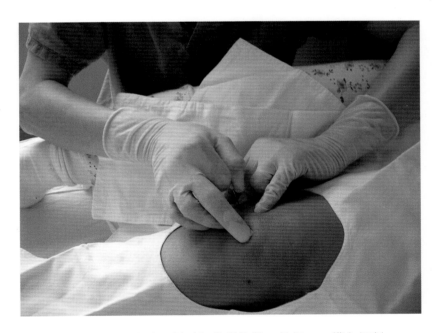

图 7-2-7　左膝胫侧副韧带损伤针刀松解——横向切割

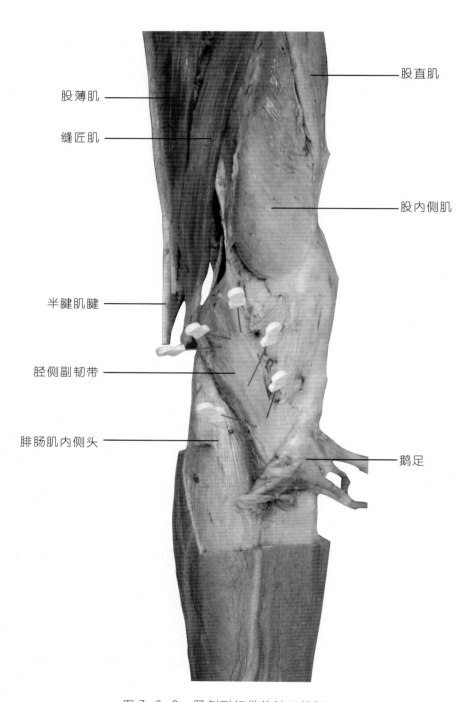

股直肌

股薄肌

缝匠肌

股内侧肌

半腱肌腱

胫侧副韧带

腓肠肌内侧头

鹅足

图 7-2-8　胫侧副韧带的针刀松解

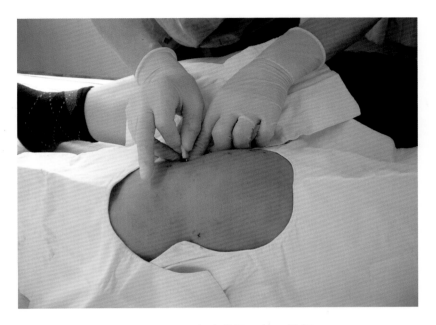

图 7-2-9　左膝鹅足区针刀松解

四、针刀松解（图 7-2-6～图 7-2-10）

选用Ⅰ型4号针刀，术者以右手拇、食指捏持针柄，左手持纱布，使刀口线与下肢纵轴平行，持针手的中指与无名指抵在定点处皮肤表面以控制进针速度和深度，在定点处垂直进针，使针尖快速穿过皮肤，然后缓慢探索进针，保持针体与皮肤表面垂直，先使针刀尖端到达骨面，轻提针体1～2mm，纵向切割2～3下，然后调转刀口线与下肢纵轴垂直，切割2～3下，以达松解韧带张力、破坏粘连或瘢痕组织等目的，该点术毕。每一定点操作相同。出针后局部按压片刻，确认无出血，外敷创可贴包扎。

五、术后手法（图 7-2-11、图 7-2-12）

1. 术者双手拇指重叠，用力侧推胫侧副韧带，以扩大松解范围。
2. 以与胫侧副韧带分离试验相同的手法拉伸胫侧副韧带，扩大松解范围。

六、思考与体会

膝关节周围软组织损伤患者大多存在胫侧副韧带张力增高，并由此造成部分患者的膝内翻畸形，因此针刀治疗时应注意对胫侧副韧带的横向松解（即刀口线与胫侧副韧带纤维方向垂直），以有效减弱膝关节的内侧张力，有利于改善内翻畸形。胫侧副韧带十分宽大（最宽处达33mm，最窄处约20mm），以针刀刀锋0.8mm的宽度，在胫侧副韧带上切割2～3刀不会损伤韧带的功能，无需担心。

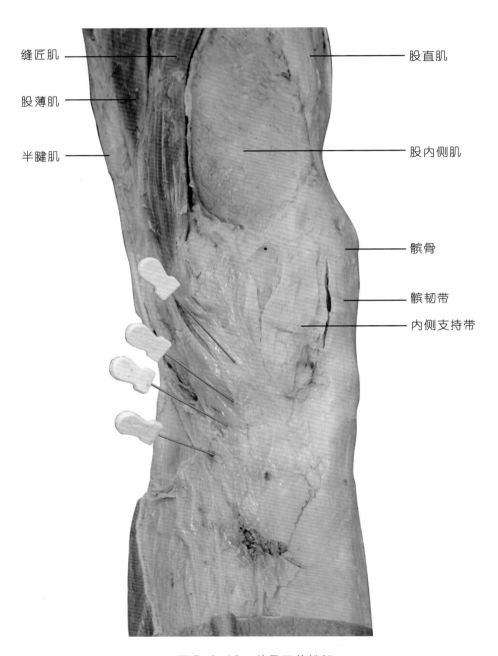

缝匠肌

股薄肌

半腱肌

股直肌

股内侧肌

髌骨

髌韧带

内侧支持带

图 7-2-10　鹅足区的松解

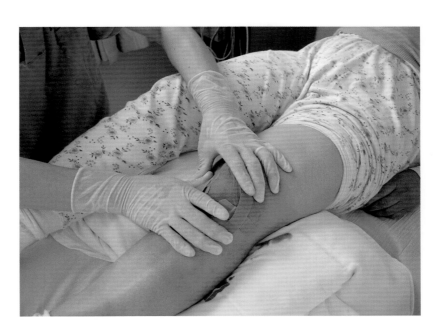

图 7-2-11 术后手法（1）

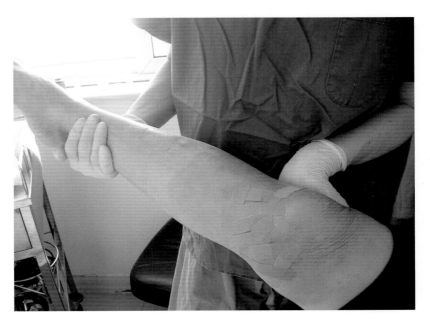

图 7-2-12 术后手法（2）

第三章　腓侧副韧带损伤

第一节　病因病理

腓侧副韧带呈条索状位于膝关节的外侧，阔筋膜、腘肌、股二头肌腱与该韧带共同在膝外侧坚强有力地保护膝关节，防止小腿内收。

腓侧副韧带是对抗膝关节内翻应力的主要静力结构，该韧带于膝关节伸直位时处于紧张状态，同时，关节囊与股二头肌也处于紧张状态，对腓侧副韧带形成协同作用，减弱后者的受力，减少其损伤机会。当膝屈曲90°并下肢外旋时腓侧副韧带最为紧张，可在膝外侧腓骨头上方清楚扪及。

临床上，腓侧副韧带损伤的发病率低于胫侧副韧带损伤，其损伤也可分为急性与慢性两类。

急性损伤多发生在暴力直接作用于膝关节外侧或小腿外侧的下部，使膝关节突然极度内翻时，急性损伤严重者可合并关节囊韧带、半膜肌、髂胫束、股二头肌腱甚至腓总神经损伤。

慢性损伤更为多见，其发生多由于肥胖、膝关节骨性关节炎等因素造成膝关节的力线改变，患者渐发膝内翻畸形，膝内翻畸形形成后，当患者站立或行走时，腓侧副韧带处于持续超负荷受力状态，容易出现慢性劳损或由于瞬间受力的加大（如在凹凸不平的路面行走时双膝受力状态可发生不等分布）而使腓侧副韧带受到过度牵拉而造成损伤。

第二节　临床表现

一、症状

急性损伤多发生于运动员、舞蹈或戏剧演员和体力劳动者的小腿外侧下部或膝关节内侧突然遭受强大暴力造成膝关节内翻时，伤后出现膝关节外侧疼痛、肿胀。如果损伤仅限于膝腓侧副韧带则无关节积液和肿胀，如同时损伤了关节囊和交叉韧带则有不同程度的关节积血，关节穿刺可抽出血液。如伴有足下垂、足背合小腿外侧皮肤感觉减退等症状，则提示同时有腓总神经损伤。

慢性损伤多见于肥胖者，老年人（尤其是老年女性）患者多有"O"形腿畸形。大多慢性起病，行走时膝关节外侧疼痛。

二、体征

（一）**局部压痛**（图7-3-1）

沿膝关节腓侧副韧带（股骨外侧髁至腓骨头之间的条形区域）可有明显压痛点，且位置固定，或可以扪及凹陷，皮下可见瘀斑。

（二）**腓侧副韧带分离试验**（又称侧压试验）

令患者取仰卧位，伸直膝关节，检查者站立于患者患肢一侧床旁，一手握于患肢踝关节上方，以另一手之手掌顶住膝关节内侧，自膝内侧向其外侧持续推压，使小腿被动内收，此时膝外侧出现疼痛（因牵扯损伤的韧带）为阳性。如腓侧副韧带完全断裂，则有异常内收活动。

（三）**"4"字试验**

患者取坐位或仰卧位，膝关节屈曲，外展外旋髋关节，将患侧下肢的足跟部置于另一侧膝关节之上，触压患侧腓侧副韧带时出现压痛为阳性。

（四）**过伸反张试验**

检查者握住患者双足，在其双侧膝关节伸直状态下使双侧髋关节屈曲30°左右，如出现患侧膝关节过伸和小腿外旋，提示合并有腘绳肌、交叉韧带等结构的损伤。

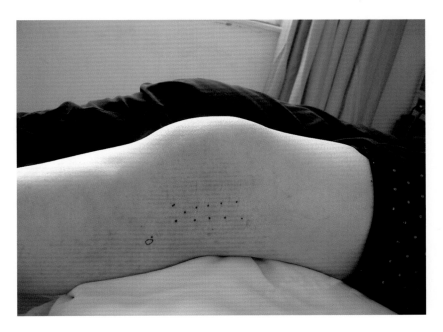

图 7-3-1　左下肢腓侧副韧带压痛点分布

三、辅助检查

慢性损伤无特殊表现。急性损伤可于 X 线片观察有无腓侧副韧带起止点处的撕脱性骨折。膝关节 MRI 检查可见腓侧副韧带及其内外侧软组织信号强度增加（提示广泛水肿），同时可观察有无外侧半月板和交叉韧带的损伤。

第三节　针刀治疗及其他

一、体位

患者平卧，膝下垫枕，使膝关节屈曲成 150° 左右。

二、定点与消毒、铺无菌洞巾

术者以拇指沿膝关节腓侧副韧带（股骨外侧髁至腓骨头之间的条形区域）按压寻找压痛点，压痛点的分布可因人而异。

定点后，以碘酊消毒 3 遍，75% 酒精脱碘 3 遍，消毒范围为定点周围 10cm 左右皮肤区域。铺无菌洞巾，暴露定点周围之皮肤区域。

三、麻醉

以 0.5% ～ 1% 利多卡因注射液局部麻醉。

在定点处垂直进针，使针头快速穿过皮肤，然后缓慢探索进针，保持针体与皮肤表面垂直，当针尖触及骨面时术者持针手可有明显感觉。轻提针头约 1mm，回抽无回血，缓慢注射麻醉液。注射剂量为每个定点 0.5 ～ 1mL。

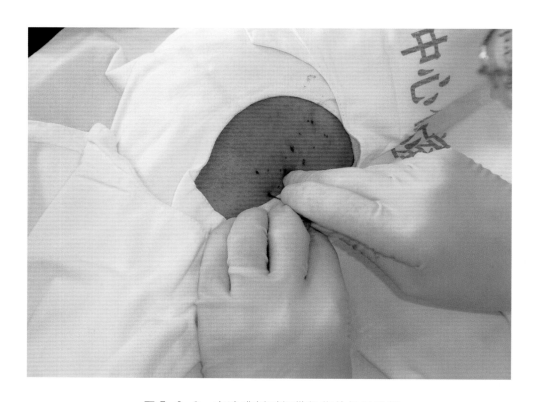

图 7-3-2　左膝腓侧副韧带损伤的针刀松解

四、针刀松解（图 7-3-2 ～图 7-3-3）

选用Ⅰ型 4 号针刀，术者以右手拇、食指捏持针柄，左手持纱布。使刀口线与下肢纵轴平行，持针手的中指与无名指抵在定点处皮肤表面以控制进针速度和深度，在定点处垂直进针，使针尖快速穿过皮肤，然后缓慢探索进针，保持针体与皮肤表面垂直，先使针刀尖端到达骨面，轻提针体 1 ～ 2mm，行纵向切割 2 ～ 3 下，然后调转刀口线与下肢纵轴垂直，切割 1 ～ 2 下，以达松解韧带张力、破坏粘连或瘢痕组织等目的，该点术毕。每一定点操作相同。出针后局部按压片刻，确认无出血，外敷创可贴包扎。

五、术后手法

无需特殊手法处理。

六、体会与说明

腓侧副韧带呈绳状，而且较细（其股骨外上髁起点处宽度约 10mm，而腓骨头外侧面中部的止点处宽约 5mm），因此在韧带上的切割切忌过度（一般每点切 1 ～ 2 下即可），切割点也不宜过多（每次不超过 3 点），以免损伤韧带结构，造成医源性损害。

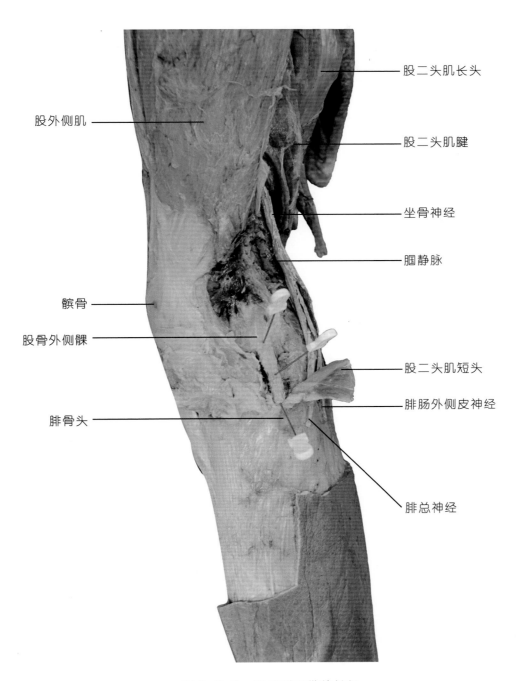

股二头肌长头

股外侧肌

股二头肌腱

坐骨神经

腘静脉

髌骨

股骨外侧髁

股二头肌短头

腓肠外侧皮神经

腓骨头

腓总神经

图 7-3-3　腓侧副韧带的松解

第四章 髌下脂肪垫损伤、髌韧带损伤、髌下滑囊炎

髌下脂肪垫损伤、髌韧带损伤、髌下滑囊炎都表现为膝关节下方的疼痛，以解剖位置而言，髌下脂肪垫位于髌韧带下，髌下滑囊（3个）位于髌韧带内侧面与胫骨之间，从临床症状上很难具体区分，针刀治疗时也往往一并处理，因此合并论述。

第一节 病因病理

一、髌下脂肪垫损伤

髌下脂肪垫位于膝前区髌骨及其上方的股四头肌腱及下方髌韧带两侧，女性比男性略为丰满。前界为髌韧带，后界为胫骨关节间隙。髌下脂肪垫呈三角形，有滑膜覆盖，随关节屈伸运动，有向关节冲入的动态改变。

脂肪垫损伤既可起始于某次急性损伤后，也可慢性起病，前者多见于创伤、手术时误伤、剧烈的运动损伤（膝关节发生剧烈的屈伸运动）后，后者则多见于长期反复爬楼、登山等活动。

由于脂肪垫内有丰富的血管神经丛，因此脂肪垫损伤后可发生一系列继发病理变化。在急性损伤过程中，脂肪垫损伤后可发生出血、水肿等急性损伤改变，急性病程结束后可形成机化、瘢痕、增生及脂肪垫肥厚等病理改变；在慢性损伤过程中，由于膝关节的频繁屈伸活动，日久则使脂肪垫发生充血、渗出、水肿等慢性无菌性炎症，病程迁延也可导致脂肪垫的增生、肥厚等改变。脂肪垫的这些病理改变可使其减弱或丧失原有的缓冲作用，其丰富的神经末梢受到直接的物理刺激（局部的瘢痕、增生组织及肥厚的脂肪垫等对神经末梢的挤压）或炎症的化学刺激会引起膝痛。不仅如此，损伤后瘢痕和粘连的形成，又加剧了脂肪垫与髌韧带的相互摩擦，使髌韧带活动受到限制，造成膝关节的活动受限并进一步加重疼痛，特别是如果脂肪组织变硬，更会影响膝关节的屈伸功能，严重者甚至丧失该功能。

在膝关节进行伸膝动作时，股四头肌的收缩会牵拉髌韧带而刺激脂肪垫；做屈膝动作时，股骨、髁间的移动也会刺激病变的脂肪垫，因此患者可出现膝关节屈伸时均有疼痛出现，下蹲、上下楼或走路时疼痛更加明显。此外，脂肪垫附着处的疼痛可继发股四头肌功能不全，引起下肢酸软乏力，关节不稳。髌股关节软骨面的非生理性摩擦和压迫，日久会形成胫骨和股骨的软化等病变。滑膜在此非生理性牵拉下，日久也会导致慢性滑膜炎，滑膜增生、肥厚、粘连或关节积液等，长期持续疼痛又会继发软组织的痉挛，影响血液循环，加速关节内骨组织的肥大性改变，进一步加重脂肪垫的变性，从而引起全膝痛。

二、髌韧带损伤

髌韧带为股四头肌腱的延续，其作用是伸膝。当运动或日常生活中活动姿势不当，致使髌韧带在单位时间内承受了超出生理限度拉力时即可导致其损伤，与髌下脂肪垫损伤一样，髌韧带的损伤也可有急性损伤与慢性损伤之分，其中后者更为多见。

急性损伤可见于突然猛伸膝关节或外力强制屈曲膝关节（如猛力弹跳等）时，在这种状态下，股四头肌发生急剧收缩或强制延长，可导致髌韧带被强力牵拉而发生部分纤维撕裂，由于髌韧带厚而坚韧，一般不易被拉断，当突发强大的拉力时，可能导致髌韧带胫骨粗隆附着处的腱纤维部分撕脱或撕裂伤，或髌韧带起点两侧的纤维和血管损伤。急性损伤后，躯体会进行自我修复，约6周后修复过程结束。如果损伤严

重，则损伤部位可形成机化、瘢痕、粘连、挛缩等改变。

慢性损伤常见于从事反复蹲起的劳作和反复跳跃的运动者。由于多次重复、反复牵拉髌韧带的髌尖和胫骨粗隆附着处，引起腱末端的血运障碍，进而引起腱变性。在机体的自我修复过程中同样可产生组织机化、瘢痕、粘连、挛缩等改变。

正常髌韧带组织为波浪状的白色腱性纤维，韧带中血管较少，血运脆弱。髌韧带与深层筋膜之间可见4～7层疏松结缔组织，层间可以滑动，其间密布滋养血管，髌韧带与疏松结缔组织之间分界清楚。损伤后的髌韧带组织变为黄色，充血、肥厚，韧带组织与疏松结缔组织间粘连，韧带组织变硬甚至钙化。

对病变韧带组织进行光镜观察，可见以下病理改变：①髌韧带止点潮线与钙化软骨层消失或不规则，甚至断裂；止点潮线推进或有新生骨化现象；纤维软骨带有毛细血管增生、小动脉钙化或软骨骨化。②韧带组织变性、波浪状纤维消失，代之以玻璃样变、脂肪浸润、血管增生，或韧带组织内有软骨或骨岛出现。③髌韧带周围血管增生，血管壁增厚，管腔狭窄。④髌下滑液囊壁明显增厚。

髌韧带出现上述病理改变后，当其再受到牵拉时便可因刺激病损处的神经末梢而出现疼痛。

三、髌下滑囊炎

髌骨下方有 3 个滑囊，分别是髌下皮下囊、髌下深囊和胫骨粗隆腱下囊。3 个囊虽然位置不同，但损伤机理大致相同，多是由于长期频繁地反复屈伸膝关节导致滑液囊的脏层内壁之间过度摩擦所致。尤其是在膝关节半屈曲位时，滑液囊所承受的压力最大。反复的跳跃动作可使髌韧带与胫骨上端发生过度摩擦，导致滑囊的急慢性炎症。在炎症消退的过程中，滑囊壁可发生纤维化而出现增生、变厚，使滑液囊的开口闭锁，滑液不能排出，其结果是髌韧带与胫骨上端由于缺少来自滑囊的滑液而得不到润滑，继发髌韧带损伤，但滑囊本身却因滑液不能及时排出而膨大，膨大的滑囊进一步挤占了髌韧带与胫骨上端之间的间隙而使后两者之间的摩擦力增大，加重髌韧带的损伤程度。

第二节　临床表现

一、症状

本病有膝关节急性损伤病史或劳损史，髌骨下方疼痛，行走时或有跛行，上下楼（山）时疼痛明显加重（下楼、下山时尤甚），膝关节屈伸不利，可有"打软腿"现象。

二、体征

1. 髌骨下方压痛：包括髌尖、胫骨粗隆及二者之间的凹陷处。
2. 股四头肌收缩时可引起髌骨下方疼痛。
3. 膝关节被动过伸过屈试验阳性。

膝关节被动过伸过屈试验：患者仰卧或坐位，检查者一手扶按其大腿前侧的膝关节上方用力下压，另一手托在其小腿下用力上提，使其膝关节被动过伸；然后再反向用力，使膝关节尽量屈曲，髌骨下方出现疼痛者为阳性。

试验机制：膝关节被动过伸或过屈，均可使髌下脂肪垫、髌下滑囊等组织受到挤压刺激，而膝关节过屈时髌韧带则可被过度牵拉而受到刺激，从而出现疼痛反应。

4. 髌韧带松弛试验阳性。

髌韧带松弛试验：患者仰卧，检查者将拇指置于患者髌骨底上缘，用力将髌骨推向下方并使其翘起，另一手拇指尖在髌尖下缘按压，出现压痛者为阳性。

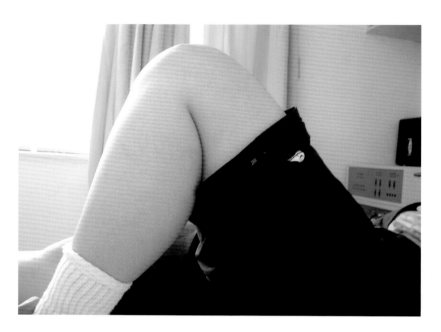

图 7—4—1　髌下脂肪垫损伤针刀松解体位（侧方图）

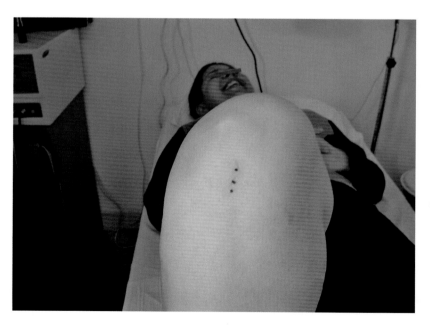

图 7—4—2　髌下脂肪垫损伤压痛点分布（右侧）

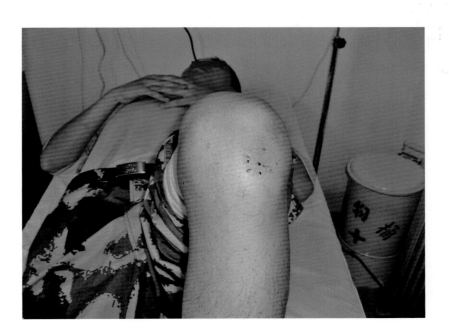

图 7-4-3 髌下脂肪垫损伤压痛点分布（左侧）

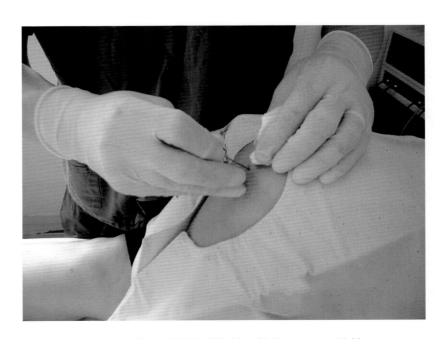

图 7-4-4 髌下脂肪垫损伤针刀松解之一——进针

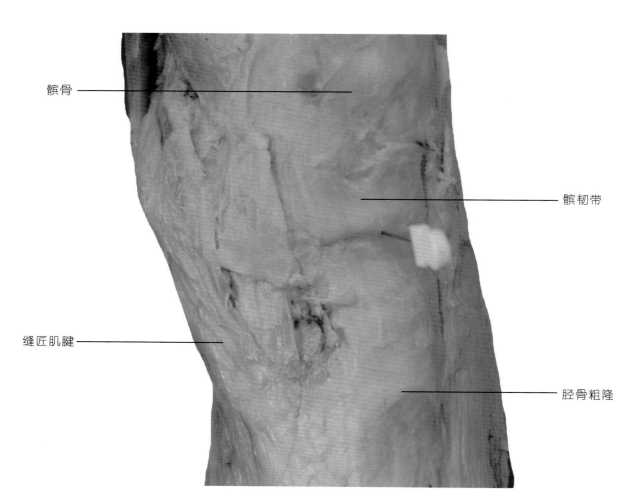

髌骨

髌韧带

缝匠肌腱

胫骨粗隆

图 7-4-5　针刀在髌韧带上 1/3 部穿过髌韧带刺入（髌下深囊）

试验机制：髌尖和髌关节面的下方有髌韧带的纤维附着，而髌下脂肪垫则填充于此处韧带与关节囊的滑膜之间，所以在髌尖下方压向髌尖可以刺激髌韧带起点和脂肪垫的上极部分，引起病变位置的疼痛。

三、辅助检查

膝关节 X 光片检查可见髌尖延长或脱钙，髌韧带影增厚，髌韧带内可有钙化灶形成。该表现主要提示髌韧带张力增高，可认为系髌韧带损伤的影像学表现。

髌下脂肪垫损伤与髌下滑囊炎无特殊影像学改变。

第三节　针刀治疗及其他

一、体位（图 7-4-1）

患者平卧，患肢屈曲成 80°左右。

二、定点（图 7-4-2、图 7-4-3）

在上述体位状态下，术者以拇指在髌韧带上按压寻找压痛点并标记，重点是髌骨下缘与髌韧带连接处（髌尖）、髌韧带中点、髌韧带下端与胫骨粗隆连接处，这些压痛点即为进针点。

三、消毒、铺无菌洞巾与麻醉

常规消毒，消毒范围为定点周围 50mm 区域皮肤。铺洞巾后，以 0.5% ～ 1% 利多卡因局部麻醉，麻醉进针方法同针刀松解进针法。

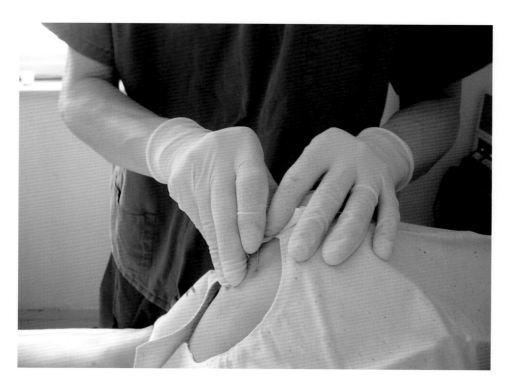

图 7-4-6　髌下脂肪垫损伤针刀松解之二——剥离

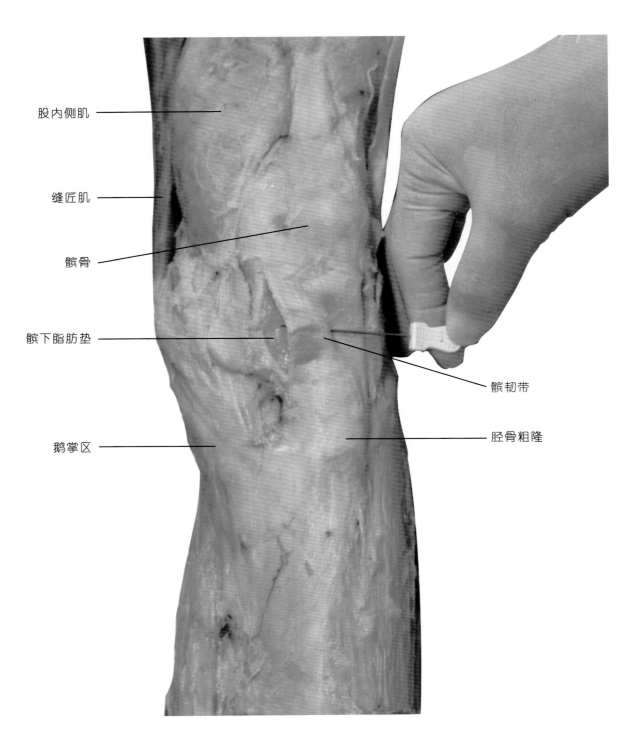

股内侧肌

缝匠肌

髌骨

髌下脂肪垫

鹅掌区

髌韧带

胫骨粗隆

图 7-4-7　剥离髌韧带与髌下脂肪垫粘连的操作

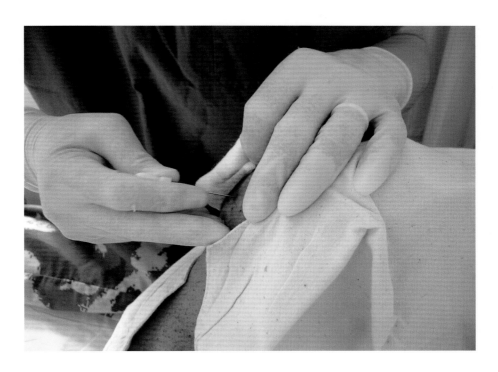

图 7-4-8　髌下脂肪垫损伤针刀松解之三——髌骨下缘处的松解

四、针刀松解（图 7-4-4 ～图 7-4-9）

（一）**髌韧带中点的松解**（切开髌下深囊、分离髌韧带内侧面与髌下脂肪垫的粘连）

患者仰卧于治疗床上，令患膝尽力屈曲成 80° 左右以使髌韧带紧张，已标记的压痛点位于髌韧带体表投影表面，术者持Ⅰ型 4 号针刀（长度 40mm），使刀口线与下肢纵轴平行，持针手的中指与无名指抵在定点处皮肤表面以控制进针速度和深度，在定点处进针，穿过皮肤后，即到达髌韧带表面，此时可明显感到韧性阻力，稍用力下压针刀，使之穿越髌韧带（可有明显落空感），然后分以下步骤操作：

1．视进针点位置调整针刀方向，使刀锋刺向髌韧带上 1/3 部深面（髌下深囊所在位置），切割深度约 2mm（髌下深囊紧贴在髌韧带深面），切割 2 ～ 3 下以切开髌下深囊。

2．将针身向侧方倾斜，下压针身使之紧贴皮肤表面（与皮肤夹角约为 0°），保持此角度推进针刀 5mm 左右，使针刀尖部进入髌韧带与髌下脂肪垫之间，纵向摆动针刀约 45° 以剥离髌韧带与髌下脂肪垫之间的粘连。完毕后将针刀提至髌韧带下方，将针身向另一侧倾斜，完成同样操作后出针，局部按压片刻，观察无出血，术毕。

（二）**髌骨下缘处的松解**（松解髌韧带在髌尖的附着点、分离髌骨内侧面与脂肪垫之间的粘连）

进针方法同上。针刀穿过皮肤及皮下组织后，掉转刀口线与下肢纵轴成 90°，切割髌韧带 2 ～ 3 下。然后将针身下摆与皮肤约呈 45°，推进针刀到达髌骨尖端，沿髌骨内侧面探索切割 5 ～ 10mm，重复此操作 2 ～ 3 次，将髌骨内侧面与脂肪垫之间的粘连剥离。

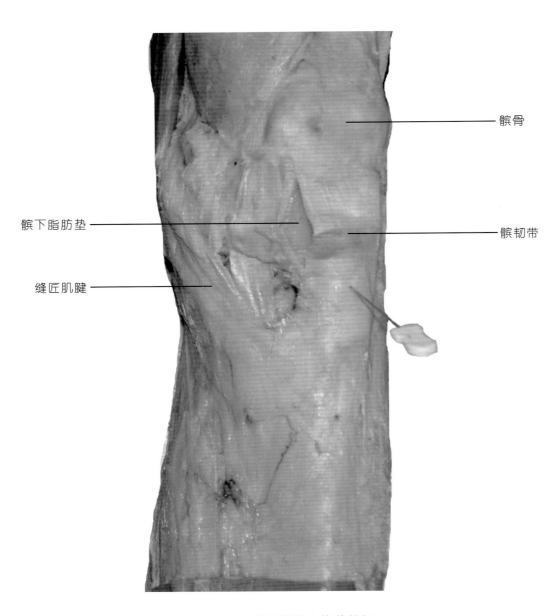

髌骨

髌韧带

髌下脂肪垫

缝匠肌腱

图 7-4-9 胫骨粗隆上缘的松解

（三）**胫骨粗隆上缘的松解**（切开胫骨粗隆腱下囊、松解髌韧带在胫骨粗隆的附着点、分离髌韧带内侧面下端与脂肪垫下极之间的粘连）

保持体位不变，在胫骨粗隆上缘压痛点处进针，刀口线与下肢纵轴平行，针刀垂直于皮肤表面刺入，直达骨面（胫骨粗隆上方骨面），先行提起针刀至髌韧带深面，再切向骨面2～3次以切开胫骨粗隆腱下囊；再将针刀提至髌韧带深面，将针身向侧方倾斜，下压针身使之紧贴皮肤表面（与皮肤夹角约为0°），保持此角度推进针刀5mm左右，使针刀尖部进入髌韧带与髌下脂肪垫之间，纵向摆动针刀约45°以剥离髌韧带与髌下脂肪垫之间的粘连；最后，将针刀提至皮下（髌韧带表面），调转刀口线90°使其与下肢纵轴垂直，切割髌韧带2～3下，出针，压迫止血。

（四）**胫骨粗隆高点的松解**（切开髌下皮下囊）

保持体位不变，在胫骨粗隆高点压痛点处进针，刀口线与下肢纵轴平行，针刀垂直于皮肤表面刺入，直达骨面（胫骨粗隆骨面），提起针刀至皮下，反复切向骨面2～3次，充分切开髌下皮下囊，出针，压迫止血。

五、术后手法（图7-4-10）

1. 助手双手拇指（不戴手套者）按在髌骨上缘，将髌骨用力下推，术者双手拇指（戴手套者）按在胫骨粗隆上方两侧，并向内下方挤住髌下脂肪垫，双手拇指同时用力向髌骨方向挤推，使髌下脂肪垫向髌骨方向移动，以进一步松解髌下脂肪垫的粘连，扩大松解范围。

2. 术者以双手紧扣患者小腿上段，双手拇指在胫骨粗隆高点、胫骨粗隆上缘、髌韧带上1/3处用力挤压，目的是挤压分别位于上述3个部位的髌下皮下囊、胫骨粗隆腱下囊和髌下深囊，使囊内积液得以排出。

六、思考与体会

1. 对髌韧带的切割要控制切割量，不可过度切割，以免造成韧带承重能力下降。

2. 在髌尖下缘及髌韧带中点操作时要控制进针深度，以不进入关节腔为宜。

3. 多数患者会在髌骨下缘处存在压痛点，这个痛点可能由髌韧带与髌骨之间的连接点损伤所致，也可能由延伸至髌骨下方的脂肪垫与髌骨内侧面存在的粘连所导致，在寻找压痛点时对此部位应予以特别注意。

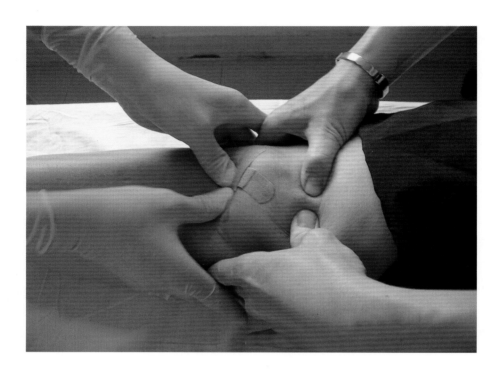

图 7-4-10 术后手法

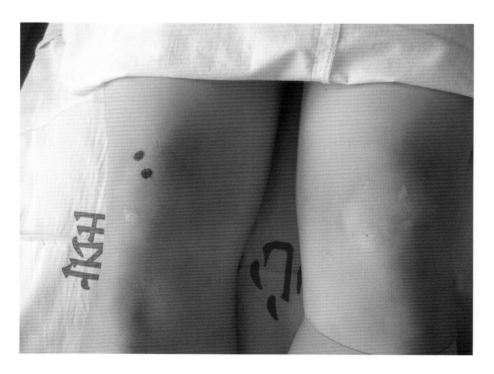

图 7-5-1 右下肢股四头肌抵止腱损伤压痛点分布

第五章 股四头肌抵止腱损伤与髌上囊滑囊炎

第一节 病因病理

一、股四头肌抵止腱损伤

股四头肌以股直肌、股外侧肌、股内侧肌和股中间肌4个头起于骨盆和股骨，于股骨下端前面愈合成为股四头肌腱。该腱宽厚而坚韧，大部分止于髌骨上缘，一部分超过髌骨上端止于髌骨表面，另有一部分向髌骨两侧延续于髌内、外侧支持带。所有这些肌腱或韧带的纤维都可向下跨越髌骨而形成髌韧带，最终止于胫骨粗隆。另外，在这些韧带的表面，还有膝部固有筋膜与其愈合，共同维持髌骨生理位置。

股四头肌抵止腱损伤多发生于其在髌骨上缘的附着处，损伤也有急慢性两种。急性损伤多见于运动或劳作时暴力伸膝造成附着点的过度牵拉而形成纤维撕裂，继而发生出血、水肿、渗出等急性病变，修复过程中局部的极化可导致瘢痕和粘连的形成；慢性损伤多由于体重增加、负重而频繁的伸屈膝关节活动对髌骨上缘附着处的反复牵拉刺激导致损伤的产生，慢性损伤的病理改变主要是充血、渗出，继而出现粘连、瘢痕及腱的硬化（钙化）。股四头肌腱的钙化由髌骨附着处逐渐向近心端进展，可在膝关节侧位X光片上看到髌骨上缘的骨赘形成。瘢痕和局部粘连的存在可在伸膝刺激时出现局部疼痛，影响膝关节功能。

二、髌上囊滑囊炎

髌上囊位于髌底的上方及股四头肌腱的内面，与关节腔之间广泛相通，构成关节腔的一部分，它的范围从髌底向上可延伸达髌上方7～8cm处。髌上囊滑囊炎一般不单独发病，更多是以膝关节滑膜炎一部分的表现形式出现。

膝关节滑膜炎通常有创伤性滑膜炎和继发性滑膜炎两种：前者常见的发病因素有膝关节受到直接或间接的运动损伤、暴力打击损伤，或长期负重造成的慢性劳损，或膝关节力线改变导致膝关节受力不均等；后者是膝关节骨性关节炎病理改变的一部分，详见"膝关节骨性关节炎"一节。

第二节 临床表现

一、症状

股四头肌抵止腱损伤与髌上囊滑囊炎均表现为髌骨上方处疼痛，以跳跃、上下楼（山）时最为明显，重者出现跛行。前者的痛点在髌骨上缘，后者的痛点在髌骨上方，稍有不同。两者的主要不同在于髌上滑囊炎可能伴有膝上方的肿胀，为滑囊内积液所致。

二、体征

1. 髌骨上缘或上方有明显压痛。
2. 伸膝抗阻力试验：阳性者为股四头肌抵止腱损伤。

伸膝抗阻力试验：令患者坐于床边，双下肢自然下垂，检查者一手按在患者大腿前面使其固定，令患者用力伸膝，检查者另一手握住患者该侧踝关节施加一定阻力，髌骨上缘出现疼痛为阳性。

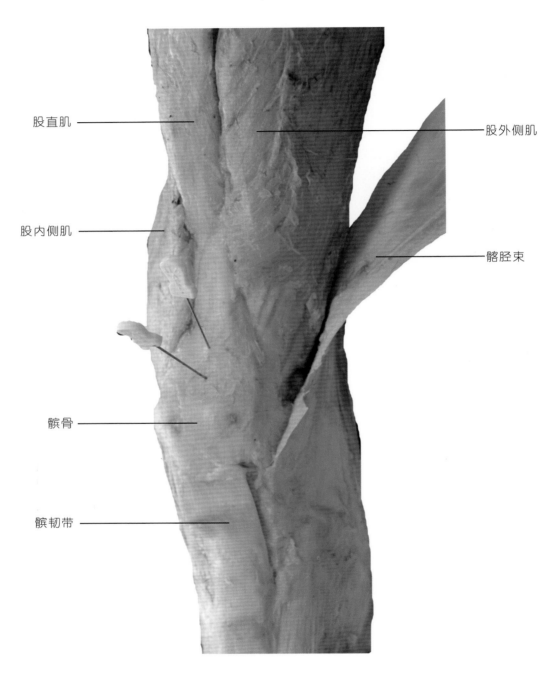

股直肌

股内侧肌

髌骨

髌韧带

股外侧肌

髂胫束

图 7-5-2　针刀松解股四头肌腱

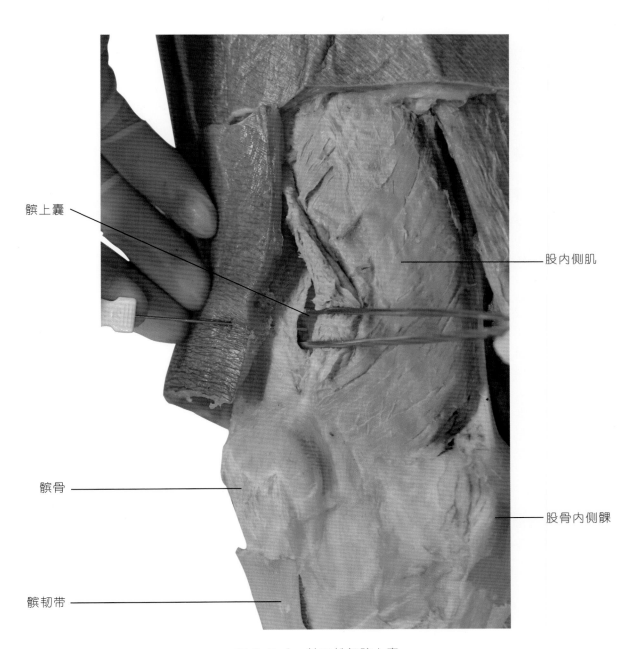

髌上囊

股内侧肌

髌骨

股骨内侧髁

髌韧带

图 7-5-3　针刀松解髌上囊

三、辅助检查

膝关节侧位 X 光片上可看到髌骨上缘的骨赘（骨刺）形成。

第三节　针刀治疗及其他

一、体位

患者平卧，膝下垫枕，使膝关节屈曲成 150°左右。

二、定点

术者以拇指沿髌骨上缘按压寻找压痛点并予以标记（图 7-5-1），压痛点的分布可因人而异。

三、消毒与麻醉

定点后，常规消毒，铺无菌洞巾，暴露定点周围之皮肤区域，辅助手拇指按在髌骨上缘，在定点处垂直进针，使针头快速穿过皮肤达骨面 ，轻提针头约 1mm，回抽无回血，缓慢注射 0.5%～1% 利多卡因 0.5～1mL，每个定点操作相同。

四、针刀松解（图 7-5-2、图 7-5-3）

切割目标：髌上囊。

入路层次：皮肤→浅筋膜→股四头肌腱→髌上囊。

松解方法：选用Ⅰ型 4 号针刀，术者以右手拇、食指捏持针柄，左手持纱布。辅助手拇指按在髌骨上缘，在定点处垂直进针，使针尖快速穿过皮肤达骨面（髌骨上缘），轻提针体 1～2mm 并调转刀口线 90°，沿髌骨上缘切割 2～3 下，以达降低股四头肌腱张力、松解局部粘连或瘢痕组织等目的。如为髌上囊滑囊炎，则需将针刀穿过股四头肌腱直至股骨表面以达切开髌上囊、引流囊内积液、降低囊内压等目的。每一定点操作相同。出针后局部按压片刻，确认无出血，外敷创可贴包扎。

五、术后手法

术后，令患者伸直膝关节，术者以双手拇指按在患者髌骨上缘之上，自上向下推动髌骨数次，以进一步扩大局部松解效果。

第六章　髂胫束损伤

第一节　病因病理

髂胫束是一条坚韧的韧带，它上方起自阔筋膜，是该筋膜向下的增厚部分，其前部纤维是阔筋膜张肌的腱膜，后部纤维为臀大肌肌腱的延续。髂胫束向下止于胫骨上端外侧髁的髂胫束粗隆，位于皮肤和骨膜之间。髂胫束的存在可有力地加强关节囊的外侧部，是膝关节外侧重要的稳定结构，胫骨内旋可引起髂胫束紧张，膝关节屈曲并胫骨强力内旋可导致髂胫束损伤，也可同时引起胫侧副韧带及前交叉韧带的损伤。

髂胫束损伤有两种表现形式，一为髂胫束摩擦综合征，二为髂胫束挛缩症，其临床表现区别较大，临床应注意仔细检查。

两种类型的髂胫束损伤的发病机制也有较大区别：

髂胫束摩擦综合征的发病机制：当膝关节做屈伸动作时，髂胫束会沿膝关节横轴的前后方向移动，而在这种移动的过程中，髂胫束不可避免地要来回越过股骨外侧髁，即要在股骨外侧髁上滑动。股骨外侧髁的尖端有一滑液囊，髂胫束不断重复在外侧髁上的滑动可导致此处滑囊的炎症。

髂胫束挛缩症的发病机制：髂胫束是大腿侧方重要的稳定结构，其组织坚韧但缺乏弹性，当遇姿势不当（尤其是不当姿势负重）或运动时向一侧过度摆胯均可造成大腿外侧的髂胫束出现撕裂等损伤，从而导致出血、渗出等病变，后期修复过程可有瘢痕形成而致挛缩。当挛缩形成后，再遇有牵拉髂胫束的动作时便可出现疼痛。

第二节　临床表现

一、髂胫束摩擦综合征

（一）症状

本病有膝关节慢性劳损史，主诉为屈伸膝关节时出现膝关节外侧疼痛并可伴有响声，尤以上下楼（山）时明显，患者习惯于伸直膝关节以减少摩擦引起的疼痛。

（二）体征

膝外侧股骨外侧髁压痛。

（三）辅助检查

无特殊改变。

二、髂胫束挛缩症

（一）症状

轻微的髂胫束挛缩症患者表现为大腿外侧痛，走远路疼痛加重，偶有下腰痛，大腿外侧有局限性压痛，常表现在大粗隆附近。严重者可引起髌骨习惯性脱位或出现下肢畸形。

髂胫束挛缩症出现下腰痛的原因是一侧髂胫束挛缩可能导致同侧髋关节屈曲，进而造成骨盆前倾而使其腰椎前凸程度增加所致。

（二）体征

1. 轻微的髂胫束挛缩可见髂胫束紧张试验阳性。

试验方法：令患者侧身（患侧靠墙侧）直立于墙边，距墙40cm，令其靠墙侧的手扶墙，双脚立正位保持不动，臀部逐渐向墙靠近，大腿外侧出现疼痛者为阳性。此项试验又可与腰椎管内疾病相鉴别。

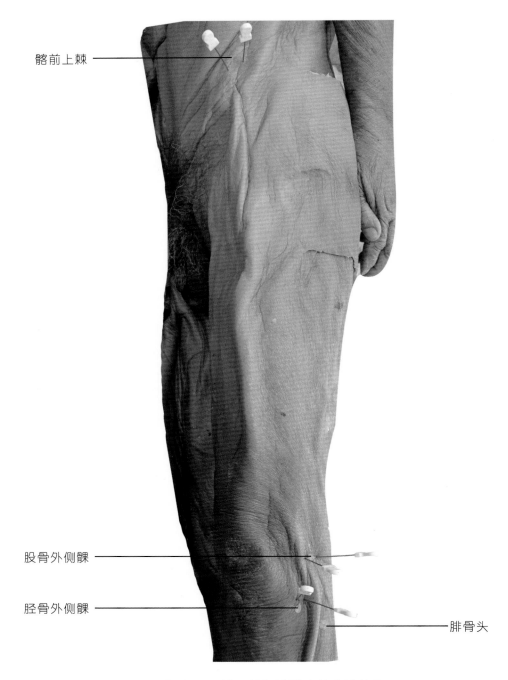

髂前上棘

股骨外侧髁

胫骨外侧髁

腓骨头

图 7-6-1　针刀松解髂胫束体表进针处

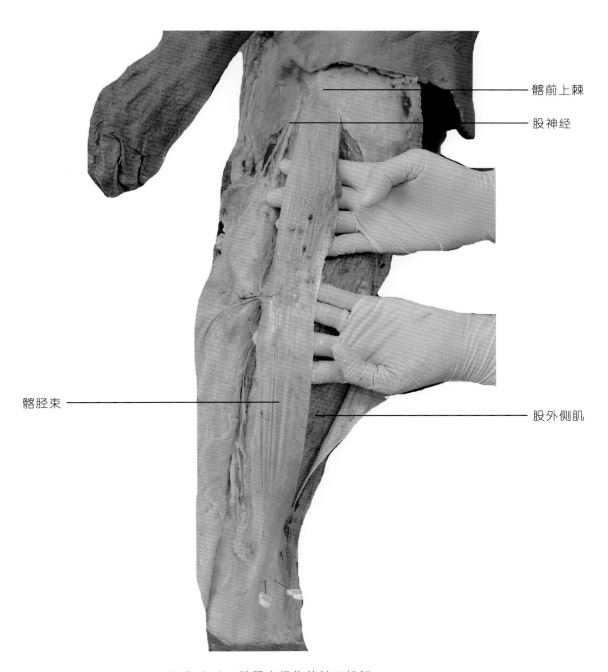

髂前上棘

股神经

髂胫束

股外侧肌

图 7-6-2 髂胫束损伤的针刀松解

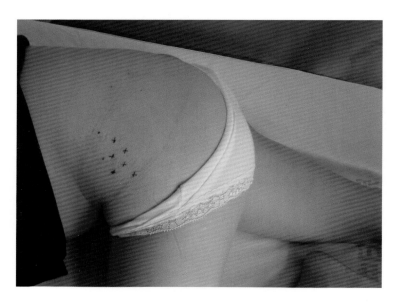

图 7-6-3　髂胫束挛缩症的定点

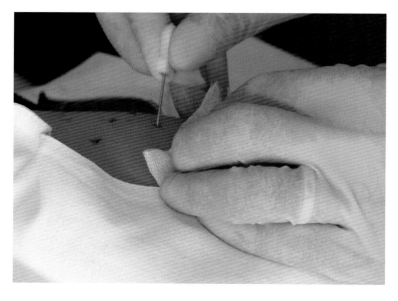

图 7-6-3　髂胫束挛缩症的针刀松解（1）

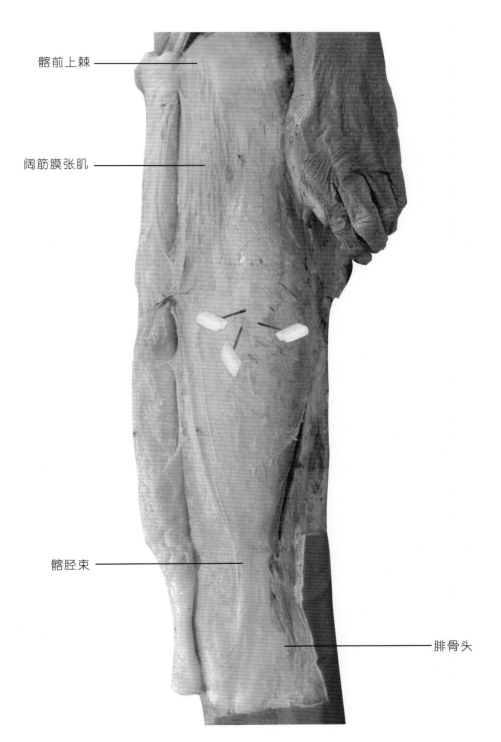

髂前上棘

阔筋膜张肌

髂胫束

腓骨头

图 7-6-5　髂胫束挛缩症的针刀松解（2）

2．Ober 试验阳性。

试验方法：令患者侧卧，背向检查者，患肢在上，健侧髋关节及膝关节屈曲以使腰椎前凸变平。检查者以一手扶住其骨盆后上方以防止其骨盆向后倾斜，另一手握住其患侧小腿下段，先使其患侧髋关节及膝关节屈曲（使髂胫束松弛），然后上提其下肢使其髋关节被动外展，同时令其下肢后伸，此时检查者减弱上提其小腿的力量改为仅轻抚其小腿，使其外展的下肢自由下坠（即髋关节在后伸位内收），不能自由下坠而维持于外展位者为阳性，同时可以看到和扪及阔筋膜张肌和髂胫束明显紧张。

试验机制：在阔筋膜张肌和髂胫束出现挛缩的情况下，如果令髋关节于屈曲位外展，则可使其相对处于较为松弛位，故髋关节仍可自由后伸。当髋关节到达外展后伸位时，髂胫束和阔筋膜变得过度紧张，故髋关节不能自由地从外展变为内收。

3．严重的髂胫束挛缩症可引起多种下肢畸形改变。

其一是髌骨习惯性脱位，因为髂胫束向下之纤维止于胫骨外侧髁，还止于腓骨头及膝关节囊，当髂胫束不过于挛缩或附丽于髌骨外侧处拉应力过高时，可引起髌骨习惯性脱位。

其二是髋关节呈屈曲、外展、外旋及膝关节屈曲、外翻、小腿外旋畸形，并由此产生足部代偿性马蹄内翻畸形，还能发生骨盆倾斜及代偿性脊柱侧弯。患者走路用单手或双手扶患侧膝部而行。

第三节　针刀治疗及其他

一、体位

仰卧位或侧卧位（患侧向上）。

二、定点与消毒、铺无菌洞巾

在胫骨外侧髁、股骨外侧髁、大腿外侧等处按压寻找压痛点（可有多点）并标记。常规消毒，铺洞巾，以 0.5% ～ 1% 利多卡因局部麻醉，每点注射 0.5mL。

三、针刀松解（图 7-6-1 ～ 图 7-6-5）

切割目标：髂胫束。

入路层次：皮肤→浅筋膜→髂胫束。

松解方法：选用Ⅰ型 4 号针刀，术者以右手拇、食指捏持针柄，左手持纱布做好进针准备。在胫、股骨外侧髁等处进针时，使刀口线与下肢纵轴平行，在定点处垂直进针，使针尖快速穿过皮肤达骨面（胫、股骨外侧髁），轻提针体 1 ～ 2mm，然后调转刀口线与下肢纵轴垂直，切割 3 ～ 4 下（每一定点操作相同），以达到松解髂胫束张力的目的。出针后局部按压片刻，确认无出血，外敷创可贴包扎。

在大腿外侧髂胫束上部损伤处进针时，刀口线与下肢纵轴垂直，在定点处垂直进针，使针尖快速穿过皮肤后靠手下感觉寻找髂胫束层。髂胫束为致密的纤维组织，切割时有明显的落空感，可行多点密集切割，由于切断部分髂胫束纤维才能有效减弱髂胫束张力，因此切割时要使刀口线方向与髂胫束纤维方向垂直。由于髂胫束位置表浅（浅筋膜下），因此松解时要控制进针深度。术后压迫止血，无菌敷料包扎。

四、术后手法

无特殊手法。

五、膝部软组织损伤治疗的共同注意事项

在膝关节慢性软组织损伤的治疗上，各个病种在针刀松解操作上有各自的要求，但有些问题是这类疾病治疗上的共同点，详述如下：

1. 术后3天内保持手术区域清洁干燥以防止感染。

2. 嘱患者术后两个月内要注意休息，限制行走，禁止进行上下楼、爬山、跳跃等运动，避免下肢负重，以避免膝关节周围软组织的重复损伤，影响康复。鼓励患者进行床上膝关节屈伸锻炼。

3. 膝关节避免受凉。

4. 膝关节周围软组织损伤的治疗不可能一蹴而就，一般需要4～5次治疗，康复时间需要1～2个月。针刀术后患者应尽量避免下肢负重，注意休息，以利于软组织修复。

5. 由于超重造成膝关节周围软组织过度承重是本病的重要成因，因此，对于肥胖患者应采取有效减重措施，否则容易出现病情反复。

6. 对并发膝内、外翻畸形者，术后应行康复训练。康复训练的目的有两个：一是通过训练提高股四头肌的肌力，二是通过下肢牵引改善内、外翻畸形。

提高股四头肌肌力的训练方法：令患者坐于床边，双小腿垂于床下，收缩股四头肌使小腿抬起至水平位，保持10秒后恢复小腿下垂位，重复此动作10～20次，每日练习1～2次。1周后可于练习时踝部绑缚沙袋，沙袋重量由1kg起，逐步增加，以加强对股四头肌的刺激。

7. 术后第4天开始，可以中药热敷膝关节周围，以改善膝关节局部的血液循环，加快组织修复。

参考处方：桑枝30g，桂枝30g，伸筋草30g，透骨草30g，红花30g，土元30g，丹参30g，川芎30g，当归30g。

用法：将中药混匀，装填于纱布袋中，每个纱布袋中放入的中药量达纱布袋体积的1/2即可（每剂中药可制作药袋2～3个）。将药袋置于金属容器中，先以冷水浸泡30～60分钟，待中药完全浸透后，水煎30～40分钟，温度降至50℃左右（以不烫手为度）时取出药袋敷于膝关节上，热敷的重点部位是针刀治疗区域。每次热敷20～30分钟，每日1次，连续热敷1～2周。

第七章 膝关节骨性关节炎

骨性关节炎（osteoarthritis）又称骨关节病、老年性关节炎、骨关节骨质增生症、肥大性关节炎、退行性关节炎、增生性骨关节炎等，是以滑膜关节出现软骨丧失及关节周围骨质增生为特征的关节疾病，临床以关节痛、压痛、关节僵硬、活动受限、行走跛行、关节弹响为主要表现，有时伴有关节积液，严重者出现关节畸形，但不伴有明确的全身症状。骨性关节炎可见于全身多处关节，如膝关节、指关节等，本章主要讨论膝关节骨性关节炎。

膝关节骨性关节炎（knee osteoarthritis）是临床常见的骨性关节炎，是引起膝关节痛常见的原因之一，发病者尤以中老年女性为多。目前，该病的临床治疗有多种选择，如药物治疗（含中药）、物理治疗、手术治疗（全关节置换或单髁置换）、针刀治疗、针灸治疗等。

针刀治疗对于早期膝关节骨性关节炎的治疗具有确定的临床效果，这种临床效果体现在快速缓解膝关节的疼痛、畏寒等症状，以及改善膝关节活动度、减少关节积液等方面。原则上，针刀治疗不适用于膝关节骨性关节炎晚期（尤其是已经出现关节畸形）的病例，但也有人报告针刀治疗可以使晚期患者狭窄（或消失）的关节间隙获得部分恢复，对于晚期骨关节炎患者的治疗也有一定的意义。

第一节 病因病理

正常膝关节最重要的稳定结构是韧带和周围的软组织，膝关节内侧稳定性由关节囊、胫侧副韧带、内侧半月板和十字韧带维持；外侧稳定性由关节囊、髂胫束、腓侧副韧带、外侧半月板和十字韧带维持；前侧稳定性由前十字韧带、关节囊维持；后侧稳定性由后十字韧带和关节囊维持；旋转的稳定性由这些结构适当组合以抵抗旋转暴力。膝关节内、外翻畸形，生物力学改变使关节间隙的压应力分布异常是骨性关节病发生和发展的重要原因，而创伤、异常磨损、代谢异常等原因导致的关节软骨退变也是重要的发病因素。实际上，这两种病理因素在膝关节骨性关节炎的发病过程中很可能相互影响、互为因果。

在对膝关节骨性关节炎病因病理的认识上，西医学和针刀医学的侧重点有所不同，前者更重视关节内软骨退变及其衍生病变的研究，而后者更重视关节外软组织病变的研究，这也决定了各自的治疗重点有所区别。

一、西医学认识

（一）病因

骨性关节炎可分为原发性与继发性两类，其各自的发病原因如下：

原发性骨性关节炎又称为特发性骨性关节炎，其发病原因并不十分明确，但可能与性别、年龄、环境、遗传等因素均有一定关系。例如：该病男女均可发病，但以女性（尤其是更年期女性）多见，说明该病可能与激素水平的变化有一定关系；年龄越大发病率越高，这一趋势在中老年女性中尤为明显；多数患者可追溯到潮湿、寒冷环境居住史；大体重者（肥胖及体型健壮者）易发等。发病原因不明确的多发性骨性关节病常同时累及多个关节，常见于 50 岁以上的中老年人，少见于年龄小于 35 岁的青年人。

继发性骨性关节炎大多继发于关节的先天或后天畸形、关节创伤、遗传代谢性疾病、关节损伤与炎症等。例如：先天性关节结构异常（韧带松弛、活动过度、关节面的位置与形态发育异常、多发性骨骺发育不良等），后天形成的膝关节内外翻畸形、痛风、焦磷酸盐关节病等结晶体沉积关节内的病变，损伤及机械性磨损（关节内骨折、骨折后畸形愈合、习惯性脱位致非正常轨道活动的磨损及从事特殊职业导致的关节长期慢性磨损等），骨关节的缺血性坏死，其他原因所导致的关节软骨磨损（关节内化脓性感染、结核性关节炎、类风湿性关节炎、血友病性关节病、神经性关节病、肢端肥大症关节病及畸形性关节病等)。

（二）病理

原发性与继发性骨性关节炎虽然病因不同，但其晚期的病理改变却基本一致，都表现为关节软骨的进行性退化性改变、关节边缘和软骨下骨质有反应性变化、关节边缘有新骨增生和关节面硬化、软骨下骨板囊性变、滑膜改变等，这些改变是机体对关节面承受压力能力减退的代偿性反应。

正常的软骨面外观是浅蓝色，润滑而光泽，压之坚韧。发病初期，软骨面的一部分变为浅黄色，粗糙，失去光泽，压之较软，以后该部分骨面出现裂痕，或呈绒毛状外观（称为胶原纤维变性）。呈绒毛状外观变性的软骨面软化、碎裂和脱落而消失，软骨板就暴露在膝关节腔内，裸露的软骨下骨板直接接受反复应力的冲击后，出现反应性骨质增生。肉眼下呈现出牙样的外观，附着于骨端周围的韧带亦因关节软骨面消失而松弛，关节的各种活动可刺激软骨膜，故骨端边缘往往有骨刺形成。似牙样骨板有许多裂孔，关节运动的压力波可通过这些裂孔传导至骨端骨松质的髓腔内，使骨小梁因受压萎缩而被吸收，骨端呈囊肿样改变。囊肿的内容物是关节液，有些是纤维组织和纤维软骨组织。

西医学认为：关节边缘骨赘（骨质增生）形成的主要原因不是由于关节软骨退化，而是软骨退化后机体的修补功能使退化的软骨积极地进行修补所致。

正常关节软骨具有两方面的基本作用：第一，关节软骨提供了一个极其光滑的承重面，使得在关节内对合的两个关节面之间出现近乎无摩擦的滑动。第二，关节软骨分散和传导负荷，防止关节内应力过度集中。所以，要发展成为骨性关节炎，需具备以下两个条件之一：第一，尽管关节软骨和软骨下骨组织的机械性能正常，但关节的过度负荷将导致这些组织的病理改变。第二，即使关节的负荷适当，但是组成关节的组织，如骨、韧带、关节周围肌肉等组织的性能下降，也将导致这些组织出现骨性关节炎的病理改变。

关节软骨遭到破坏以后，一方面关节间隙变窄，导致韧带相对松弛；另一方面软骨细胞暴露在关节液当中引起免疫反应，炎症的存在也能导致韧带松弛。韧带松弛必然造成关节失稳，进一步加剧关节吻合不良。随着时间的推移，一方面韧带在自身适应性调节的作用下缩短以适应新的环境，另一方面韧带在长期炎症的作用下产生瘢痕挛缩，韧带的缩短和挛缩使其张力异常增高，这样就把吻合不良的关节固定下来，形成关节畸形。如此则形成骨性关节炎发病的恶性循环。髌股力线的异常是导致髌股骨性关节炎的主要发病机制，导致力线异常的主要因素是髌外侧支持带挛缩紧张引起髌骨倾斜，长期的髌骨活动异常造成髌骨关节软骨继发性损害。

关节软骨的退行性变除了促进骨赘形成以外，还可能导致继发软骨下的骨皮质发生稀疏坏死而出现骨质碎裂，滑膜下可出现骨性结节。这些结节和软骨碎屑可进入关节腔内形成关节游离体，游离体在关节腔内的游离有可能导致关节交锁症状。

相关研究提示了骨性关节炎的发病机制：通过组织化学和生物化学的观察，已确认骨关节中软骨的蛋白多糖含量减少，其减少程度与疾病的严重程度成正比。关节软骨的水分含量明显增加，而且比正常软骨组织更容易结合新补充的水分，因此，骨性关节炎的软骨可出现肿胀。骨性关节炎的软骨并不是被动腐蚀的，一切基质成分的合成明显增加，蛋白多糖合成也同样增加，这种非常迅速的代谢活动提示关节软骨细胞对骨性关节炎的应激反应是一种修复反应。尽管软骨细胞的合成作用非常活跃，但软骨的生成仍赶不上疾病的发展，最终被腐蚀从而完全破坏。

二、针刀医学对膝关节骨性关节炎病因病理的认识

针刀医学认为，膝关节骨性关节炎根本原因在于膝关节内部的力平衡失调，而与年龄、遗传等因素的变化关系不大。而且，针刀临床中注意到：膝关节局部骨质增生的有无及其程度的轻重与患者的临床症状不成正比，说明骨质增生并不是产生临床症状的直接原因。

针刀医学认为，骨质增生的产生主要是由于膝关节外的动力装置首先发生应力改变（如运动损伤软组

织与骨连接处致使瘢痕形成、软组织挛缩及体重增加造成膝关节承重部位受力不均、力线改变等），从而导致软组织对骨组织的持续过度牵拉所致。因此，认为在膝关节骨性关节炎的形成过程中，继发性因素是主要的，膝关节骨性关节炎是受外在因素的影响而形成的：一是膝关节周围的软组织损伤引起粘连、牵拉，破坏了膝关节的力平衡，使关节内产生了高应力点；二是由于某种疾病，如类风湿性关节炎，破坏了关节周围的软组织，从而使关节内力平衡出现失调。应力改变除了会刺激骨与肌腱、韧带等组织的连接处出现骨质增生以外，还会导致关节内压升高。关节内压的升高不利于关节软骨的生理代谢，可能是关节软骨退变的重要原因。因此，慢性软组织损伤和关节软骨的退变是膝关节骨性关节炎同时存在的两大病理变化，而前者为因，后者为果。

相关研究对上述观点提供了支持：

实验一：将培养好的软骨细胞放在一个设计好的力学系统容器内，给予不同量的力，并分成不同的时间段对软骨细胞进行力学刺激，结果在 1 个大气压 1 小时内软骨细胞没有变化，随着压力的升高和时间的延长，细胞生长因子随着力度的增加和时间的延长而逐渐活跃起来，数量在急剧增加，软骨细胞的分裂速度也迅速加快，当达到 4 个大气压 4 个小时的时候达到最高峰。如果继续增加力的强度和时间就走向相反，即细胞生长因子大幅度减少，软骨细胞不但停止分裂而且坏死。这说明软骨细胞的增长快慢在一定的力学强度和时间范围内是与力学强度和时间成正相关的，超出了这个强度和范围就是负相关的。

实验二：对骨性关节炎动物用针刀调节力平衡的治疗，结果表明：治疗组骨性关节炎的骨质增生呈现明显的消退征象，而对照组（不施加任何干预措施）则无任何变化。

从上述内容可见，针刀医学与西医学分别从关节外力学因素诱发关节内软骨退变与相关病理因素直接导致关节内软骨退变两个角度阐述了骨性关节炎的发病机制，两者互相补充，并不矛盾。

第二节　临床表现

膝关节骨性关节炎的主要临床表现为膝关节的疼痛、肿胀、畸形与功能障碍。

一、症状

膝关节疼痛、畏寒、功能障碍。

（一）疼痛

疼痛部位多位于髌股之间、髌骨周围及膝关节内侧，膝外侧与后侧疼痛较少，两处或两处以上部位疼痛，或疼痛部位不定。

多数患者的疼痛为轻中度疼痛，少数患者疼痛较重。疼痛性质多为钝痛，伴有沉重感、酸胀感或僵滞感，活动不适。

该病的膝关节痛主要有以下特点：

1. 始动痛

膝关节处于某一静止体位较长时间后，刚开始变化体位时出现疼痛（也称为"胶滞现象"），活动后疼痛减轻，负重和活动较多时又加重，具有"疼痛－减轻－加重"的变化规律。

2. 负重痛

膝关节负重增加（如上下楼或坡、体位由坐位或蹲位站起、提担重物等）时出现疼痛或疼痛加重，这是因为负重状态下膝关节负荷增加、刺激加剧所致。

3. 主动活动痛

该疼痛是指主动活动时所产生的膝关节痛较被动活动时明显加重（因为主动运动时股四头肌等肌肉会发生收缩，从而增加关节内压及其带来的刺激）。

4. 休息痛

膝关节长时间处于某一体位不变或夜间睡眠时疼痛，又称为"静止痛"。这主要是因为体位固定不变时静脉回流不畅，造成髓腔及关节内压力升高所致。

5. 疼痛与天气、气压、环境、情绪等因素有关

如寒冷及阴雨天时疼痛加重，又被称为"老寒腿"，其机制也与寒冷等因素不利于血液循环从而导致静脉回流不畅有关。

（二）畏寒

多数患者自感膝关节发凉、畏寒，常在膝关节处添加护膝、衣物等御寒，膝关节遇热则舒。

（三）功能障碍

功能障碍表现为膝关节运动节律改变与运动受限两个方面。

1. 运动节律改变

运动节律改变指膝关节活动的协调性出现异常，如打软（giving way）、滑落感、跪倒感、错动感及摩擦音、弹响、交锁等。

打软、滑落感、跪倒感、错动感等症状的产生主要是由于受损的软骨关节面受到刺激时出现的一种自我保护反应，也可能由膝关节稳定装置的力量减弱（如股四头肌尤其是股内侧肌力量减弱）所致，频繁发生的打软等现象反过来又会加重关节软骨的损伤。

摩擦音为膝关节屈伸活动时出现细碎的响声，系由粗糙不平的关节面互相摩擦所致。

弹响的出现可见于三种原因：①由出现缺损或凹凸不平的关节面相互摩擦所致。②由游离体或破裂的半月板卡于两骨之间引起。③由膝关节屈伸活动时肌腱与骨突摩擦所致（如髂胫束摩擦综合征）。前两者为关节内弹响，后者为关节外弹响。

膝关节交锁的出现系因胫、股两个关节面之间卡进异常物体（如游离体、破裂的半月板等），交锁多在关节活动时突然发生，可出现剧烈疼痛，关节不能活动，患者有恐惧感，有时可突然自行解锁而致症状缓解，严重者需医生施加手法解锁。滑膜皱襞如卡进两骨之间，也可产生类似症状，称为假型交锁，很容易自行缓解。

2. 运动受限

运动受限包括膝关节僵硬、不稳、活动范围减小等。

关节僵硬是指经过休息，尤其是当膝关节长时间处于某一体位时，自觉活动不利、起动困难。膝关节骨性关节炎的关节僵硬是一种弹性僵硬，可随膝关节活动而改善，可发生在任何时间的长时间关节静止之后。

关节不稳是指患者行走时自感膝关节支撑无力，或步态摇摆，其原因主要有股四头肌力量减弱、关节肿胀、积液，关节松弛等。

关节的活动范围减小是指患者膝关节屈伸幅度减小，关节的多种病理因素都可能导致其活动范围减小，如腘绳肌痉挛（患者为了缓解疼痛而经常半屈膝所致）、关节囊挛缩、骨质增生、关节面不平、髌骨活动度受限、关节内或关节外粘连等。

二、体征

（一）膝关节肿胀（图 7-7-1）

肿胀既可以由关节积液所致，也可以由软组织变性、增生所致（如滑膜肥厚、脂肪垫肥厚等）。肿胀部位以髌上囊及髌下脂肪垫处较多见，也可见全膝肿胀；也有表现为局限性肿胀者，多见于髌上内、外侧，内、外膝眼，腘窝等处，与关节内压升高、关节囊（含髌上囊）周边疝有关。

对于出现膝关节肿胀的患者需做浮髌试验以确定是否有关节积液。

（二）膝关节畸形

1. 膝内翻畸形

膝内翻畸形最为常见，其形成原因与膝内侧的解剖结构有关：股骨内侧髁圆而隆凸，胫骨内侧髁平而较为凹陷且骨质相对较为疏松，内侧半月板较为薄弱，当由于膝关节内外病变因素导致其周围力学结构的平衡出现失调时，膝关节即容易翻向内侧。

2. 髌骨移位

髌骨的移位多为移向外侧，其出现是因为髌骨的内外牵拉力量失去平衡所致，具体表现为股内侧肌出现萎缩，髌内侧支持带的牵拉力量减弱，髌外侧支持带的牵拉力量相对增强，从而将髌骨向外侧牵拉导致其外移。

畸形一旦出现，可形成恶性循环：畸形可进一步加剧膝关节负荷分配的不均等，促使力线进一步移位从而使畸形程度逐渐加重。

（三）**浮髌试验阳性**

浮髌试验：患者取仰卧位，患侧膝关节伸直，放松股四头肌，检查者一手挤压髌上囊，使关节液积聚于髌骨后方，另一手食指轻压髌骨，如有浮动感觉，即能感到髌骨碰撞股骨髁的碰击声，松压则髌骨又浮起，则为阳性。

三、辅助检查（图 7-7-2 ～图 7-7-6）

膝关节骨性关节炎患者 X 光摄片可表现为不同部位的"骨刺"形成、关节间隙变窄（或内外侧不等）、髌骨移位、髌股外侧角消失、髌股吻合角异常等。"骨刺"多见于关节边缘、髁间棘等处。

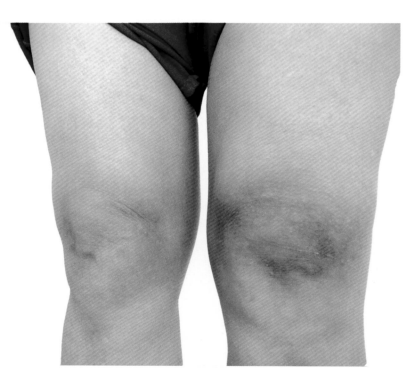

图 7-7-1 左膝肿胀，右膝正常

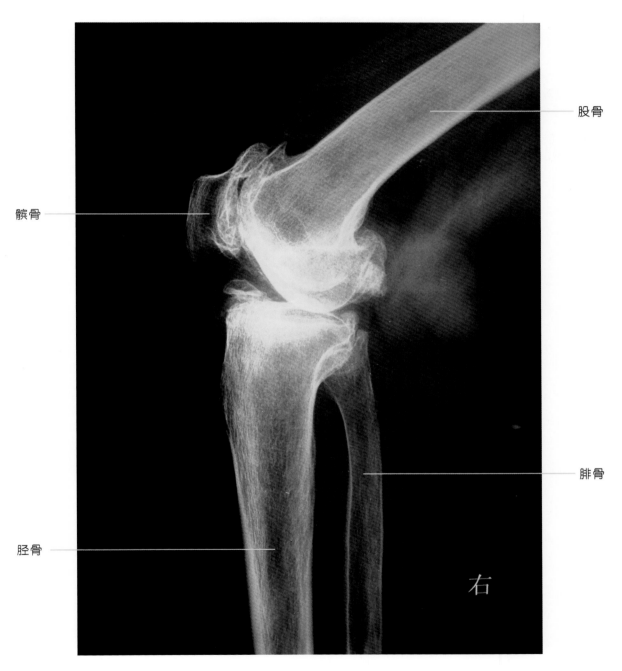

图 7-7-2　髌骨上缘、胫骨平台等处 " 骨刺 " 形成

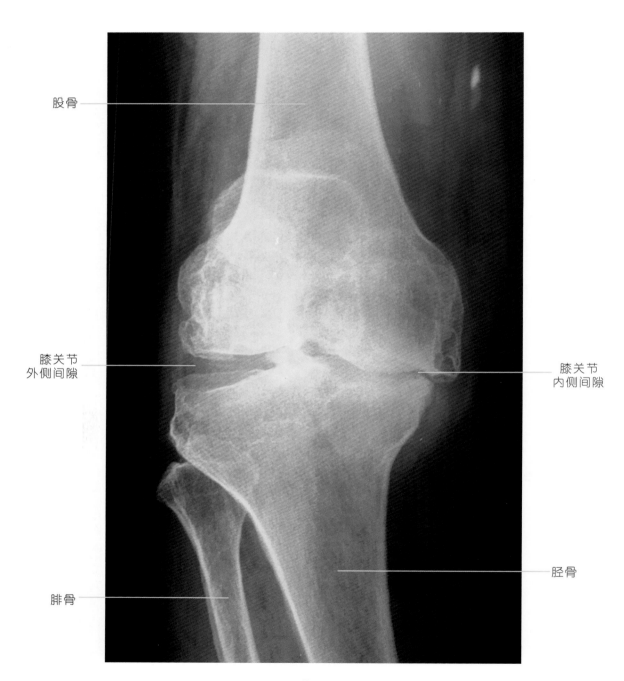

股骨

膝关节
外侧间隙

膝关节
内侧间隙

胫骨

腓骨

图 7-7-3　膝关节内侧关节间隙狭窄

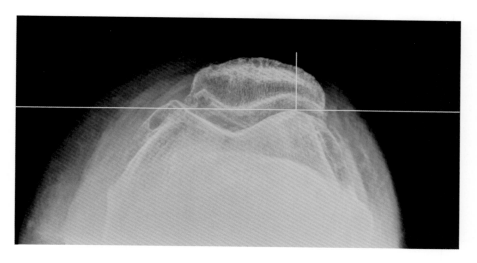

图 7-7-4　髌骨移位（向外侧）

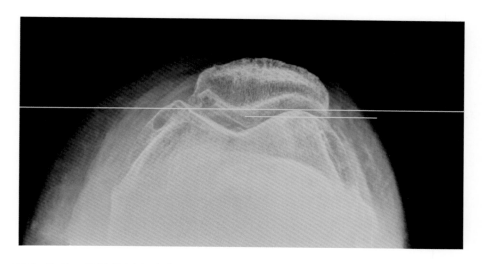

图 7-7-5　髌股外侧角消失（股骨内外髁前缘连线与髌骨外侧面延长线平行）

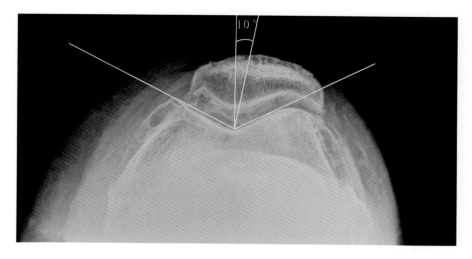

图 7-7-6　髌股吻合角异常
（髌骨中嵴到股骨髁间角顶点的连线位于股骨髁间角分角线的外侧）

四、诊断标准

1. 一个月来大多数日子膝痛。
2. X 线片（站立或负重位）示关节间隙变窄、软骨下骨硬化和（或）囊性变、关节缘骨赘形成。
3. 关节液（至少 2 次）清亮、黏稠，红细胞 $< 2 \times 10^9/L$。
4. 年龄 ≥ 40 岁。
5. 晨僵 ≤ 30 分钟。
6. 关节活动时有响声。

具备以上 1、2 或 1、3、5、6 或 1、4、5、6 可诊断膝关节骨性关节炎。

第三节　针刀治疗及其他

　　前文已述，慢性软组织损伤和关节软骨的退变是膝关节骨性关节炎同时存在的两大病理变化。那么，与此相应的治疗也应该从关节内及关节外同时入手：关节内的治疗包括关节冲洗、清理游离体、促关节软骨再生药物的使用等。通过这些措施，达到改善关节内环境、促进软骨的再生、恢复关节间隙等目的，必要时行全关节置换或单髁置换，而关节外的治疗则主要是针对出现病变的肌腱、韧带等软组织进行治疗。由于针刀治疗可以直接松解挛缩或瘢痕化的软组织，因此，针刀治疗是重要的关节外治疗。以下分别对膝关节骨性关节炎的针刀治疗和关节冲洗及关节内给药治疗加以叙述。

一、针刀治疗

　　膝关节骨性关节炎疼痛症状的产生与关节外软组织病变关系密切，而软组织病变主要表现为膝关节周围滑囊炎，韧带（肌腱）与骨连接处的粘连、瘢痕、挛缩，脂肪垫的变性等，因此以针刀对关节外软组织进行松解对于改善软组织病变、缓解疼痛症状十分重要。同时，软组织病变的好转也有利于膝关节功能的改善，尤其是针刀对韧带、肌腱的松解，可以改善这些组织的高张力状态，对于纠正膝关节力线异常、降低关节内压都具有重要意义。从远期来看，力线改善、关节内压下降有利于关节软骨的再生，对于关节间隙的恢复有一定意义，因此，对于膝关节骨性关节炎而言，针刀治疗具有直接与间接两方面的作用，前者体现在对软组织的松解，后者体现在有利于力线的纠正和关节软骨的再生。

　　（一）常见膝关节慢性软组织病变的针刀治疗

　　常见膝关节慢性软组织病变主要包括胫侧副韧带损伤、腓侧副韧带损伤、髌内侧支持带损伤、髌外侧支持带损伤、髂胫束损伤、髌下脂肪垫损伤、各滑囊炎（髌前皮下囊、髌下皮下囊、髌下深囊、内侧副韧带深面滑囊、股二头肌囊等），相应的治疗参见"膝关节周围软组织损伤"。

　　（二）髌骨移位的针刀治疗（图 7-7-7）

　　髌骨移位是膝关节骨性关节炎的常见表现，主要由于髌内、外侧支持带的病变导致髌骨内、外侧牵拉力不对称（主要是髌外侧支持带挛缩产生对髌骨的过度牵拉），髌内侧支持带无法与之对抗从而导致髌骨被牵向外侧。针刀松解可减弱髌周（主要是髌外侧支持带）的异常张力，有利于恢复髌内、外侧支持带对髌骨牵拉力的平衡，结合必要的手法，对于恢复髌骨生理位置具有重要意义。

　　1. 判断髌骨移位的依据

　　判断是否存在髌骨移位主要依据膝关节 X 光髌骨轴位片，具体内容如下：

　　（1）髌骨外移　从髌骨外髁顶端引出一条与股骨髁连线的垂直线，正常髌骨外缘不超出该线，若超出 5mm 以上即为异常。

　　（2）髌股倾斜角　股骨内外髁前缘连线与髌骨内外侧缘连线相交夹角。正常小于 15°，若大于 15° 则为髌骨倾斜。

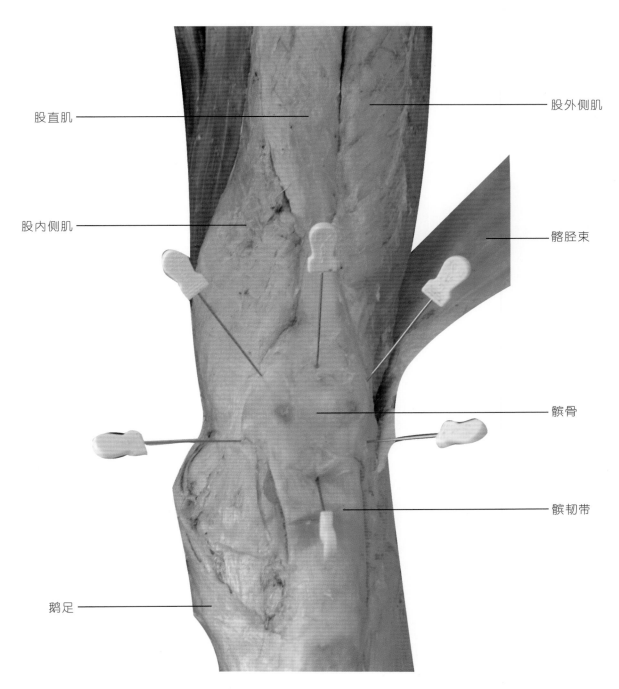

股直肌

股内侧肌

鹅足

股外侧肌

髂胫束

髌骨

髌韧带

图 7-7-7　髌骨移位的针刀松解

（3）髌股外侧角　股骨内外髁前缘连线与髌骨外侧面延长线相交所成角。正常应开口向外侧，若两线平行或成角开口向内，则为髌骨向外倾斜。

（4）髌股吻合角　股骨髁间角的分角线，与髌骨中嵴到股骨髁间角顶点连线形成的夹角，后一条线应在前者的内侧，定为负值。夹角大于 6° 属于正常，写为 -6°，若夹角小于 6° 或为正值（即该线位于分角线的外侧）均属异常，为髌骨外移；若大于 11° 为髌骨向外侧半脱位。

2．针刀治疗

（1）体位　患者平卧，膝下垫枕，使膝关节屈曲成 150° 左右。

（2）定点　术者以拇指沿髌骨边缘按压寻找压痛点并予以标记，压痛点的分布可因人而异。

（3）消毒与麻醉　定点后，常规消毒、铺无菌洞巾，暴露定点周围之皮肤区域，辅助手拇指按在髌骨上缘，在定点处垂直进针，使针头快速穿过皮肤达骨面，轻提针头约 1mm，回抽无回血，缓慢注射 0.5%～1%利多卡因 0.5～1mL，每个定点操作相同。

（4）针刀松解　选用Ⅰ型 4 号针刀，术者以右手拇、食指捏持针柄，左手持纱布。辅助手拇指按在髌骨边缘，在定点处垂直进针，使针尖快速穿过皮肤达骨面（髌骨边缘），轻提针体 1～2mm 并调整刀口线使之与髌骨边缘平行，沿髌骨边缘切割 3～4 下，以松解髌内、外侧支持带等组织在髌骨边缘的附着处，减低其张力，每点操作相同。出针后局部按压片刻，确认无出血，外敷创可贴包扎。

（5）术后手法　术后，术者以双手拇指在髌骨内、外侧分别向外、内侧推髌骨，以进一步松解造成髌骨移位的高应力点，有利于髌骨位置的恢复。手法过程中切忌鲁莽操作，以免造成医源性损害。

二、膝关节腔穿刺

膝关节腔穿刺主要用于膝关节冲洗和关节内给药。

（一）膝关节腔冲洗

当膝关节肿胀时，提示可能存在关节腔积液，这是膝关节骨性关节炎的常见并发症，系并发滑膜炎所致。其表现除膝关节肿胀外，还可有皮温稍高，两侧膝眼膨隆，膝关节伸屈时出现髌骨下疼痛，关节积液超过 10mL 时出现浮髌试验阳性（生理状态下膝关节内的滑液约为 5mL）。同时可行膝关节超声检查，膝关节积液的超声图像表现为关节囊扩张，关节腔增宽，囊内充满液体，出现边界清晰、形态欠规则、可随关节运动而变化的无回声区；积液量少时，无回声区局限于髌上间隙及股骨远端前方。

膝关节骨性关节炎并发滑膜炎多为单侧发病，很少累及双侧膝关节。其原因是由于膝关节骨性关节炎出现软骨损伤后，软骨成分的"隐蔽抗原"暴露，引起自身免疫反应；同时由于关节间隙狭窄、关节内的"骨刺"、游离体等在关节屈伸时对滑膜的机械刺激等因素，导致继发性滑膜炎性反应，可出现滑膜细胞活跃增生、滑膜血管扩张充血、滑膜水肿，导致血细胞及血浆外渗、滑膜的液体分泌失调，使液体渗出过多，积于关节腔内，从而造成关节积液。

常用的膝关节腔冲洗方法如下：

1．注射器冲洗法（图 7-7-8）

患者取仰卧位，膝关节屈曲 150° 左右，取髌骨外上缘为穿刺点，常规局部皮肤消毒，2% 利多卡因局部麻醉，以 12 号针头进行膝关节腔穿刺，手下有落空感后继续进针 1～2cm。先抽净关节腔内的积液，取下针管，留置针头于穿刺部位，然后以事先准备的冲洗液（0.9% 氯化钠注射液 500mL、庆大霉素 4 万 U、地塞米松 5mg）反复进行关节腔内注入、抽出操作（冲洗），冲洗液总量需 500mL 左右，直至抽出的液体由混浊（或血性）变为透明，抽出的冲洗液中可看到漂絮状的膝关节腔内碎屑，然后向关节腔内注入玻璃酸钠注射液 2mL。术毕膝关节周围用大纱布衬垫，弹力绷带加压包扎，同时嘱患者限制膝关节屈伸活动，充分休息。冲洗每周 1 次，3～5 次为 1 个疗程。

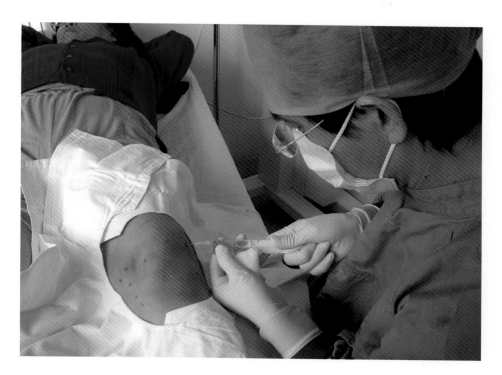

图 7-7-8 膝关节腔抽液及冲洗

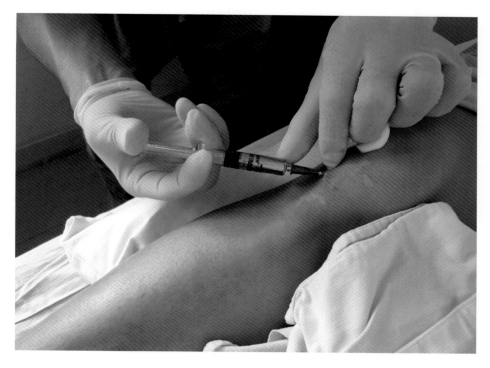

图 7-7-9 膝关节腔注射玻璃酸钠

2．连续滴注法

患者取仰卧位，膝关节屈曲150°左右，膝后垫一软枕，分别取髌骨外上缘和外膝眼为穿刺点，常规局部皮肤消毒，2% 利多卡因局部麻醉，以16号粗针头分别在上述两个穿刺点刺入膝关节腔并留置，针尾连接一次性输液器，清洗液从上方注入，从下方引出，引出侧接一次性负压引流袋。先用林格液1000mL快速冲洗关节腔，待引流出的关节液由混浊变清后，更换配好的滴注液（林格液2000mL，庆大霉素32万U，地塞米松20mg），滴注完毕后先关闭滴注通道，从髌上囊往下用力推挤膝关节，目的是使关节内滴注液尽量排净，然后向膝关接腔内注入：① 2% 利多卡因4mL与甲波尼龙琥珀酸钠的混合液，②玻璃酸钠注射液2mL。治疗完毕后拔出针头，无菌敷料覆盖，膝关节周围用大纱布衬垫，弹力绷带加压包扎，同时嘱患者限制膝关节屈伸活动，充分休息。以上治疗每日1次，连续滴注3天。

使用连续滴注法时，由于在滴注过程中可能出现关节液中的碎屑堵塞引流针头的现象，所以术者一定要加强巡视，注意观察患肢血运及感觉，保持引流管道通畅。尤其是要嘱患者翻身时角度不可过大，以45°为宜，避免因姿势变动造成引流管被牵拉、移位或扭曲而出现引流管道不畅。

3．注意事项

（1）操作于无菌室内进行，严格注意无菌操作。不具备无菌操作环境时不可进行关节冲洗，以免因操作原因造成关节腔内感染。

（2）抽出的关节液不可随手丢弃，应收集于无菌容器内送检，行细菌培养，以除外感染性滑膜炎。

（3）术后保持穿刺点清洁干燥72小时以上以避免关节腔感染。

（二）膝关节腔玻璃酸钠注射（图7-7-9）

对于并发有膝关节骨性关节炎的患者，在针刀松解膝周软组织的基础上施行膝关节腔内玻璃酸钠制剂注射对于关节腔内病变的改善是有益的。具体做法如下：

令患者仰卧，膝下垫枕，使膝关节屈曲成160°左右。在外膝眼处消毒、进针，回抽无回血，先注射2% 利多卡因与甲波尼龙混合液2～5mL，保持针头在关节内，取下空针管，换上带有玻璃酸钠注射液的针管，注入膝关节腔内，一般用量为每次单侧关节腔2mL。注射完毕后以创可贴包扎针孔，24小时内保持清洁干燥以避免感染。

玻璃酸钠是机体膝关节中正常存在的一种滑液，由滑膜内衬细胞B型细胞分泌。在关节中以三种形式存在：①与蛋白质结合形成玻璃酸蛋白复合物游离于关节液中，可减少软组织对滑动产生的阻力，减轻应力对软骨的作用；②与糖蛋白结合黏附于关节软骨或滑膜表面形成一层 $1 \sim 2 \mu m$ 的无定形结构层，具有高度的弹性，起缓冲作用，能够营养软骨，对维持软骨的完整性具有重要作用，同时可润滑界面，减少滑膜、韧带及软骨相互之间的摩擦；③与蛋白多糖亚基（PGS）结合构成蛋白多糖聚集体（PGA），组成软骨基质。这三种存在形式可相互联系，当发生膝关节骨性关节炎时，膝关节液中的玻璃酸钠分子量与浓度、黏弹性均降低，其润滑功能下降，因而导致膝关节功能减退。向膝关节内补充外源性的玻璃酸钠有利于提高滑液中玻璃酸钠的含量，保护及修复损伤的软骨，维护软骨基质的完整性，增加关节活动度。高分子量的玻璃酸钠还可以与疼痛受体或某些致痛物质结合降低滑液中 IL-1、IL-6 的水平，抑制炎症反应，从而减轻疼痛。补充外源性玻璃酸钠还可以激活机体内内源性玻璃酸钠的产生，减少病变组织的渗出。在软骨受伤时可以预防组织产生肉芽和纤维化病变，对预防软组织出现粘连和挛缩也有一定作用。临床使用情况表明，关节腔内注射玻璃酸钠对缓解膝关节骨性关节炎患者的疼痛、增加关节活动度确有一定的作用。

第 八 篇

足踝部疾病

第一章　足踝部解剖

足踝部以部位划分而言，踝关节以远部位为足。临床上，很多足踝部软组织疾病适用针刀治疗，包括陈旧性踝关节扭伤、跗管综合征、跟痛症、跖趾关节腱鞘炎、踇外翻及踇囊炎等，了解足踝部解剖学知识对于上述疾病的针刀治疗是十分重要的。

第一节　足踝部的骨

足踝部的骨包括胫骨与腓骨下端及跗骨、跖骨和趾骨，共26块。其中跗骨7块，跖骨5块，趾骨14块。

一、足踝部各骨的解剖特征（图8-1-1～图8-1-6）

（一）胫骨下端（distal tibia）

胫骨下端扩大，内侧面向下，形成一钝锥状突起，称为内踝。大隐静脉在其前侧，外侧面有一腓切迹，其粗糙的凹陷面为胫腓韧带连接的骨间韧带附着处。腓切迹仅下端为软骨所覆盖，后面粗糙，有两个沟，外侧沟平且浅，过踇长屈肌腱；内侧沟较深，称为踝沟，过胫骨后肌腱及趾长屈肌腱，胫骨下端之后另有一骨突称为后踝或第3踝。

（二）腓骨下端（distal fibula）

腓骨下端向下也形成一钝锥状突起，称为外踝，是构成踝关节不可缺少的部分，其平面低于内踝10mm。外踝关节面多数呈梨形和三角形，少数为菱形，其后下方为外踝窝，多占据外踝关节面的下2/3～3/4。外踝后方有较浅的踝沟，有腓骨长、短肌腱通过，该肌腱为腓骨肌上支持带所约束。

外踝的外侧面及其上延长的三角区直接位于皮下，其前方为腓骨第3肌，后方为腓骨长、短肌，外踝内侧面的前上部有微凹的三角形外踝关节面与距骨相关节，后下部有距腓后韧带及胫腓后韧带附着。

（三）足跟部的骨——跗骨（tarsal bone）

跗骨（tarsal bone）共有7块，均为短骨，排成前后两列：前列由内侧向外侧依次为内侧楔骨（cuneiform）、中间楔骨、外侧楔骨及骰骨（cuboid），后列是距骨及跟骨。跟骨最大，位于距骨的后下方，前后两列之间的内侧份嵌有1块足舟骨。

从足的内侧可见到距骨头与舟骨相关节，舟骨前面又与3块楔骨相关节，3块楔骨与前方的第1～3跖骨相关节。

从足的外侧可见跟骨与骰骨相关节，骰骨前面与第4～5跖骨相关节。距骨体与上方的小腿骨的下端形成踝关节。各跗骨均可在体表扪到。

跟骨（calcaneus）是跗骨中最大的1块，跟骨后部的隆突为跟骨结节（tuber calcanei）。在与其下面移行处有两个朝前的突起，称跟骨结节内、外侧突。跟腱止于跟骨结节的粗糙区。

（四）跖骨（metatarsus）

跖骨位于跗骨与趾骨之间，为短管状的骨，共有5个。第1跖骨短而粗，同时最坚强，在负重上也最重要，第1跖骨头的两侧常有并行排列的两粒籽骨。在第1跖骨底的下面有一粗隆，为腓骨长肌及部分胫前肌的附着部。第1跖骨与第2跖骨之间既无关节，也无任何韧带连接，具有相当的活动性，而第2、3、4、5跖骨间却均有关节相连，并借背侧、跖侧及侧副韧带相连接，比较固定，其中尤其以第2、3跖骨最为固定。

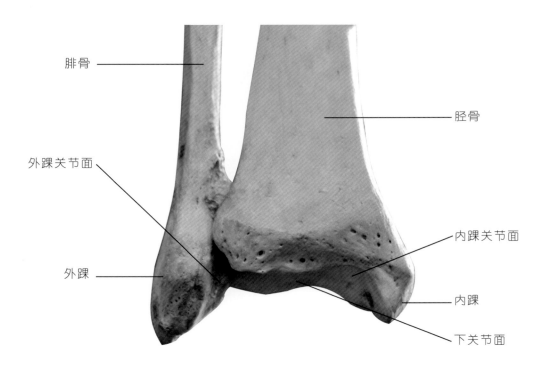

图 8-1-1　胫、腓骨下端（右足前面观）

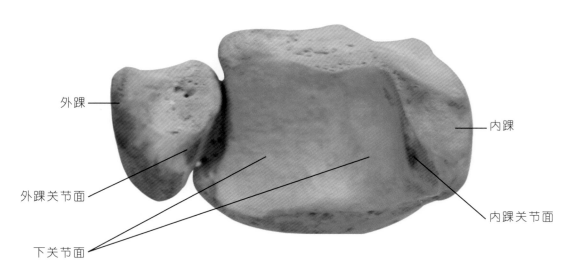

图 8-1-2　胫骨和腓骨下关节面（右足）

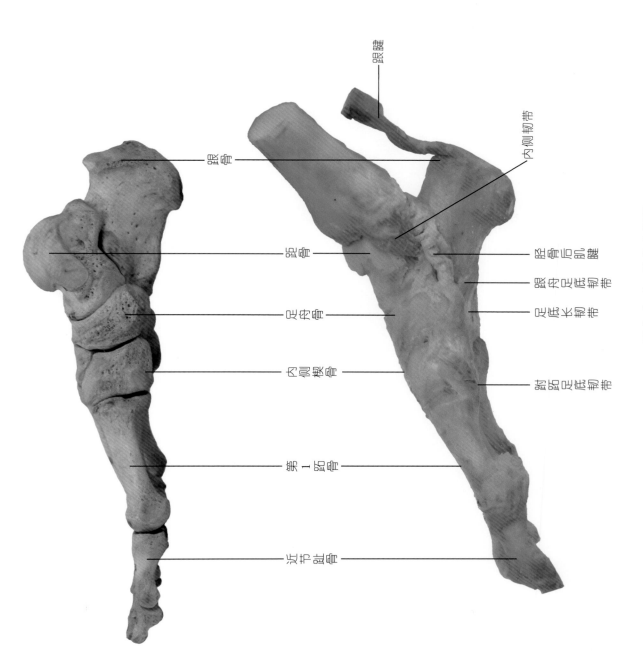

图 8-1-3 足骨内侧观

跟腱

内侧韧带

跟骨

距骨

胫骨后肌腱

足舟骨

跟舟足底韧带

足底长韧带

内侧楔骨

跖跖足底韧带

第1跖骨

近节趾骨

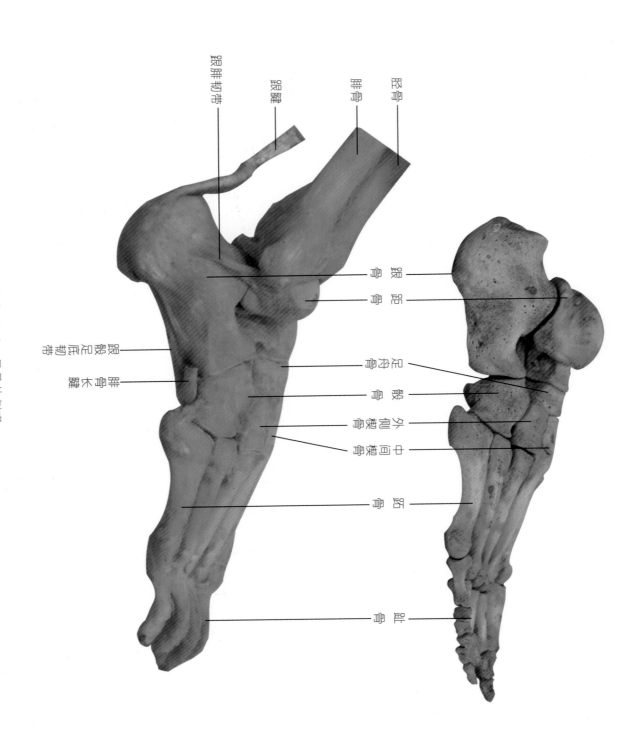

图 8-1-4 足骨外侧观

跟腓韧带

跟腱

腓骨

胫骨

跟骨

距骨

跟骰足底韧带

足舟骨

骰骨

足舟骨

骰骨

外侧楔骨

中间楔骨

跖骨

趾骨

（五）趾骨（phalanx）

趾骨位于足骨的最末端，除踇趾为两节外，其他各趾均为 3 节，共 14 节。每节趾骨分为底、体、滑车 3 个部分。近节趾骨底与距骨头相关节，滑车与中节趾骨底相关节，中节趾骨滑车与末节趾骨底相关节。末节趾骨前端较宽且粗糙，称为甲粗隆。正常情况下中、末节趾骨均有不同程度的退化，呈结节形。

（六）足的籽骨（sesamoid）

绝大多数成人在踇趾跖趾关节的跖面均有两粒籽骨，籽骨参与构成跖趾关节，它位于关节囊中、跖趾关节下方并牢固地附着在踇短屈肌腱上，在第 1 跖骨头的关节面上滑动。

籽骨具有以下四方面的作用：①保护踇长屈肌腱；②保护第 1 跖骨头，使其较其他跖骨头稍抬起；③减少摩擦，改变肌肉的牵拉方向；④在肌肉收缩、舒张（相应肌腱滑动）的过程中起到支点的作用。

二、足踝部各骨的排列特点

（一）胫、腓骨下端的排列（图 8-1-1、图 8-1-2）

在胫、腓骨的下端，胫骨与腓骨由内而外排列，胫骨的腓切迹与腓骨下端的内侧面组成胫腓连结，两面均覆盖一层骨膜，并借助胫腓前韧带、胫腓后韧带、骨间韧带、胫腓横韧带等韧带相连。

（二）足部各骨的排列

足后半部的骨上下重叠，而足中部和足前部的骨并排排列。这种排列使足形成具有纵弓（图 8-1-3、图 8-1-4）和横弓的弓形。

从整体观察，足部骨骼的排列有以下特点：

1. 足的内缘呈直线，外缘斜行，终于足跟。

2. 足内缘与外缘中点的连线为斜线，前部为跖骨和趾骨，后部为跗骨。

3. 跗骨为短骨，呈六方形，各具六面，跗骨在足部能够起到支持重力、稳定足骨的作用；而跖骨与近节趾骨为圆柱状长骨，有一体两端。中、远节趾骨在近端有骨骺，部分人愈合为一骨。

4. 第 1、2 跖骨间有一定角度（图 8-1-7），其轴线之间的夹角称为 IMA（inter metatarsal angle）角，正常为 6º～12º（也有报道为 6º～10º）。踇趾跖骨与趾骨之间也有一定角度，其轴线的夹角称为 HVA（hallux valgus angle）角，正常为 15º～20º，大于此角度即为踇外翻。

足部骨骼的排列非常有利于足的稳定，有利于其对各方向力的承受。足的整体结构类似于建筑学上的桁架结构：距骨颈相当于桁架的顶部，距骨头至跖骨头相当于桁架两侧的撑杆，跖腱膜则相当于拉杆和横梁。桁架两侧的撑杆（距骨头至跖骨头）承受纵向压力，而拉杆和横梁（跖腱膜）则承受横向拉力。

第二节　足踝部的体表标志

一、踝部体表标志

内外踝均在皮下，易于扪及。两者之中以外踝较小且窄，其尖端位于内踝尖下 5mm，并在其后 20mm。内踝较大，足在中性位时，紧邻内踝之前的骨性部分为距骨颈及距骨头的内侧面；足跖屈时，距骨体前部滑出踝关节之外而显露于外踝之前。在内踝下 25mm 处向下按压时可触及跟骨的载距，其位置与外踝在同一平面。

距小腿关节线可在外踝尖端上方 25mm 处横行划定。距小腿关节周围的肌腱均极易触及：足背屈时可以清楚扪及趾长伸肌腱和踇长伸肌腱；跖屈时可扪及跟腱；背屈并内翻时可扪及胫骨前肌腱；跖屈并内翻时可在内踝后方扪及胫骨后肌腱。在外踝后面，可扪及腓骨长、短肌腱，此二肌腱在距外踝前下方 25mm 处分别走行于跟骨滑车突的后方与前方。

在外踝之前与第 3 腓骨肌之外侧及内踝与胫骨前肌腱之间均有一凹陷，相当于距小腿关节平面，关节

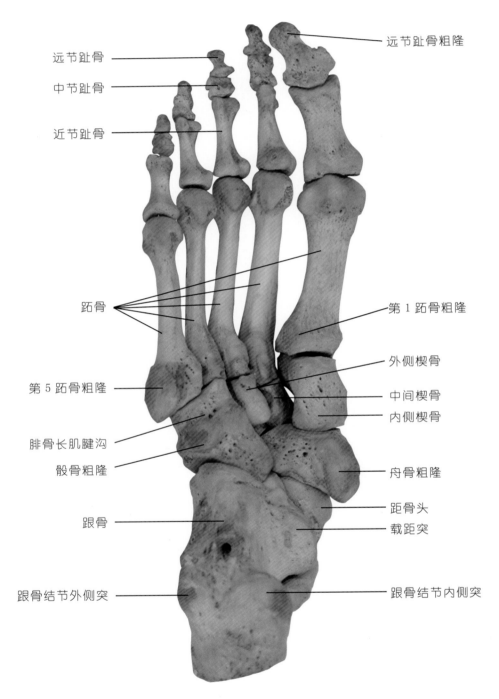

远节趾骨粗隆

远节趾骨

中节趾骨

近节趾骨

跖骨

第 1 跖骨粗隆

第 5 跖骨粗隆

外侧楔骨

中间楔骨

内侧楔骨

腓骨长肌腱沟

骰骨粗隆

舟骨粗隆

跟骨

距骨头

载距突

跟骨结节外侧突

跟骨结节内侧突

图 8-1-5 左足骨（跖侧）

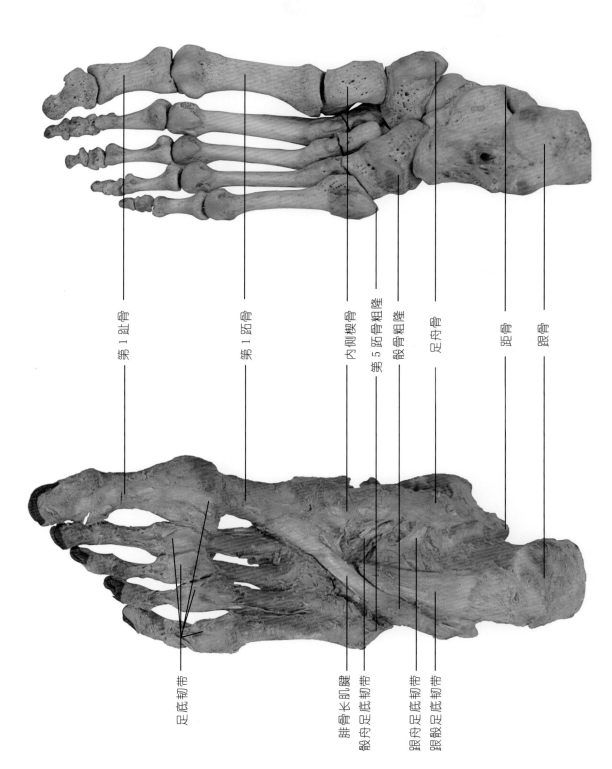

第 1 趾骨

第 1 跖骨

内侧楔骨

第 5 跖骨粗隆

骰骨粗隆

足舟骨

距骨

跟骨

足底韧带

腓骨长肌腱

骰舟足底韧带

跟舟足底韧带

跟骰足底韧带

图 8-1-6 左足骨 (跖侧) 及韧带对应图

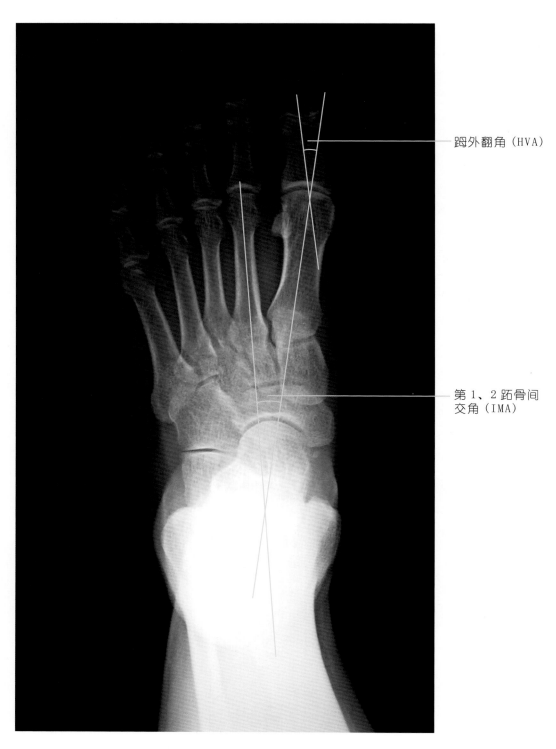

蹬外翻角（HVA）

第 1、2 跖骨间
交角（IMA）

图 8-1-7　IMA 与 HVA

周围肿胀时此凹陷消失。

在载距的内侧面有趾长屈肌腱通过，蹬长屈肌腱在其下，在跟腱与内踝之间的中点可以扪及胫后动脉的搏动。

二、足部体表标志（图 8-1-8）

（一）足内侧

足的内侧缘前后呈弓形，第 1 跖骨头的跖面有 2 个籽骨。足舟骨粗隆在内踝前方 25mm 处并在稍低的平面，此粗隆为足内侧的突出骨性标志，其稍后为距舟关节，稍前为胫骨前肌附着处。在跖屈及内翻足时在内踝之前可扪及距骨颈及头。

在足舟骨之前可扪及内侧楔骨及第 1 跖骨底。第 1 跖骨头可清楚扪及，蹬外翻时尤为明显；足背屈及内翻时，约在内踝前 25mm 处可扪及胫骨前肌腱及其在内侧楔骨跖面积第 1 跖骨底处的止点。

当使足内翻时，在内踝之后、胫骨后肌腱与趾长屈肌腱之下可扪及胫后动脉搏动。

（二）足外侧

在足外侧的中部有一明显的隆起，为第 5 跖骨粗隆，如自外踝尖至此处划一直线，其中点稍前即为跟骰关节，亦即为跗横关节外侧部分；在外踝下 25mm 稍前处，可扪及跟骨的滑车突（但不甚清晰），腓骨长肌腱由其下方的腓骨长肌腱沟进入足底，后者在足跖屈及外翻时尤为明显。

（三）足背

足背的各肌腱十分明显，利用足的各种动作即可显出各肌腱的末端：足背屈及内翻时可清楚显示胫骨前肌腱，蹬长伸肌及趾长伸肌腱分别止于各趾；在足背外侧、外踝之前，所见到的肌性隆起为趾短伸肌的肌腹；腓骨短肌腱由外踝之下前行，附着于第 5 跖骨底。

（四）足底

足底外观呈三角形，内侧凹陷，跟骨结节下部及第 1 跖骨头的跖侧及足的外侧为站立时的着力点。

第三节　足踝部软组织

一、足踝部的皮肤与筋膜

足踝部的皮肤极薄，跟骨结节下部及第 1 跖骨头的跖侧及足的外侧为站立时的着力点，皮肤极厚甚至角化，且覆盖有极厚的脂肪层，而其他不着力部分的皮肤则甚薄且十分敏感，足底皮下组织甚为致密，特别是在中央部位因有足底腱膜加强而触之有坚硬感。

足底球部可分为 3 个横部：①在跖骨头近侧，真皮支持带形成一系列横带，其中，足底腱膜的深部纤维形成矢状隔，连接于跖骨深横韧带，并经此至近节趾骨。②在跖骨头下面，由关节囊及纤维性屈肌腱鞘侧面的纵行纤维在每个跖骨头下面形成一垫，在垫之间有被脂肪覆盖的趾神经及血管走行。③在趾蹼部，足底腱膜的浅纤维附着于远区的皮肤，在其深面，足底趾间韧带形成横韧带，借由纤维性屈肌腱鞘至其相邻的弓状韧带，附着于近节趾骨。当跖趾关节背伸时，以上三个区域的纤维均紧张，皮肤牢固地附着于骨骼之上，近侧及远侧的纤维促进力量的传送，而中间区则适合于承担体重。

足背的皮下组织松弛，外伤时很容易发生肿胀。在踝的前侧、内侧及外侧，深筋膜均增厚，形成支持带以保护其下通过的肌腱与血管、神经。

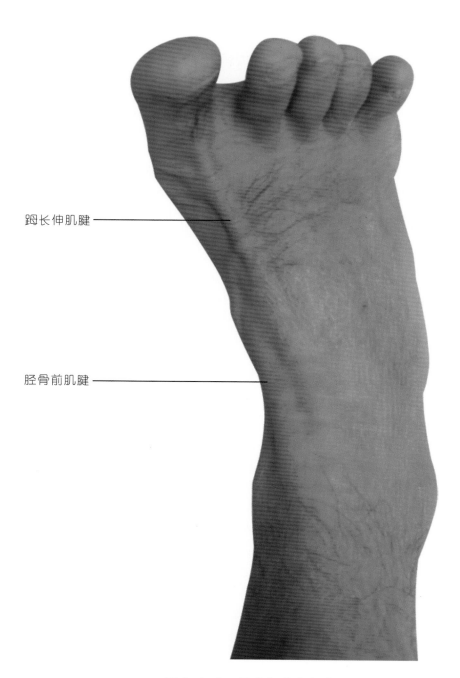

姆长伸肌腱

胫骨前肌腱

图 8-1-8　足背部体表标志

二、足底的脂肪垫（图 8-1-9、图 8-1-10）

足跟部皮肤增厚，介于皮肤与跟骨及跟腱之间有丰厚的弹性脂肪组织以抵抗体重对足跟的压力（凡身体负重或容易承受压力的部位如足跟、指尖、大小鱼际、坐骨结节、髌前等处均有特殊的弹性脂肪组织）。在这些脂肪组织周围的间隙内，有由弹性纤维组织形成的、形似小房致密间隔，每个间隔又为斜行及螺旋排列的纤维带所加强。这些为弹性纤维组织所包围并充满以脂肪的小房，如同水压缓冲器。在压力下，小房的形状可以发生改变，但其内容不会发生改变；当压力解除后，小房又恢复为原来的形状。

足跟部的皮下脂肪形成"垫"，可用来缓冲跟骨着地时所产生的冲击力，从而使跟骨的骨质不被破坏，足跟部脂肪垫包绕跟骨周围，对跟骨形成"沙发状"保护。

三、足底腱膜（图 8-1-11）

足底腱膜连接于跟骨结节和趾骨的足底面，系由足底深筋膜增厚形成。足底腱膜分为中间部、内侧部与外侧部。其中间部很强大，自跟骨结节内侧突的跖面起始，向前分为 5 支，与足趾的屈肌纤维鞘及跖趾关节的侧面相融合；其内侧部与外侧部都很薄弱，内侧部介于跟骨结节至踇趾近节趾骨底，覆盖踇展肌；外侧部起于跟骨结节内侧突或外侧突，止于第 5 跖骨粗隆，覆盖小趾展肌，其外侧另有坚强的纤维带。

足底腱膜具有以下作用：①保护足底的肌肉及肌腱；②保护足底的关节；③是足底某些肌肉的起点，在站立（静止）姿势时足底腱膜的纤维紧张，支撑纵弓和横弓。

足底腱膜深面有趾短屈肌附着于其上，正常行走时，先是跖趾关节背伸，然后趾短屈肌收缩、跖趾关节跖屈，再加上体重的下压，这三种因素均使足底腱膜遭受长期、持续的拉应力。在患者长时间站立、长途行走、体重增加或足力下降等情况下，就可以在足底腱膜跟骨结节附着处发生慢性纤维组织炎症，以后形成骨刺，被包裹在足底腱膜的起点内，这种骨刺可引起踇展肌、趾短屈肌和足底腱膜内侧张力增加或引起滑囊炎而出现足跟痛。

四、足踝部的支持带

在踝的前、内及外侧，深筋膜均增厚形成支持带以保护由其下走行的肌腱、血管与神经。其中，前侧深筋膜增厚所形成的支持带称为伸肌支持带；外侧深筋膜增厚所形成的支持带称为腓骨肌下支持带；内侧深筋膜增厚所形成的支持带称为屈肌支持带。

（一）伸肌支持带（extensor retinaculum）（图 8-1-8～图 8-1-14）

伸肌支持带按部位又分为伸肌上支持带与伸肌下支持带。

伸肌上支持带位于距小腿关节上方，较宽，张于胫骨前缘与腓骨前缘之间，其下走行胫前动脉、腓深神经、胫骨前肌腱等伸肌腱。

伸肌下支持带位于距小腿关节远侧，其形状有 X 形与 Y 形两种，Y 形的干在外侧附着于跟骨前部上面，近侧分叉在内侧附着于内踝的前缘，外侧分叉经足的内侧与足底腱膜相延续。伸肌下支持带将各伸肌腱约束于踝前。

（二）腓骨肌下支持带（peroneal retinaculum）

腓骨肌下支持带张于外踝与跟骨之间，也分为上、下两带，两带共同约束腓骨长短肌。

（三）屈肌支持带（flexor retinaculum）（图 8-1-15）

屈肌支持带张于内踝与跟骨，宽 25～30mm。该支持带与跟骨内侧面之间形成骨纤维管，称为踝管（也称跗管），其中走行由小腿经内踝后方至足底的屈肌腱、胫后血管、胫神经等。踝管内损伤、炎症或任何占位性病变均可对该管内的胫神经构成压迫，从而引起踝管综合征（tarsal tunnel syndrome）。

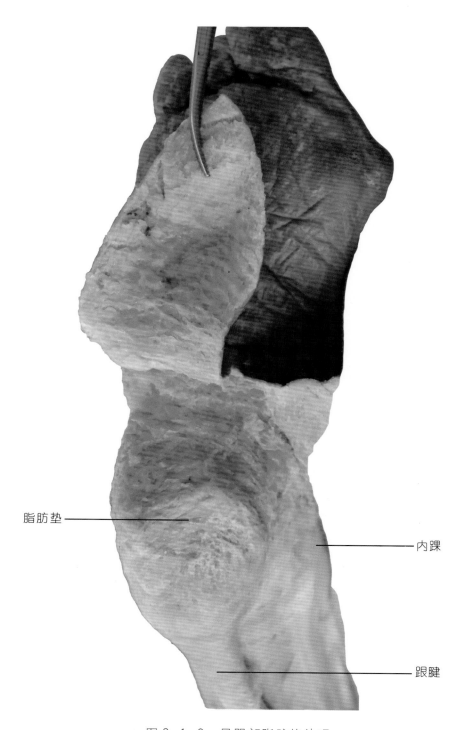

脂肪垫

内踝

跟腱

图 8-1-9　足跟部脂肪垫外观

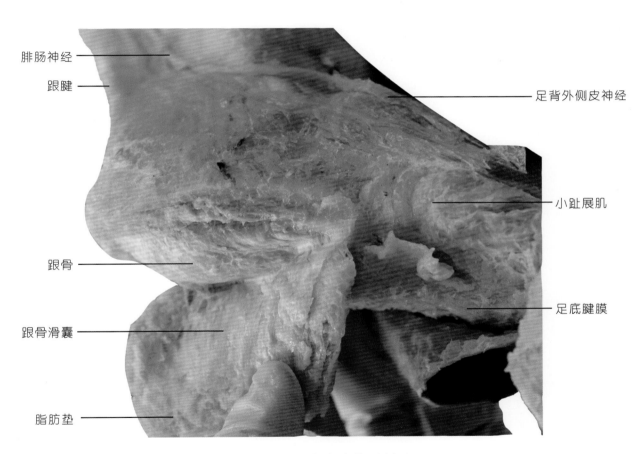

腓肠神经

跟腱

足背外侧皮神经

小趾展肌

跟骨

足底腱膜

跟骨滑囊

脂肪垫

图 8−1−10 足跟部脂肪垫（掀起）

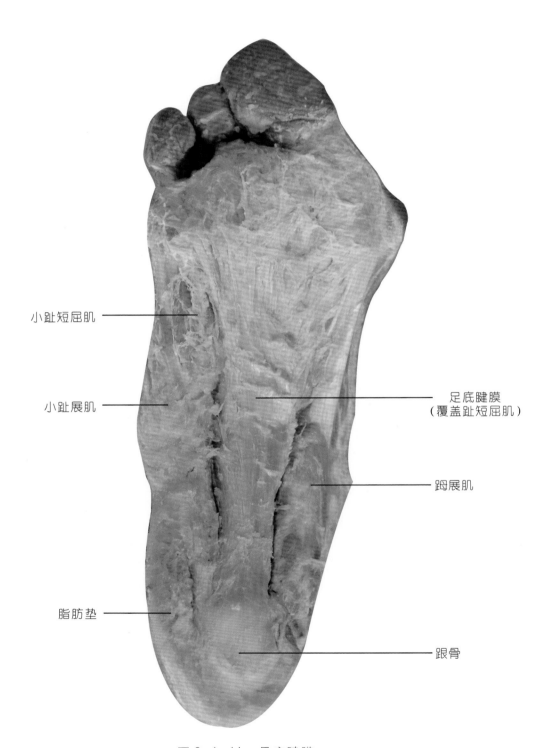

小趾短屈肌

小趾展肌

足底腱膜
（覆盖趾短屈肌）

踇展肌

脂肪垫

跟骨

图 8-1-11　足底腱膜

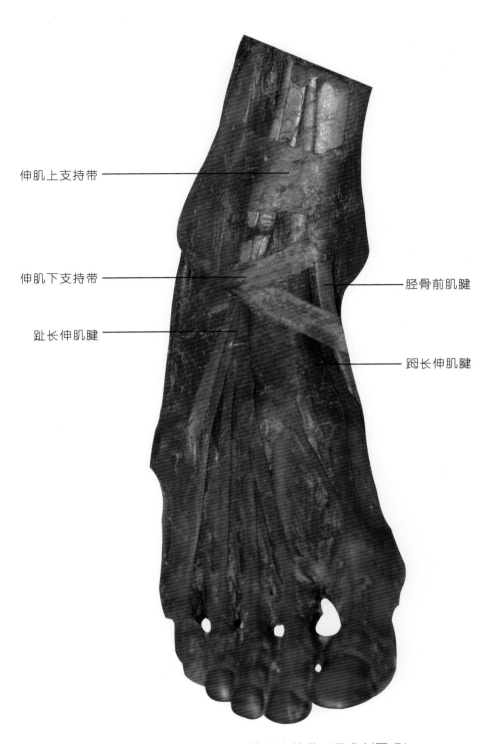

伸肌上支持带

伸肌下支持带

趾长伸肌腱

胫骨前肌腱

姆长伸肌腱

图 8-1-12　伸肌支持带（足背侧面观）

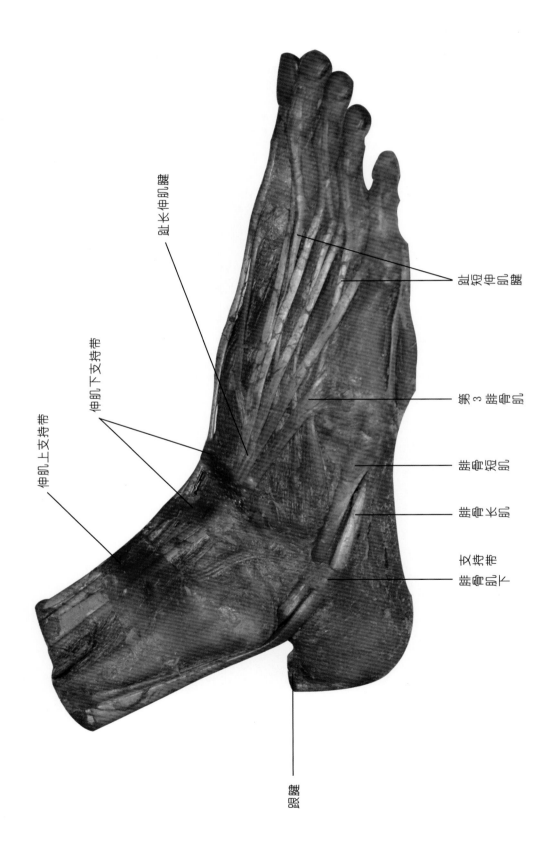

趾长伸肌腱

趾短伸肌腱

伸肌下支持带

伸肌上支持带

第3腓骨肌

腓骨短肌

腓骨长肌

腓骨肌下支持带

跟腱

8-1-13 伸肌支持带（外侧面观）

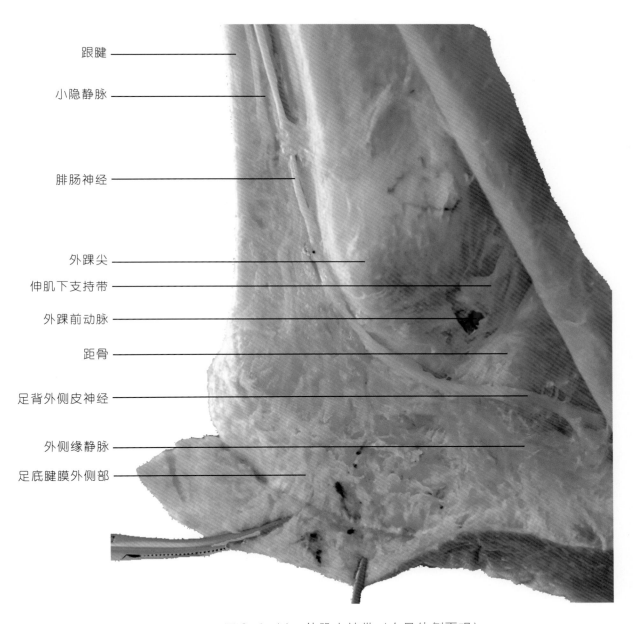

跟腱

小隐静脉

腓肠神经

外踝尖

伸肌下支持带

外踝前动脉

距骨

足背外侧皮神经

外侧缘静脉

足底腱膜外侧部

图 8-1-14 伸肌支持带 (右足外侧面观)

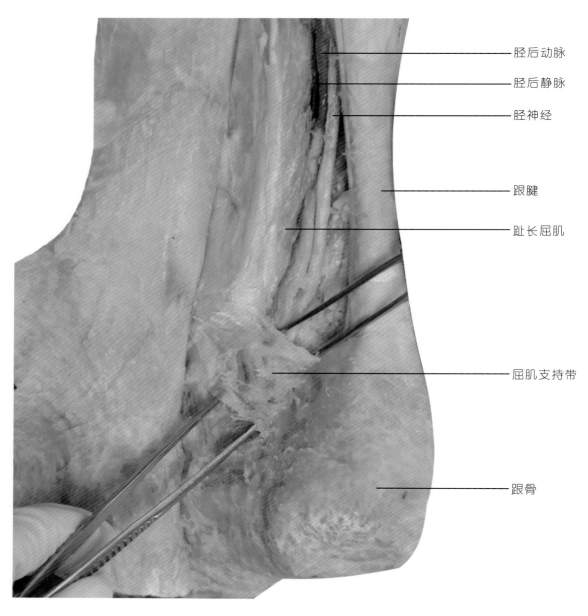

胫后动脉

胫后静脉

胫神经

跟腱

趾长屈肌

屈肌支持带

跟骨

图 8-1-15　屈肌支持带（右足内侧面观）

五、踝部的肌腱与滑膜鞘（图 8-1-16～图 8-1-18）

由于踝部是踝关节屈伸运动的枢纽，为了应对肌腱的频繁滑动，几乎经过此处的肌腱均为滑膜鞘所包裹。踝部的肌腱按部位划分有踝前侧肌腱、踝外侧肌腱、踝内侧肌腱和踝后侧肌腱。

（一）踝前侧肌腱

踝前侧肌腱有胫骨前肌腱、踇长伸肌腱、趾长伸肌腱和第 3 腓骨肌腱。

胫骨前肌腱的腱鞘最长，其上端起自伸肌上支持带的上缘，下端至该肌腱止端。

踇长伸肌起自腓骨内侧面下 2/3 及邻近骨间膜，肌纤维分布于胫骨前肌及趾长伸肌之间，止于踇趾远节趾骨底的背面。踇长伸肌腱的腱鞘起自伸肌下支持带深面，向下达踇趾近节趾骨。

趾长伸肌腱和第 3 腓骨肌腱共有一鞘，由伸肌上支持带下缘达足背中部。

（二）踝外侧肌腱

踝外侧肌腱有腓骨长肌腱与腓骨短肌腱，两腱腱鞘的上部合为一鞘，起于外踝尖上 50mm，至跟骨外面分为两鞘。

（三）踝内侧肌腱

踝内侧肌腱有 3 条，由前向后依次为胫骨后肌腱、趾长屈肌腱及踇长屈肌腱。三腱的腱鞘均起于内踝尖上方约 25mm 处，胫骨后肌腱的腱鞘向下达舟骨粗隆，趾长屈肌腱的腱鞘向下至足的中部，踇长屈肌腱腱的鞘向下达第 1 跖骨中段。

（四）踝后侧肌腱

踝后侧肌腱即跟腱。跟腱是身体最长、最坚强的肌腱，成人的跟腱长 150～200mm（我们的实测数据是 200mm，图 8-1-19），起于小腿中部，由腓肠肌与比目鱼肌的肌腱愈合而成，下端止于跟骨结节后面。肌腱由上向下逐渐增厚变窄，由宽变窄处为跟骨结节上方约 70mm 处。该处至跟骨段的长度约为 15mm（图 8-1-20），宽约 15mm（图 8-1-21），厚度约为 6mm（图 8-1-22）。跟腱在跟骨附着处的宽度约为 24mm（图 8-1-23）。跟腱有两个鞘：外鞘由小腿筋膜形成，内鞘直接贴附于跟腱。

六、足底的肌肉、肌腱与纤维鞘

（一）足底肌肉与肌腱

足底肌肉分为两类，即短小的内在肌和起源于小腿的长肌，两类肌肉均为足底腱膜所覆盖。内在肌大多呈纵行分布，其作用是加强足的纵弓以支持承重；长肌由于在结构上跨越踝关节并分布到足底，所以其作用除支持足弓，参与承重外，还能够管理足的运动，使足背屈或跖屈，也可使足外翻、外展或内翻、内收。各长肌通过协调运动共同支持距小腿关节、距跟关节及各跗骨间关节的功能。

足底肌肉大致分为 4 层：

1. 第 1 层（图 8-1-24）

第 1 层由内向外为踇展肌、趾短屈肌及小趾展肌。

（1）踇展肌（abductor hallucis）　位于足底最内侧，它起于跟骨结节的内侧突及分裂韧带，与踇短屈肌共同止于踇趾近节趾骨底的跖侧（图 8-1-11）。

（2）趾短屈肌（flexor digitorum brevis）（图 8-1-24、图 8-1-25）　起于跟骨结节及足底腱膜，其肌腹为足底腱膜所覆盖，在足底中央部分为四腱，向前进入屈肌腱纤维鞘，在近节趾骨后部分裂为两歧终于中节趾骨两侧，其分裂处有趾长屈肌腱通过。

（3）小趾展肌（abductor digiti minimi）（图 8-1-11、图 8-1-24、图 8-1-25）　位于足底最外侧，起于跟骨结节跖侧（部分被趾短屈肌覆盖），止于小趾近节趾骨底的跖侧。

第 1 层足底肌的神经支配：踇展肌与趾短屈肌由足底内侧神经支配，小趾展肌由足底外侧神经支配。

第 1 层足底肌的作用：踇展肌可自第 2 趾外展踇趾；趾短屈肌为外侧 4 趾的屈肌，可使跖趾关节及近

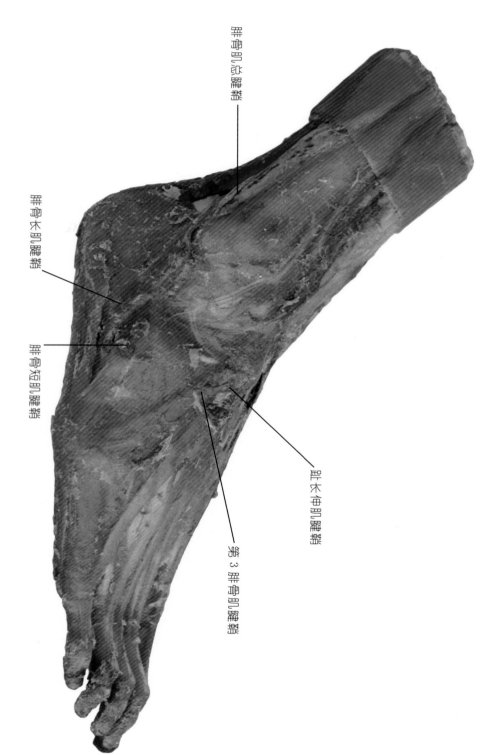

腓骨肌总腱鞘

腓骨长肌腱鞘

腓骨短肌腱鞘

趾长伸肌腱鞘

第 3 腓骨肌腱鞘

图 8—1—16　踝部的腱鞘（右足外侧观）

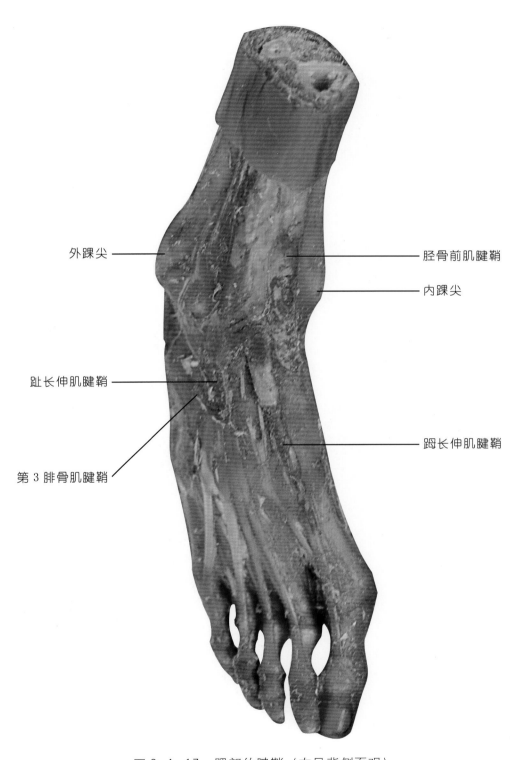

外踝尖

趾长伸肌腱鞘

第 3 腓骨肌腱鞘

胫骨前肌腱鞘

内踝尖

踇长伸肌腱鞘

图 8-1-17 踝部的腱鞘（右足背侧面观）

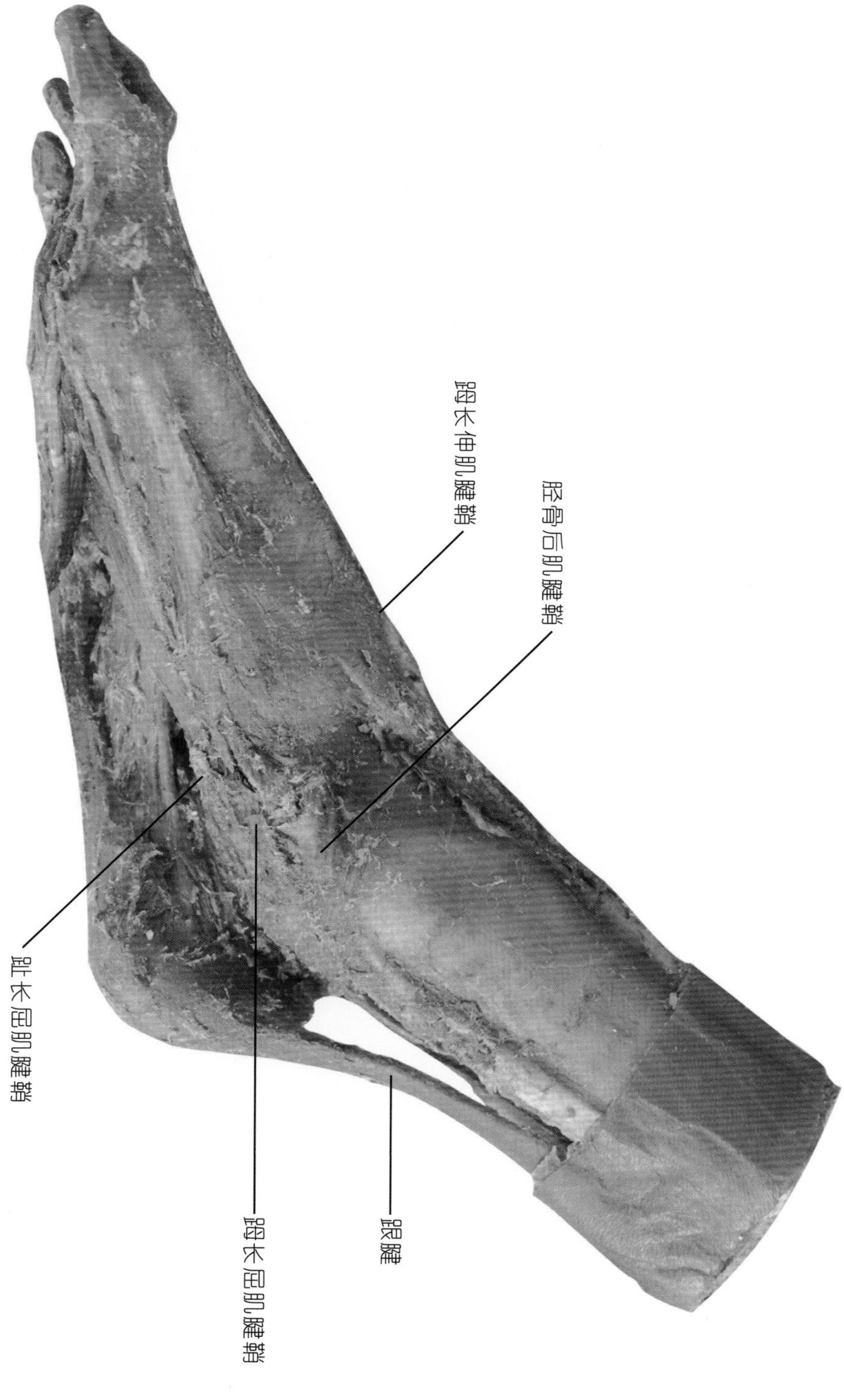

图 8-1-18　踝部的腱鞘（右足内侧观）

拇长伸肌腱鞘

胫骨后肌腱鞘

趾长屈肌腱鞘

拇长屈肌腱鞘

跟腱

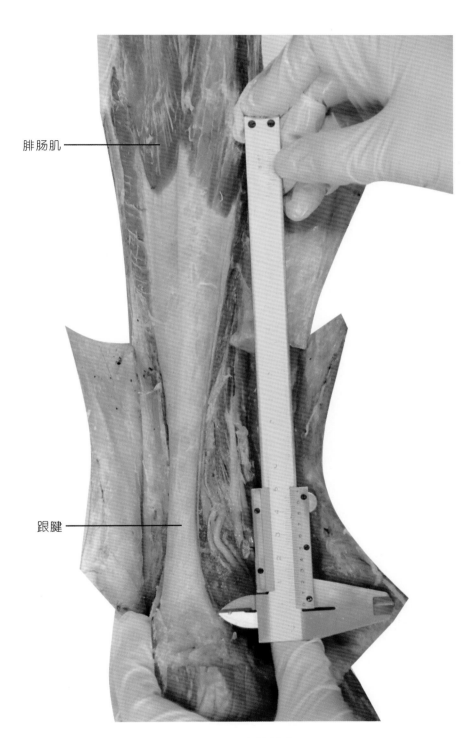

腓肠肌

跟腱

图 8-1-19 跟腱的长度

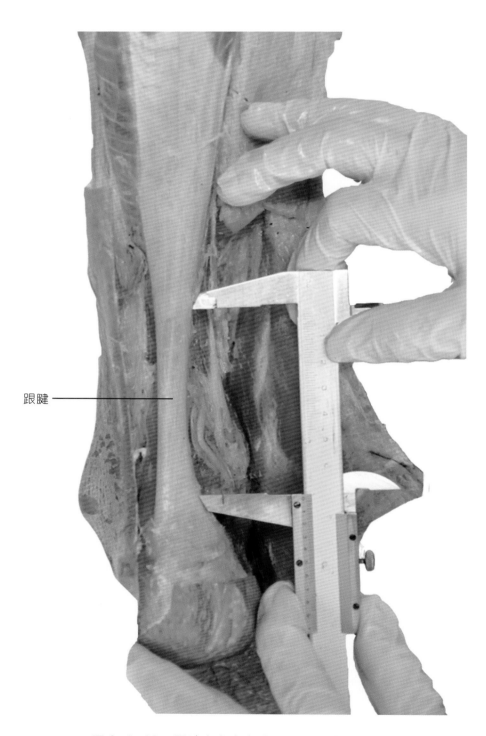

跟腱

图 8-1-20　跟腱由宽变窄处至跟骨结节的长度

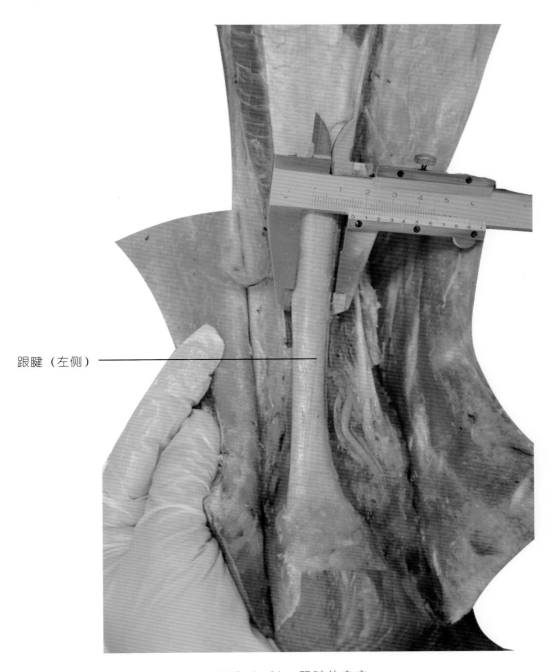

跟腱（左侧）

图 8-1-21　跟腱的宽度

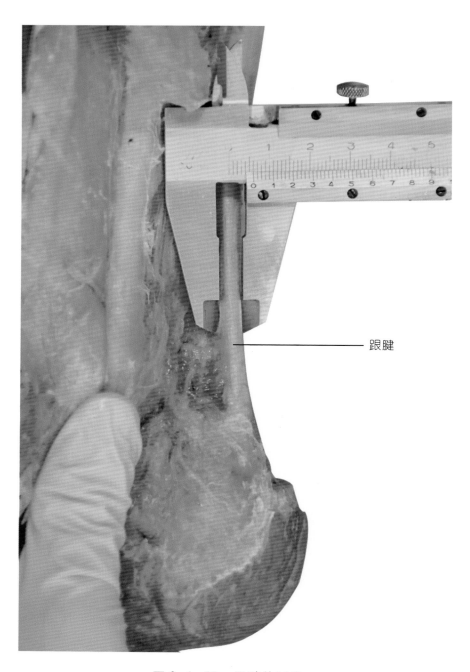

跟腱

图 8-1-22　跟腱的厚度

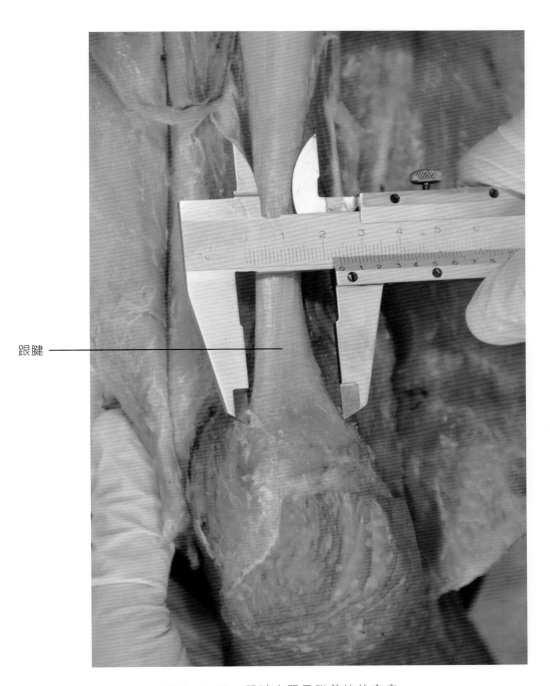

跟腱

图 8-1-23　跟腱在跟骨附着处的宽度

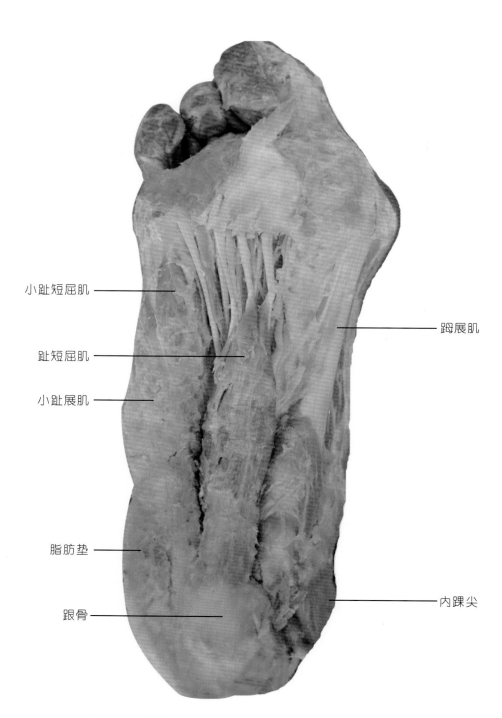

小趾短屈肌

趾短屈肌

小趾展肌

脂肪垫

跟骨

踇展肌

内踝尖

图 8-1-24　足底肌肉（第 1 层）

侧趾间关节跖屈，且能协助牵拉足纵弓的前后两柱，使之彼此接近；小趾展肌的作用是外展小趾并支持足外侧弓。

2. 第2层

第2层包括趾长屈肌腱、蹈长屈肌腱、跖方肌和足蚓状肌。

（1）趾长屈肌腱（tendon of flexor digitorum longus）（图8-1-25） 起于胫骨后面，经分裂韧带的深面进入足底，先经跟骨载距突的跖面斜向前外，接受蹈长屈肌腱之一歧或数歧及跖方肌的止端，与蹈长屈肌腱相交叉而至其浅面。趾长屈肌腱向前分为4歧，止于外侧4趾。各腱与相应的趾短屈肌腱共同进入屈肌纤维鞘，最初趾长屈肌腱在趾短屈肌腱深面，在近节趾骨的中部长腱穿出趾短屈肌腱的分裂处至浅面而止于远节趾骨。

（2）蹈长屈肌腱（tendon of flexor hallucis longus）（图8-1-34） 起于腓骨后面，绕内踝后方在内踝后间隙中下行至足底，从外向内交叉至趾长屈肌腱内侧，向前进入屈肌腱纤维鞘，止于蹈趾远节趾骨底。

（3）跖方肌（quadratus plantae）（图8-1-25） 跖方肌又称副屈肌，有两头，内侧头较宽，外侧头较窄。内侧头起于跟骨内侧面，外侧头起于跟骨跖侧面的外侧缘。两头合成一肌腹，位于足底的中部，其止点在蹈长屈肌腱发至趾长屈肌腱深面的腱性扩张部分。

（4）足蚓状肌（lumbricalis）（图8-1-25） 该肌呈细条状，共有4条，均起于趾长屈肌腱，向前经外侧4个趾关节的内侧，止于近节趾骨的内侧，另分一歧止于伸肌腱的扩张部。

第2层足底肌的神经支配：蹈长屈肌腱及趾长屈肌腱由胫神经支配；跖方肌由足底外侧神经支配；第1、2蚓状肌由足底内侧神经支配，第3、4蚓状肌由足底外侧神经支配。

第2层足底肌的作用：蹈长屈肌与趾长屈肌为蹈趾及外侧4趾的屈肌，能协助踝关节的跖屈，且能维持足纵弓；趾长屈肌腱可使后者固定于跟骨以增强其力量。

3. 第3层

第3层包括蹈短屈肌、蹈收肌及小趾短屈肌。

（1）蹈短屈肌（flexor pollicis brevis）（图8-1-25） 以窄腱起于内侧楔骨，立即展阔为两个肌腹，分别止于蹈趾近节趾骨底的两侧，内侧头与蹈展肌相连，外侧头与蹈收肌斜头相连，止端之下各有一籽骨，位于近节趾骨底的跖面，两个籽骨间以纤维软骨相连，从而形成一沟，沟内有蹈长屈肌腱通过，因此籽骨的存在对于蹈长屈肌腱起到滑车作用。

（2）收肌（adductor pollicis）（图8-1-26、图8-1-27、图8-1-28） 蹈收肌有两个头，即斜头与横头。斜头呈纺锤形，起于腓骨长肌腱鞘、足底长韧带、外侧楔骨跖面及第2、3跖骨底的跖面，向前、内走行；横头起于外侧3趾的跖趾关节囊，向内与斜头汇合止于蹈趾近节趾骨底跖侧面的外侧。蹈收肌（尤其是其横头）的张力增高与蹈外翻的发病关系密切。

我们的测量显示：蹈收肌横头长约35mm（图8-1-26），肌腹最宽处约16mm（图8-1-27），其在第1趾骨底的止点宽约4mm（图8-1-28）。

（3）小趾短屈肌（flexor digiti minimi brevis）（图8-1-29） 该肌起于第5跖骨底，止于小趾近节趾骨底的外侧。

第3层足底肌的神经支配：蹈短屈肌有足底内侧神经支配；蹈收肌与小趾短屈肌有足底外侧神经支配。

第3层足底肌的作用：蹈短屈肌为蹈趾跖趾关节的屈肌，蹈收肌能牵拉趾底，使其弓起从而对维持足的横弓起到重要作用；小趾短屈肌为小趾的跖趾关节的屈肌。

4. 第4层

第4层包括足骨间肌、胫骨后肌腱及腓骨长肌腱。

（1）足骨间肌（interosseus） 足骨间肌分为足骨间足底肌与足骨间背侧肌。足骨间足底肌有3条，分别起于第3、4、5跖骨近侧端内侧面，止于相应趾的近节趾骨底及其相应的伸肌腱扩张部；足骨间背侧

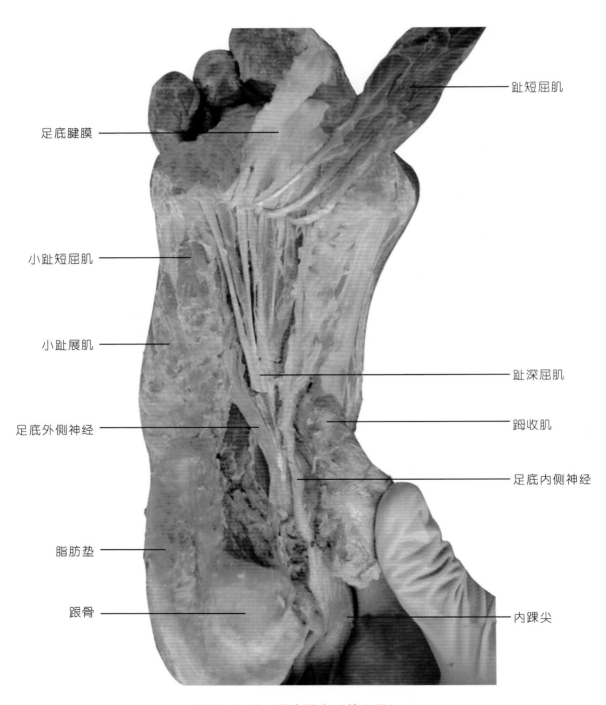

足底腱膜

趾短屈肌

小趾短屈肌

小趾展肌

趾深屈肌

足底外侧神经

踇收肌

足底内侧神经

脂肪垫

跟骨

内踝尖

图 8-1-25　足底肌肉（第 2 层）

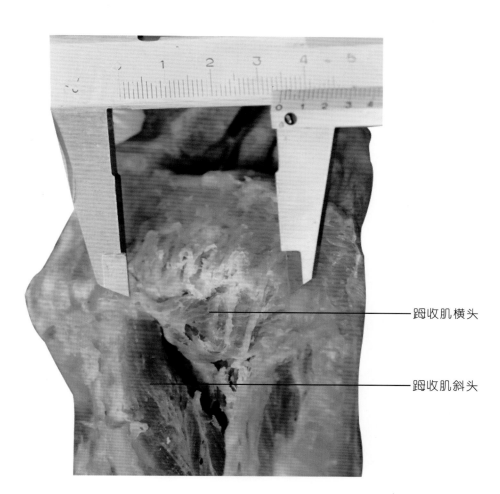

姆收肌横头

姆收肌斜头

图 8-1-26 姆收肌长度

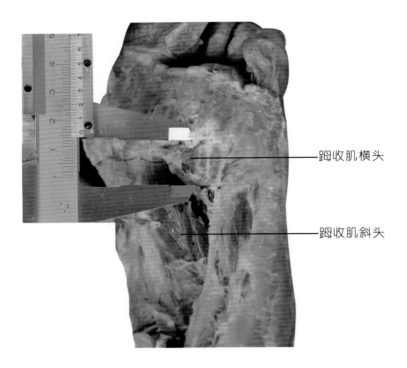

图 8-1-27　踇收肌肌腹宽度

蹰收肌横头

蹰收肌斜头

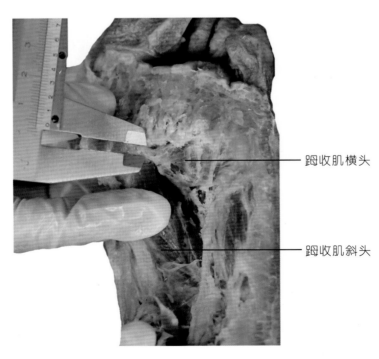

图 8-1-28　踇收肌止点宽度

蹰收肌横头

蹰收肌斜头

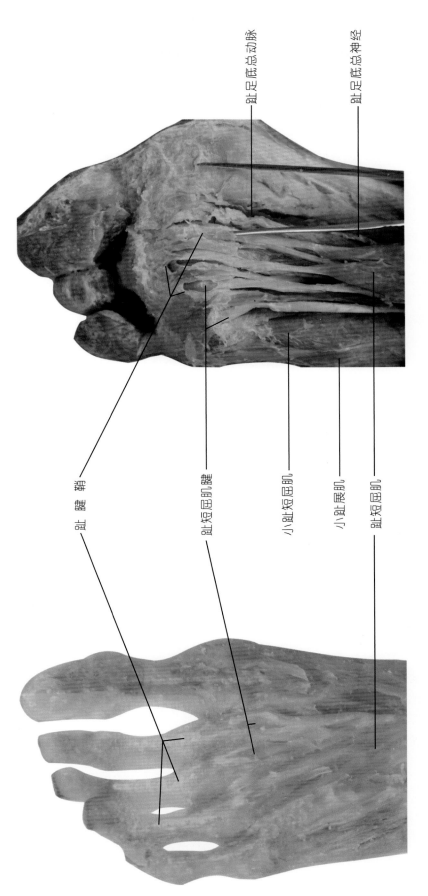

图 8-1-29 足底屈肌腱纤维鞘

趾足底总动脉

趾足底总神经

趾腱鞘

趾短屈肌腱

小趾短屈肌

小趾展肌

趾短屈肌

肌有 4 条，均呈羽毛状，起于毗邻两个跖骨的侧面，第 1 骨间背侧肌止于第 2 趾的近节趾骨底的内侧及其伸肌腱扩张部，其他 3 条骨间背侧肌分别止于第 2、3、4 趾的近节趾骨底的外侧及其伸肌腱的扩张部。

（2）胫骨后肌腱（tendon of tibialis posterior） 该肌腱的 2/3 纤维止于足舟骨粗隆，另外 1/3 纤维止于其他跗骨（距骨除外）及中间 3 个跖骨的基底。该肌腱位于跟舟足底韧带之下，其分歧遍达足底。

（3）腓骨长肌腱（tendon of peroneus longus） 该肌腱止于近侧楔骨及第 1 趾骨底跖侧面的外侧。

第 4 层足底肌的神经支配：足骨间肌受足底外侧神经及腓深神经支配；胫骨后肌受胫神经支配；腓骨长肌受腓浅神经支配。

第 4 层足底肌的作用：足骨间足底肌为内收肌，可使足趾以第 2 趾为中心互相靠拢，足骨间背侧肌为外展肌，可使足趾以第 2 趾为中心互相远离；胫骨后肌是最为强大的足内翻肌及内收肌，由于其肌腱有多个分歧分布在足底，所以对于维持足纵弓也具有重要作用；腓骨长肌腱也是维持足底纵弓的一个重要部分。

（二）足底屈肌腱纤维鞘（图 8-1-11、图 8-1-29）

足底屈肌腱纤维鞘为骨纤维管道，系由足趾部深筋膜增厚形成，它在两侧附着于近、中节趾骨的侧缘及趾间关节的韧带，后端与足底腱膜的趾歧相融合，前端在趾长屈肌腱与姆长屈肌腱止端之前附着于远节趾骨底，屈肌纤维鞘内有各相应的屈肌腱通过。

与指屈肌纤维鞘一样，足底的屈肌腱纤维鞘也为滑膜鞘结构，分为两层，一层包裹在肌腱表面，另一层衬在纤维鞘内壁，两层间形成潜在的腔隙（鞘管）。生理状态下腔隙内有滑液存在，以润滑肌腱的滑动，肌腱的营养血管来自相应的趾骨，以腱钮形式进入肌腱，其结构与屈指肌腱鞘相同。

（三）足跟部的滑膜囊

在足跟部，由于人体要适应频繁的运动，因此形成了一些滑膜囊。这些滑膜囊的囊壁是由结缔组织分化而成的，内含滑液。它们大多位于足跟部的肌肉（腱）与韧带（或骨）之间，作用是减少运动时上述两种组织之间的摩擦。足跟部的滑膜囊有：

1. 跟骨滑囊（retrocalcaneal bursa）（图 8-1-30）

该滑囊位于跖腱膜在跟骨上的止点周围、跟骨结节与脂肪垫之间。掀起脂肪垫，可见跟骨滑囊呈椭圆形，我们的测量显示：其面积约为 11mm×17mm（图 8-1-31）。由于足负重时跖腱膜发生紧张，其在跟骨上的止点要承受拉应力，因此该止点有滑囊存在以缓冲拉应力。

2. 跟腱囊（bursa of tendo calcaneus）与跟皮下囊（subcutaneous calcaneal bursa）

在跟骨与跟腱之间有一滑膜囊，称为跟腱囊；在跟腱与足跟皮肤之间有一滑囊，称为跟皮下囊。由于频繁运动等原因导致的跟腱囊与跟皮下囊的无菌性炎症是跟（后）痛症的常见原因之一。

七、足踝部的关节与韧带

（一）踝部的关节与韧带

踝部的关节包括胫腓关节和距小腿关节。前者是指胫腓骨下端的相互连结，由胫骨下端的腓切迹与腓骨下端的内侧面构成，胫腓骨的连结内部没有关节软骨，仅以骨间韧带相连，非常有力，其关节腔并不明显。连接胫腓关节的韧带包括胫腓前韧带、胫腓后韧带、骨间韧带和胫腓横韧带；后者是指连接距骨和胫腓骨的关节，称为距小腿关节，该关节的韧带包括距小腿关节前、后侧关节囊韧带和距小腿关节内侧韧带、距小腿关节腓侧副韧带。

1. 胫腓关节的韧带

（1）胫腓前韧带（anterior tiblofibular ligament） 为一坚韧的三角形韧带，由胫骨下端的边缘向下外附着于外踝的前面及附近粗糙的骨面上，其纤维与胫骨骨膜相融合，并向上至胫骨前面约 25mm，所有围绕胫骨下端的韧带均向上延长至骨干，因此胫骨下端为一坚韧的纤维性关节囊所包裹。胫腓

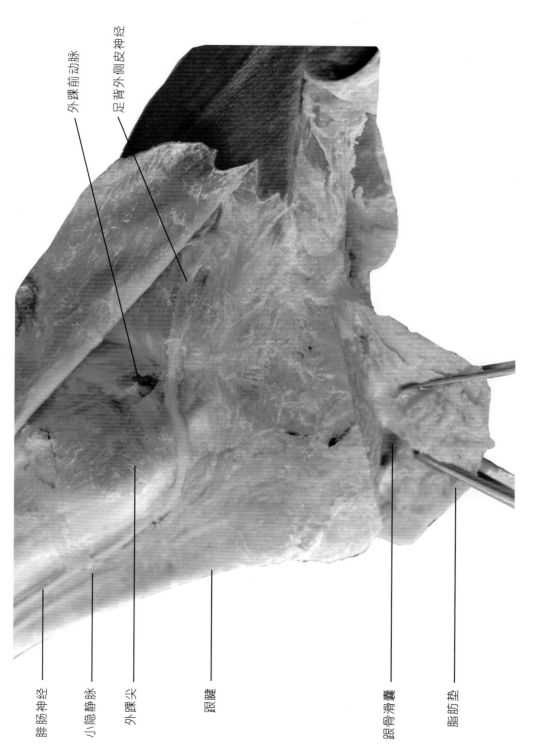

腓肠神经

小隐静脉

外踝尖

跟腱

跟骨滑囊

脂肪垫

外踝前动脉

足背外侧皮神经

图 8-1-30 跟骨滑囊

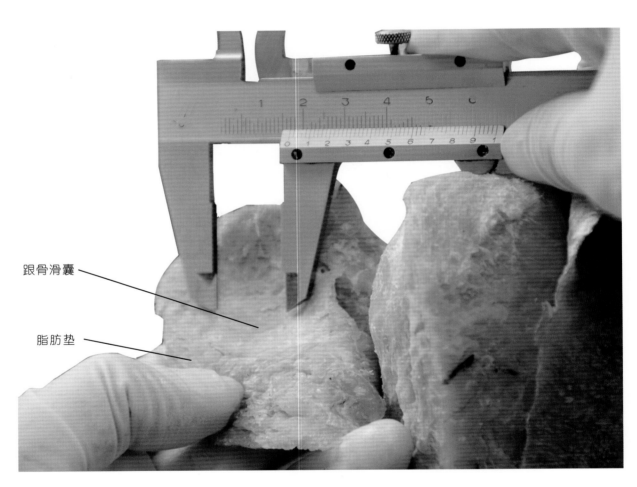

跟骨滑囊

脂肪垫

图 8-1-31　跟骨滑囊的面积（约为 11mm × 17mm）

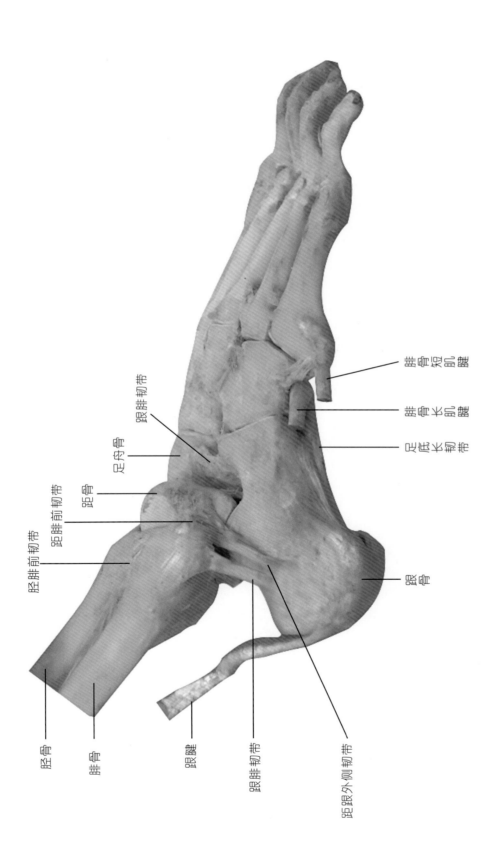

胫腓前韧带

距腓前韧带

距骨

足舟骨

跟腓韧带

腓骨短肌腱

腓骨长肌腱

足底长韧带

跟骨

胫骨

腓骨

跟腱

跟腓韧带

距跟外侧韧带

图 8-1-32　足踝部韧带（外侧面观）

前韧带作为踝外侧主要的稳定结构最容易受伤，是踝部扭伤首先被累及的组织。虽然大部分患者经过保守治疗可取得优良效果，但仍有少部分患者因恢复不佳而出现持续疼痛、肿胀、不稳、反复扭伤等症状。

（2）胫腓后韧带（posterior tiblofibular ligament）　又称外踝后韧带，与外踝前韧带位置相当，纤维横行。其深部由胫骨下关节面后缘伸至外踝内侧后部，与内、外踝的关节面合成一腔。胫腓后韧带为一条强韧的纤维束，其中含有弹性纤维，可以帮助增大胫腓骨下端关节面的曲度。该韧带也是运动损伤最易累及的部位之一。

（3）骨间韧带（interosseous ligament）　该韧带为骨间膜向下的延长部，短而坚实。其纤维由内上方向外下方斜行，即由胫骨朝向腓骨，使胫腓骨下端紧连在一起以加强腓骨的稳定性。

（4）胫腓横韧带（transverse tiblofibular ligament）　该韧带为索状，强韧有力，它由两骨间的滑膜延长形成，横行于胫骨后面下缘与外踝内侧面的三角间隙内，能防止胫腓骨沿距骨上面向前脱位。

2．距小腿关节的韧带

（1）距小腿关节的关节囊　距小腿关节的关节囊前后松弛、薄弱，前侧有少量纤维，由两踝的前面及胫骨下端前缘至距骨颈的上面。后侧关节囊韧带最为薄弱，仅有少量纤维连接胫骨后面，胫腓后韧带至距骨后面。关节囊两侧紧张，附着于关节软骨的周围，内侧由三角韧带加强，外侧为距腓前、后韧带所加强。跟腓韧带位于关节囊之外，在后部有少量纤维连接胫骨后缘于距骨后突，充填于距腓后韧带的间隙内，在下面与前面附着于距骨头之后，使距骨颈位于关节囊内。

（2）距小腿关节前、后侧关节囊韧带　两韧带分别位于距小腿关节关节囊的前后部，较为薄弱，这样的构造便于足的跖屈及背伸动作。

（3）三角韧带（deltoid ligament）　又称为距小腿关节内侧韧带，分为浅、深两部，浅部止于载距的上部，深部（或称三角部）尖向上、基底向下，呈扇形止于距骨体内侧的非关节部分，并与跟舟足底韧带相连。该韧带的存在弥补了内踝短缺的部分，并为胫骨后肌及趾长屈肌所加强。

三角韧带是踝关节周围最坚强的韧带，其位置在足内、外旋时最邻近足的旋转轴心，纤维彼此连成一片，其前部纤维最易损伤。

三角韧带又可分为4个束，即距胫前韧带、胫舟韧带、距胫后韧带和胫跟韧带。

①距胫前韧带：即三角韧带的前部纤维，其两端分别连于内踝前面及紧邻其上的骨端及距骨的颈后部。

②胫舟韧带：起自内踝前面，斜向前下方，止于舟骨粗隆与跟舟足底韧带的内侧缘。

③距胫后韧带：连接内踝内侧面的窝与距骨的内侧面及后面的内侧结节。

④胫跟韧带：即三角韧带的浅部，连于内踝与距骨颈之间并向下附着于载距及足舟骨。

（4）距小腿关节腓侧副韧带　该韧带位于外踝前下方，可分为前、中、后3束。

①前束：称为距腓前韧带，由外踝前缘相前内达于距骨颈外侧面，紧邻外踝关节面之前，走行呈水平方向，较薄弱。该韧带在足跖屈及内翻时容易受伤，其压痛点位于外踝之前。

②中束：称为跟腓韧带，止于外踝尖与跟骨外侧面，其表面有腓骨长、短肌腱越过。该韧带之于距小腿关节的作用与膝关节腓侧副韧带之于膝关节的作用类似。它在足背伸时紧张、跖屈时松弛，足内翻时常会引起该韧带牵拉伤。

③后束：称为距腓后韧带，为前、中、后3束中最为坚强者，由外踝内侧面的外踝窝经距骨后面止于距骨外侧结节及附近部分。

（5）胫腓横韧带　该韧带紧邻胫腓骨下端，是保持距小腿关节稳定的重要韧带，它连同楔形的距骨体以及胫骨下端突出的后唇，可以防止胫、腓骨在距骨上向前脱位，同时因为该韧带纤维的方向稍斜，可以增加距小腿关节的灵活性。

（二）足部的关节与韧带

足部的关节包括距下关节、距跟舟关节、跟骰关节、楔骰骨关节、跗跖关节、趾骨间关节、跖趾关节、踇趾跖籽关节、趾间关节等，这些关节分别由不同的韧带连接。

1. 距下关节、距跟舟关节及跟骰关节

三个关节的主要功能为使足内、外翻及内收、外展。前两个关节主司足内外翻运动，后两个关节合称跗横关节，主司足的内收与外展。

（1）距下关节（subtalar joint）　距下关节由距骨体全部、距骨颈的一部分及跟骨前 2/3 构成，位于跟骨稍前。该关节由以下韧带维持：

①距跟骨间韧带：是距跟骨间最为坚强的韧带，分前后两束。前束位于跟骨前距关节面后方，向上前外止于距骨颈下面；后束位于距骨后距关节面前方，向上后外止于距骨后跟关节面前方，能限制跟骨内翻。

②距跟前韧带（颈韧带）：在关节囊外，连接跟骨上面与距骨颈，由跟骨上面的颈嵴向上内，在趾短伸肌的前方止于距骨颈下外面的结节。此韧带与水平面呈 45° 角，强韧而具有弹性，也能限制足的内翻。

③距腓前韧带：该韧带自外踝前面及胫腓连结下端向下内止于距骨颈。

④跟腓韧带：该韧带起自外踝尖，向下内并向后呈 30° 止于跟骨外侧面，部分被腓骨肌腱所覆盖。

（2）距跟舟关节（talocalcaneonavicular joint）　该关节是跗横关节的一部分，与距跟前关节相连，这个"球凹"型的关节对于足的内、外翻有很大作用，但因为受周围骨骼及韧带的限制，并不能如一般的"球凹"关节型关节自由活动。它的凹面由舟骨后面、跟骨前、中距关节面及横过它们之间的跟舟足底韧带构成，该关节由跟舟足底韧带和分歧韧带所维持。

①跟舟足底韧带：又称弹力韧带，它与距小腿关节内侧三角韧带前部相连，由载距突至舟骨，恰好将距骨头托住，因此是支持足弓的要件。该韧带的下面又被胫骨后肌腱所支持。距骨体正位于内侧纵弓的顶点，如胫骨后肌瘫痪，弹力韧带的负担即增大，日久可引起平足症。

②分歧韧带：起于跟骨上面的前部，前行分为两歧，分别止于舟、骰二骨。内侧部（跟舟韧带）前行止于舟骨外侧面，外侧部（跟骰韧带）向前附着于骰骨的上面。

2. 其他关节

（1）跟骰关节（calcaneocuboid joint）　跟骰关节亦为跗横关节的一部分，由跟骨前部的凸形关节面与骰骨后部的凹形关节面相连而成。该关节面的内侧为分歧韧带的外侧部分（跟骰韧带）所加强，腓骨长肌腱在其下面，是一个重要的支持结构。跟骰关节由足底长韧带和跟骰足底韧带所维持（见足弓部分）。

（2）楔骰关节（cuneocuboid joint）　该关节有舟骨的前面与三个楔骨的关节面，以及骰骨内侧面与外侧楔骨外侧面相接的关节面。

（3）跗跖关节（tarsometatarsal joint）　包括骰跖关节与楔跖关节。前者由骰骨前面的关节面与第 4、5 跖骨底形成；后者包括由内侧楔骨与第 1 跖骨底构成的鞍状关节及中间和外侧楔骨与第 2、3 跖骨底所构成的平面关节。

（4）趾骨间关节（interphalangeal joints）　由各趾骨底相互合成。

（5）跖趾关节（metatarsophalangeal joints）　对于针刀临床来说，由于主要涉及拇外翻的治疗，因此熟悉拇趾跖趾关节解剖十分重要。

拇趾跖趾关节由第 1 跖骨头的凸形关节面与近节趾骨底的凹形关节面构成。此关节囊较为松弛，上面较薄，为伸肌腱所加强，可借小滑液囊与趾长伸肌腱分离，关节两侧为强韧而肥厚的扇形侧副韧带所加强，侧副韧带起自跖骨头两侧的背结节，斜向前下方，止于近节趾骨底的两侧及足底韧带；悬韧带从跖骨头两侧的背侧结节向跖侧止于两边的籽骨。

关节的下面（跖侧）有肥厚的足底韧带参与构成关节囊。此韧带分为两部分：即内外侧跖骨籽骨韧带和籽骨趾骨韧带，两部分均从跖骨头经籽骨到近节趾骨基底，两个籽骨之间由籽骨间韧带连接。此外，该韧带还与跖骨深横韧带相融合，横行连结各跖骨头。

在关节囊的跖面，拇长屈肌腱位于内外侧籽骨形成的沟内，以后向远侧止于远节趾骨底。籽骨位于拇短屈肌腱内，此肌腱分为两部分，分别经籽骨止于近节趾骨底内、外足底面，与足底关节囊相适合。拇短屈肌内侧腱与拇展肌相融合，其共同腱与内侧籽骨相关，而拇短屈肌外侧腱与拇收肌止点相融合，其共同

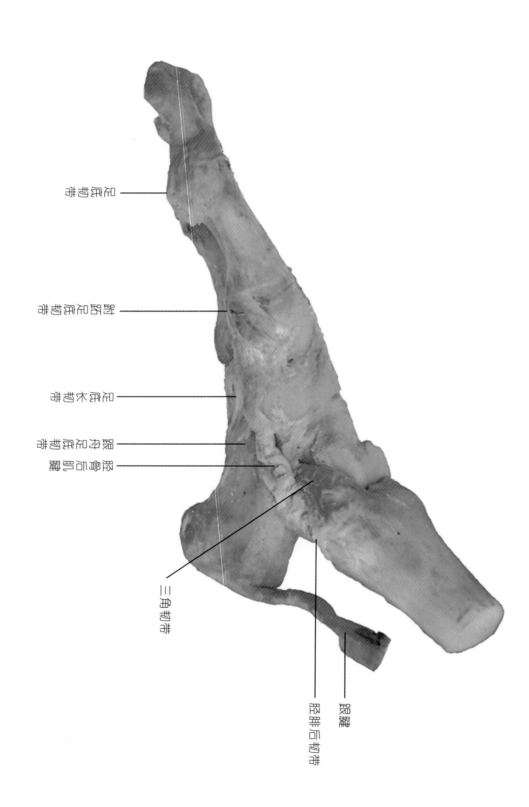

图 8—1—33　足踝部韧带（内侧面观）

足背腱

距舟足背韧带

足舟木韧带

跟舟足底韧带

距舟韧带

三角韧带

跟腱

胫腓后韧带

腱与外侧籽骨相关。

姆趾的跖趾关节面在不同个体有一定变异，Piggott（1966年）将姆趾跖趾关节面的相互关系分为3型：Ⅰ型为适合型，关节面完全适合，中心点彼此相对，关节面对骨干的长轴较一般更为倾斜，但其相互关系正常，仅骨的形状有变异；Ⅱ型为偏斜型，远侧关节面朝外偏斜，因而近侧关节面的内端显露于外，骨的形状正常但关节面彼此不适合，姆趾外翻增大，Ⅲ型为半脱位型：较偏斜型更进一步，近节趾骨底向外半脱位。

尽管姆趾有外展肌及内收肌，但生理状态下姆趾的跖趾关节并不发生侧方运动。

生理状态下，姆趾有一定的外翻角度。跖骨头内外端的连线与跖骨干的轴线相交，显示跖骨头对跖骨干的角度（A）呈稍向外偏斜状态，而近侧趾骨干对其自身的关节面亦有向外偏斜的角度（B），以上两个偏斜角的总和（A+B）即为正常的姆趾外翻角度。正常姆趾外翻角度的范围在15°～20°之间，不伴有跖骨间角异常、姆趾旋转、籽骨移位及其他前足畸形。

在姆趾跖趾关节的内侧及小趾跖趾关节的外侧各有一个小的滑膜囊，前者称为姆囊。穿鞋不合适或患姆外翻时常可引起此处滑囊（尤其是姆囊）炎症。

姆趾跖趾关节的活动范围较大，其主动背伸角度可达50°～60°，被动背伸可达90°，主动跖屈角度为30°～40°，被动跖屈角度为45°～50°。其运动轴有两个：一个是横轴，可允许跖趾关节在矢状面上进行伸和屈；另一个是垂直轴，可允许跖趾关节在水平面上做内收和外展运动，但其主动的内收和外展运动基本不能完成。

（6）*姆趾跖籽关节*（图8-1-34）　第1跖骨头的跖侧被一个嵴（籽骨间嵴）分为两个斜形的关节面，这两个关节面分别与胫、腓侧籽骨组成跖籽关节。籽骨呈椭圆形，大小如豌豆。籽骨一般在5岁左右骨化，其底部被纤维软骨性的籽骨垫包裹，附着于第1跖骨颈，滑动于跖骨头关节面之上，起着保护姆长屈肌腱和跖骨头的作用，传递前足内侧的负荷，同时类似滑车增加了姆长、短屈肌腱的力量。一般腓侧籽骨大于胫侧籽骨。姆趾跖籽关节的关节囊相当宽大，可允许姆趾背屈活动，而在足跖屈时则变为隐窝。成人第1跖骨头跖侧关节面的形状和位置常不对称（多向外移），当发生姆外翻或足底痛时，关节面的形状也可发生改变。

（7）*趾间关节*（interphalangeal joint）　由近侧趾骨的滑车与远侧趾骨底构成，其关节囊的两侧有侧副韧带加强。趾间关节仅能做屈伸运动。

第四节　足弓

足弓（plantar arch）在正常状态下支持体重，其在地面的支点为跟骨结节、第1跖骨头和第5跖骨头，因而支撑面呈三角形（图8-1-35）。

如果检查足印，可见支撑面的印迹较大，这是由软组织产生的（图8-1-36）。

身体的重力线从距骨传至跟骨及中足和前足。压力传递至足弓的前后方，使弓的弯曲趋于扁平，但韧带和足底肌可对抗这种压力。

一、足弓的构成

人的足弓是一个可变的结构，其形态可随姿势变化而改变，在体重或负重出现动态变化时，足弓可像弹簧一样发生变形。足弓有纵弓和横弓之分。

（一）纵弓（longitudinal arch）

1. 内侧纵弓

内侧纵弓由跟、距、足舟、部分楔骨（内侧、中间及外侧楔骨）与第1～3跖骨构成。其后柱为跟骨

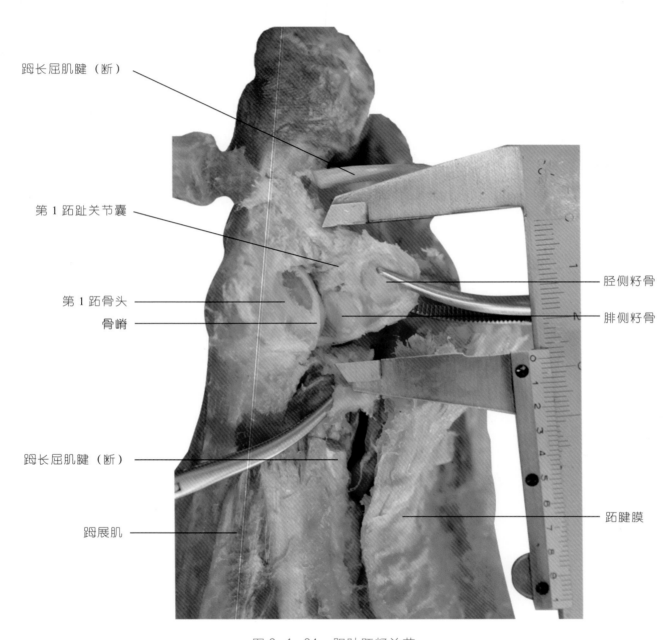

姆长屈肌腱（断）

第 1 跖趾关节囊

第 1 跖骨头

骨嵴

胫侧籽骨

腓侧籽骨

姆长屈肌腱（断）

姆展肌

跖腱膜

图 8-1-34　姆趾跖籽关节

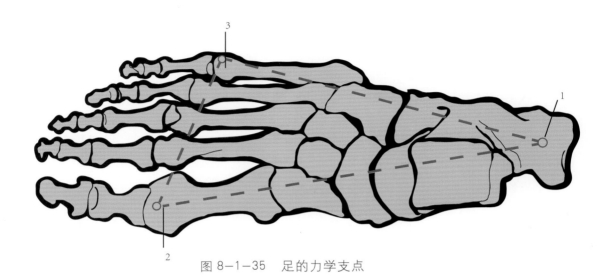

图 8-1-35 足的力学支点

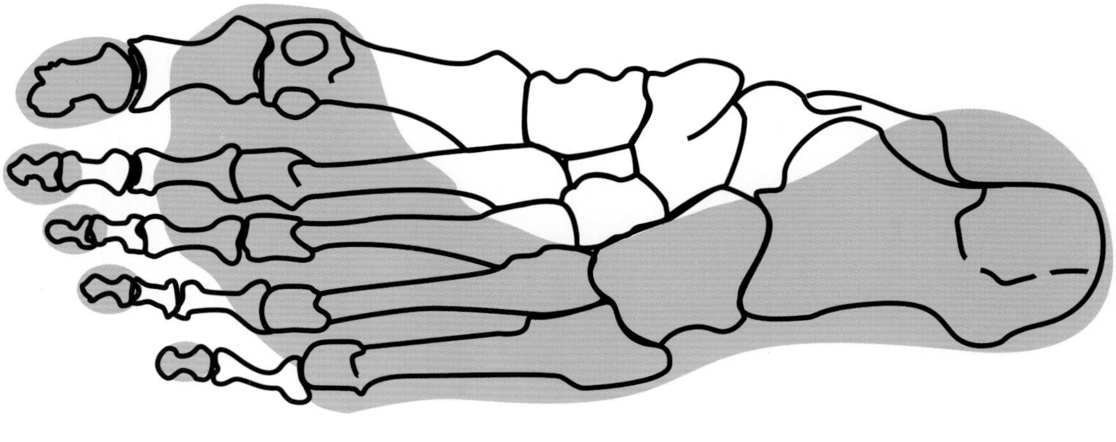

图 8-1-36 足支撑面的印迹

结节的内侧突，距骨头与舟骨位于其顶点，其位置约在前2/3及后1/3交界处，介于跟骨载距突与舟骨之间。距骨头为跟舟足底韧带所支持，而后者又为胫骨后肌腱所支持，这两个结构对于维持内侧纵弓十分重要。男性足长及足弓高度均大于女性。内侧纵弓较高，站立时其弓形部分并不着地，其主要功能在于运动。

2. 外侧纵弓

外侧纵弓由跟骨、骰骨及第4～5跖骨构成，跟骨结节为弓的后柱，骰骨为弓的顶点。此弓不甚明显，其表面被肌肉及其他软组织所覆盖，站立时几乎全部着地。

（二）横弓 （transverse arch）

横弓由跗骨与跖骨构成，又分为后部与前部。其后部包括内侧、中间及外侧骰骨，前部为第1～5跖骨。整个横弓呈拱桥形，在足的跖侧面形成一个很深的凹。构成横弓的各骨关节面的方向并不一致，足舟骨及内侧楔骨的背侧面向上向内，中间及外侧楔骨的背侧面向上，骰骨的背侧面向上向外，骰骨的内侧面向上向内。人体在站立时，5个跖骨头全部着地，其间并无韧带相连。

二、维持足弓的结构

足弓的维持依赖足骨、韧带及肌肉三种要素。

（一）足骨 （bones of foot）

足骨之于足弓相当于钢筋之于建筑墙体，其重要性毋庸置疑。

（二）韧带 （ligaments）（图8-1-37）

在足弓的凹面，韧带附着于相应的足骨之上，使足弓的生理形态得以维持。韧带不会疲劳，并且对压力的抵抗力比肌肉更大。韧带的抵抗力变化不大，但如果过度伸展，则不能恢复原来的形态。

足底的韧带有跟舟足底韧带、足底长韧带、足底短韧带、三角韧带及足底腱膜等。

参与维持足弓的主要韧带如下：

1. 跟舟足底韧带 （plantar calcaneonavicular ligament）

该韧带连于跟骨的载距突与舟骨之间，有弹性纤维软骨构成，有弹性，在体重落于距骨时略为拉长，重力离开时又恢复原状。

2. 足底长韧带 （long plantar ligament）及跟骰足底韧带 （plantar calcaneocuboid ligament）

足底长韧带起自跟骨结节内、外侧突的前方，其纤维分为浅、深两部分，深部纤维向前止于骰骨，浅部纤维走向更前方，止于第2、3、4跖骨底。浅深两个部分的纤维之间形成一条沟，腓骨长肌腱即由此沟通过。足底长韧带越过跟骰关节下面，可拉紧跟、骰两骨及骰骨与跖骨，对外侧纵弓的维持至关重要。

跟骰足底韧带起自跟骨下面前端的圆形隆起，呈扇形止于骰骨沟之后，全部纤维均被足底长韧带所覆盖。该韧带参与维持跟、骰两骨的位置关系，对外侧纵弓的维持起辅助作用。

3. 骨间韧带 （interosseous ligament）

除第1跖骨外，其余跖骨底之间及各跗骨间均有坚强的骨间韧带并与关节囊紧密相连以维持足弓的正常形态。

4. 三角韧带 （deltoid ligament）

三角韧带的主要作用是稳定距小腿关节，同时使跟骨保持一定内翻位置并防止其外翻。

5. 足底腱膜 （planter aponeurosis）

该腱膜张于跟骨结节和趾骨之间，对于维持足弓极为重要。

（三）肌肉 （muscles）

肌肉是维持足弓最为重要的因素，能将足弓的两柱牵拉、靠拢或直接向上牵起形成弓顶，内收与内翻足的肌肉能增加纵弓的高度，外展与外翻足的肌肉则可使足弓降低。

1. 胫骨前肌腱 （tendon of tibialis anterior）

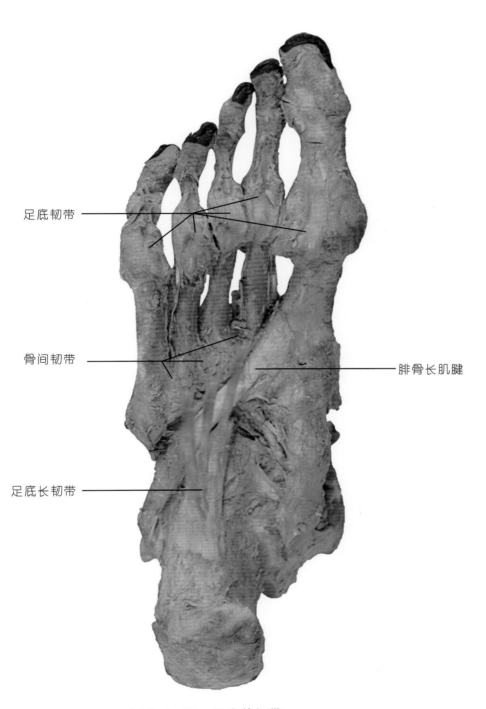

足底韧带

骨间韧带

腓骨长肌腱

足底长韧带

图 8-1-37　足底的韧带

该肌腱可直接上牵足弓，与腓骨长肌腱协同作用以参与维持足弓。

2．胫骨后肌腱（tendon of tibialis posterior）

胫骨后肌为内收、内翻肌之一，除参与维持足弓外还可以加强跟舟足底韧带，使舟骨与距骨头紧密相连而避免下垂。

3．趾长屈肌腱（tendon of flexor digitorum longus）与𧿹长屈肌腱（tendon of flexor hallucis longus）

两腱在足底交叉，位于距骨头之下，形成一附加支持带。

4．腓骨长肌腱（tendon of peroneus longus）

该肌腱横越足底，可与胫骨前肌腱协同作用以参与足横弓的维持，同时对足纵弓的维持也有辅助作用。

5．𧿹收肌横头（caput transversum of adductor pollicis）

𧿹收肌横头横越跖骨头，可对横弓形成支持。

足弓的维持依赖多方面的因素，其中肌肉最重要。当维持足弓的因素遭受损伤时，便不利于足弓正常形态的维持。一般而言，足弓的受损或消失主要是由于维持足弓的动力装置（肌肉、韧带）受到持久存在的超负荷拉力所致（比如长久站立），而跳跃等运动一般并不会引发足弓受损。

三、足弓的功能

足弓是人类直立的结果，系因直立行走及跑跳运动而发生。一个足弓的功能是否正常不在于其高度，而主要在于身体的力线是否正确地落于第 1～2 趾之间，同时骨骼、肌肉及韧带能否保持一定平衡。足弓有一定弹性，负重时，足弓会出现相应的变形而使其高度适当降低，使重力传达到韧带；当韧带适度紧张时，足部的内、外肌又参与发挥作用，以协助韧带维持足弓的形态。由于足弓具有在负重时发生变形的能力，故可以在人体跳跃或行走时吸收所产生的震荡，保护足部以上关节，防止内脏损伤。

第五节　足踝部的血管

一、踝部血管

踝部血供来自胫前动脉、胫后动脉及其分支腓动脉。

（一）**胫前动脉**（anterior tibial artery）

该动脉在胫骨前外侧下行，越过踝部后，走行于𧿹长伸肌与趾长伸肌之间，在踝部分为内、外踝前动脉。胫前动脉经过小腿伸肌支持带的深面，在踝关节之前、两踝之间易名为足背动脉并与腓深神经伴行。

（二）**胫后动脉**（posterior tibial artery）

该动脉在踝部，走行于内踝与跟骨结节之间，与胫神经一起由踝管内穿过，在屈肌支持带之下分为足底内、外侧动脉。以针刀治疗踝管综合征时需避免伤及此动脉。

（三）**腓动脉**（peroneal artery）

其穿支在外踝上方 35mm 左右处发出，经肌肉及骨间膜至踝前，并入足背动脉。

二、足部血管

（一）**足背部血管**（图 8-1-38、图 8-1-39）

足背浅静脉弓呈弧形横过足背的远侧，接受由趾背静脉吻合而成的 3～4 支跖背静脉、𧿹趾内侧缘趾背静脉、小趾外侧缘趾背静脉及来自足底的小静脉；大隐静脉在足背的起点位于静脉弓的内端与足内侧缘静脉最后 1 支合并处；小隐静脉在足背的起点位于静脉弓的外端与足外侧缘静脉最后 1 支合并处；足背浅静脉网位于踝关节前方与足背浅静脉弓之间，与浅静脉弓及大、小隐静脉间有吻合，其中多半呈网状分布。

　　足背动脉主要为腓动脉穿支、跗外侧动脉及足背动脉。腓动脉越过踝关节外侧后，在趾短伸肌的起点深面及近侧走行，紧贴距骨下外部，以后沿趾短伸肌外侧缘与跗外侧动脉的一个终支相吻合；跗外侧动脉在趾短伸肌的深面向远侧斜行，其主要终支返回与腓动脉穿支相吻合；足背动脉在踇长伸肌腱及趾伸肌腱之间走行，除直接发出足背皮支外，其主要分支也发出纤细的足背皮支，形成丰富的皮肤动脉网。

　　（二）足底血管

　　足底腱膜覆盖了足底的深层结构，包括足底的血管神经主干。足底分布有足底皮动脉和足底皮静脉，所以足底皮肤的血供特别丰富。在跟区，动脉形成网，即跟网（retecalcaneum），此网的血液来自胫后动脉和腓动脉的分支，另外也有来自足底内、外侧动脉的分支。

　　在足底腱膜的纵行纤维束之间，可见趾足底总动脉（common plantar digital artery）位于皮下。

　　足底动脉包括足底内侧动脉和足底外侧动脉，是胫后动脉在屈肌支持带的远侧、内踝与跟骨结节内侧突之间所分出的两个分支。

　　足底内侧动脉前行于踇收肌及趾短屈肌之间，其深支在第1、2、3趾间隙与足心动脉的分支相吻合，有时与足底外侧动脉相吻合，形成足底浅动脉弓。

　　足底外侧动脉初行于足底第1、2层肌肉之间，位于趾短屈肌的深面，至第5跖骨底的前外侧，即转而向内，行于第3层及第4层肌肉之间，在第1跖骨间隙与足背动脉的终支足底深动脉相吻合，形成足底深弓。足底深弓沿中间3个跖骨底横行，对每一跖骨间隙发出一支足心动脉，同时，发出一小支向足背走行，与各跖背动脉相吻合。

第六节　足踝部的神经

一、踝部的神经（图 8-1-40）

　　踝部的神经包括胫神经、腓浅神经、腓深神经、腓肠外侧皮神经、腓肠内侧皮神经、腓肠神经、隐神经、腓神经皮支、跟骨内侧皮神经、跟骨外侧皮神经等。其中，前三者为运动神经，其他为踝部的皮神经（感觉神经）。

　　（一）胫神经（tibial nerve）

　　胫神经为坐骨神经干的延续，在内踝后方经踝管下行入足底，分为足底内侧神经和足底外侧神经。在其下行过程中除发出肌支支配所有小腿后侧群肌肉外，还支配足底诸肌。

　　（二）腓浅神经（superficial peroneal nerve）

　　腓浅神经为腓总神经的分支，亦来源于坐骨神经，在足背正中分为足背内侧皮神经和足背中间皮神经，继续下行支配足背及跖背的皮肤。

　　（三）腓深神经（deep peroneal nerve）

　　腓深神经亦为腓总神经的分支，来源于坐骨神经，在胫前肌与踇长伸肌之间下行至足背，分布于足背肌及第1趾间隙背侧皮肤。

　　（四）腓肠外侧皮神经（lateral sural cutaneous nerve）

　　腓肠外侧皮神经来源于腓总神经，沿小腿外侧下行至外踝前方，支配足背外侧皮肤。

　　（五）腓肠内侧皮神经（medial sural cutaneous nerve）

　　该神经来源于胫神经，在小腿中央穿出固有筋膜，与腓肠外侧皮神经的皮神经吻合称为腓肠神经，经外踝后方呈弓形向前，在此处称为足背外侧皮神经，分布于足背皮肤。

　　（六）腓肠神经（sural nerve）

　　该神经由腓肠内侧皮神经与腓肠外侧皮神经吻合而成，支配足外侧缘皮肤。

　　（七）隐神经（saphenous nerve）

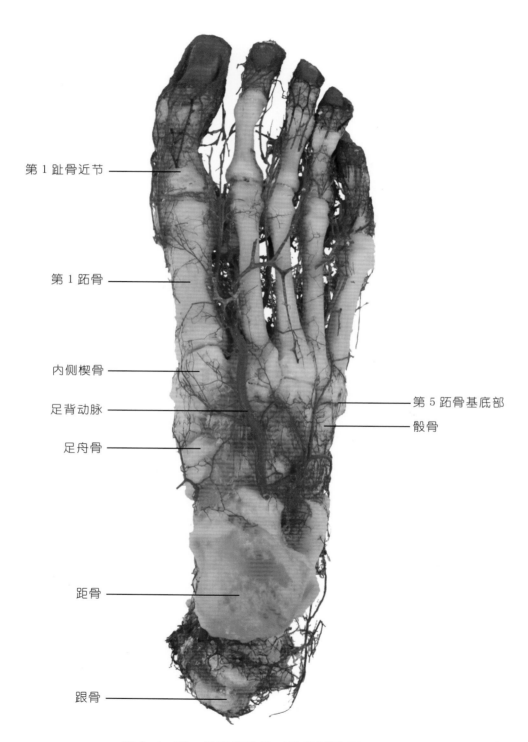

第 1 趾骨近节

第 1 跖骨

内侧楔骨

足背动脉

足舟骨

第 5 跖骨基底部

骰骨

距骨

跟骨

图 8－1－38　足背部动脉（足背侧面观）

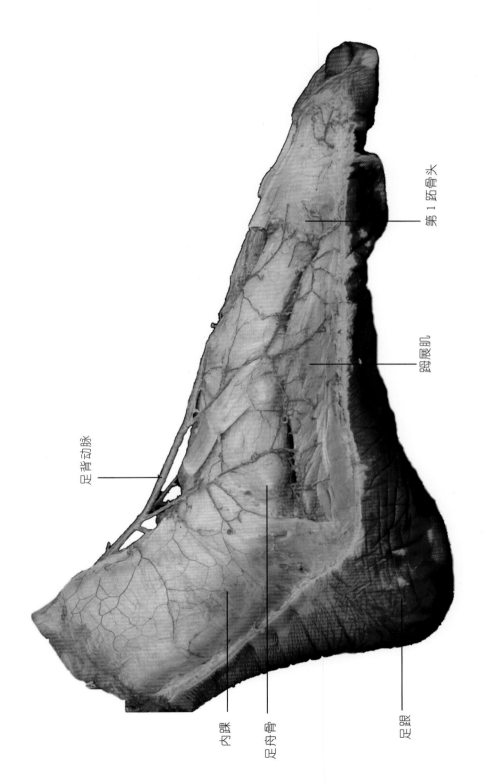

第1跖骨头

踇展肌

足背动脉

内踝

足舟骨

足跟

图 8-1-39 足背部动脉（内侧面观）

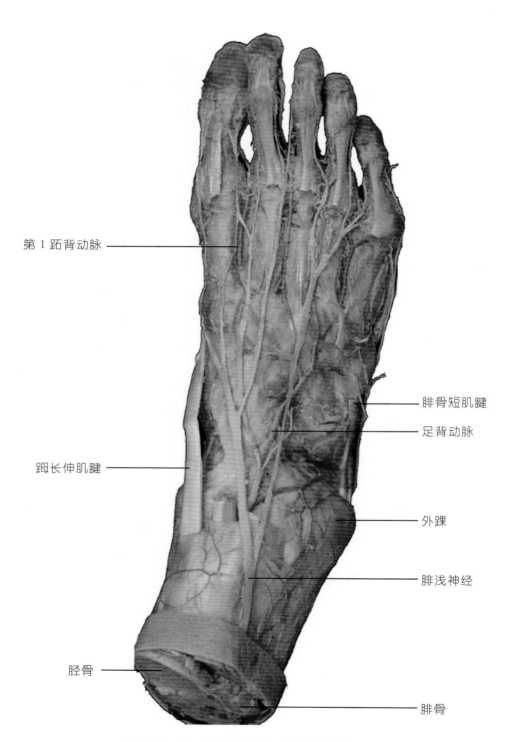

第 1 跖背动脉

腓骨短肌腱

足背动脉

踇长伸肌腱

外踝

腓浅神经

胫骨

腓骨

图 8-1-40　踝部的神经（足背侧面观）

该神经是股神经的终末支，沿小腿内侧面下降至足内侧缘，支配足内侧缘的皮肤。

（八）**腓神经皮支**（cutaneous branch of peroneal nerve）

该神经来自于腓总神经，下行至足，在第 1 趾蹼间浅出，支配第 1、2 趾相对缘的皮肤。

（九）**跟骨内侧皮神经**（medial calcaneus cutaneous nerve）

该神经来自胫神经，沿跟腱内侧至跟骨内后方，进入胫距间隙内，支配足跟内侧、距面皮肤及跟骨骨膜等处的感觉。

（十）**跟骨外侧皮神经**（lateral calcaneus cutaneous nerve）

跟骨外侧皮神经有 1～3 条，来自腓肠神经，分布于足跟外侧皮肤和跟骨外侧骨膜，支配相应组织的感觉。

二、足底神经（图 8-1-41）

足底神经即足底内侧神经和足底外侧神经，均为胫神经的分支。足底内侧神经与手掌的正中神经作用相似，其多个分支在足底中段发出，包括姆趾内侧固有神经及第 1～3 趾足底总神经。这些分支至足趾时又各分为两条趾足底固有神经，支配姆趾展肌、趾短展肌、姆短屈肌、最内侧蚓状肌及内侧三趾半的皮肤；足底外侧神经的作用与手掌的尺神经作用相似，它自胫神经分出后向前外行于姆短屈肌和跖方肌之间，它延续为支配外侧一趾半皮肤的趾足底固有神经。足底内侧神经发出的第 3 趾底神经与足底外侧神经发出的第 4 趾底神经之间有吻合支。

第七节　足踝部的 X 线解剖

足踝部的 X 线摄片通常为正位和侧位。

在足正位片上，可以看到完整的趾骨、跖骨、跗骨及胫腓骨下端，也可看到腓侧籽骨。第 1 跖骨与趾骨之间的夹角（HVA）小于 20°，各关节间隙正常存在（图 8-1-42）。

在足侧位片上，可以更加清楚地显示胫腓骨下端、跟骨、跗骨各部、距骨的形态，关节间隙正常，纵弓存在，跟骨周缘光滑无骨刺，足底部软组织无钙化及肿胀（图 8-1-43）。

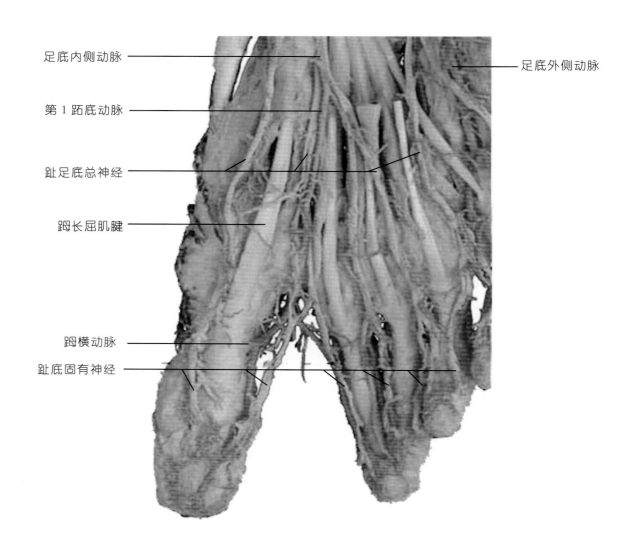

足底内侧动脉

第 1 跖底动脉

趾足底总神经

踇长屈肌腱

踇横动脉

趾底固有神经

足底外侧动脉

图 8-1-41　足底神经与动脉

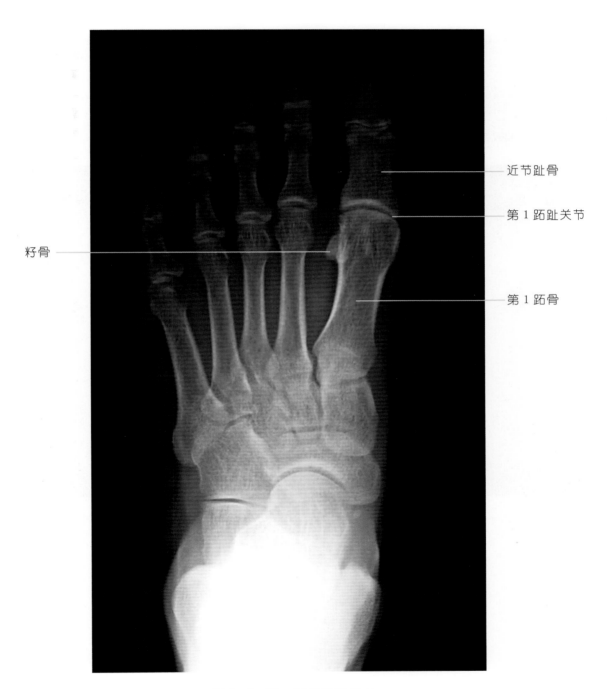

近节趾骨

第 1 跖趾关节

第 1 跖骨

籽骨

图 8-1-42 正常足正位片

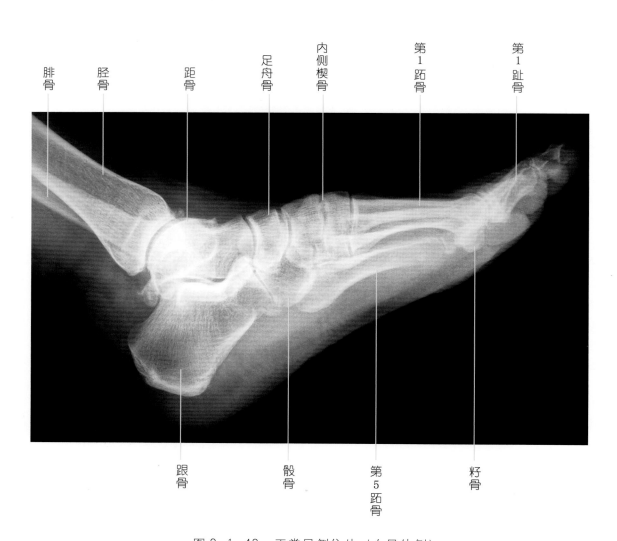

腓骨　胫骨　距骨　足舟骨　内侧楔骨　第1跖骨　第1趾骨

跟骨　骰骨　第5跖骨　籽骨

图 8-1-43　正常足侧位片（右足外侧）

第二章　跟痛症

跟痛症（calcanodynia）又称足跟痛、跟骨痛，可见于多种慢性疾病。常见原因有足跟脂肪垫炎或萎缩、跖腱膜炎、跟骨滑囊炎、跟骨高压症等。由于机体的老化，跟骨结节退变、钙化，也可以导致脂肪垫炎、滑囊炎而形成足跟痛。足跟脂肪垫炎是由于足跟长期受到压迫或受到寒冷刺激，引起跟垫出现慢性无菌性炎症，表现为足跟底肿胀，有潜在压痛；炎症波及跟骨骨膜或滑囊时，还会有深压痛。

跟痛症常见于中老年人，但在文献报道中，8 ～ 80 岁的人都可发生，女性及肥胖者更为多见。

第一节　病因病理

一、跖腱膜炎（plantar fasciitis）

以往认为，跟骨"骨刺"是跟痛症的常见病因。跟骨"骨刺"是跟骨下跖腱膜附着点增生的骨嵴在跟骨侧位 X 线片上的表现。它是不是跟痛症的原因，临床上有很多争论。20 世纪 90 年代早期，很多人认为跟骨"骨刺"与淋病有关，但用切除跟骨"骨刺"的方法治疗，疗效不佳。赵幼林等观察过 900 例跟痛症患者跟骨的 X 线片，结论是跟骨"骨刺"不是跟痛症的原因，有很多患者无"骨刺"，也有很多患者在健侧有"骨刺"。最重要的概念是所谓跟骨"骨刺"是横跨跟骨下方的骨嵴，是跖腱膜的附丽点，因此不能单纯用跟骨"骨刺"解释跟痛症。它应当被认为是由多种病理变化所致的综合征，其中包括跖腱膜炎，内侧或外侧跖神经被刺激或受压，跟骨下脂肪垫萎缩，跟骨血运瘀滞，引起跟骨内压升高等。Contompasis 称之为跟骨"骨刺"综合征（hell spur syndrome）是一个比较合理的提法。

该型跟痛症多见于运动员、肥胖者及重体力劳动者。运动员或运动爱好者过度从事弹跳活动会造成足弓承受瞬间高负荷，跖腱膜随之形成高应力状态；肥胖者或重体力劳动者会使足弓长时间超负荷负重，这种情况也会造成跖腱膜的高应力状态。在跖腱膜的高应力状态下，跖腱膜的跟骨附丽点所承受的拉应力会持续在高水平，而持续的高拉应力状态将会刺激跟骨的跖腱膜附丽点出现逐渐硬化（钙、磷转移）改变，而且这种硬（钙）化改变会随着高拉应力状态的持续不断沿跖腱膜纤维方向扩展，逐渐形成跟骨"骨刺"。即便"骨刺"已经形成，但如果患者足弓的负重状态得不到改变，与"骨刺"相连部位的跖腱膜组织仍会呈高拉应力状态，跖腱膜紧张可能对局部神经（跖内、外侧神经）末梢产生压迫，从而出现疼痛症状。

跖腱膜在跟骨上的止点周围有滑囊存在，用于缓冲因跖腱膜紧张所形成的对跟骨跖腱膜止点的拉应力。当这种拉应力持续升高时，便可能造成该处滑囊的无菌性炎症，形成跖腱膜炎，炎症所产生的炎性因子刺激神经末梢便会产生疼痛。

跟痛症患者每当行走时出现跟部疼痛，可能是因为：①行走时体重会使患足负重瞬间加重从而增加跖腱膜的紧张度，造成神经末梢所受刺激加重；②行走时患足所承受的重力因素直接刺激具有炎性反应的跟骨滑囊，造成神经末梢所受刺激加重。

二、跟下脂肪垫炎（inflamation of subcalcaneus fat pad）

跟下脂肪垫炎是由于足跟长期受到压迫和感受风寒，造成跟下脂肪垫血运不畅，脂肪垫缺血，产生无菌性炎症，炎症所产生的炎性因子刺激神经末梢便会产生疼痛；同样，重力刺激会使这种刺激加重，从而直接加重疼痛。

跟下脂肪垫萎缩常发生于长期卧床的患者，由于足跟部长期得不到正常的刺激，致使足跟部皮肤软化，脂肪垫发生废用性萎缩从而变薄，跟骨也会发生轻度废用性脱钙。

三、跟骨滑囊炎（calcaneal bursitis）

跟骨滑囊位于跟骨结节与脂肪垫之间，在从事跳跃或体重过重时均容易使该滑囊受到过度刺激而出现无菌性炎症，从而使炎性因子刺激滑囊壁的神经末梢而产生疼痛症状。

四、跟后（腱）滑囊炎（retrocalcaneal bursitis）及跟腱周围炎

跟腱与皮肤、跟腱与跟骨之间均有滑膜囊存在，肥胖、运动过度及穿高跟鞋、低帮鞋都可能使跟腱滑囊及跟腱本身所受刺激过度，可能造成跟骨的后侧面、跟腱的附丽点发生骨刺，跟腱发生肥厚，跟腱滑囊、皮下和跟后滑囊及跟腱周围软组织出现无菌性炎症，所产生的炎性因子刺激神经末梢从而产生疼痛症状。

五、跟骨高压症（high pressure of calcaneus）

骨科临床及动物实验证明，顽固性的跟痛症与跟骨内高压有一定关系。这种跟痛症系由于跟骨内静脉血回流不畅，造成跟骨内压力升高所致。

第二节　临床表现

跟痛症大多一侧发病，也有两侧同时发病者。患者多在中年以上。症状以清晨下床时疼痛最为明显，称为"始动痛"，是跟痛症的特征性症状。活动一段时间后疼痛可有一定程度缓解。夜间不痛，如有夜间疼痛就应当与肿瘤、结核或其他病变相鉴别。跟痛症病程长短不一，有的可自愈，但也有的患者可转为慢性过程。跟骨侧位X线摄片可见"骨刺"，但骨刺不一定都在痛侧。跟部表面无红肿，在跟骨内侧结节处可有局限性压痛。X线摄片的重要性不在于确定"骨刺"的有无，重要的是鉴别其他病变。跟痛症在多数情况下是根据临床症状作出诊断的。以下是各类跟痛症的临床特点：

一、跖腱膜炎

压痛点位于跟骨结节或其前缘处（图8-2-1），足侧位X线片可见"骨刺"（图8-2-2）。

二、跟下脂肪垫炎（图8-2-3～图8-2-5）

跟下脂肪垫炎的临床表现为足跟底部肿胀，一般可找到多个压痛点。这些压痛点或位于足跟底部（足跟底部脂肪垫炎）或位于足跟边缘（足跟周边脂肪垫炎）。

脂肪垫萎缩的临床表现为足跟部触痛，行走时有不适感，常见于长期卧床患者。如患者恢复正常行走功能，上述症状会逐渐消失，一般不需要治疗。

三、跟骨滑囊炎（图8-2-6、图8-2-7）

跟骨滑囊炎的压痛点位于足跟的正中部，在足侧位相的X线摄片中无异常发现。

四、跟后（腱）滑囊炎及跟腱周围炎（图8-2-8、图8-2-9）

患者主诉跟骨后上部疼痛，检查时可在跟腱附丽点处发现压痛、肿胀及胼胝。跟腱区滑囊如有感染，也可形成溃疡。跟腱炎合并有跟骨后滑囊炎时，跟腱部可有轻肿胀与压痛。X线检查可见跟腱区钙化，骨刺形成。

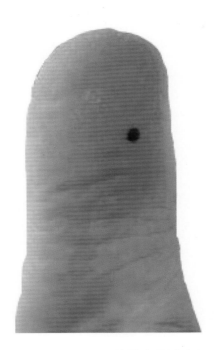

图 8-2-1　跖腱膜炎压痛点

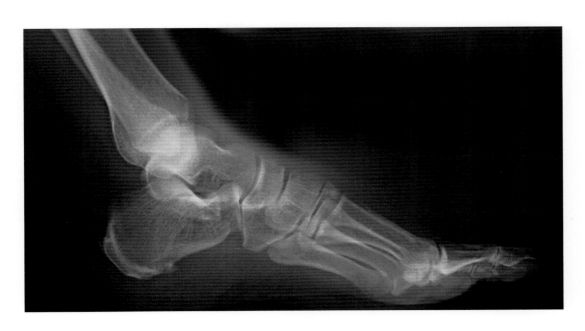

图 8-2-2　跖腱膜炎 X 线片——骨刺形成

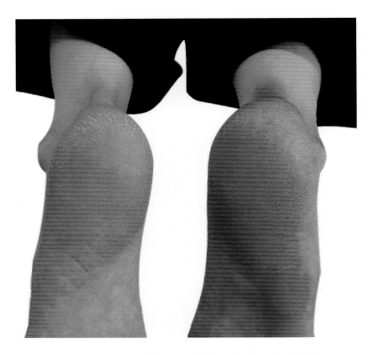

图 8-2-3　右足跟脂肪垫炎（足跟肿胀）

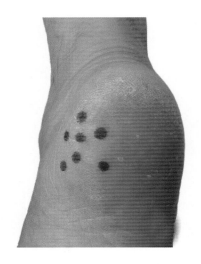

图 8-2-4　足跟底部及足跟周边脂肪垫炎压痛点

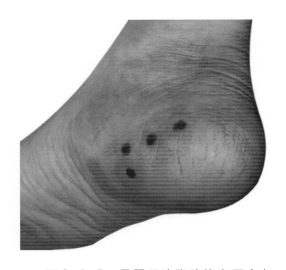

图 8-2-5　足跟周边脂肪垫炎压痛点

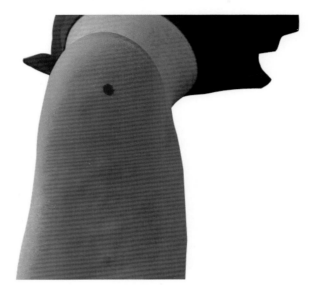

图 8-2-6　跟骨滑囊炎压痛点

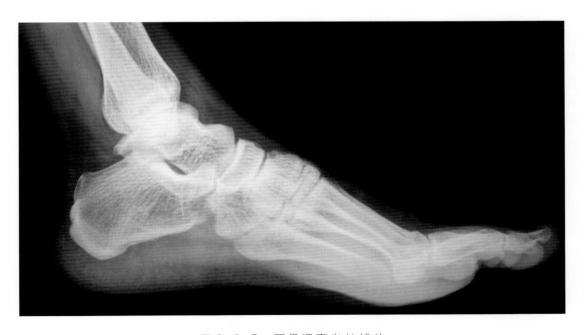

图 8-2-7　跟骨滑囊炎 X 线片

五、跟骨高压症

跟骨高压症的跟痛特征与前述 4 种跟痛症不同。无论是跟骨骨刺（跖腱膜炎）、跟下滑囊炎、跟下脂肪垫炎，还是跟后（腱）滑囊炎及跟腱周围炎，其疼痛特点都是晨起始动痛最为明显，行走后可逐步缓解。而跟骨高压症的跟痛则是休息后或下肢抬高时症状缓解，行走后反而呈进行性加重。X 光摄片可无显著改变，或部分患者可见跟骨骨刺形成。普通针刀治疗方法效果不理想（可暂时缓解，但反复发作）。

第三节 针刀治疗及其他

一、跖腱膜炎（图 8-2-10）

针刀治疗：患者俯卧，垫高患足，术者以拇指在患者足跟部用力按压寻找压痛点，以记号笔标记，以 75% 酒精与碘酒局部消毒各 3 遍，消毒范围覆盖整个足跟部皮肤。术者戴无菌手套，铺洞巾，以 2% 利多卡因 5mL 与注射用甲波尼龙琥珀酸钠注射液 40mg 混合局部麻醉。麻醉时，先将针头快速刺入皮肤，探索进针穿过脂肪垫至骨面（跟骨结节），回抽无回血，每点注射 1～1.5mL。各定点均依以下程序操作：术者左手持无菌纱布，右手持 I 型 4 号针刀，刀口线与足弓长轴平行刺入皮肤，探索进针至骨面，纵向切割 3～4 刀，然后调转刀口线与足弓长轴呈 90°，切割 3～4 刀，手下有松动感时出针，按压止血，创可贴外敷。

术后手法：①双手拇指重叠，用力侧推术点深层组织。目的是扩大针刀切割点松解范围。②着力手拇指用力推压足弓。目的是牵拉足底腱膜，进一步松解跖腱膜跟骨结节附丽点。③着力手掌根用力推压患足足底前方使患足背屈。目的同②。

二、跟下脂肪垫炎（图 8-2-11、图 8-2-12）

消毒同前。各定点均依以下程序操作：术者左手持无菌纱布，右手持 I 型 4 号针刀，刀口线与足弓长轴平行刺入皮肤，探索进针穿过脂肪垫至骨面，然后提针刀至皮下，再将针刀切至骨面，使针刀切透脂肪垫全层，纵向切割 3～4 刀，然后调转刀口线与足弓长轴呈 90°，切割 3～4 刀。出针，按压止血，创可贴外敷。

术后手法：双手拇指重叠，用力侧推术点深层组织。目的是扩大针刀切割点松解范围。

三、跟骨滑囊炎（图 8-2-13）

消毒同前。各定点均依以下程序操作：术者左手持无菌纱布，右手持 I 型 4 号针刀，刀口线与足弓长轴平行刺入皮肤，探索进针至骨面，然后轻提针刀 3～4mm，再将针刀切至骨面，行"十"字切割 3～4 刀以切开跟骨滑囊。出针，按压止血，创可贴外敷。

四、跟后（腱）滑囊炎及跟腱周围炎（图 8-2-14、图 8-2-15）

消毒如前。各定点均依以下程序操作：术者左手持无菌纱布，右手持 I 型 4 号针刀，刀口线与跟腱垂直刺入皮肤，探索进针至骨面，横向切割 3～4 刀以切断少量跟腱纤维，减低其张力，并向两侧铲剥 2～3 下后出针，按压止血，创可贴外敷。

术后手法：双手拇指重叠，用力侧推跟腱及术点周围组织。目的是扩大针刀切割点松解范围。

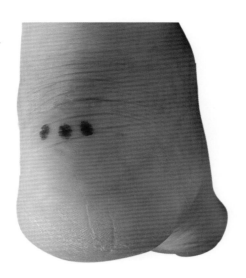

图 8-2-8 跟后（腱）滑囊炎及跟腱周围炎压痛点

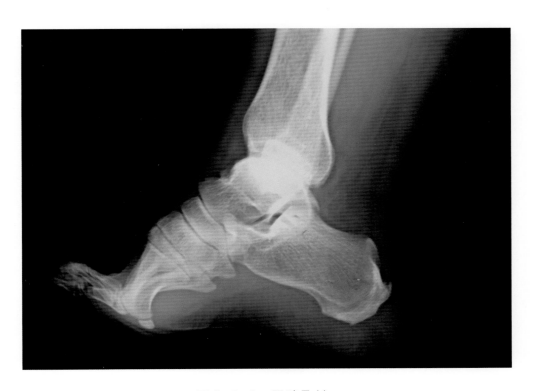

图 8-2-9 跟腱骨刺

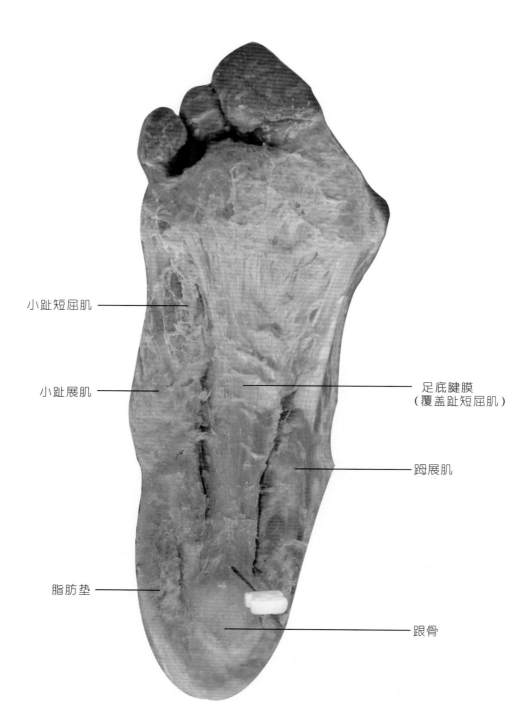

小趾短屈肌

小趾展肌

足底腱膜
（覆盖趾短屈肌）

蹈展肌

脂肪垫

跟骨

图 8-2-10　跖腱膜的针刀松解

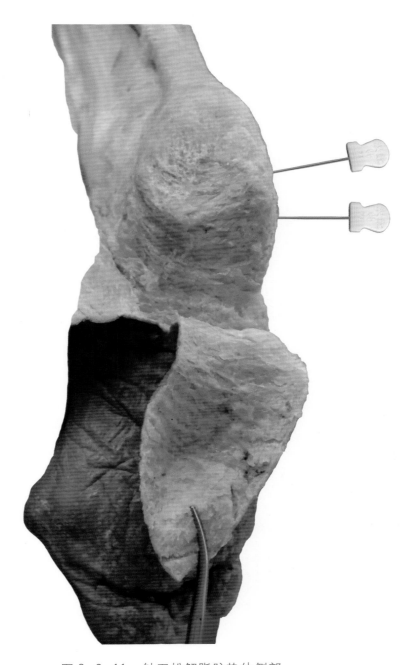

图 8-2-11　针刀松解脂肪垫外侧部

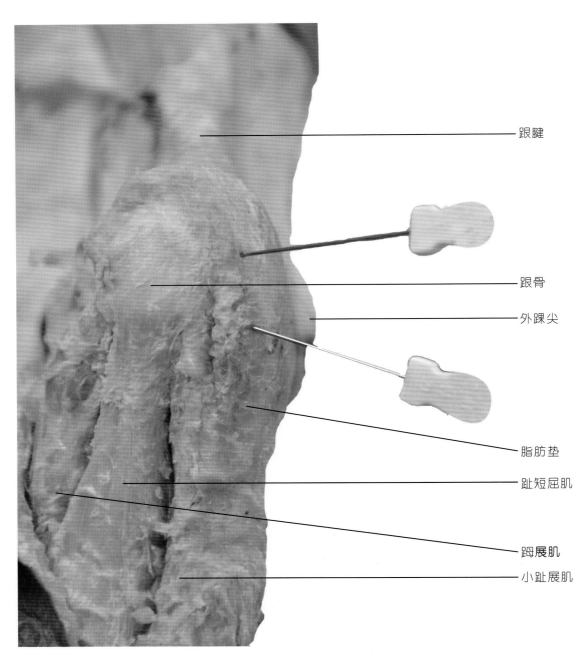

跟腱

跟骨

外踝尖

脂肪垫

趾短屈肌

姆展肌

小趾展肌

图 8-2-12　针刀松解脂肪垫外侧部（脂肪垫断面）

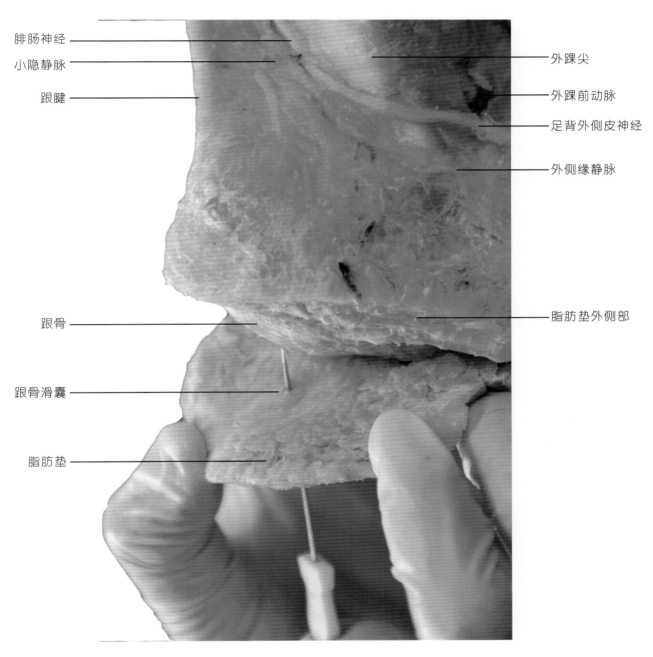

腓肠神经

小隐静脉

跟腱

跟骨

跟骨滑囊

脂肪垫

外踝尖

外踝前动脉

足背外侧皮神经

外侧缘静脉

脂肪垫外侧部

图 8-2-13 跟骨滑囊的针刀松解

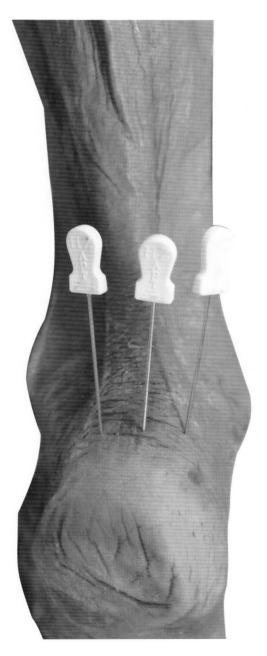

图 8-2-14　跟腱的针刀松解——皮肤层

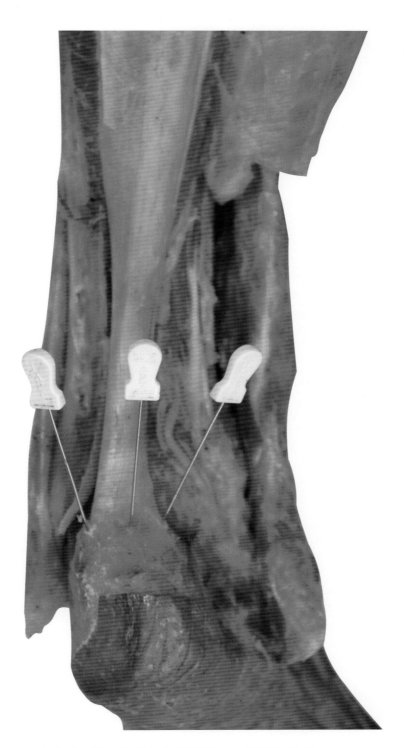

图 8-2-15 跟腱的针刀松解——跟腱附着点

五、跟骨高压症

1974 年 Hassab HK 等首先报道用跟骨钻孔治疗顽固性跟痛症获得满意结果。跟骨钻孔减压术的理论根据是：跟痛症是由跟骨骨内压升高引起的。国内许振龙及王义生曾进行临床及动物实验观察，证实跟痛症与跟骨内高压有关。跟骨的静脉回流方向是由内侧向外侧，故由外侧钻孔较好，外侧也比较安全。骨科跟骨钻孔减压术的操作方法是在局麻下用小尖刀刺透皮肤，直至跟骨外侧皮质，用骨钻钻 8 ~ 9 个孔，直至有骨髓液滴出现，不用缝合伤口。包扎后出血引流越通畅效果越好。

国内有学者报道，利用骨减压针进行跟骨减压治疗有效：利用骨减压针进行跟骨减压时，可在足跟底部呈梅花形定 4 ~ 6 点，严格消毒后，铺洞巾，戴无菌手套，以 2% 利多卡因局部麻醉，各点注射 1 ~ 1.5mL。然后将骨减压针快速刺入皮肤，穿过脂肪垫至跟骨结节骨面，将骨减压针旋转刺入骨质内，以进入跟骨骨面 30mm 为度，可有穿透感。然后拔出骨减压针，按压片刻，创可贴外敷。

骨减压针钻孔减压法治疗跟骨高压症较骨科钻孔术方法简便，安全性更高。但该治疗因需使骨减压针穿透跟骨皮质进入跟骨骨髓，故需遵循严格消毒及严格的无菌操作程序，并且要在有条件的无菌手术室进行，患者要有住院条件，以避免术后感染造成严重后果。术后应预防性使用抗生素。

六、术后养护

除跟骨高压症针刀钻孔术外，其余类型的跟痛症均无需住院治疗。术后应嘱患者 3 天内保持术区干燥，避免感染。术后 10 天内限制下地活动，以利于术后恢复。体重超标者应积极减重，以防止跟痛复发。

针刀治疗跟痛症的疗效非常肯定，一般在治疗后疼痛会逐渐缓解，多数患者在术后 1 个月左右痊愈。

第三章　踝关节扭伤

踝关节扭伤（ankle sprain）是常见的运动损伤，在关节韧带损伤中占第 1 位，在篮球、足球、滑雪、田径运动中最为多见。损伤后应尽快治疗，如果迁延日久，容易造成受伤韧带的慢性病变，影响踝关节的稳定性，出现反复的踝关节扭伤。踝关节扭伤的急性期与慢性期病理变化不同，相应的治疗原则和治疗方法也有很大区别。对于急性损伤期的患者，作者首次发表了以火针引流法，可于两小时内快速解除踝关节局部的肿胀；针刀治疗则适用于慢性期病变，对于改善踝关节周围软组织的生物力学平衡及血运状态具有一定的临床价值。

第一节　病因病理

一、病因

急性踝关节扭伤常发生于两种情况：一是身体由高处下落（下楼、跳起等）时踩空或落于不平地面及不规则物体之上，导致踝关节受到轴向暴力，受伤时以踝关节呈跖屈内翻位者居多，从而造成踝关节周围的韧带、支持带等软组织受到暴力牵拉而出现撕裂等损伤；二是运动过程中踝关节呈跖屈位时突然向内侧翻转，踝关节外侧韧带遭受暴力牵拉所致。

二、病理变化

（一）急性期病理变化

踝关节的扭伤包括踝内侧扭伤与踝外侧扭伤。踝内侧扭伤常累及内侧副韧带（如三角韧带），其机制为踝关节突然强制外翻所致。三角韧带是踝关节周围最坚强的韧带，其位置在足内、外旋时最邻近足的旋转轴心，纤维彼此连成一片，其前部纤维最易损伤；踝外侧扭伤多因足的极度跖屈与内翻所致，其常累及踝关节外侧的三条副韧带，即距腓前韧带、跟腓韧带和距腓后韧带。由于暴力大小不同，其损伤程度也不同，韧带可发生部分断裂、完全断裂、韧带完全断裂合并胫距关节脱位及距跟关节外翻韧带断裂合并跗间关节脱位。除了韧带连接之外，由于踝关节周围还有伸、屈肌支持带等结构，因此，踝关节扭伤时这些支持带也会不可避免地出现损伤。

急性踝关节韧带损伤属于常见的运动损伤，跖屈内翻是造成外侧韧带损伤的最常见机制，以距腓前韧带损伤最为常见，也可表现为跟腓韧带与胫腓前韧带扭伤同时并存。损伤过程中可出现毛细血管或小血管的断裂，造成组织间出血；同时，由于神经反射的作用，局部血管通透性增加，造成大量组织液反应性渗出，使损伤局部迅速出现肿胀，并且由于这些病理因素对局部神经末梢的刺激引发损伤部位的剧烈疼痛。出血和渗出液在损伤局部的瘀积必然造成组织间的张力增高，增加对神经末梢的刺激，从而加重疼痛。同时，这种组织间的高张力状态还必然使局部的毛细血管和毛细淋巴管受到压迫，既减少了向损伤部位的血供，影响损伤组织的修复，也给组织液经淋巴管向静脉的回流增加了障碍，影响肿胀的消退，上述病理过程形成恶性循环。因此，采取外科"引流"原理使组织间积存的出血和渗出液迅速排出体外，从而减轻组织间张力是重要原则。

（二）慢性期病理变化

韧带、支持带等软组织遭受过度牵拉损伤后，经自然恢复或积极治疗，组织间的出血、渗出通过引流或自然吸收将会逐渐消失，损伤组织进入修复期，通过机化、瘢痕化等过程获得修复。如果损伤轻微，修复后的组织在形态和功能上都不会有明显异常，踝关节的功能也不会受损伤的影响，患者也不会有异常感觉遗留；但如果损伤较重，则修复后的组织在形态上便难以恢复如初，其瘢痕化将会导致组织的挛缩，这种变化会带来多种后果，比如：①修复后的韧带组织可能存在结构缺陷，从而导致其抗拉应力的能力减弱，对踝关节的保护作用下降，导致慢性踝关节不稳，这一后果易使患者发生反复的踝关节扭伤；②瘢痕化可导致韧带的挛缩及对局部神经组织的卡压刺激，从而出现慢性疼痛等；③急性期损伤组织的出血、渗出等病理变化可能导致在后期修复过程中出现组织间的粘连，挤压局部小血管，从而影响血供及静脉回流（可有长期的局部轻度肿胀），血供障碍又对组织的进一步修复产生不利影响，形成恶性循环。

第二节　临床表现

一、踝关节外侧损伤

（一）急性期

损伤后踝关节外侧骤然疼痛并迅速出现踝前外侧和足背部的肿胀，疼痛尤以走路或活动关节时最为明显，局部皮下瘀血，尤其是伤后 2 ～ 3 天瘀血青紫程度达最重。患者走路时因疼痛而跛行，足不敢负重，足跖不敢着地，即便勉强走路也是以外侧缘着地行走。

单纯韧带损伤最显著的肿胀和疼痛区局限于外踝前下方，足内收或踝关节内翻时踝外侧疼痛加剧。

（二）慢性期

常有多次反复的踝关节扭伤病史，常于走行时感踝关节前外侧隐痛，并在起步和停止时感觉不适。检查可有踝关节前外侧明显压痛，部分患者可有局部轻度肿胀。

二、踝关节内侧损伤

踝关节内侧损伤相对少见。

（一）急性期

损伤后踝关节前方及内踝周围肿胀、疼痛，皮下瘀血，行走困难。检查可见内侧副韧带与下胫腓韧带处压痛，足外翻时疼痛加剧。

（二）慢性期

有踝关节内侧扭伤史，由于治疗不当遗留慢性疼痛，尤以走路时明显。踝关节前内侧明显压痛。

第三节　针刀治疗及其他

一、急性期治疗——火针引流（图 8-3-1 ～图 8-3-3）

令患者取仰卧位，患足置于治疗床头或方凳上，足趾向上，足跟部置于适量软纸上。碘酒及酒精局部皮肤消毒。取直径 0.8mm 的中粗火针，以酒精灯火焰将针体前端 1 ～ 2cm 烧红，在外踝前下方肿胀最明显处刺 3 ～ 4 针，针刺深度 1 ～ 1.5cm。针刺方法为闪刺法，即迅速刺入后立即拔出。此时可见血性渗出液自针孔不断流出，不予压迫，令血水自然外流至软纸上，及时更换软纸。静卧 2 小时，然后以消毒纱布包扎针孔 72 小时，每日更换纱布 3 次，1 周内限制活动。

火针以钨锰合金材料制成，耐高温，烧红时针温可达约 800°C。高温针体刺入软组织时，可使构成机体软组织的蛋白质发生炭化，形成小的开放窦道，组织之间的出血和渗出液便会通过这个窦道不断排出体外。笔者临床观察发现，一般急性踝关节韧带损伤患者使用本方法治疗，通过火针窦道排除的出血及渗出液总计可达数十毫升。治疗后 2 个小时内，损伤局部的肿胀即可基本消退，可看到肿胀部位出现明显的皮肤皱缩；而且，随着时间的推移，这种皮肤皱缩逐渐加深，患者的疼痛可迅速减轻。治疗两个小时后即可基本恢复行走，治疗 1 周后即可恢复正常，一般只需治疗 1 次。

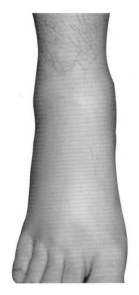

图 8-3-1　急性踝关节扭伤后外踝前外侧及内踝前内侧肿胀

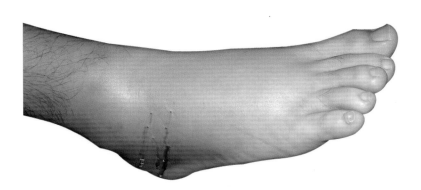

图 8-3-2　火针引流后的窦道

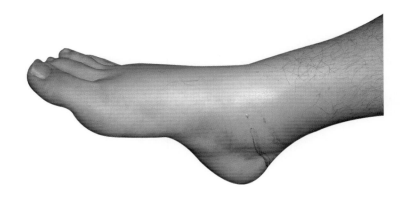

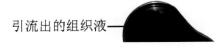

引流出的组织液——

图 8-3-3　火针引流出的组织液

关于本法治疗急性踝关节韧带损伤的作用机理，笔者认为主要为以下三点：①利用火针治疗后形成的开放窦道引流，使损伤局部瘀积的瘀血及渗出液排出，从而降低损伤局部软组织间的张力。②瘀血及渗出液排出、软组织间的张力降低之后，神经末梢受到的刺激迅速减轻，所以局部疼痛症状迅速改善。③瘀血及渗出液排出、软组织间的张力降低之后还使局部的毛细血管和毛细淋巴管所受到的压迫得以解除，毛细血管的压迫解除后就使得损伤部位的血供得到恢复，从而促进损伤的修复；毛细淋巴管的压迫解除后使得组织液经淋巴管向静脉的回流得以恢复，促进了肿胀的消退。上述过程形成良性循环，损伤即可得到迅速恢复。

本法治疗急性踝关节韧带损伤效果确切，收效迅速，符合急性踝关节韧带损伤的病理特点。治疗时所形成的窦道一般会在 3～4 天之内愈合，愈后无瘢痕形成，在各种治疗急性踝关节韧带损伤的方法中优势明显。

使用火针引流治疗急性踝关节扭伤时应注意以下几点：

1. 本法只适用于单纯的、无开放性损伤的急性踝关节扭伤，临证时应对伤患者仔细检查，排除韧带断裂、骨折、腓骨长短肌腱脱位等情况，如属后者应建议患者到骨科接受检查治疗。

2. 术后应加强护理，防止感染。

由于本法属于有创治疗，开放窦道会存在 3～4 天，因此，防止感染十分重要。一般应每天更换无菌纱布 3～4 次，直至窦道愈合。另外，本法不适用于糖尿病患者。

3. 选择针刺点时要避开神经及血管。

神经及血管在外踝前下方的分布主要在皮下层，有足背静脉网、足背中间皮神经、足背外侧皮神经等。后两者分别自外踝下方和上方绕过外踝向前走行。因此，在外踝前下方针刺应该是比较安全的。不过，术者仍应高度注意，不可针刺过深，更要避免在足背正中针刺，以免伤及走行在此处的足背动脉、足背内侧皮神经等。

二、慢性期治疗——针刀松解（图 8-3-4、图 8-3-5）

（一）定点

在踝关节前外侧及前内侧按压仔细寻找压痛点并标记。

（二）消毒、铺巾与麻醉

常规消毒、铺巾，以 2% 利多卡因局部麻醉。

（三）针刀松解

术者在定点处以 I 型 4 号针刀刺入皮肤，对相应部位的支持带、韧带等组织进行切割松解，每点可切割 3～4 下，注意刀口线方向与神经、血管走向平行（一般应平行于足纵轴）。出针后压迫止血，无菌辅料包扎。

对慢性踝关节扭伤者而言，其踝关节处的压痛点往往是其损伤的韧带、支持带等组织形成瘢痕化或粘连的部位，针刀的切割可有效降低局部的张力，从而减轻甚至解除对局部小血管及神经末梢的压迫。神经末梢压迫的解除可使患者的疼痛症状得以缓解，而小血管压迫的解除则有利于恢复血供及静脉回流，对于消除局部肿胀、促进组织进一步修复具有重要意义。

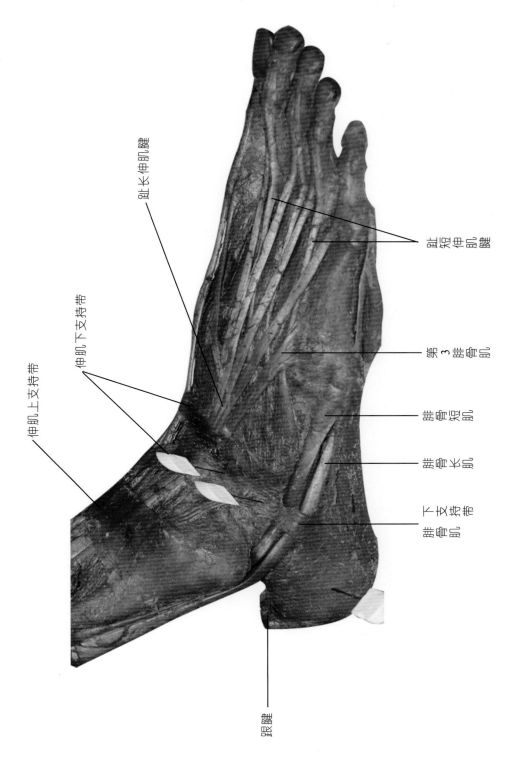

图 8—3—4 针刀松解伸肌下支持带（侧面观）

趾长伸肌腱

趾短伸肌腱

伸肌上支持带

伸肌下支持带

第3腓骨肌

腓骨短肌

腓骨长肌

下支持带

腓骨肌

跟腱

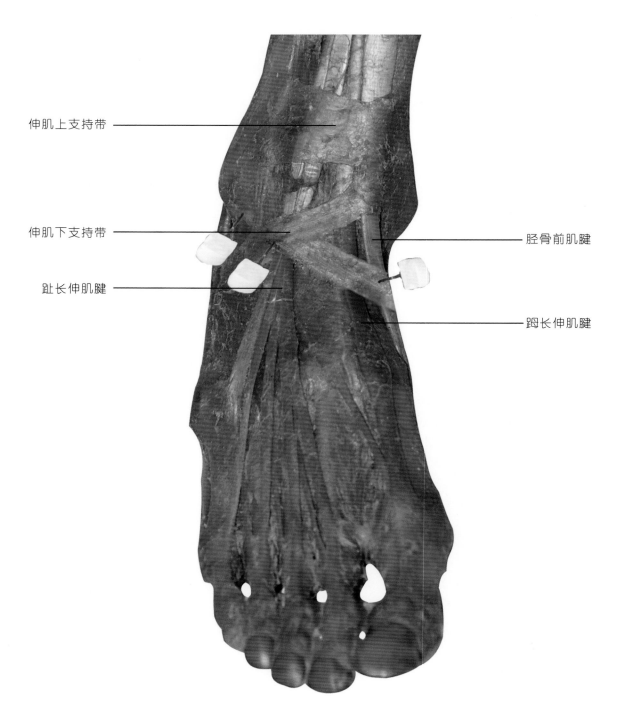

伸肌上支持带

伸肌下支持带

趾长伸肌腱

胫骨前肌腱

踇长伸肌腱

图 8-3-5　针刀松解伸肌下支持带（前面观）

第四章　蹬外翻

蹬外翻（hallux valgus）是指蹬趾趾骨向腓侧偏转超过正常生理角度的一种足部畸形，一般认为蹬趾向外偏斜 15° 就是蹬外翻畸形。但是一部分人蹬趾外翻超过此角度却没有症状，而另一部分人蹬趾外翻角度虽然不到 15°，却有蹬囊部位的疼痛。蹬趾外翻后，第 1 跖骨头内侧骨赘形成，和鞋面摩擦，形成滑囊炎，称为蹬囊炎。蹬外翻是临床的一种常见病，发病率很高，特别是女性，在有些国家可高达 50%。由于蹬外翻后常常伴有足部其他部位的病变，如锤状趾、跖骨痛、小趾滑囊炎、扁平足等，因此又有人称蹬外翻为蹬外翻综合征。发生蹬外翻后，不仅影响足部的美观，而且蹬外翻产生的疼痛和足部结构的改变对足部的负重和行走均产生较大影响。医学史上曾经出现过两百多种治疗蹬外翻的方法，每一种方法都有治疗满意的病例，但是没有一种方法可以解决蹬外翻的所有问题。近年来发展起来的微创手术治疗具有对组织破坏小、操作简单、恢复迅速等优势，针刀治疗就是微创治疗的一种，而且较之其他普通器械治疗更为简单，创伤更小，临床实践证实针刀治疗可以纠正部分患者的蹬外翻畸形,因此成为蹬外翻治疗的选择之一。

第一节　病因病理

一、发病原因

到目前为止，关于蹬外翻的病因尚无统一的认识，以往的研究也显示多种因素与其发病有关，涉及遗传因素、足部生物力学改变、足部关节炎症、神经肌肉病变后所造成的足部肌力不平衡、足部的关节创伤等。具体而言，下列因素可能与蹬外翻的发病密切相关。

（一）遗传因素

蹬外翻具有明显的家族遗传倾向，多位学者的研究结果为此提供了佐证：①Piggott 报道，至少 50% 以上的蹬外翻患者在 20 岁之前发病；②Wallace 通过对 224 例年龄为 9 岁的蹬外翻患儿进行调查后发现，全部患者均有家族史；③梁朝报道，在纳入调查的 1491 例蹬外翻患者中，有家族史者占 69.48%，其中 55% 的患者在 20 岁之前发病。

（二）足的结构异常

研究证实，足的结构异常是蹬外翻发生的重要因素，而导致足的结构出现异常的原因则未有定论。作者认为，虽然多项研究均提示超过一半的患者有家族史且在青少年时期即已发病，但仍不足以据此推论这些患者的发病因素肯定为遗传所致，除非提供相关的基因异常的证据。事实上，如果在幼儿时期的学步阶段形成不良的行走模式，则可造成足底不合理的承重分布，久而久之，便会迫使足部发生结构上的适应性改变以完成承重、行走等功能（不正常的行走模式与蹬外翻的关系在痉挛性脑瘫患者表现得最为突出）。蹬外翻发病率较高的家族可能具有相似的教养模式，这一因素可能对其较高的蹬外翻发病率有一定影响。

综合既往的相关研究，下列结构异常可能与蹬外翻的发生密切相关：

1. 前足或蹬趾的旋前

Alvares 认为，行走时如果前足旋前，则第 1 跖趾关节内侧的侧副韧带和关节囊就会受到牵拉，使蹬趾向外倾斜。而 Eustan 的研究则对此提供了佐证：他对 50 例蹬外翻患者进行第 1 跖骨 X 线测量后发现，84% 的患者确实存在第 1 跖骨的旋前现象。

2. 跖趾关节形态

Myerson 认为第 1 跖骨头的形态与蹬外翻的发病有一定关系。具体而言，如果第 1 跖骨头为扁平形，则有利于第 1 跖趾关节的稳定从而使蹬外翻不易发生；而如果第 1 跖骨头呈圆形，则不利于第 1 跖趾关节的稳定，尤其是在第 1 跖骨头关节面倾斜时就会增加踇外翻发生的几率。

3. 第 1 跖骨内翻

对于踇外翻患者而言，其踇外翻角度越大，作用于第 1 跖骨上的内翻应力也越大，第 1 跖骨的内翻程度也越严重。Lapidus 认为，第 1 跖骨内翻是一种返祖现象，是踇外翻发生的主要原因。

（三）创伤及医源性因素

足部创伤如引起踇展肌腱附着部的损伤和内侧关节囊的撕裂，则会造成跖趾关节内侧软组织结构的松弛，从而出现关节两侧肌力的不平衡，引起踇外翻。

第 2 趾截趾、内侧籽骨切除等手术均可造成第 1 跖趾关节周围的软组织肌力失平衡从而引起踇外翻。

（四）全身性疾病

一些全身性疾病会侵犯足部软组织，从而造成关节两侧肌力的不平衡，使足部生物力学发生改变而与踇外翻发病密切相关。这些全身性疾病包括类风湿性关节炎、痛风、脑瘫，以及 Down 综合征、Ehlers-Danlos 综合征、Marfan 综合征等。

（五）不适当的穿鞋

不适当的穿鞋是踇外翻的重要发病因素。早在 1927 年 Suhuster 就认为踇外翻是一种文明病，是人类穿鞋以后才出现的足部畸形，近代的众多研究已对此提供了证据。Hoffman 报道，在菲律宾和中非的调查发现，当地人在穿鞋生活之前，其足的形态呈扇形，踇趾是直的。当他们穿鞋生活以后，由于足趾受到挤压而出现向中间靠拢的现象。Engle 发现赤足生活的非洲土著人很少有足部的问题。Sim-foot 和 Hodgson 调查了没有主诉足部疾患的香港居民 225 只足的情况（半数为不穿鞋的人），发现在不穿鞋的人群中踇外翻的发病率只有 9%，而穿鞋的人群中踇外翻的发病率却为 33%。1987 年日本学者 Kato 与 Wantanabe 提出，日本女性在穿上高跟鞋之前不存在踇外翻病，在古日本人的足印图中没有发现踇外翻畸形，由于穿西式鞋的人数不断增加，30 年中日本的踇外翻发生率比以前穿传统木屐的时代明显增加。这些研究表明，穿鞋不适当，尤其是穿窄小的鞋、高跟鞋、尖头鞋等是引起踇外翻的重要因素之一。但在正常人群中，患踇外翻者毕竟是少数，很多穿高跟鞋的人也并没有患踇外翻，说明穿鞋也并不是引起踇外翻的唯一因素，但是不适当的穿鞋可能会加重某些结构不良的足的病理变化，从而促使踇外翻的发病。

二、病理机制

踇外翻的发生与踇趾的解剖结构密切相关。

踇趾跖趾关节周围有 6 条肌腱通过或附着：踇长伸肌腱通过关节背侧止于远节趾骨底背侧；踇短伸肌腱止于近节趾骨底背侧；踇展肌腱止于近节趾骨底内侧。在关节囊跖侧，踇长屈肌腱通过胫、腓侧籽骨间沟向远侧止于远节趾骨底；踇短屈肌腱在跖趾关节跖侧分为内、外侧腱两部分，内侧腱与踇展肌相融合，外侧腱与踇收肌止点相融合，然后分别经籽骨止于近节趾骨底内、外侧跖面。从解剖特点分析，这些肌腱均附着于近节跖骨底，而跖骨头却无肌腱附着，肌腱的这种附着方式就像一个"吊篮"将跖骨头网在"篮"内从而控制着跖骨头。

而跖骨头就如同一个重的棒槌置于一个吊篮中。由于没有肌腱附着，因此当跖骨头受到外力挤压（比如穿鞋偏小或穿高跟鞋、尖头鞋等）时便容易发生移位。一旦跖骨头移位，肌腱之间的生物力学平衡便被打破，这些原本为稳定第 1 跖趾关节因素的肌腱便成了促使关节脱位的力量，从而促进跖趾关节畸形的加重。

内侧跖楔关节由第 1 跖骨近端关节面和内侧楔骨远端关节面构成。从矢状面上看，其关节面从背侧远端到跖侧近端，这种倾斜使趾骨底对内侧楔骨起到一定的支撑作用；从水平面上看，其关节面向内侧倾斜 8° ～ 10°。该关节的稳定由关节面形态、韧带和肌腱共同维持，跖侧和背侧的跖楔韧带对于内侧跖楔关节的稳定有着重要作用，但第 1 跖骨和内侧楔骨之间一般没有或只有薄弱的骨间韧带，第 1、2 跖骨底间没有韧带结构。此外，腓骨长肌腱、胫前肌腱、胫后肌腱及踇长屈肌腱对内侧跖楔关节也有稳定作用。

当足在负重中期时，正常跗趾可背伸 20° ～ 30°，当足负重进入推进期后，第 1 跖趾关节很快背伸到极点，随着步态的进展，需要更多的跖趾关节共同参与活动，跖骨头背侧关节面于趾骨底关节面上开始滑动运动，此时需要第 1 跖骨跖屈以充分完成第 1 跖趾关节的背伸。第 1 跖骨的跖屈是通过第 1 跖骨头在籽骨上向后滑动来完成的。为了更好地完成这一动作，还需要距下关节旋后以稳定中跗关节，使腓骨长肌腱发挥有效稳定第 1 跖骨的作用。如果足保持不正常旋前的位置，前足内侧将会承受过度的负荷，使得第 1 跖骨背伸，腓骨长肌腱不能有效地发挥作用，跖腱膜的绞盘机制失效，跖趾关节就会承受更大的挤压力，形成跗外翻发生的生物力学基础。

跗外翻的病理变化包括以下几个方面：

1．第 1 跖骨内收，第 1、2 跖骨间角增大，这是大多数患者最重要的病理改变；跖骨头内侧与鞋帮摩擦而形成骨赘、跗囊炎。

2．第 1 跖趾关节结构的异常：近端关节面固定角或远端关节面固定角增大，其中近端关节面固定角的异常增大是一部分患者主要的病理改变。

3．跗趾外翻，部分患者伴有旋前。

4．胫侧籽骨向腓侧移位。

5．第 1 跖趾内侧关节囊松弛，外侧关节囊挛缩，跗内收肌腱与长屈肌腱外侧头挛缩，弓形的形成。

6．第 1 跖骨头抬高，第 2、3 跖骨头下沉形成的前足横弓减弱或消失，前足增宽。

7．跖楔关节松弛不稳定等。

尽管跗外翻的发展在程度和发病速度上有所不同，但都会经历一个从跗趾向外偏斜到随后出现各种病理变化的过程。虽然尚不清楚上述各项病理变化在跗外翻的发生过程中出现的顺序，但足部受力的不均应该是最常见的诱因。足底的不均受力可使第 1 跖骨内翻、跖骨头向内侧移位，而籽骨在跗收肌、跗短屈肌和跖横韧带等结构的牵拉下维持原位。由于跖骨头发生了内侧移位，所以籽骨便会出现相对于跖骨头的侧（外）向移动，这种"移动－复位－移动－复位"过程的长期反复会使跖骨头的跖侧骨嵴被逐渐磨平，一旦骨嵴磨损出现，籽骨在跖趾关节屈伸运动中的滑车作用就会减弱甚至消失，籽骨的外移还会牵拉跗趾近节趾骨发生旋转，导致近节趾骨内旋。由于跗收肌的止点位于跗趾近节趾骨底跖侧面的外侧，因此随着近节趾骨的内旋，跗收肌的止点也随之发生变化，即由近节趾骨底腓侧缘的跖面移向近节趾骨底腓侧缘的背面（图 8-4-1）。

同时，跗收肌则牵拉跗趾使其进一步向外倾斜。跗趾的外翻和内旋可牵拉位于跗趾内侧的跗展肌腱，第 1 跖趾关节内侧产生明显的异常张力，内侧关节囊和侧副韧带被牵拉、变长，在持续的拉应力刺激下，跖骨头内侧韧带附着部发生骨的重建，当骨赘不断加大时，便会增加其表面软组织（跗囊）与鞋帮之间的挤压及摩擦，形成跗囊炎，表现为局部红肿并在皮肤表面形成胼胝体；跗内侧皮神经在压力和摩擦下则会发生神经炎，引起疼痛和跗趾感觉异常。病程迁延后，可使第 1 跖趾关节外侧的关节囊及韧带、跗内收肌腱、跗短屈肌腱外侧头等软组织发生适应性挛缩，又使跗长伸肌腱加重向外侧移位，形成弓弦样牵拉机制。第 1 跖骨头外侧在向外挤压的应力下出现破骨重建，久而久之引起跖骨头关节面的外翻倾斜。病情进一步发展可使异常受力向跖楔关节、趾间关节等部位转移，使之匹配发生改变，关节面倾斜，导致跗外翻形成，同时由于穿鞋使足前部受力加大而进一步导致关节畸形，且一旦畸形出现，就引发了其不断发展的过程。畸形由轻变重，由可逆变成不可逆，由松弛性变成固定性。在正常状态下那些维持关节平衡的力量在跗外翻形成后就变成了加重畸形的力量：如跗展肌腱正常时位于第 1 跖趾关节内侧，和跗收肌腱保持平衡，是阻止跗趾外翻的力量；但在畸形的发展过程中，由于跗趾的内旋，其位置发生改变，使其失去了原有的作用，跗收肌在失去了跗展肌的拮抗后便会向外牵拉跗趾使其加重外翻。弓弦样牵拉可以导致第 1 跖趾关节囊的旋前，而位于其中的籽骨也随之移动，胫侧籽骨移向腓侧，随着这种旋前及腓侧关节囊挛缩的加重，会导致第 1 跖骨头被逐渐抬高而负重减少、外侧的第 2、3 跖骨头负重增加、原来的负重横弓逐渐消失或塌陷、

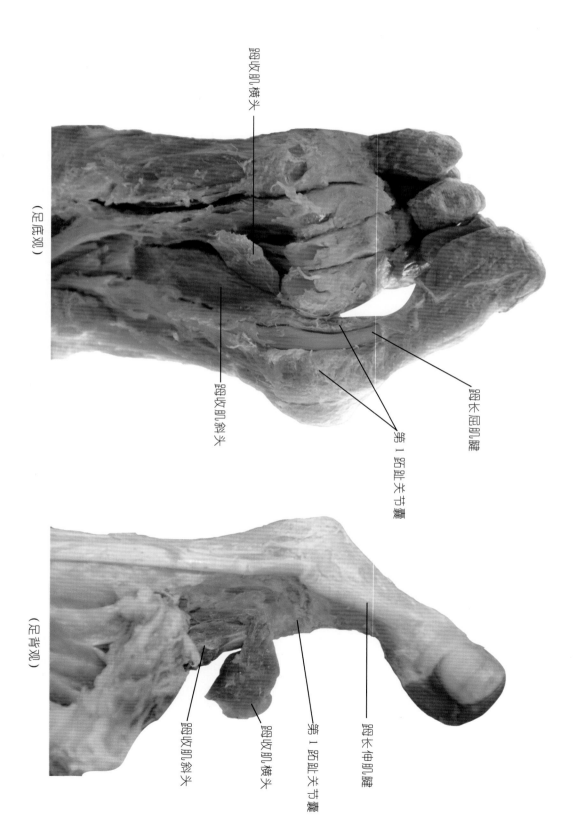

（足底观）

（足背观）

图 8-4-1　姆收肌止点改变

姆收肌横头

姆收肌斜头

姆长屈肌腱

第 1 跖趾关节囊

姆收肌斜头

姆收肌横头

第 1 跖趾关节囊

姆长伸肌腱

前足增宽等病理变化，患者可出现第 2 和（或）第 3 跖骨痛（称为转移性跖骨痛）和跖骨头下的胼胝。较严重的姆外翻患者，由于第 2 趾长期受压，可引起其变形——变为"锤状趾"。锤状趾的出现可使趾间关节背侧受鞋面摩擦而产生胼胝引起疼痛，而其背伸的跖趾关节对跖骨头的长期挤压及跖骨头的跖屈可进一步加重第 2 跖骨头的负重，甚至会引起其软骨损伤和坏死，形成跖趾关节骨性关节炎或合并第 2 跖骨头坏死和趾间神经瘤，所以很多姆外翻患者会出现第 2 跖骨头下的胼胝和疼痛。

第二节 临床表现

姆外翻好发于成年人，主要表现为姆趾外翻畸形和疼痛。外翻畸形一目了然，很快就能作出诊断，但是相关的病理改变需要仔细检查方能更加清楚地了解。而这些病理改变对治疗方案的选择及治疗效果有着重要的影响。

一、症状

1. 疼痛：约有 70% 的姆外翻患者合并有疼痛，需要仔细了解疼痛的部位、严重程度、方式以及疼痛缓解的方法等。

2. 姆趾活动受限，姆趾无力，并且不能做外展运动。

二、体征

1. 患者第 1 跖趾关节部位姆趾向外偏斜，挤压第 2 趾，跖骨头内侧肿物突出，表面皮肤可有胼胝。

2. 局部皮肤红肿常是姆囊炎的表现。

3. 将外翻的姆趾做内翻被动纠形时，患者第 1 跖趾关节外侧较紧张，不易纠正，表明姆收肌紧张或外侧关节囊挛缩。

4. 较严重的姆外翻，还常伴有姆趾的向外翻转，趾甲指向背内侧，此时称为外旋或旋前。

三、辅助检查（图 8-4-2 ～图 8-4-7）

足部 X 线检查对于进一步了解姆外翻的病理及手术设计方案是非常重要的，特别是负重状态下表现得更加清楚。所以足部各种 X 线测量都是在足部负重位摄片下完成。一般常规拍摄足负重位的前后位和侧位。

（一）前后位观察和测量

观察跖骨头颈部的宽度、第 1 跖趾关节有无间隙、跖骨头有无囊性变及关节边缘有无骨赘形成，同时还要测量一些必要的量以增加对病理变化的认识，具体如下：

1. 姆外翻角（hallux valgus angle，HVA）

该角亦有简称 HA 者，是指第 1 跖骨纵轴与第 1 趾骨纵轴的交角，HVA ＜ 15°者为正常。

2. 第 1、2 跖骨间夹角（intermetartasal angle，IMA）

该角指第 1、2 跖骨纵轴之间的夹角。IMA ＜ 9°为正常。

3. 近端关节面固有角（proximal articular set angle，PASA）

该角指第 1 跖骨头关节软骨缘的连线的垂直线与第 1 跖骨纵轴的交角。PASA ＜ 5°为正常。

4. 远端关节面固有角（distal articular set angle，DASA）

该角指近端趾骨纵轴与近端趾骨软骨边缘连线的垂线的交角。DASA ＜ 15°为正常。

5. 其他

姆趾间外翻角（HAIA）正常小于 10°；跖骨内翻角（MAA），正常小于 15°；胫侧籽骨位置（TSP）等。

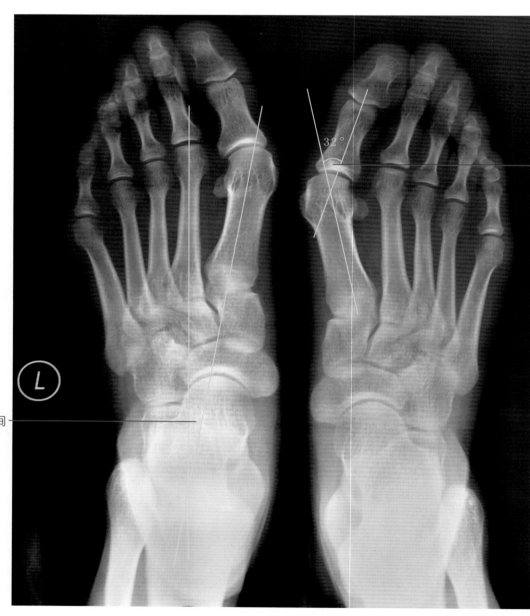

图 8-4-2　踇外翻患者 HVA 与 IMA

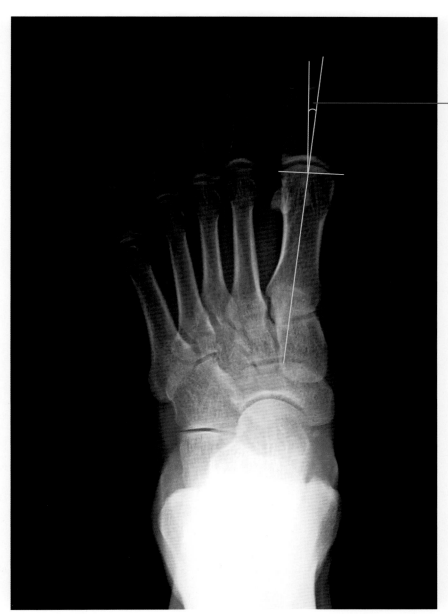

近端关节面
固有角（PASA）

图 8-4-3　正常人 PASA

近端关节面
固有角（PASA）

近端关节面
固有角（PASA）

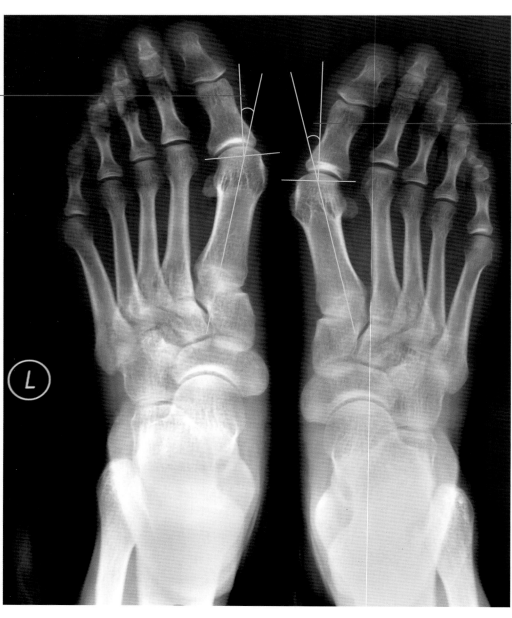

图 8-4-4　踇外翻患者 PASA

（二）侧位片的观察与测量

侧位片应观察跖骨头形态，背侧姆囊炎和姆僵直时，可见跖骨头背侧肥大增生。内侧跖楔关节不稳定时可见跖楔关节跖侧间隙大于背侧间隙。其余还应测量：第 1 跖骨倾斜角、第 1 跖骨相对于距骨的关系，以及第 1、2 跖骨的关系。

四、姆外翻的分类

姆外翻目前尚无统一的分类方法，一般采用 Mann 的分类方法将其分为轻、中、重三度：

1. 轻度

第 1 跖骨头内侧突出并有疼痛。HAA < 30º，IMA < 13º，籽骨一般在正常位置。

2. 中度

姆趾外偏挤压第 2 趾，姆趾一般有旋前畸形，HAA30º ~ 40º，IMA13º ~ 16º，胫侧籽骨有明显脱位。

3. 重度

姆趾外偏挤压第 2 趾形成骑跨趾，姆趾有中度的旋前畸形，HAA > 40º，IMA > 16º，第 2 跖趾关节下形成转移性跖骨疼，胫侧籽骨脱位于跖骨头腓侧缘外。

五、鉴别诊断

本病由于有特征性的姆趾外翻畸形，所以不易与其他疾病混淆。

第三节　针刀治疗及其他

一、体位

患者取仰卧位，足跟下垫枕，以保持足部舒适稳定。

二、定点

在下列位置定点并以记号笔标记。

1. 足背侧（图 8-4-8）

（1）姆趾远节趾骨背部姆长伸肌腱止点。

（2）第 1 跖趾关节胫侧。

（3）第 1 趾骨底腓侧。

（4）姆长伸肌腱斜过第 1 跖骨的部分。

（5）第 1 跖跗关节胫侧。

（6）第 1 跖跗关节腓侧。

（7）第 1 跖跗关节背侧。

2. 跖侧

（1）第 1 跖骨底腓侧缘点（姆收肌横头止点）（图 8-4-9、图 8-4-10）

定位方法：检查者以一手将患趾向内侧牵拉，以另一手拇指尖按压在患侧第 1 趾骨底跖面的腓侧缘，同时令患者将患侧姆趾与其余四趾用力并拢，检查者可感觉到姆收肌横头止点的紧张，以记号笔在此点标记作为进针点。如在此点划一条十字定位线，则纵行于足底的直线相当于第 1 跖趾关节外侧缘，横行于足底的直线相当于跖趾关节面稍前方。

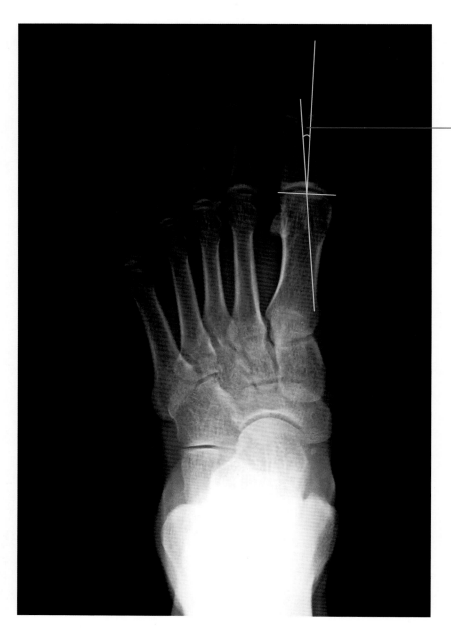

远端关节面
固有角（DASA）

图 8-4-5　正常人 DASA

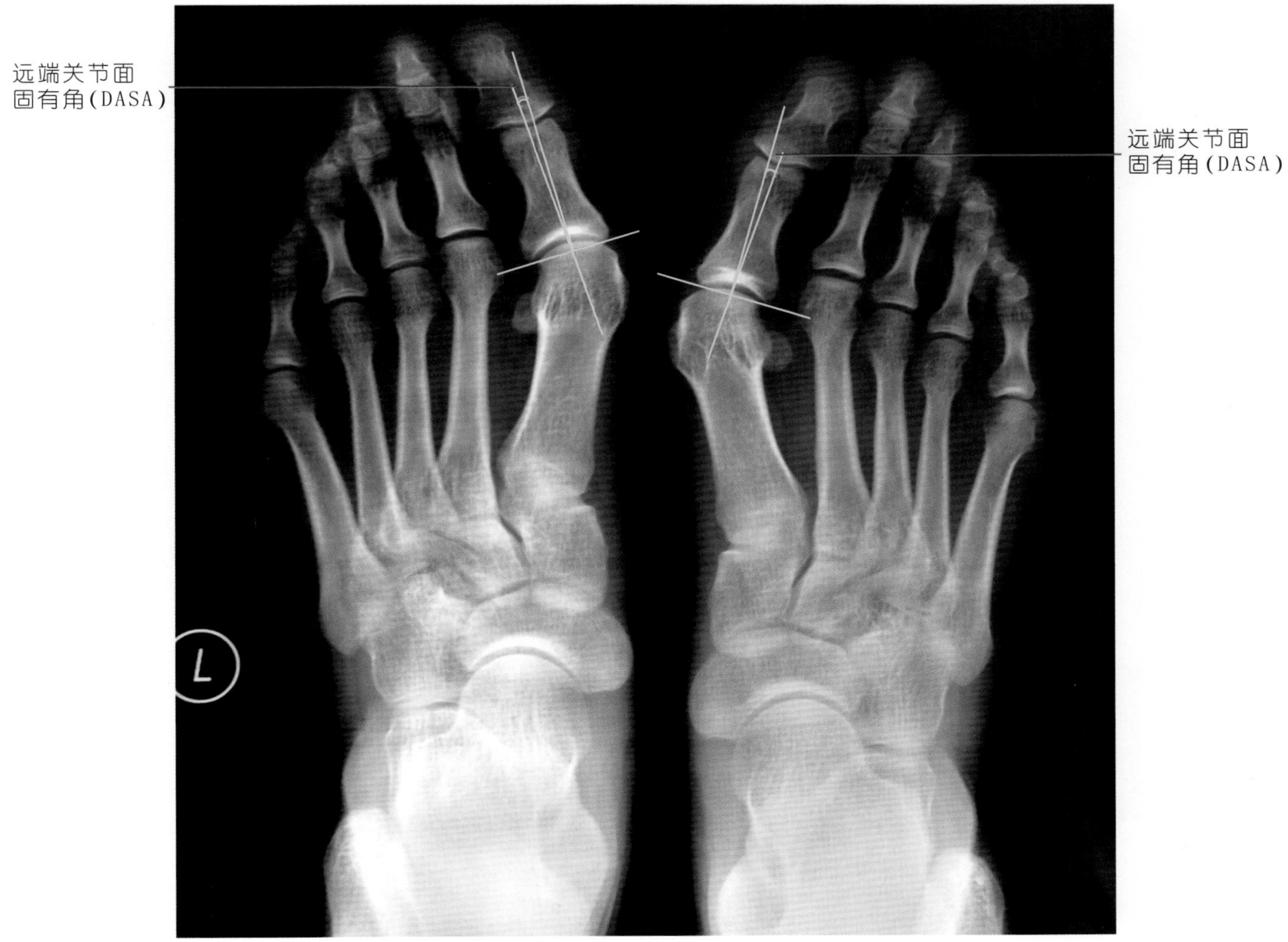

图 8-4-6 姆外翻患者 DASA

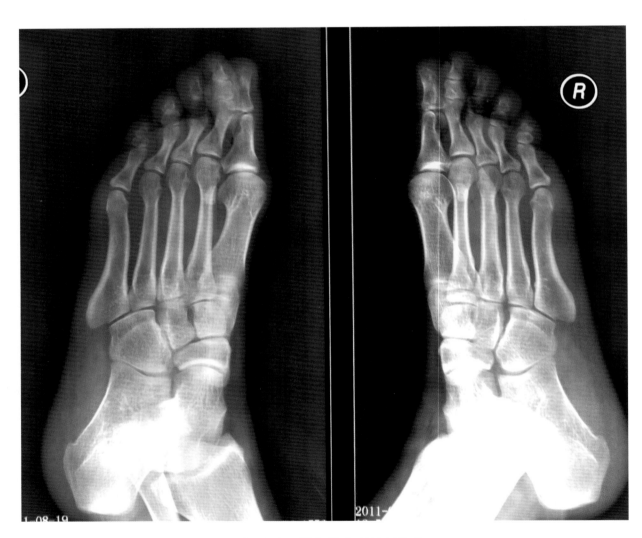

图 8-4-7 蹈外翻患者足侧位片

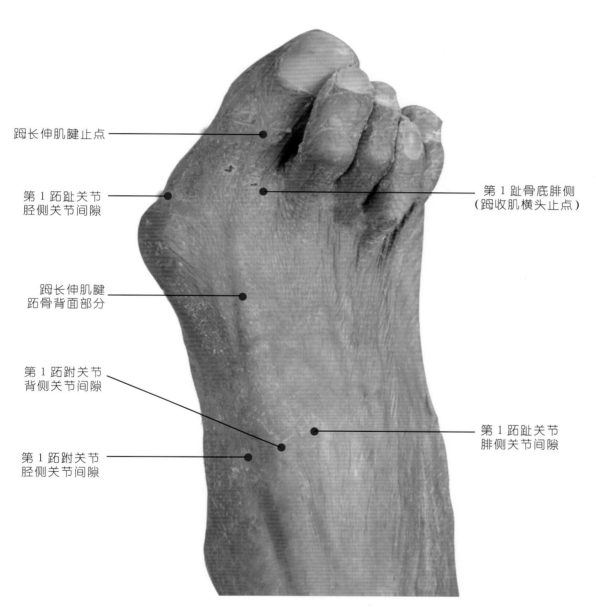

蹞长伸肌腱止点

第 1 跖趾关节
胫侧关节间隙

蹞长伸肌腱
跖骨背面部分

第 1 跖跗关节
背侧关节间隙

第 1 跖跗关节
胫侧关节间隙

第 1 趾骨底腓侧
（蹞收肌横头止点）

第 1 跖趾关节
腓侧关节间隙

图 8-4-8　蹞外翻针刀矫形足背侧定点

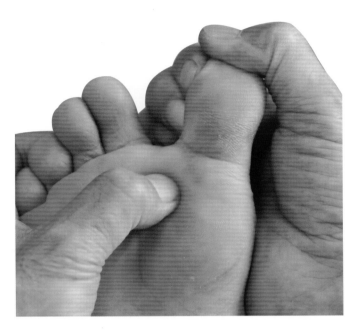

图 8-4-9　第 1 跖骨底腓侧缘跖侧点的定位方法

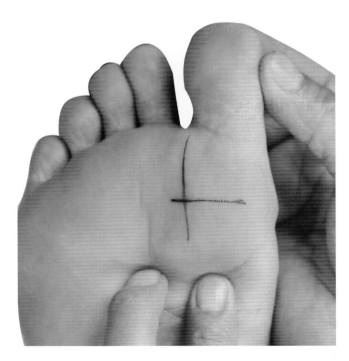

图 8-4-10　第 1 跖骨底腓侧缘跖侧点的定位

（2）跨长屈肌腱止点（图 8-4-11）

定位方法：检查者以拇指按压在患侧跨趾远节趾骨底，令患者跖屈跨趾，可感知其跨长屈肌腱的紧张，在跨长屈肌腱于跨趾远节趾骨底的止点处定点并标记。

（3）第 2 跖骨底点（图 8-4-11）

定位方法：检查者以拇指寻找患者第 2 跖骨底位置，在其中点定位并标记，跨收肌横头肌腹越过此处浅面。

三、消毒、麻醉、铺无菌洞巾

常规消毒，铺无菌洞巾，以 1% ～ 2% 利多卡因局部麻醉，进针方法同针刀治疗，每点注射利多卡因 0.5 ～ 1mL。

四、针刀松解（图 8-4-12 ～图 8-4-19）

1. 第 1 跖趾关节胫侧的松解

切割目标：第 1 跖趾关节囊胫侧面。

松解方法：术者左手持无菌纱布，右手持 I 型 4 号针刀，刀口线与足弓长轴平行，左手拇指按在第 1 跖趾关节背面胫侧缘，将针刀刺入皮肤，到达第 1 趾骨底胫侧缘骨面（已穿透关节囊），然后提针刀至皮下，再将针刀切至骨面，反复切割 3 ～ 4 下以充分松解第 1 跖趾关节囊胫侧面。完成操作后出针，压迫止血，外敷包扎。

2. 第 1 趾骨底腓侧缘足背侧点的松解

切割目标：跨收肌横头止点及第 1 跖趾关节囊腓侧面。

松解方法：术者左手持无菌纱布，右手持 I 型 4 号针刀，刀口线与足弓长轴平行，左手拇指按在第 1 跖趾关节背面腓侧缘，助手分别以两手将患趾及其余四趾向两侧用力分离，以保持跨收肌紧张。将针刀刺入皮肤，到达第 1 趾骨底腓侧缘骨面（已穿透关节囊），然后提针刀至皮下，再将针刀切至骨面，反复切割 3 ～ 4 下以充分松解跨收肌横头止点及第 1 跖趾关节囊腓侧面。完成操作后出针，压迫止血，外敷包扎。

注：骨科小切口跨外翻矫形术的术式设计即是在足背侧第 1 趾骨底腓侧切开皮肤，暴露第 1 跖趾关节关节囊及跨收肌横头止点，将跨收肌横头切断并将关节囊切开。从我们的解剖学研究来看，这一过程完全可能由针刀闭合性手术替代。

3. 跨长伸肌腱斜过第 1 跖骨部分的松解

切割目标：跨长伸肌腱。

松解方法：术者左手持无菌纱布，右手持 I 型 4 号针刀，刀口线与跨长伸肌腱垂直，助手以左手拇、食二指捏住患趾尖端使其跖屈以紧张跨长伸肌腱，术者左手按在跨长伸肌腱上，在定点处刺入针刀并直接刺入跨长伸肌腱腓侧缘，在肌腱边缘切割 1 ～ 2 下。完成操作后出针，压迫止血，外敷包扎。

关于切割跨长伸肌腱对于矫正跨外翻的意义，作者在跨外翻尸体上进行了跨长伸肌腱离断试验（图 8-4-15）。

试验目的：观察切断跨长伸肌腱后跨外翻角的变化。

方法：保持跨收肌横头完整连接，在足背中段将跨长伸肌腱离断，然后将跨趾极端跖屈，跨外翻角由 54° 变为 30°。如不离断跨长伸肌腱，则跨趾跖屈幅度极小（图 8-4-15 离断前）。

这一试验说明，延长跨长伸肌腱对于纠正跨外翻具有重要意义。

注意事项：由于跨长伸肌腱是跨趾两条肌腱之一（另一条为跨短展肌腱），一旦横断将严重影响跨趾的背屈能力。该肌腱的宽度仅为 5 ～ 8mm，而针刀的刀锋为 0.8mm，理论上连续切割 5 刀即可将肌腱横断，所以针刀松解时应本着松解量宁少勿多的原则（一次切割应以 2 刀为限），切忌过度切割以免造成韧带松弛。

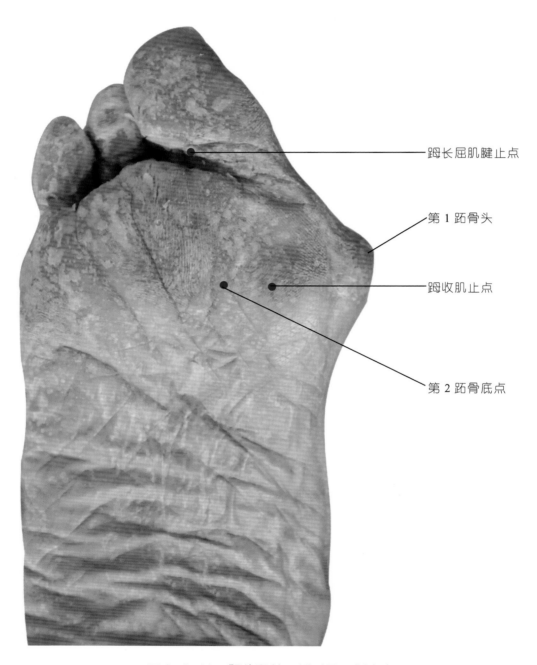

拇长屈肌腱止点

第 1 跖骨头

拇收肌止点

第 2 跖骨底点

图 8-4-11　拇外翻针刀矫形足跖侧定点

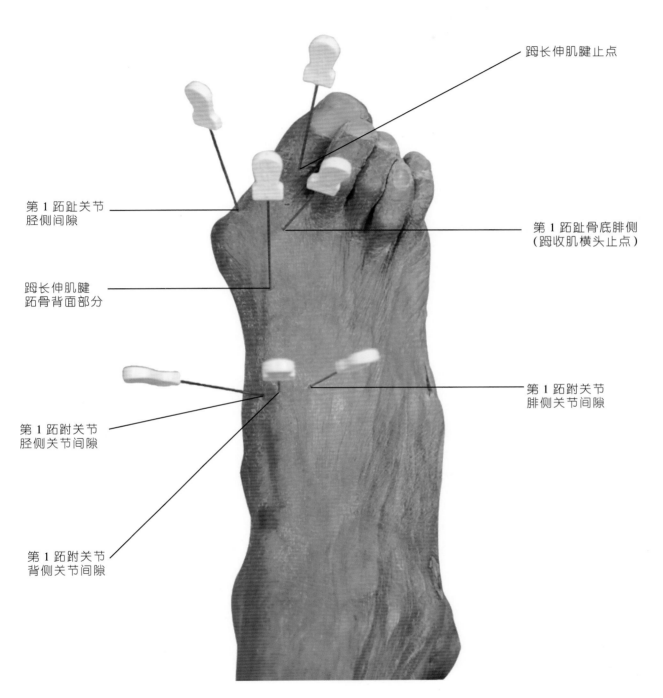

蹞长伸肌腱止点

第 1 跖趾关节
胫侧间隙

蹞长伸肌腱
跖骨背面部分

第 1 跖趾骨底腓侧
（蹞收肌横头止点）

第 1 跖跗关节
胫侧关节间隙

第 1 跖跗关节
背侧关节间隙

第 1 跖跗关节
腓侧关节间隙

图 8—4—12 蹞外翻足背侧的针刀松解（1）

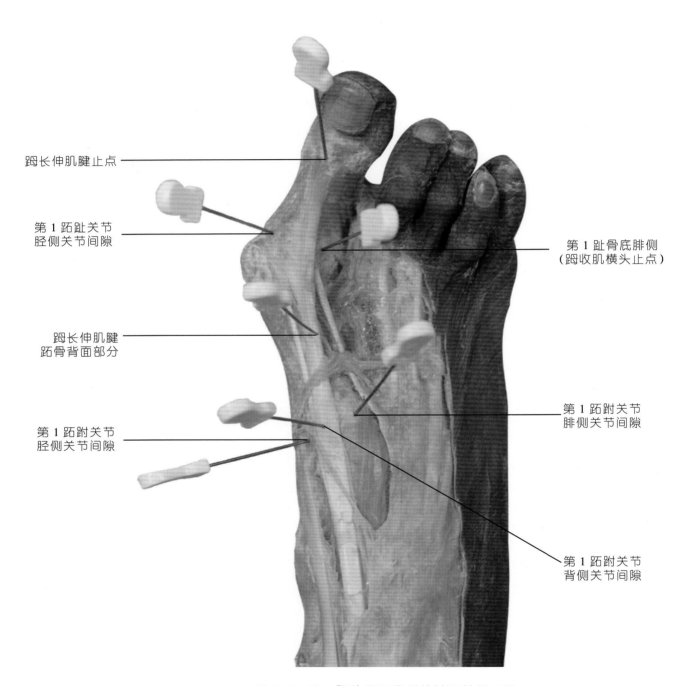

蹞长伸肌腱止点

第 1 跖趾关节
胫侧关节间隙

蹞长伸肌腱
跖骨背面部分

第 1 跖跗关节
胫侧关节间隙

第 1 趾骨底腓侧
（蹞收肌横头止点）

第 1 跖跗关节
腓侧关节间隙

第 1 跖跗关节
背侧关节间隙

图 8-4-13　蹞外翻足背侧的针刀松解（2）

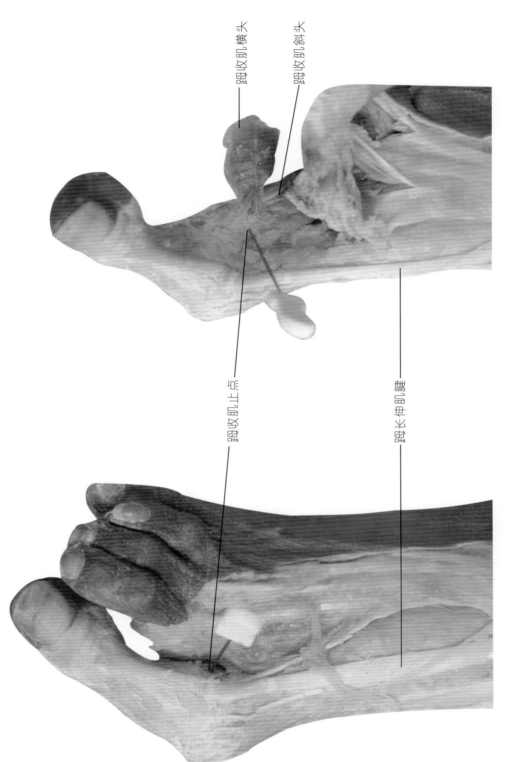

图 8-4-14　足背侧松解踇收肌横头

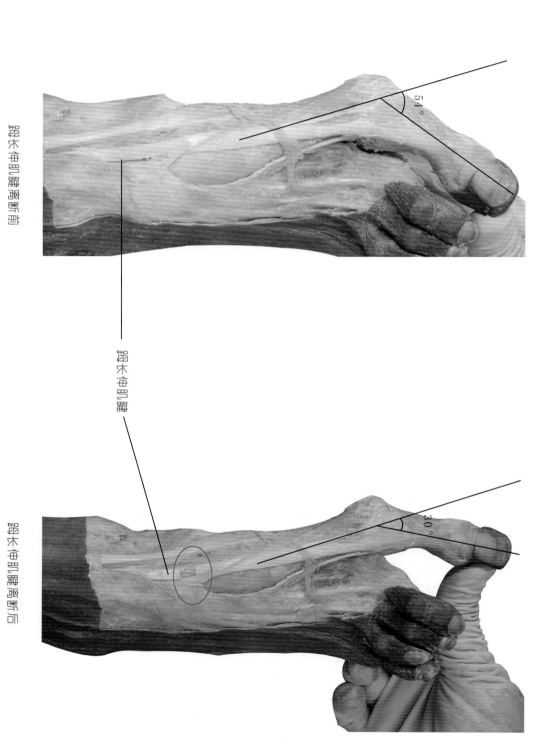

图 8-4-15　蹬长伸肌腱离断试验

蹬长伸肌腱离断前

蹬长伸肌腱

蹬长伸肌腱离断后

54°

30°

可在肌腱不同位置的腓侧缘进行多点切割松解（每点均不超过 2 刀），或视情况进行第 2 次手术。在跚趾远节趾骨背部跚长伸肌腱止点进行松解时应遵循同样的原则。

4. 第 1 跖跗关节胫侧的松解

切割目标：第 1 跖跗关节囊胫侧面。

松解方法：术者左手持无菌纱布，右手持 I 型 4 号针刀，刀口线与足弓长轴平行，左手拇指按在第 1 跖跗关节背面胫侧缘，将针刀刺入皮肤，到达第 1 跖骨底胫侧缘骨面（已穿透关节囊），然后提针刀至皮下，再将针刀切至骨面，反复切割 3～4 下以充分松解第 1 跖跗关节囊胫侧面。完成操作后出针，压迫止血，外敷包扎。

跚外翻患者的第 1、2 跖骨间夹角（intermetartasal angle，IMA）增大（超过 10°），而松解第 1 跖跗关节囊胫侧面及术后的固定处理其目的即在于减小 IMA。

5. 第 1 跖跗关节腓侧的松解

切割目标：第 1 跖跗关节囊腓侧面。

松解方法：术者左手持无菌纱布，右手持 I 型 4 号针刀，刀口线与足弓长轴平行，左手拇指按在第 1 跖跗关节背面腓侧缘，将针刀刺入皮肤，到达第 1 跖骨底腓侧缘骨面（已穿透关节囊），然后提针刀至皮下，再将针刀切至骨面，反复切割 3～4 下以充分松解第 1 跖跗关节囊腓侧面。完成操作后出针，压迫止血，外敷包扎。

6. 第 1 跖跗关节背侧的松解

切割目标：第 1 跖跗关节囊背侧面。

松解方法：术者左手持无菌纱布，右手持 I 型 4 号针刀，刀口线与足弓长轴平行，左手拇指按在第 1 跖跗关节背面中点，将针刀刺入皮肤，到达第 1 跖骨底腓侧缘骨面（穿透关节囊），然后提针刀至皮下，再沿第 1 跖骨近侧端边缘将针刀刺入跖跗关节间隙，反复切割 3～4 下以充分松解第 1 跖跗关节囊背侧。完成操作后出针，压迫止血，外敷包扎。

7. 第 1 趾骨底腓侧缘跖侧点的松解

切割目标：跚收肌止点。

松解方法：术者左手持无菌纱布，右手持 I 型 4 号针刀，刀口线与足弓长轴平行，左手拇指按在第 1 跖趾关节跖面腓侧缘，助手分别以两手将患趾及其余四趾向两侧用力分离，以保持跚收肌紧张。将针刀刺入皮肤后，探索进针到达第 1 趾骨底腓侧缘骨面，保持针刀不离骨面，沿骨面腓侧缘切割 1～2 下以松解跚收肌横头的止点（图 8-4-11）。完成操作后出针，压迫止血，外敷包扎。

前文已述，如果跚外翻较为严重，则跚收肌的止点可能会随近节趾骨的内旋而发生变化，即由近节趾骨底腓侧缘的跖面移向近节趾骨底腓侧缘的背面，因此对于程度较重的跚外翻，松解跚收肌横头止点的进针位置也要调整为在第 1 跖趾关节背面腓侧缘进针（即在第 1、2 跖趾关节间隙），先探索至第 1 趾骨底腓侧缘，然后沿骨缘切割 4～5 下（图 8-4-14）。

8. 跚长屈肌腱止点的松解

切割目标：跚长屈肌腱。

松解方法：术者左手持无菌纱布，右手持 I 型 4 号针刀，刀口线与足弓长轴垂直，令患者跖屈跚趾，以左手拇指于跚长屈肌腱止点处探知紧张的肌腱，针刀在定点处刺入，穿过皮肤、浅筋膜到达肌腱表面，在肌腱腓侧缘切割 1～2 下以切断少量肌腱纤维，从而松解其张力。完成操作后出针，压迫止血，外敷包扎。

9. 第 2 跖骨头中点的松解

切割目标：跚收肌肌腹。

松解方法：术者左手持无菌纱布，右手持 I 型 4 号针刀，刀口线与足弓长轴平行，左手拇指按在第 2 跖趾关节后缘、第 2 跖骨头中点，助手分别以两手将患趾及其余四趾向两侧用力分离，以保持跚收肌紧张。针刀在定点处刺入，穿过皮肤、浅筋膜，当遇有坚韧阻力感时系趾短屈肌腱（其深面为趾长屈肌腱），稍

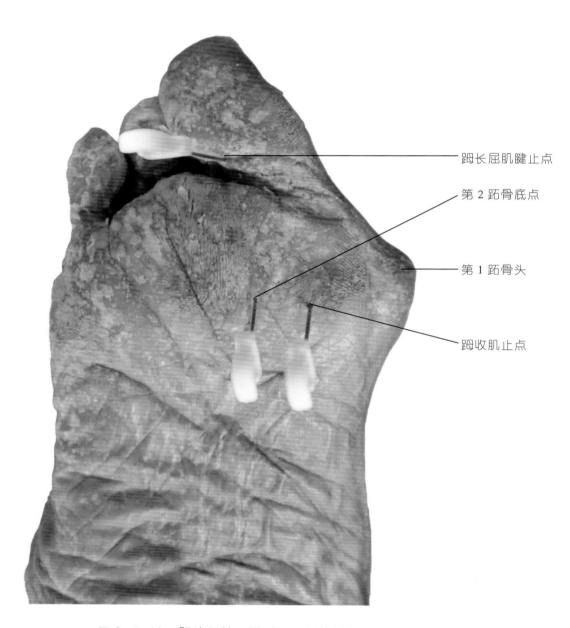

蹰长屈肌腱止点

第 2 跖骨底点

第 1 跖骨头

蹰收肌止点

图 8-4-16　蹰外翻针刀矫形足跖侧的松解

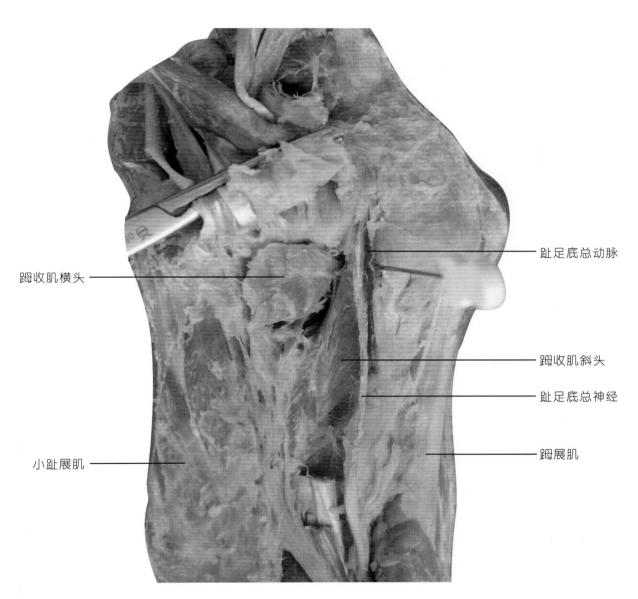

拇收肌横头

趾足底总动脉

拇收肌斜头

趾足底总神经

小趾展肌

拇展肌

图 8-4-17　第 1 趾骨底腓侧缘跖侧点（拇收肌止点）的针刀松解

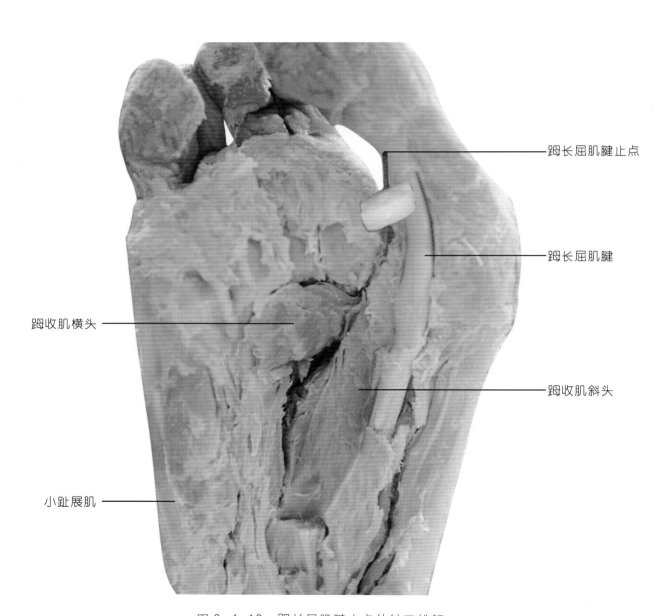

蹞长屈肌腱止点

蹞长屈肌腱

蹞收肌横头

蹞收肌斜头

小趾展肌

图 8-4-18 蹞长屈肌腱止点的针刀松解

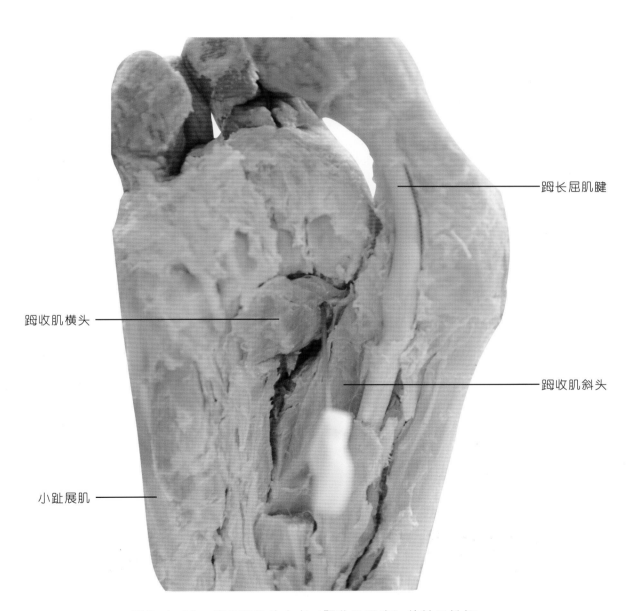

图 8-4-19　第 2 跖骨头中点（姆收肌肌腹）的针刀松解

姆长屈肌腱

姆收肌横头

姆收肌斜头

小趾展肌

向两侧移动刀锋以避开肌腱，然后继续深入探至第 2 跖骨头骨面。调转刀口线 90° 并稍提针刀 2～3mm 再向下刺至骨面以切割踇收肌横头肌腹（踇收肌横头与跖骨表面之间还有一层纤薄的骨间背侧肌，其肌纤维方向与跖骨纵轴平行、与踇收肌横头十字交叉，所以刀锋方向垂直于跖骨长轴不会损伤骨间背侧肌肌纤维），反复 2～3 下，切断少量肌纤维以降低踇收肌横头张力。完成操作后出针，压迫止血，外敷包扎。

五、术后处理

生物力学异常是踇外翻发病的主要病理因素，而跖趾关节的位置变化则是踇外翻的主要病理特征。针刀治疗的作用主要是对与跖趾关节相关的动力装置（肌肉、肌腱等）进行松解，降低其异常张力。对于程度轻微的病例，针刀松解后，由于降低了牵拉第 1 趾骨的异常张力，踇外翻角度有可能获得一定改善。但是，如果针刀松解治疗后不配合必要的术后矫正手法和有效固定，绝大多数病例很难获得理想矫正效果。可以认为，针刀松解只是为踇外翻的矫正创造了有利于其康复的生物力学基础，在此前提下，还必须采取必要的矫正手法和有效的外固定措施，以获得最大限度的矫正效果并提高远期疗效。

（一）跖趾关节复位

方法：术者以双手拔伸牵引第 1 跖趾关节，然后将外翻的第 1 跖骨向胫侧试探性扳动（不可用力过猛），对错位的跖趾关节进行复位。

（二）外固定

踇外翻针刀矫形有多种外固定方法，临床可根据条件选择应用。

1. 夹板固定法（图 8-4-20）

先将踇趾复位（将踇趾向胫侧牵拉使之与足内侧呈直线），然后取压舌板一块，近端以橡皮膏固定于足内侧，远端贴覆于踇趾胫侧（压舌板与皮肤之间均需垫以海绵），第 1、2 趾之间垫海绵，沿海绵与夹板的外侧缠绕橡皮膏以将踇趾固定于压舌板上。

在这种固定方法中，橡皮膏与踇趾间及夹板与踇趾间均以海绵垫覆十分重要。由于海绵具有良好的弹性，因此可以最大限度地避免对走行于足趾侧面的动脉（跖背动脉与趾足底固有动脉）的挤压，从而最大限度地避免造成踇趾循环障碍。

2. 石膏固定法

材料准备：石膏棉、石膏绷带（图 8-4-21）。

针刀术后，以防水创可贴包扎针孔，皮肤表面覆以石膏棉，以将石膏绷带剪至条状并浸湿使之变软，将踇趾复位（向胫侧牵拉使之与足内侧呈直线），将绷带沿踇趾呈"8"字形固定于足内侧，术者手扶患者踇趾保持于固定位 5 分钟左右，待石膏变硬后方可离开（图 8-4-22）。

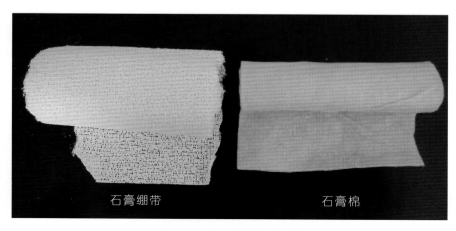

图 8-4-21　石膏固定材料

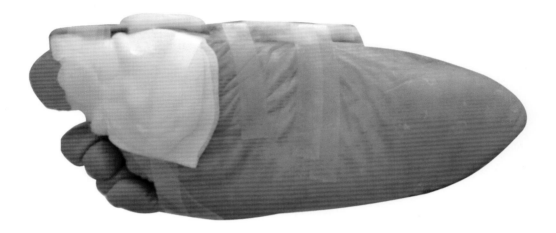

足跖侧观

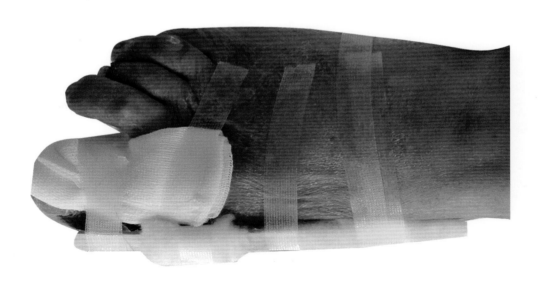

足背侧观

图 8—4—20 踇外翻针刀术后夹板固定法

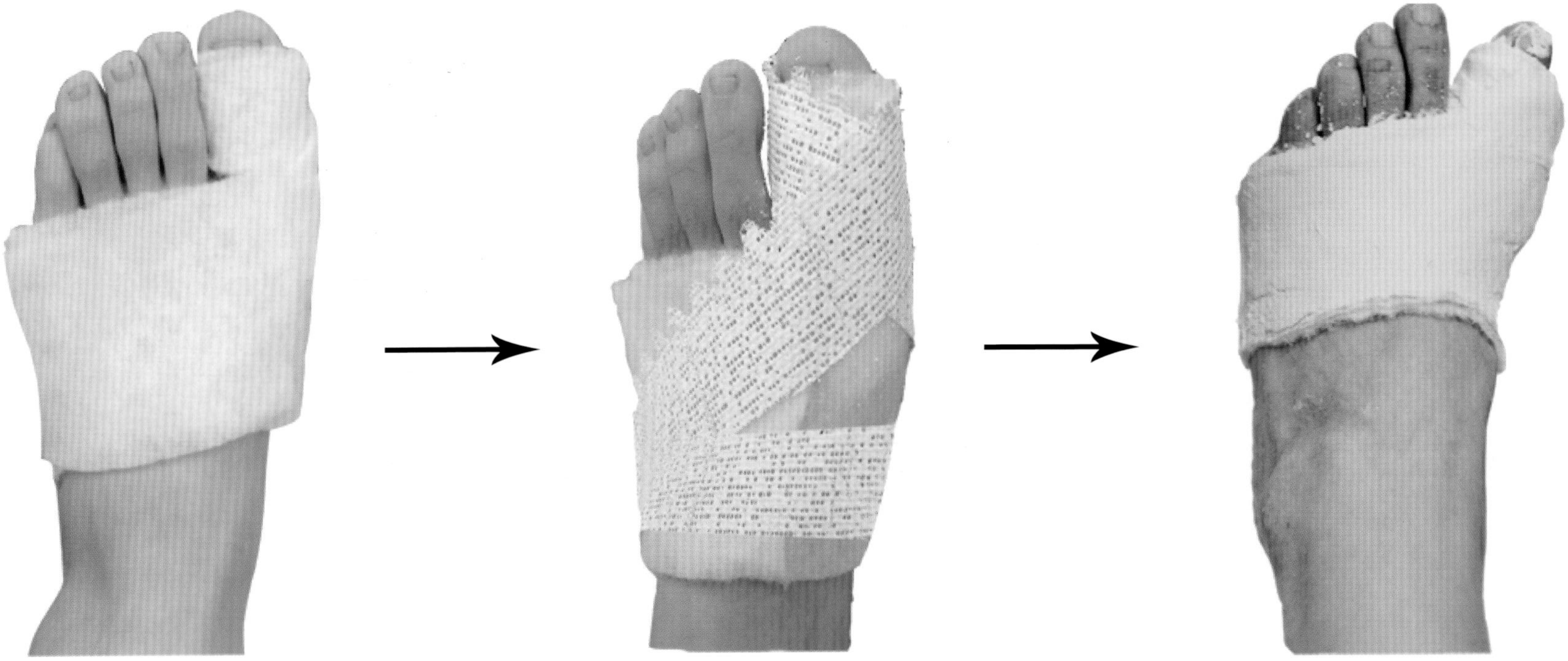

垫覆石膏棉

石膏绷带 "8" 字交叉

晾干固定

图 8-4-22　踇外翻针刀术后的石膏固定方法及步骤

六、术后注意事项

1. 术后穿硬底、前开口的矫形鞋，适当活动。
2. 抬高患肢，密切观察踇趾末梢血液循环情况。
3. 定期复查：术后分别于第 3、7、14 天复查。
4. 6 周后去除固定并锻炼踇趾关节。
5. 后期康复锻炼。

术后足踝肌肉收缩力弱，是康复治疗的重点。运动量宜逐渐加大，以主动运动为主，必要时辅以抗阻运动。锻炼方法有以下几种，综合运用进行训练：

训练一：在沙土上赤足走。

训练二：将一毛巾平放在地上，用患足趾抓毛巾。

训练三：用患足趾转动圆棒及用患足趾夹游戏球放进器皿里，以训练足趾外展、内收及屈伸肌群。

训练四：单足站立，足跟抬起，保持片刻后放下，反复进行。

七、体会与说明

（一）临床实践体会

针刀治疗踇外翻尚处于探索阶段，其临床效果尚有待观察。从作者的临床应用情况来看，结果还是令人鼓舞的，以下是不同程度踇外翻针刀矫形治疗后的情况：

1. 重度踇外翻

针刀治疗后踇外翻角度有一定程度减轻（踇外翻角由 56° 减小至 46°）：术前踇趾被第 2 趾压盖，术后踇趾轻度回位，第 1、2 趾间可见趾缝出现（图 8-4-23）。经夹板固定可恢复至正常角度（图 8-4-20）。

2. 轻度踇外翻

针刀治疗后踇外翻角度由 34° 减小至 22°，经石膏固定恢复至正常角度（图 8-4-22）。

（二）适应证的选择

踇外翻的病因十分复杂，病理变化多样，在现有的两百多种方法中，没有一种能够解决踇外翻的所有病理变化，因此在治疗踇外翻时，需认真检查，仔细了解其病理变化，选择合适的方法。针刀治疗宜选择踇外翻角度在 30° 以内且腓侧籽骨无明显增大者，临床应严格把握适应证，并且在术后要重视固定和康复锻炼，去除导致踇外翻的外在诱因，才能达到理想的治疗效果。

针刀治疗踇外翻的机制在于松解第 1 跖趾关节周围的软组织（踇收肌横头、踇长伸肌腱、踇长屈肌腱、关节囊等），改变近节趾骨底胫、腓侧的张力对比（减弱近节趾骨腓侧的张力），从而减轻甚至消除导致近节趾骨外翻的因素。因此，针刀治疗只适用于相关骨结构正常且第 1 跖趾关节正常存在的患者，如果患者出现第 1 跖骨头增生、变形，或第 1 跖趾关节因某种原因融合（图 8-4-25）则均不适用针刀治疗。

（三）关于踇收肌横头止点的切割量的考虑

由于踇收肌横头止点呈条索状，其宽度仅为 4mm，因此只要位置准确，以针刀切割 4～5 下即完全可能将踇收肌横头切断或大部切断，同时将关节囊腓侧切开。切断踇收肌横头对于足的正常功能没有影响。

（四）术后固定的意义

针刀术后的固定十分重要，因为长期的踇外翻患者均存在踇收肌横头、第 1 跖趾关节关节囊腓侧、踇长伸肌腱及踇长屈肌腱的挛缩。外固定的意义是：将外翻的踇趾向胫侧复位并固定时，可以持续牵拉踇收肌横头残存的部分、第 1 跖趾关节关节囊腓侧、踇长伸肌腱及踇长屈肌腱。由于这些结构经过针刀的松解其张力已经减小，但长度并不能自动恢复，而持续牵拉则有助于其长度的恢复，这有利于踇外翻治疗效果的巩固。

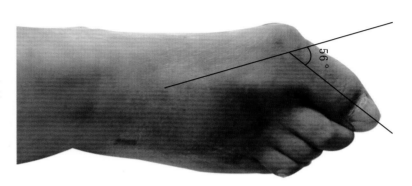

术前

术后跚趾外翻程度减轻
第1，2趾间趾缝出现

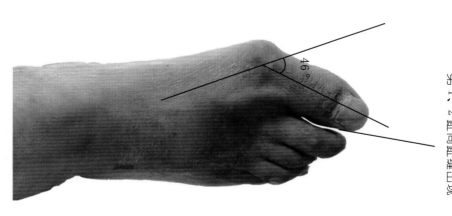

术后

图 8-4-23　重度跚外翻针刀矫形前后（足背侧观）

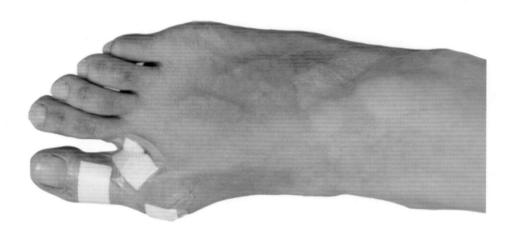

术后

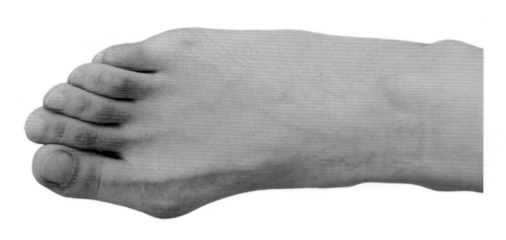

术前

图 8-4-24 轻度踇外翻针刀矫形前后（足背侧观）

第 1 跖趾关节融合 ————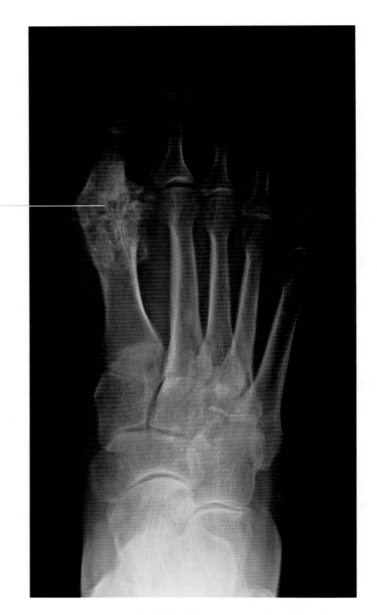

图 8-4-25 轻度踇外翻及第 1 跖趾关节融合

第五章　足底屈趾肌腱鞘炎

足底屈趾肌腱鞘炎（tenosynovitis of digital flexor）也称前跖部腱鞘炎，是临床常见的足部软组织疾患，表现为行走时足前部疼痛，对生活构成很大影响。该病多见于中老年人，尤其是老年女性多发，其发病一般与足弓塌陷有关。针刀治疗该病临床效果确切，可快速解除患者的疼痛症状，是足底屈趾肌腱鞘炎治疗的首选疗法。

第一节　病因病理

在各足趾的第 1 跖趾关节的跖侧面，有与手的第 1 掌指关节的掌侧面相似的骨纤维管道结构——屈肌腱纤维鞘（图 8-1-30）。这种纤维鞘由足趾部深筋膜增厚形成，向两侧附着于近、中节趾骨的侧缘及趾间关节的韧带，后端与足底腱膜的趾歧相融合，前端在趾长屈肌腱与姆长屈肌腱止端之前附着于远节趾骨底，屈肌纤维鞘内有趾长屈肌腱与趾短屈肌腱通过。最初趾长屈肌腱在趾短屈肌腱深面，在近节趾骨的中部长腱穿出趾短屈肌腱的分裂处至浅面而止于远节趾骨，控制各足趾的屈曲运动。足底的屈肌腱纤维鞘也为滑膜鞘结构，在摩擦、挤压等因素刺激下可出现损伤而表现为无菌性炎症。

前跖部腱鞘炎的发生一般与足横弓塌陷有关，当足横弓塌陷时，第 2、3、4 跖骨头会出现下移、承重增加，行走时反复挤压屈趾肌腱鞘所致。扁平足者也易罹患该病。

足弓的维持要依靠韧带与肌肉组织的共同作用，参与维持足弓的主要韧带有跟舟足底韧带、足底长韧带及跟骰足底韧带、骨间韧带、三角韧带及足底腱膜；参与维持足弓的肌肉有胫骨前肌、胫骨后肌、趾长屈肌与姆长屈肌、腓骨长肌腱、姆收肌横头等，其中姆收肌横头横越跖骨头，对横弓形成支持。

足弓的受损或消失可由于维持足弓的动力装置（肌肉、韧带）受到持久存在的超负荷拉力（比如长久站立）所造成，但从临床实践来看，年龄也是十分常见的因素。随着年龄的增长，韧带与肌肉的成分与功能都会发生不可逆的变化，表现为韧带力量减弱，肌肉围度变小、弹性下降。肌肉和韧带力量的下降使得其对足弓形态的维持能力变弱，足弓的稳定性下降。而对于多数人（尤其是女性）来说，体重却往往伴随着年龄的增长而增加。这样，稳固性下降的足弓反而承受着越来越大的负荷，由于韧带组织一般不具备弹性，那么持续的超负荷承重便会使得维持足弓的韧带组织发生不可逆的形态变化（长度增加），而弹性、力量均已下降的肌肉组织又不足以对抗足弓的这种变形，如此便不可避免地出现足弓的塌陷（包括纵弓的塌陷和横弓的塌陷）。对于形态正常的足弓而言，其在地面的支点为跟骨结节、第 1 跖骨头和第 5 跖骨头，支撑面呈三角形，第 2、3、4 跖骨头不参与承重。当足弓塌陷以后，第 2、3、4 跖骨头也成为参与承重的一部分。人体行走时，体重的压力不断从距骨传至跟骨及中足和前足，在前足跖侧反复挤压屈趾肌腱纤维鞘，造成腱鞘因受挤压刺激而出现无菌性炎症，表现为行走时疼痛。

第二节　临床表现

一、症状

行走时前足底疼痛，严重时因疼痛出现跛行或不能行走，而足不负重时则疼痛消失。

二、体征

前足部各跖趾关节（尤其是第 2、3、4 跖趾关节）跖侧压痛。

三、辅助检查——足X光片

在足X光片上，屈趾肌腱鞘炎无特殊表现，但对于表现为前跖部疼痛的患者应逐一进行足X光检查，其意义在于进行鉴别诊断，以除外跖骨头缺血性坏死、松弛性跖痛症、跖骨头塌陷等疾病。

跖骨头缺血性坏死：该病早期病变的X线特征表现为跖骨头变扁、密度增高、囊状透明带形成、跖趾关节间隙增宽；晚期病变的X线特征表现为跖骨头硬化、邻近骨干皮质骨增厚等。

松弛性跖痛症：X线特征表现为第1、2跖骨间隙及第1、2楔骨间隙增宽，第2、3跖骨较第1跖骨增长且粗壮肥大、密度增加、籽骨后移，同时可存在先天性姆趾畸形、姆僵硬症及第1跖骨短缩、内翻等畸形。

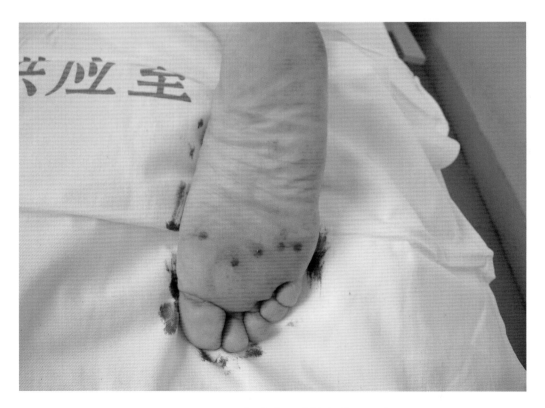

图 8-5-1　足底屈趾肌腱鞘炎的压痛点

第三节　针刀治疗及其他

一、定点

在患足前部跖侧跖趾关节处按压寻找压痛点并予以标记（图 8-5-1）。

二、消毒、铺巾与麻醉

常规皮肤消毒，2% 利多卡因局部麻醉，每点注入 1mL 左右，进针方法同针刀松解。

三、针刀松解（图 8-5-2）

切割目标：屈趾肌腱鞘。

松解方法：术者左手持无菌纱布，右手持Ⅰ型 4 号针刀，刀口线与足弓长轴平行，在定点处刺入针刀，使针尖快速穿过皮肤，保持针体与皮肤表面垂直，缓慢探索进针，继续进针达肌腱时针下可有针尖碰触坚韧组织的感觉，在此位置轻提针刀 2mm 至腱鞘表面，依定点标志行腱鞘切开，针下有松动感时说明已达到松解目的。出针后压迫止血，无菌辅料包扎。手术全过程中必须始终保持刀口线与患趾纵轴平行，禁止调转刀口线以避免横断肌腱。

四、术后注意事项

术后除保持清洁、干燥，避免感染以外，还应注意 3～4 周内避免前足部负重，以利于组织修复。

五、思考与体会

（一）前跖痛的针刀适应证

在足踝部慢性疼痛的患者中，前跖部疼痛的发病率居于首位，除了屈趾肌腱鞘炎之外，还有跖间神经瘤、跖骨头坏死、血栓闭塞性脉管炎、籽骨骨软骨炎、痛风、糖尿病足及神经纤维瘤、松弛型跖痛症等多种病因，临床需要仔细鉴别，一般应依据临床资料（病史、查体、各种辅助检查、特殊检查等）逐一进行排除性诊断，逐步缩小范围，把握关键，确定诊断。针刀治疗只适用于屈趾肌腱鞘炎且效果肯定，其他疾病并不适用。

（二）针刀松解时的操作要领

与针刀治疗屈指肌腱鞘炎一样，操作时要注意针刀切开腱鞘即可，避免针刀刺入肌腱。

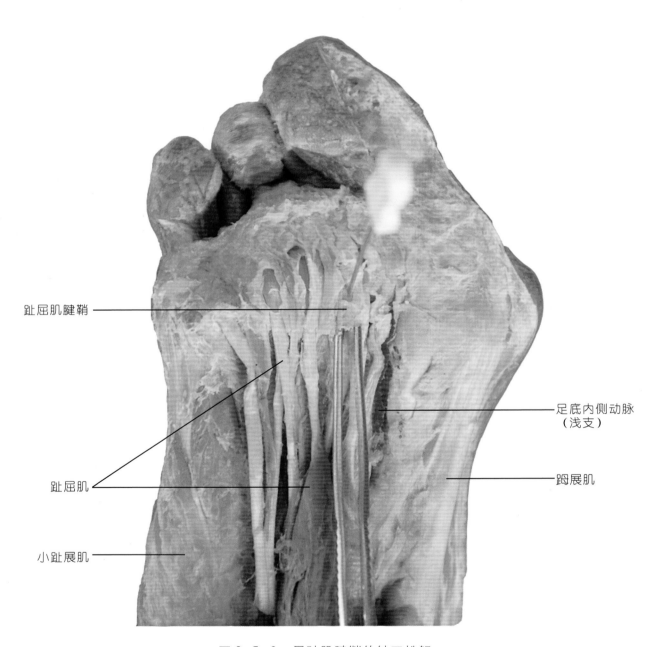

趾屈肌腱鞘

足底内侧动脉
（浅支）

趾屈肌

踇展肌

小趾展肌

图 8-5-2　屈趾肌腱鞘的针刀松解

第六章　踝管综合征

踝管综合征（tarsal tunnel syndrome）又称跗管综合征，其病名由 Kech 于 1962 年首先提出，在此之前（1960 年），Kopell 和 Thompson 曾描述踝管综合征的症状。该病是指胫后神经在踝管内受到挤压所引起的一系列临床症状，可由多种原因引发。在针刀疗法出现之前，踝管综合征的治疗方法主要有踝管内注射（激素）、理疗及手术等。非手术治疗常不能取得理想疗效，而手术治疗疗效优良者也仅占 44%。因此，探索新的治疗方式具有现实的临床意义。针刀疗法的出现，给踝管综合征的治疗提供了新的选择，其微创、松解、可多次重复治疗等特点对于踝管综合征的治疗较为适用，而且实践证明确有一定的临床疗效。

第一节　病因病理

本病临床上 21% ～ 36% 的患者不能明确病因，但从解剖结构来看，踝管综合征的发病有其相应的解剖学基础。

踝管（图 8-6-1）是一个无弹性的骨纤维管道。在管道内，神经、血管、肌腱等条索状的组织密集成束，被屈肌支持带约束在骨性的凹槽内，这一结构是其发病的基础。踝管的顶盖（即屈肌支持带）由小腿下部深筋膜增厚而成，这些增厚的深筋膜横跨在内踝与跟骨之间，形成屈肌支持带。踝管内从前向后的排列顺序依次为胫后肌腱、趾长屈肌腱、胫后动静脉、胫神经和拇长屈肌腱。踝管内有从内踝和屈肌支持带发出的两片间隔，分别形成包绕胫后肌腱和趾长屈肌腱的腱鞘，有腱鞘包绕的肌腱在胫神经的浅面进入踝管。胫神经在屈肌支持带深面近侧分为足底内侧神经和足底外侧神经，分叉后分别进入不同的解剖管道。这两个管道的顶为纤维性结构，覆盖足底外侧神经的纤维为跖筋膜，覆盖足底内侧神经的纤维构成拇展肌的起点，亦在踝管内。

任何引起踝管内压升高的因素都可直接或间接压迫胫神经及其分支而引起临床症状，常见的原因有：

1. 踝关节不稳，反复扭伤，导致踝管内肌腱摩擦增加而出现肌腱炎，肌腱因炎症而水肿、增粗。
2. 踝管内肿物，如神经鞘瘤、腱鞘囊肿等。
3. 先天性肌肉发育异常，如拇展肌肥厚、出现副拇展肌等。
4. 先天性距骨骨桥形成、骨赘增生。
5. 跟骨骨折移位。
6. 跟骨严重外翻。
7. 妊娠、心衰、骨筋膜室综合征等疾病导致体液积聚，出现胫神经周围的静脉怒张。

以上原因均可导致踝管内的内容物体积变大，由于踝管的底部为骨性结构，顶部为没有弹性的韧带结构，因此该管不具备扩张能力，容积无法增加，因此，内容物体积的增大便会造成踝管内压的升高，从而使管内的胫神经受到压应力刺激而出现临床症状。

神经受压可挤压其营养血管导致神经组织缺血，继而出现水肿、渗出等无菌性炎症反应，日久则发生与周围组织的粘连，影响神经的活动。如果致病因素不能解除，压迫持续存在，则可发生神经脱髓鞘改变，神经束间形成粘连及瘢痕。这种病变一旦发生，即便解除了神经的压迫因素，其功能也难以完全恢复。

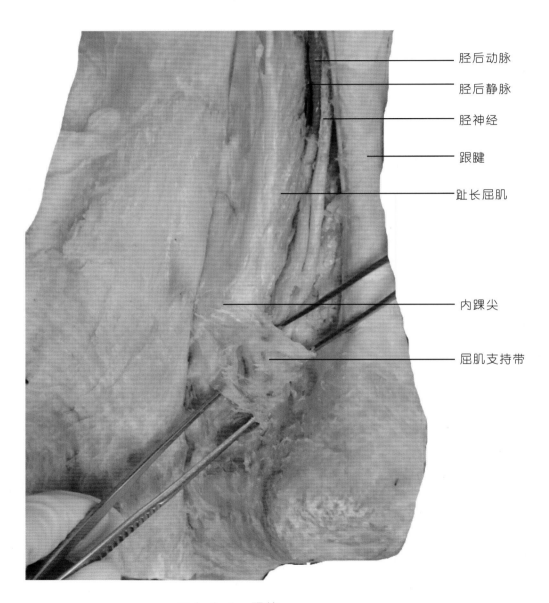

胫后动脉

胫后静脉

胫神经

跟腱

趾长屈肌

内踝尖

屈肌支持带

图 8-6-1　踝管

第二节　临床表现

一、症状

足底麻木、烧灼痛或针刺样疼痛，足趾或跖骨头部也可出现疼痛，症状可逐渐加重。行走时症状加重，休息时减轻。部分患者可于睡眠中痛醒，稍加活动后症状又可减轻。约 1/3 的患者疼痛可向小腿内侧放射。

二、体征

1. 内踝后方肿胀、压痛。
2. Tinel 征阳性。
3. 足底痛觉减退。
4. 部分患者出现肌肉萎缩。
5. 肌电图检查示跖部小肌肉纤颤。

第三节　针刀治疗及其他

一、定点（图 8-6-2）

在内踝后下缘及跟骨内侧缘（屈肌支持带的两侧附着区）按压寻找压痛点并标记。

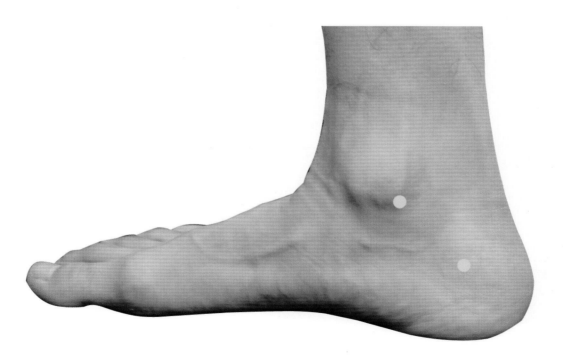

图 8-6-2　踝管综合征针刀治疗定点

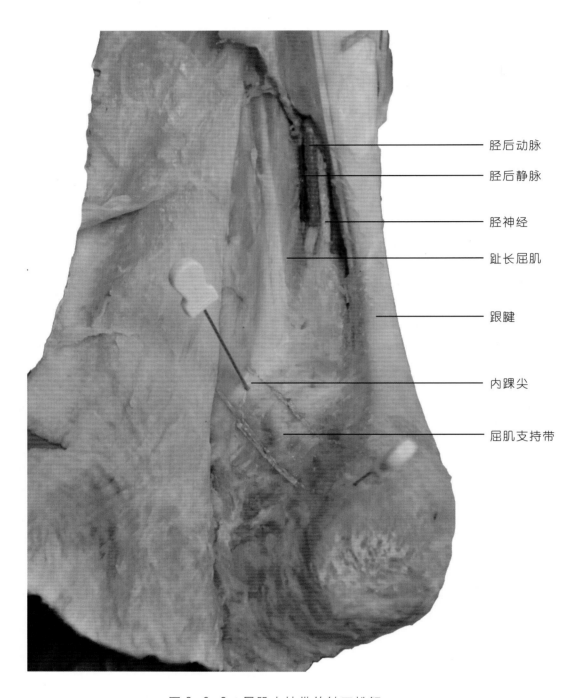

脛后动脉

脛后静脉

脛神经

趾长屈肌

跟腱

内踝尖

屈肌支持带

图 8-6-3　屈肌支持带的针刀松解

二、消毒、铺巾与麻醉

常规皮肤消毒，铺无菌洞巾，2% 利多卡因局部麻醉，每点注入 1ml。

三、针刀松解（图 8-6-3）

术者左手持无菌纱布，右手持Ⅰ型 4 号针刀，刀口线与下肢长轴平行，左手拇指按在定点处，将针刀刺入皮肤，在内踝后下缘的进针点刺入后到达内踝下缘骨面，跟骨内侧缘进针点刺入后到达跟骨内侧骨面。然后提针刀至皮下，再将针刀切至骨面，各点均切割 3～4 下以充分松解屈肌支持带。完成操作后出针，压迫止血，外敷包扎。

四、思考与体会

1．胫神经及其分支在下肢有三个易受卡压的部位，本节所述系指胫神经在内踝后方踝管内的卡压，除此之外，胫神经在小腿后内侧缘及足外侧也易发生卡压现象，分别称为"高位踝管综合征"和"远踝管综合征"。高位踝管综合征的卡压部位约在胫骨下 1/3 后缘，系胫神经在由踇长屈肌（深面外侧）、胫骨后肌（深面内侧）、趾长屈肌（内侧）及比目鱼肌（浅面）围成的间隙穿行时受到卡压所致；远踝管综合征系足底内侧神经（胫神经分支）通过屈肌支持带时被卡压所致，有时可在距骨头前方扪及压痛点（距屈及内翻足时在内踝之前可扪及距骨颈及头），临床如在相应部位存在压痛点则可一并进行针刀松解治疗。

2．关于外科手术治疗踝管综合征，Lam 提出主要应松解三个结构：

（1）切开屈肌支持带。

（2）切开胫神经入口处的踇展肌筋膜。

（3）松解胫神经及其分支足底内侧神经与足底外侧神经周围的筋膜组织。

应用针刀治疗完成上述三个部位的松解也完全可以做到，此点可资参考。

3．"他山之石，可以攻玉"，充分借鉴其他疗法的经验教训对于深入理解针刀治疗踝管综合征十分必要。

有人对部分手术治疗失败的踝管综合征患者进行了分析，认为手术失败主要有以下几个方面的原因：

（1）诊断不明确，病例选择失当：如胫后肌腱炎也可表现为内踝后的疼痛，但其治疗应以消除肌腱的无菌性炎症为主，不应选择手术治疗。

（2）松解不完全：常见的错误是胫神经及其分支的筋膜组织没有松解，踇展肌的深浅筋膜没有切开，导致足底内侧神经和足底外侧神经及外侧神经的第 1 支未得到充分松解。

（3）术后出现了神经粘连：可能系由于手术时的出血及术后感染所致。

（4）胫神经损伤：如外伤、骨折等对胫神经的直接损伤。

（5）存在长期、慢性胫神经压迫的患者。

（6）治疗不完全，即患者存在两个（及以上）部位的卡压，但仅进行了其中一个部位的松解。

（7）踝部畸形未予纠正，仍存在神经卡压的因素。

外科手术治疗踝管综合征中出现的问题在针刀临床上也同样存在，应予以充分注意。

参考文献

[1] 姜磊，于生元．颈源性头痛 [J]．中国疼痛医学杂志，2006，12（3）：175-178

[2] 罗芳，王云珍，李淑琴．不同药物行神经阻滞治疗颈源性头痛疗效比较 [J]．中国康复理论与实践，2008，（6）：504-505

[3] 董福慧，郭振芳，张春美，等．皮神经卡压综合征 [M]．北京：北京科学技术出版社，2002

[4]Sjaastad O, Saunte C, Hovdahl H, et al.Cer-vicogenic" headache.An hypothesis[J]. Cephalalgia, 1983, （3）: 249-256

[5] Bogduk N. Innervation of the lumbar spine [J]. Spine, 1983, （8）: 286

[6] 冯金升，李义凯，邹建荣，等．颈源性头痛的诊断和治疗 [J]．中国脊柱脊髓杂志，2001，（1）：45-46

[7] Bogduk N.Cervicogenic headache: anatomic basis and pathophysiologic mechanisms[J]. Curr Pain Headache Rep, 2001, （5）: 382-386

[8] 姚泰．人体生理学 [M]．北京：人民卫生出版社，2001

[9] Lwasaki H, Namiki A. A review of pregnancy-induced analgesia[J]. Masui, 1997, （46）: 598-606

[10] 李石良，韩峰，张辰宇．330 例颈源性头痛临床特征回顾性分析 [J]．中国骨伤，2010，23（3）：208-211

[11] 张作记．行为医学量表手册 [M]．北京：中华医学电子影像出版社，2005

[12] 国家中医药管理局．中医病证诊断疗效标准 [M]．南京：南京大学出版社，1994

[13] 蔡艺，汤建国，李旋．扩展高频气导听阈和耳鸣的关系 [J]．临床耳鼻咽喉科杂志，2004，18（1）：8-11

[14] 黄选兆，汪吉宝．实用耳鼻咽喉科学 [M]．北京：人民卫生出版社，1998

[15] 黄魏宁，于普林，刘桂芳，等．老年人听力下降及耳鸣的流行病学调查 [J]．中国老年学杂志，2003，23（2）：82-83

[16] Shatari T, Hosoda Y, Kanzaki J. A study on the vasculature of the internal auditory artery in human by casts[J].Acat Otolaryngol, 1994, 514（Suppl）: 101-107

[17] 陈合新，虞春堂，钟世镇，等．内耳道CT三维重建及内部结构解剖学研究 [J]．中华耳鼻咽喉科杂志，2000，（35）：204-206

[18] 吴皓，朱明，陈向平，等．兔内听动脉阻断与听觉改变的关系 [J]．上海第二医科大学学报，2004，24（8）：632-634

[19] 郑重，胡晓梅，田理，等．电针改善颈源性感觉神经性听力损失和慢性内耳缺血的实验研究 [J]．成都中医药大学学报，2005，28（3）：6-10

[20] 郑重，宋开源，胡晓梅，等．电针改善椎基底动脉供血不足和内耳缺血所致前庭功能障碍的实验 [J]．中国临床康复，2005，9（41）：90-93

[21] 蔡慧敏，陈江云，刘铁柱．椎基底动脉供血不足病人TCD、EEG及BAEP检测报告 [J]．临床神经电生理学杂志，2007，16（4）：252-253

[22] 谢鼎华，杨伟炎．耳聋的基础与临床 [M]．长沙：湖南科学技术出版社，2004

[23] 刘蓬．耳鸣程度分级与疗效评定标准的探讨 [J]．中国中西医结合耳鼻咽喉科杂志，2004，12（4）：181

[24] 张正明，李胜利，宋建明，等．鸡耳蜗神经再生的超微结构观察 [J]．临床耳鼻咽喉科杂志，1996，10（6）：326-329

[25] 李石良，张华，李辉，等．针刺与连续多点脉冲刺激对感觉神经性耳聋患者语言频率听力损失的影响 [J]．中国针灸，2005，25（6）：407

[26] 李石良，柏杨，李辉，等．针刺与连续多点脉冲刺激治疗主观性耳鸣的初步评价 [J]．中国针灸，2006，26（12）：859-861

[27] 王洪田．耳鸣诊治新进展 [M]．北京：人民卫生出版社，2004

[28] 李欣，龚树生．耳鸣研究进展 [J]．中国听力语言康复科学杂志，2006，（2）：32．

[29] Lockwood AH, Salvi RJ. Neuroanatomy of tinnitus[J]. Stand Audiol Suppl, 1999, (51): 47

[30] Oertel D, Young ED. What's a cerebellar circuit doing in the auditory system[J]. Trends Neurosc, 2004, 27 (2): 104-110

[31] Shore SE, El Kashlan, Lu J. Effects of trigeminal ganglion stimulation on unitactivity of ventral cochlear nucleus neurons[J]. Neuroscience, 2003, 119 (4): 1085-101

[32] Eggermont JJ. Tinnitus: neurobiological substrates[J]. Drug Discov Today, 2005, 10(19): 1283-1290

[33] Kaltenbach JA, Rachel JD, Mathog TA, et al. Cisplatin-induced hyper activity in the dorsal cochlear nucleus and its relation to outer haircell loss[J]. Relevance to tinnitus. J Neurophysiol, 2002, 88 (2): 699-714

[34] BrozoskiTJ, Bauer CA. The effect of dorsal cochlear nucleus ablation on tinnitus in rats[J]. Hear Res, 2005, 206 (1-2): 227-236

[35] RachelJD, MathogTA. CNS somato sensory-auditory interaction selicitor modulate tinnitus[J]. Exp Brain Res, 2003, 153 (4): 643-8

[36] MOLLER A R. Pathophysiology of tinnitus[J]. Otolaryngol Clin North Am, 2003, (36): 249-266

[37] KALTENBACH J A. Hyperactivity in the dorsal cochlear nucleus after intense sound exposure and its resemblance to tone-evoked activity: a physiological model for tinnitus[J]. Hear Res, 2000, (140): 165-172

[38] 王洪田，周颖，翟所强，等．耳鸣的心理学问题 [J]．临床耳鼻咽喉科杂志，2003，17（1）：14-15

[39] Jastreboff PJ, Hazell JWP. A neurophysiological approach to tinnitus[J]. Clinical implication. Br J Audiol, 1993, (27): 7

[40] Evans EF, Wilson JP, Borerwe TA. Animal models of tinnitus. In: Cibe Foundation Symposium 85, Tinnitus. London[M]. Pitman Books Ltd, 1981

[41] Oliveira CA, Chuknecht HF, Glynn RJ. In search of cochlear morphologic correlates for tinnitus[J]. Arch Otolaryngol Head Neck Surg, 1990, (116): 937

[42] 陈秀伍．神经生理心理学与耳鸣 [J]．中国医学文摘（耳鼻咽喉科学），2007，22（2）：94-96

[43] 石勇兵．耳鸣患者的非听觉问题 [J]．中华耳科学杂志，2007，5（3）：225-231

[44] Ruel J, Chen C, Pujol R, et al. AMPA-preferring glutamate receptors in cochlear physiology of adult guinea-pig[J]. J Physiol, 1999, (518): 667

[45] Potashner sJ, Suneja SK. Benson CG. Regulation of D-aspartate release and uptake in adult brain stem auditory nuclei after unilateral middle ear ossicle removal and cochlear ablation[J]. Exp Neurol, 1997, (148): 222

[46] Lin X, Chen S, Chen P. Activation of metabotropic GABAB receptors inhibited glutamate responses in spiral ganglion neurons of mice[J]. Neuroreport, 2000, (11): 957

[47]Suneja SK, Potashner SJ, Benson CG. Plastic changes in glycine and GABA release and uptake in adult brain stem auditory nuclei after unilateral middle ear ossiele removal and cochlear ablation[J]. Exp Neurol, 1998, (151): 273

[48]Milbrandt JC, Holder TM, Wilson MC, et al. GAD levels and muscimol binding in rat inferior collieulus following acoustic trauma[J]. Hear Res, 2000, (147): 251

[49]Szczepaniak WS, Moller AR. Effects ofbaclofen, clonazepam, and diazepam on tone exposure-induced hyperexcitability of the inferior colliculus in the rat; possible therapeutic implications for pharmacological management of tinnitus and hyperacusis[J]. Hear Res, 1996, (97): 46

[50]Bauer CA, Brozoski TJ. Holder TM, et al. Effects of chronic salicytate on GABAergic activity in rat inferior colliculus[J]. Hear Res, 2000, (147): 175

[51]Simpson JJ, Davies WE. A review of evidence in support of a role for 5-HT in the perception of tinnitus[J]. Hear Res, 2000, (145): 1

[52]Sachanska T.Changes in blood serotonin in patients with tinnitus and other vestibular disturbances[J]. Int Tinnitus, 1999, (5): 24

[53]Liu J, Li X, Wang L, et al. Effects of salicylate on serotoninergic activities in rat IC and AC[J]. Hear Res, 2003, (175): 45

[54] Marriage J, Barnes NM. Is central hyperacusis a symptom of 5-hydroxytryptamine (5-HT) dysfunction. J Laryngol (tol), 1995, (109): 915

[55]Lopez-Gonzalez MA, Santiago AM, Esteban—Ortega F. Sutpiride and meiatonin decrease tinnitus perception modularing the auditolimbic dopaminergic pathway[J]. J Otolaryngol, 2007, (36): 213

[56]Mazurek B, Stover T, Haupt H. et al. The role of cochlear neurotransmitters in tinnitus[J]. HNO, 2007, (55): 964

[57]Lustig LR. Nicotinic aeetylcholine receptor structure and function in the efferent auditory system[J].Anat Rec A Discov Mol Cell Evol Biol, 2006, (288): 424

[58]Jin YM, Godfrey DA. Effects of cochlear ablation on muscarinic aeetylcholine receptor binding in the rat cochlear nucleus[J]. Neurosci Res, 2006, (83): 157

[59]Sakata E, Ito Y, Itoh A. Clinical experiences of steroid targeting therapy to inner ear for control of tinnitus[J]. Int Tinnitus J, 1997, (3): 117

[60]Kojima Y, Ito S, Furuya N. Hearing improvement after therapy for hyperlipidemia in patients with chronic-phase sudden deafness[J]. Ann Otol Rhinol Laryngol, 2001, (110): 105

[61]Silverstein H, lsaacson JE, Olds MJ, et al. Dexamethasone inner ear perfusion for the treatment of Meniere's disease: a prospective, randomized, double—blind, crossover trial[J]. Am J Ot01, 1998, (19): 196

[62]Chandrasekhar SS.Intratympanic dexamethasone for sudden sensorineural hearing

loss: clinical and laboratory evaluation[J]. Otol Neurotol, 2001, (22): 18

[63]Tucci DL, Farmer JC Jr, Kitch RD, et al. Treatment of sudden sensorineural hearing loss with systemic steroids and valaeyelovir[J]. Otol Neurotol, 2002, (23): 301

[64]Gross ND, Kempton JB, Trune DR. Spironolactone blocks glucocorticoid-mediated hearing preservation in autoimmune mice[J]. Laryngoscope, 2002, (112): 298

[65]Sekiya T, Shimamura N, Suzuki S, et al. Methylprednisolone ameliorates cochlear nerve degeneration following mechanical injury[J]. Hear Res, 2001, (151): 125

[66]Sun W, Richard S. Neurosteroid suppress glutamate and GABA induced currents in spiral ganglion neurons[M]. ARO Abstract, 2003

[67]Budd RJ, Pugh R, Tinnitus coping style and its relationship to tinnitus severity and emotional distress[J]. J Psychosom Res, 1996, (41): 327

[68]Sahley TL, Nodar RH, Musiek FE. Endogenous dynorphins: possible role in peripheral tinnitus[J]. Int Tinnitus J, 1999, (5): 76

[69]Chen L, Gu Y, Huang LY. The opioid peptide dynorphin directly blocks NMDA receptor channels in the rat[J]. J Physiol, 1995, (482): 575

[70]Chen L, Gu Y, Huang LY. The mechanism of action for the block of NMDA receptor channels by the opioid peptide dynorphin[J]. J Neurosci, 1995, (15): 4602

[71]Jarvis CR, Xiong ZG, Plant JR, et al. Neurotrophin modulation of NMDA receptors in cultured murine and isolated ratneurons[J]. J Neurophysiol, 1997, (78): 2363

[72]Moiler AR. Diagnosis of acoustic tumors[J]. Am J Otol, 2000, (21): 151

[73]Hafidi A, Beurg M, Bouleau Y, et al. Comparative distribution of NK1, NK2, and NK3 receptors in the rat brainstem auditory nuclei[J]. Brain Res, 2002, (947): 299

[74]Nario K, Kitano J, Mori N, et al. The action of substance P methyl ester on cochlear potentials in the guinea pig[J]. Eur Arch Otorhinolaryngol, 1995, (252): 42

[75]Sahley TL, Nodar RH, Musiek FE. Endogenous dynorphins: possible role in peripheral tinnitus[J]. Int Tinnitus J, 1999, (5): 76

[76] 华杨, 何文, 段云友, 刘吉斌. 血管超声检查指南[J]. 中华超声影像学杂志, 2009, 18 (10): 911-913

[77] 章瑛, 李家邦, 周中焕, 等. 松解治疗颈源性头痛及与血中一氧化氮、内皮素的关系[J]. 中国中医骨伤科杂志, 2005, (5): 16-19

[78] 叶金波. 针刀治疗枕神经痛的安全性研究[J]. 科学之友 (B版), 2007, (4): 126-128

[79] 周光源, 周协和. 25例感音神经性耳聋的血液流变学分析[J]. 湖南中医学院学报, 1994, 14 (4): 17

[80]Matthias Sturzenegger. Dynamic transcranial doppler assessment of positional vertebrobasilar ischemic[J]. Stroke, 1994, (25): 1776

[81] 刘蓬. 耳鸣程度分级与疗效评定标准的探讨[J]. 中国中西医结合耳鼻咽喉科杂志, 2004, 12 (4): 181.

[82] 王守春, 张昱. 椎-基底动脉供血不足的SPECT与临床[J]. 中风与神经疾病杂志, 1995, 12 (4): 204-205

[83] 陈秀清. 椎动脉Ⅰ、Ⅱ段周围的神经及其临床意义[J]. 临床解剖学杂志, 1987, 5 (1): 1

[84] 于腾波, 夏玉军. 椎动脉壁交感神经节后纤维与颈部交感神经节的对应关系[J]. 齐鲁医学杂志, 2003, 18 (1): 13

[85] 吴皓，朱明，陈向平，等．兔内听动脉阻断与听觉改变的关系 [J]．上海第二医科大学学报，2004，24（8）：632-634

[86] 庞继光．针刀医学基础与临床 [M]．深圳：海天出版社，2006

[87] 陈斯雄，陈璇，张尤桥，等．椎－基底动脉供血不足患者 BAEP 测定及其意义 [J]．广东医学，2007，28（8）：1248-1249

[88] 蔡慧敏，陈江云，刘铁柱．椎－基底动脉供血不足病人 TCD、EEG 及 BAEP 检测报告 [J]．临床神经电生理学杂志，2007，16（4）：252-253

[89] 张正明，李胜利，宋建明，等．鸡耳蜗神经再生的超微结构观察 [J]．临床耳鼻咽喉科杂志，1996，10（6）：326-329

[90] 朱汉章．针刀医学原理 [M]．北京：人民卫生出版社，2002

[91] 贺铁豪．小针刀治疗椎动脉型颈椎病的多普勒血流观察 [J]．广西医科大学学报，1998，（15）：91

[92] Matthias Sturzenegger. Dynamic transcranial doppler assessment of positional vertebrobasilar ischemic [J]. Stroke, 1994, (25): 1776

[93] 修瑞娟，程军，张静．针刺对微血管自律运动的影响 [J]．中华医学杂志，1988，68（9）：489

[94] 板谷合子，间喜中雄，大久保千代次，等．针刺对兔耳廓皮肤微循环的影响 [J]．国外医学中医中药分册，1988，10（1）：16

[95] 史晓林．电针太冲穴对球结膜微循环的影响 [J]．上海针灸杂志，1991，10（2）：9

[96] 乔小明．颈上神经节封闭治疗神经性耳鸣 30 耳 [J]．陕西医学杂志，2009，38（11）：1551.

[97] 马绪臣．颞下颌关节病的基础与临床 [M]．北京：人民卫生出版社，2000

[98] 毛祖彝．口腔科学 [M]．北京：人民卫生出版社，1996

[99] 王怀经．局部解剖学 [M]．北京：人民卫生出版社，2001

[100] 李新吾．针刺翼腭神经节——治鼻 3 穴位治疗鼻部疾病的机制分析及有关针刺方法的介绍 [J]．临床耳鼻咽喉头颈外科杂志，2011，25（5）：193-196

[101] 李肇端，周汾，余剑波，等．神经阻滞治疗头痛的研究进展 [J]．中国中西医结合外科杂志，2012，18（3）：325-327

[102] 庄惜兰，蒋劲，冯芳丽，等．翼腭神经节射频热凝术治疗丛集性头痛的临床应用及护理体会 [J]．护理实践与研究，2010，7（15）：27-28

[103] 黄枢．臀上皮神经的解剖与损伤 [J]．解剖学杂志，1994，17（2）：102

[104] 邱立新．股外侧皮神经前支的应用解剖学研究 [J]．中华口腔医学杂志，1995，30（2）：99

[105] 许凤琴．股外侧皮神经痛诊治的解剖学基础 [J]．中国局解手术学杂志，2002，11（4）：27

[106] 高明堂，蒋电明，高松明．股外侧皮神经骨盆出口处的应用解剖与神经卡压综合征 [J]．解剖与临床，2006，11（2）：84

[107] 宋敏，王玉泉，陈长春．股外侧皮神经卡压综合征的诊治进展 [J]．颈腰痛杂志，2006，27（3）：245

[108] 凌志恒，宫坚，潘峻，等．股外侧皮神经卡压综合征 15 例临床分析 [J]．铁道医学，2001，29（2）：92-93

[109] 赵晨，郭京聚，郑寅峰，等．股外侧皮神经卡压综合征的诊治 [J]．颈腰痛杂志，2005，26（6）：83

[110] 利军．股外侧皮神经卡压综合征诊治 21 例 [J]．中国骨伤，2002，15（11）：692

[111] 曲绵域，于长隆．实用运动医学 [M]．北京：北京大学医学出版社，2003

[112] 王正义．足踝外科学 [M]．北京：人民卫生出版社，2006

[113] 姜庆会，袁斯明，孙东燕，等．微创手术矫正足拇外翻畸形 [J]．中国美容整形外科杂志，2008，19（3）：193-194